全国高职高专院校"十三五"医学影像技术规划教材

医学影像诊断学

（供医学影像技术专业使用）

主　编　于广会　肖成明

副主编　齐春华　石海峰　濮宏积　朴成浩

编　者（以姓氏笔画为序）

于广会［山东第一医科大学（山东省医学科学院）］

于连峰（山东医学高等专科学校）

王　弢（安徽省六安市中医院/皖西卫生职业学院）

王　鲲（常州市第二人民医院）

方长海（芜湖市中医医院）

石海峰（常州市第二人民医院）

朴成浩（沈阳医学院附属第二医院）

齐春华（白城医学高等专科学校）

李彦娴（保山中医药高等专科学校）

肖成明（四川中医药高等专科学校）

时　强（山东第一医科大学第二附属医院）

张　怡（楚雄医药高等专科学校）

张红艳（安阳职业技术学院）

周　军（重庆市江津区中心医院）

彭泽标（皖西卫生职业学院）

蒋　蕾（南阳医学高等专科学校）

谭利娟（铜仁职业技术学院）

潘炳灿（菏泽医学专科学校）

濮宏积（曲靖医学高等专科学校）

中国健康传媒集团

中国医药科技出版社

内 容 提 要

　　本教材为"全国高职高专院校'十三五'医学影像技术规划教材"之一，系根据本套教材的编写指导思想和原则要求，结合专业培养目标和本课程的教学目标、内容与任务要求编写而成。本教材具有紧扣医学影像学发展、对接岗位需要和职业能力要求、理论与临床实践有机衔接等特点。内容涵盖医学影像诊断学总论、中枢神经系统、头颈部、呼吸系统、循环系统、消化系统、生殖系统与乳腺和骨骼肌肉系统等正常影像学解剖、基本病变和常见病和多发病，介绍了部分少见病，以开阔视野。本教材为书网融合教材，即纸质教材有机融合电子教材、教学配套资源（PPT、微课、视频等）、题库系统、数字化教学服务（在线教学、在线作业、在线考试）。

　　本教材可供高职高专院校医学影像技术专业教学使用，也可适用于医学技术其他专业教学使用。

图书在版编目（CIP）数据

医学影像诊断学 / 于广会，肖成明主编 . — 北京：中国医药科技出版社，2020.8

全国高职高专院校"十三五"医学影像技术规划教材

ISBN 978-7-5214-1844-6

Ⅰ.①医… Ⅱ.①于… ②肖… Ⅲ.①影像诊断－高等职业教育－教材 Ⅳ.① R445

中国版本图书馆 CIP 数据核字（2020）第 087300 号

美术编辑　陈君杞

版式设计　南博文化

出版　**中国健康传媒集团** | 中国医药科技出版社

地址　北京市海淀区文慧园北路甲 22 号

邮编　100082

电话　发行：010-62227427　邮购：010-62236938

网址　www.cmstp.com

规格　889 × 1194mm $\frac{1}{16}$

印张　24 $\frac{1}{4}$

字数　620 千字

版次　2020 年 8 月第 1 版

印次　2022 年 10 月第 3 次印刷

印刷　三河市万龙印装有限公司

经销　全国各地新华书店

书号　ISBN 978-7-5214-1844-6

定价　69.00 元

获取新书信息、投稿、为图书纠错，请扫码联系我们。

全国高职高专院校"十三五"医学影像技术规划教材

出版说明

为了深入贯彻《现代职业教育体系建设规划（2014—2020 年）》以及《医药卫生中长期人才发展规划（2011—2020 年）》文件的精神，满足高等职业教育医学影像技术专业培养目标和其主要职业能力的要求，不断提升人才培养水平和教育教学质量，在教育部及国家药品监督管理局的领导和指导下，在本套教材建设指导委员会主任委员李萌教授等专家的指导和顶层设计下，中国医药科技出版社组织全国 60 余所高职高专院校、医疗机构 110 余名专家、教师精心编撰了全国高职高专院校"十三五"医学影像技术规划教材，该套教材即将付梓出版。

本套教材包括高职高专院校医学影像技术专业理论课程主干教材共计 8 种，主要供医学影像技术专业教学使用。

本套教材定位清晰、特色鲜明，主要体现在以下方面。

一、紧扣培养目标，满足职业标准和岗位要求

本套教材编写，以医学影像技术专业培养目标为导向，目的是培养具有良好职业道德、团队精神、医患沟通能力，能胜任医学影像技术工作的高素质技术技能型人才。以临床实践能力的培养为根本，满足岗位需要、学教需要、社会需要。

二、整体优化，强化临床实践产教融合

本套教材贯彻高等职业教育教学改革精神，吸收教改成果，体现高职教育特色。从医院、疾病预防控制中心吸纳具有丰富岗位实践经验的人员作为编者参与教材的编写，确保教材内容与岗位实际密切衔接，真正实现产教融合。

三、具有鲜明的医学影像技术专业特色

医学影像技术专业特色体现在专业思想、专业知识、专业工作方法和技能上。同时，基础课、专业基础课教材的内容与专业课教材内容对接，专业课教材内容与实际操作对接，教材内容着重强调符合临床需求。教材中插入大量临床实际操作及超声、CT、磁共振等影像图片，并从理论知识的深度和广度及综合素质与技能培养的要求上体现高等职业教育医学影像技术专业的特点。

四、书网融合，使教与学更便捷更轻松

全套教材为书网融合教材，即纸质教材与数字教材、配套教学资源、题库系统、数字化教学服务有机融合。通过"一书一码"的强关联，为读者提供全免费增值服务。按教材封底的提示激活教材后，读者可通过计算机、手机阅读电子教材和配套课程资源（PPT、微课、视频等），并可在线进行同步练习，实时收到答案反馈和解析。同时，读者也可以直接扫描书中二维码，阅读与教材内容关联的课程资源，从而丰富学习体验，使学习更便捷。教师可通过计算机在线创建课程，与学生互动，开展在线课程内容定制、布置和批改作业、在线组织考试、讨论与答疑等教学活动，学生通过计算机、手机均可实现在线作业、在线考试，提升学习效率，使教与学更轻松。此外，平台尚有数据分析、教学诊断等功能，可为教学研究与管理提供技术和数据支撑。

编写出版本套高质量教材，得到了全国知名专家的精心指导和各有关院校领导与编者的大力支持，在此一并表示衷心感谢。希望广大师生在教学中积极使用本套教材和提出宝贵意见，以便修订完善，共同打造精品教材，为促进我国高职高专院校医学影像技术专业教育教学改革和人才培养做出积极贡献。

全国高职高专院校"十三五"医学影像技术规划教材

建设指导委员会

高　玲（长春医学高等专科学校）

曹　阳（白城医学高等专科学校）

梁丽萍（内蒙古科技大学包头医学院第二附属医院）

韩绍磊（山东大学附属济南市传染病医院）

谭　毅（山东医学高等专科学校）

数字化教材编委会

前言

医学影像诊断学是医学影像技术核心课程之一，是医学影像学最重要的组成课程。本次教材编写是为进一步贯彻落实国务院《国家职业教育改革实施方案》和教育部《关于推进高等职业教育改革创新引领职业教育科学发展的若干意见》等相关文件精神，切实做好"全国高职高专院校'十三五'医学影像技术规划教材"建设工作。教材编写准确把握医学影像技术高等职业教育的专业定位，遵循"三基"（基本知识、基本理论和基本技能）、"五性"（思想性、科学性、先进性、启发性和适用性）的编写原则，以学生易学为目标，利于更好地掌握医学影像诊断学知识与技能，提高学生的职业素养和实际工作能力。

本教材包括总论、中枢神经系统、头颈部、呼吸系统、循环系统、消化系统、泌尿系统与肾上腺、腹膜后及生殖系统与乳腺、骨骼肌肉系统9章，继承传统教材优点，适当更新医学影像成像技术内容，更贴近目前医学影像学的临床应用。每章增加技能目标、实际案例讨论，适度增加知识链接、知识拓展，促进学生开拓视野。教材面向医学技术专业，包括医学影像技术、医学检验技术、康复治疗学、口腔医学技术等专业。每章内容包括常用影像检查方法、正常影像解剖结构、基本病变和疾病四部分，特别是基本病变部分临床病理与影像表现密切结合，使学生真正看懂医学影像。同时，为了满足教学资源多样化，配套有在线学习平台，使教材内容立体化和生动化。

教材编写过程中得到了中国医药科技出版社的大力支持，沈雯老师给予了具体的指导和帮助；教材编写参考国内外部分专家、教授的著作和教材，得到刘林祥教授的指导，在此一并表示衷心感谢！

本书编写过程中，全体编写人员既要从事临床或防控工作，又要以高度的责任感完成教材编写。尽管实际病例图片采集面临很大困难，但全体编写人员很好地完成了编写任务。由于水平所限，书中难免存在错误和不妥之处，恳请广大师生和读者批评指正。

编 者

2020 年 3 月

目 录
CONTENTS

第三章　头颈部 // 67

第四章　呼吸系统 // 90

第七章　泌尿系统与肾上腺、腹膜后 // 249

第八章　生殖系统与乳腺 // 281

第九章　骨骼肌肉系统 // 306

第一章　总　论

📖 **知识目标**

1. 掌握　X线图像、CT图像、MRI图像特点。
2. 熟悉　X线、CT基本成像原理。
3. 了解　MRI基本成像原理。

📖 **技能目标**

1. 学会　医学疾病影像学诊断步骤。
2. 具备　初步医学影像诊断思维和鉴别能力。

医学影像诊断学（medical diagnostic imaging）是以医学影像成像方式（包括普通X线、CT、MRI和超声等）显示人体内部结构的形态与功能变化，以达到对疾病进行诊断的科学，是现代医学影像学（medical imaging）包含的最主要范畴，也是临床诊断的重要组成部分，对临床疾病的诊治及疗效观察具有重要作用。随着医学影像设备和技术的快速发展，医学影像诊断学发展迅速，日益成为临床医学各学科依赖的重要方法。

本书主要包括X线、CT和MRI诊断。人体组织与器官形态和功能的数据采集是显示和观察达到疾病诊断的基础。其中，X线是普通X线和CT成像的能源，MRI是应用人体内氢质子在强磁场中激励和弛豫过程中信号采集得到数据，诊断则是这些数据的处理和读取经过综合分析得到结果的过程，没有数据的正确采集和显示不能做到正确的诊断，甚至会导致错误的诊断。因此，医学技术专业必须熟悉诊断，敏感发现病变，才能做到最优化选择医学影像技术采集数据。

第一节　X线成像

一、X线的性质

1895年，德国物理学家Wilhelm C.Röntgen（伦琴）在阴极射线管的研究中偶然发现了穿透力强、能激发荧光物质但肉眼不可见的射线，由于不清楚该射线本质，称为X线。次年，X线即用于医学成像领域。德国物理学家马·冯·劳厄（Max von Laue）证明X线是一种电磁波，与普通可见光一样沿直线行进。当然，X线能在医学应用，因其还具有与医学有关的特性。

（一）穿透性

X线能穿透一般可见光不能穿透的物质，并在穿透过程中被吸收而产生不同程度地衰减。

（二）荧光效应

X线照射荧光物质可激发产生荧光。

（三）感光效应

X线照射感光材料产生光化学反应，感光材料感光并产生潜影，经显影和定影处理，X线胶片形成黑白影像。

（四）电离效应

X线穿过物质被吸收可使组成物质的分子分解成为正负离子。当透过生物体时，电离效应可在体液和细胞内引起一系列的化学作用，继而使细胞产生生理和生化方面的改变，称为生物

PPT

效应。

二、X线成像的基本原理

目前临床中透视及摄影主要使用数字多功能X线机和DR（digital radiology，DR），X线使人体形成黑白影像，一方面是基于X线的特性，即具有穿透性、荧光效应和摄影效应；另一方面是基于人体组织具有密度和厚度的差别，如低密度肺组织与高密度骨骼，由于这种组织结构差别的存在，当X线透过人体时，被吸收的程度不同，到达接收装置的X线的量有差别，显示黑白对比不同的影像（图1-1、图1-2）。

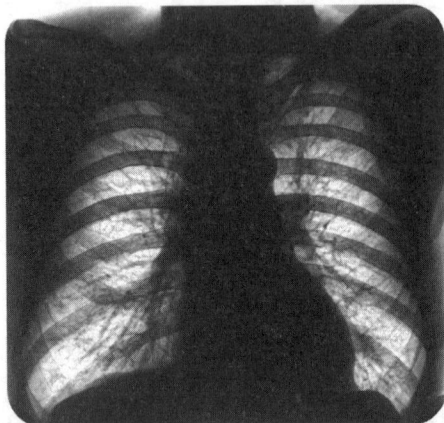

图1-1　正常透视图像

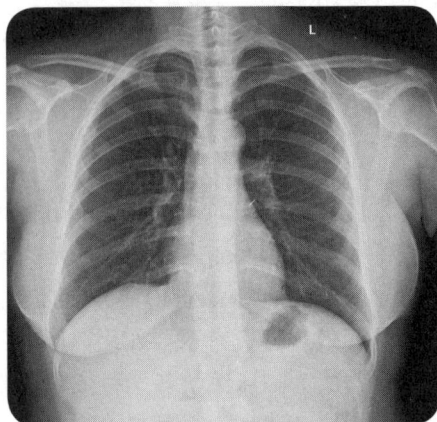

图1-2　正常X线片

X线通过人体吸收后，剩余X线形成黑白影像，主要与下列因素有关。

（一）X线本身

X线的性质取决于管电压（kV）、管电流（mA）和时间（ms）长短，它们决定着X线的穿透力和强度。管电压决定X线的穿透力，电压愈高，产生的X波长愈短，穿透力愈强，反之亦然。X线强度与电流和时间的乘积成正比，电流愈大、时间愈长，所产生的X线强度愈大。

（二）人体组织密度

X线穿透物质时，密度高的物质吸收多，密度低的物质吸收少，剩余X线的量出现差别，从而在成像装置上形成黑白不同的影像。人体组织结构密度可概括分为骨骼、软组织、脂肪以及气体四类。

骨骼含有较多的钙质，密度高，吸收X线多，在X线照片上显示为白影，而在透视荧光屏由于剩余X线的量少，激发的可见光少，显示为黑影。普通X线软组织与液体之间没有明显的对比，密度中等，在X线片上与骨骼相比显示为灰白影像。脂肪组织由于单位体积的原子数目较少，排列较其他软组织稀疏，因此物理学密度较一般软组织小，密度较其他软组织稍低，在X线片上呈灰白影像。气体密度低，吸收X线少，与上述三种组织对比鲜明，在X线片上呈黑色影像。不同组织的病理变化可产生局部密度的改变，X线影像可以产生差别。

（三）人体组织厚度

X线穿透厚度不同的人体组织或器官时，厚度大吸收X线多，厚度薄吸收X线少，在成像装置即显示出黑白或明暗不同的影像。

三、人工对比

人体组织本身密度和厚度的差别是产生X线影像差别的基础。这种人体组织自然存在的密度和厚度的差别称为自然对比。对于缺乏自然对比的人体组织或器官，尤其是中等密度的组织或器官，可以人为引入适量的密度高于或低于该组织或器官的物质，使之产生对比，称为人工对比。在常规放射学领域这种方法称为对比造影检查，简称造影。用做造影的物质称对比剂（contrast medium）。造影的应用，使X线检查的范围得以显著扩大。目前胃肠道造影、子宫输卵管造影及静脉肾盂造影等等在临床中仍然常用。

📖 知识链接

影像密度是指各种X线成像方法所显示的影像的黑白度。人体组织结构的密度与X线图像和CT图像的影像密度是两个不同的概念。前者是指人体组织中单位体积内物质的质量，是物理学的范畴；而影像密度则指X线图像和CT图像上所示影像的黑白度，越白则密度越高，越黑则密度越低。在医学影像诊断术语中，常用高密度、中等密度和低密度分别表示白影、灰影和黑影。物质密度与影像密度有一定联系，物质的密度高，比重大，吸收的X线的量就多，影像图像上呈白影，影像密度高。反之，物质的密度低，比重小，吸收的X线的量就少，影像照片上呈黑影，影像密度低。但是，影像图像上的白影与黑影还与人体组织的厚度有关，在X线经过路径上组织厚度大，则吸收X线的量多，在影像图像上呈白影，影像密度高。因此，在X线片中高密度，呈白色，意味着在人体组织可能物质密度高，也可能厚度大。

四、X线图像的特点

（一）重叠投影

X线影像是X线穿透人体某一部位不同密度和不同厚度的组织结构的投影总和，是X线通过路径上所有结构叠加在一起的影像。为减少这种重叠投影所带来的不利影响，常采取两个以上的投影方位，如腰椎正侧位片，以避免重叠，并建议在学习过程中建立立体概念。

（二）锥形投射

X线呈近似圆锥形的投射，通过被照射的人体组织后，达到接收装置有一定的距离，故产生一定程度的放大，并产生伴影，随着人体与接收装置的距离增加，相应放大程度增加，伴影增强，影像的清晰度降低，边缘变模糊。因此，摄片时应尽量使被照射的部位靠近接收装置。

（三）放大与失真

锥形投射的线束，中心射线与周围射线的X线投影存在着差异。处于中心射线部分的X线投影，只有放大，无失真。周围投射部分的X线投影，由于倾斜投射，X线投影还可产生歪曲，球形体可以投射成蛋形体，即发生了失真。

🔍 知识拓展　　　　　　　防护方法和措施

在应用过程中到达人体的X射线有两种，即原发射线与继发射线，继发射线是原发射线照射到其他物体被吸收后，产生的比原发射线能量小的射线，但影响较大。由于X线的生物效应，在实践工作中，医务人员要注意防护，同时也要为患者及陪护人采取必要的防护措施。X线的防护包括对原发射线与继发射线的防护，防护方法包括屏蔽防护和距离防护两种。屏蔽防护是使用原子序数较高物质作为屏障以吸收不必要的X线。距离防护通过增加X线源与人体间的距离以减少曝射量。

屏蔽防护：通常采用X线管壳、遮光筒和光圈、滤过板、荧屏后的铅玻璃、铅屏、铅橡皮围裙、铅手套以及墙壁等进行的防护。

距离防护：空间内X线数量的多少与X线源距离的平方成反比；即距离X线源越远，X线的量越低。在实践工作中，基于实际工作条件采取适当距离防护。

第二节　CT成像

CT是由Hounsfield在1969年设计成功，是用X线束对人体一定厚度的层面进行扫描，经计算机处理而获得重建图像，是断层解剖图像，明显提高了病变的检出率和诊断的准确率，极大地促进了医学影像学的发展。1979年，Hounsfield获得了诺贝尔奖。

一、CT设备

CT发展过程中经历了普通CT、电子束CT（electron beam CT，EBCT）和螺旋扫描CT（spiral CT，SCT）几个阶段。目前在临床中主要应用的是多层螺旋CT（multiple slice CT，MSCT）。

SCT通过滑环技术与扫描床的连续匀速移动而实现的。MSCT的突出优点是快速容积扫描，短时间内可以做到较长范围不间断的数据采集，图像重建快，可完成运动器官的动态观察，易于得到感兴趣区结构的分期强化特征，可以完成不能合作或难以制动的患者的扫描，随着计算机后处理功能的提高，开发出多种新的图像后处理技术。

二、CT成像原理

CT是用X线束对人体检查部位一定厚度的层面进行扫描，透过特定层面的X线由探测器接收转变为可见光，由光电转换器转变为电信号，经模拟/数字转换器转化为数字信号，输入计算机处理。图像处理将选定层面分成若干个体积相同的长方体或是正方体，称之为体素（voxel），每个体素的X线吸收系数可以通过数学方法算出。扫描所得信息经计算获得每个体素的X线吸收系数，排列成矩阵，即数字矩阵（digital matrix），可存储于磁盘中，经数字模拟转换器（digital analog converter）可以把数字矩阵中的每个数字转为由黑到白不等灰度的小方形，即像素（pixel），按矩阵排列构成CT黑白图像。

三、CT影像特点

CT图像是数字化图像，是重建的断面图像，由一定数目不同灰度的像素按矩阵排列构成。不同CT装置所得图像的像素大小及数目不同，如大小可以是1.0mm×1.0mm，0.5mm×0.5mm不等；数目可以是512×512或1024×1024不等，像素越小，数目越多，构成的图像越细致，即空间分辨力（spatial resolution）越高。

CT图像以不同的灰度来表示，反映人体组织对X线的吸收程度，因此，黑色表示吸收少，即低密度，如肺部；白色表示吸收多，即高密度，如骨骼。但是，与X线图像比较，CT图像具有"量"的概念，可用组织对X线的吸收系数说明其密度高低的程度。在实际工作中，以纯水作为参照，吸收系数换算成CT值，说明人体组织密度高低，单位为Hu（Hounsfield unit）。按照CT值定义，纯水的CT值为0Hu，在人体中因为不是纯水，如胆汁、尿液，所以水的CT值0~10Hu。人体中密度最高的骨皮质吸收系数最高，CT值约为+1000Hu；空气密度最低，约为-1000Hu；脂肪的CT值-20~-110Hu；软组织的CT值30~75Hu。

临床工作中，为了使CT图像最佳显示组织结构和病变，需选用适当的窗技术（window technique），包括窗宽（window width，WW）和窗位（window level，WL）（图1-3）。

四、CT后处理技术与新技术

（一）多层面重建

多层面重建（multi planar reformation，MPR），是在横断面图像上按要求任意画线，然后沿该线将横断面上的二维数据重组为新的二维图像，可以得到冠状面、矢状面和任意角度的斜位图像（图1-4）。

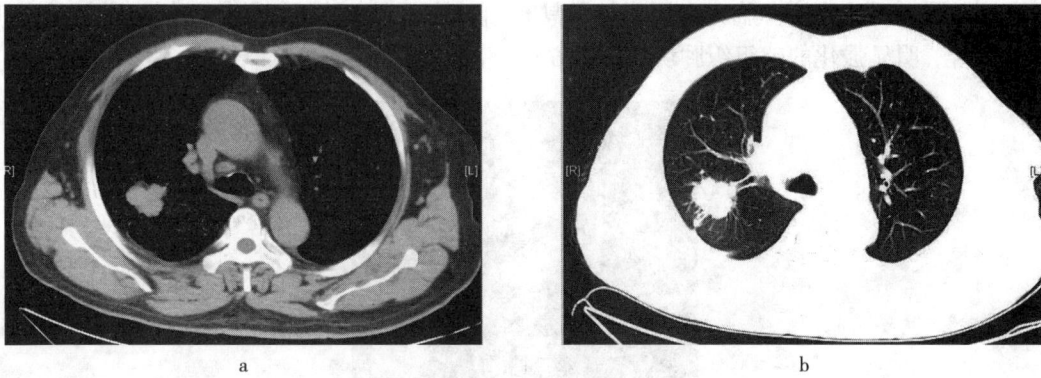

图1-3　CT图像

a.纵隔窗；b.肺窗

CT扫描同一层图像数据，由于采用不同WW和WL，显示内容不同

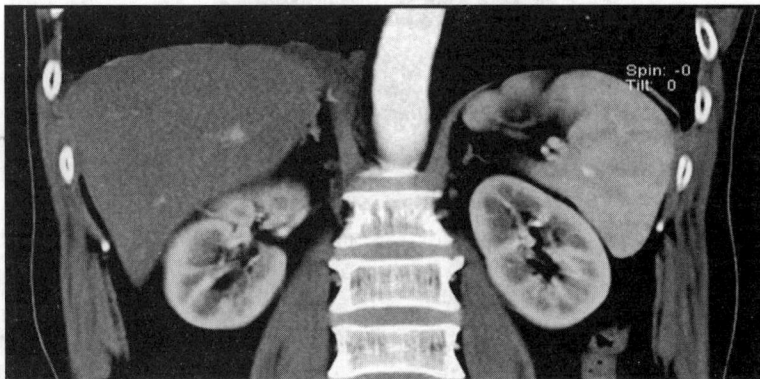

图1-4　CT MPR图像

（二）曲面重建

曲面重建（curved planar reformation，CPR）是MPR技术的扩展，是沿感兴趣结构划一条曲线，然后沿曲线重建，将迂曲的结构伸展拉直显示在同一平面上，可以全程显示走行迂曲或不在一个平面的结构（下颌骨、输尿管、血管等）（图1-5）。

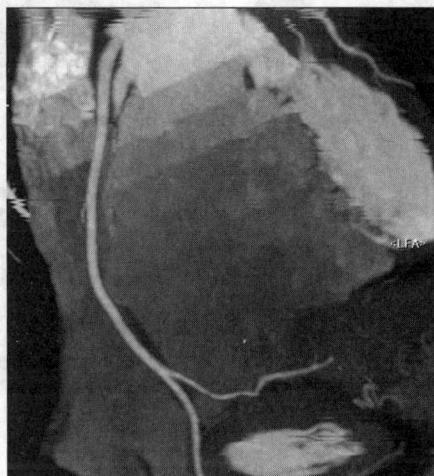

图1-5　CT CPR图像

（三）最大密度投影

最大密度投影（maximum intensity projection，MIP）是将感兴趣组织或物体中每个像素的最大强度值进行投影，广泛用于CTA、MRA、MRU、MRCP中，其投影方向是任意选择的，反映

组织密度差异，对比度高。临床常用于显示具有相对较高密度的组织结构，例如注射对比剂后显影的血管、明显强化的软组织肿块（图1-6）。

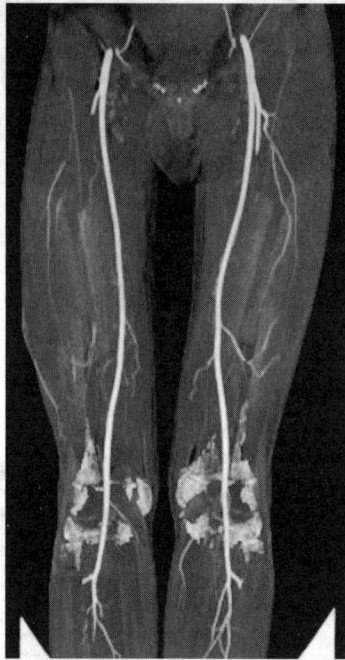

图1-6　CT MIP图像

（四）最小密度投影

最小密度投影（minimum intensity projection，MinIP）是将感兴趣组织或物体中每个像素的最小强度值进行投影。其为二维投影，其投影方向也是任意选择的（图1-7）。

（五）容积再现

容积再现（volume rendering，VR）是利用全部体素的深度和透过度信息成像，对CT值差别较小的组织器官也能很好地显示。但是受伪影及阈值的影响较明显；对空腔器官腔内病变的显示存在局限性。这种方法类似于直接造影（图1-8）。

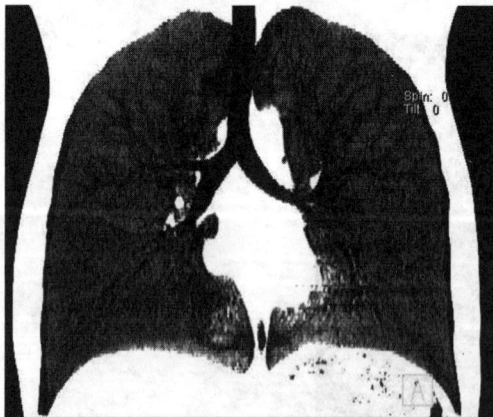

图1-7　CT MinIP图像

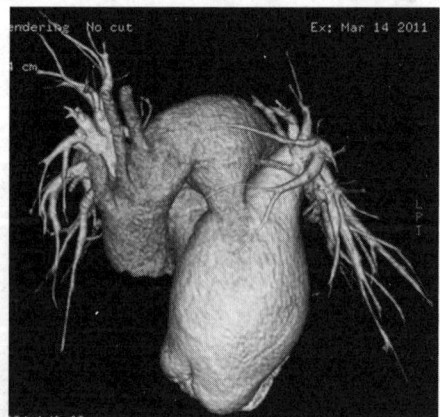

图1-8　CT VR图像

（六）CT灌注成像

不同病变或同种病变的不同程度血流动力学表现不尽相同，若能先于形态学发现血流灌注的改变可能达到疾病早期诊断的目的。近年来以研究血流动力学改变为目的的灌注功能成像倍受关注。CT灌注成像（CTP）的原理主要是根据核医学计算器官血流量的原理，在CT平扫后选定靶层面，注射对比剂后对靶层面进行动态扫描，在层面内选定感兴趣区测量其不同时间的 CT 值，得到时间–密度曲线（time-density curve，TDC），根据公式得出灌注值，这些灌注指标即可反映器官的血流动力学改变（图 1-9）。

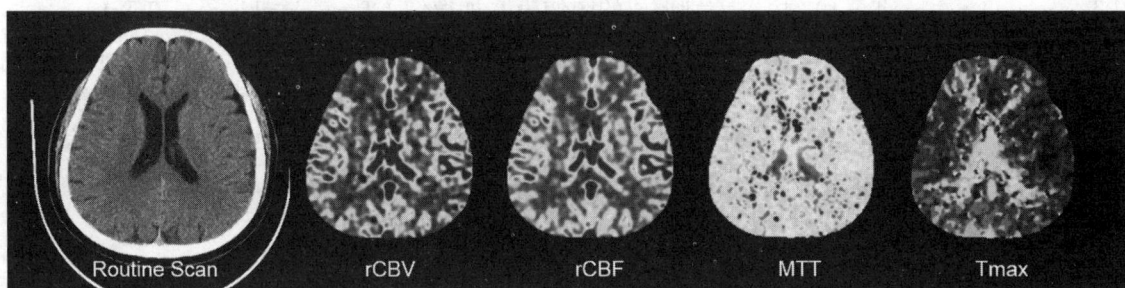

图 1-9　CT 灌注成像

第三节　MRI成像

磁共振成像（magnetic resonance imaging，MRI）是利用原子核在强磁场内发生共振所产生的信号经图像重建的技术。磁共振是一种核物理现象，1946 年 Block 与 Purcell 报道并应用于波谱学。1973 年 Lauterbur 开发了磁共振成像技术，使其应用于临床医学领域。近年来，MRI 技术迅速发展，检查范围基本上覆盖人体全身各系统。

PPT

一、MRI设备

MRI 设备包括主磁体、梯度系统、射频系统和计算机及其他。通常用主磁体类型来说明 MRI 设备的类型，场强单位为 Tesla（T）或 Gauss（G），1T=10000G。根据主磁体的结构可分为永久磁体、阻抗磁体和超导磁体三种。超导磁体场强高而且均匀，是目前临床应用的主流磁体。梯度线圈用来层面选择和信息的空间定位。射频发射器与 MRI 信号接收器均由线圈组成，完成脉冲发射激励人体内氢原子核及弛豫过程中 MRI 信号接收。

二、MRI成像原理

含有奇数质子或中子的原子核自旋产生核磁，由于氢原子核含有 1 个质子，并且在人体内含量丰富，用其成像的效果最好，因此当前 MRI 大部分用氢原子核来成像。

人体在自然状态下，质子排列杂乱无章，对外不显示磁性。在外加磁场中，质子则呈有序排列，做快速地锥形旋转运动，称为进动（precession）。进动速度用进动频率（precession frequency）表示，即每秒进动的次数。作为小磁体，处于低能级状态的质子同外加磁场磁力线方向相同，处于高能级状态的质子则同外加磁场磁力线方向相反。由于人体组织内处于低能级状态质子数目多于处于高能级状态的质子，人体产生磁化矢量，这种磁化沿着外加磁场纵轴（Z 轴）方向，称为纵向磁化（longitudinal magnetization）。此时，若发射无线电波，称为射频脉冲（radiofrequency pulse，RF 脉冲），RF 脉冲与质子进动频率相同则质子吸收 RF 脉冲的能量，由低能级跃迁到高能级产生共振，同时，RF 脉冲使进动的质子作同步、同速运动，即处于同相位（in phase），这样质子在同一时间指向同一方向，磁矢量也在该方向叠加起来，于是出现横向磁化（transverse magnetization）。施加 RF 脉冲后，纵向磁化减小、消失，横向磁化出现。使纵向磁化倾斜 90° 的 RF 脉冲为 90° 脉冲，倾斜 180° 的 RF 脉冲则为 180° 脉冲。

RF 脉冲停止，由 RF 脉冲引起的磁化矢量很快回到原来的平衡状态的过程，称为弛豫（relaxation）。纵向磁化恢复过程为纵向弛豫（longitudinal relaxation），横向磁化消失，其过程为横向弛豫（transverse relaxation）。在 MRI 中，纵向磁化恢复到原来数值的 63% 所需的时间，

称为纵向弛豫时间（longitudinal relaxation time），简称T_1；横向磁化减小到最大值的37%所需的时间，为横向弛豫时间（transverse relaxation time），简称T_2。人体不同组织和器官的正常组织与病理组织的T_1和T_2相对恒定的，它们之间有一定的差别。由T_1差别形成的图像为T_1加权像（T_1 weighted image，T_1WI），由T_2差别形成的图像为T_2加权像（T_2 weighted image，T_2WI）。

如何从选定层面中获得各种组织的特征参数T_1、T_2、质子密度（proton density，pd）等等的差别，得到不同的MRI图像，首先要了解MRI脉冲序列。所谓脉冲序列是指射频脉冲、梯度磁场和信号采集时间等相关参数的设置及其在时序上的排列组合。脉冲序列按照采集信号类型进行分类，可以分为自选回波序列（spin echo，SE）、梯度回波序列（gradient recalled echo，GRE）和FID等等。以临床常用SE序列为例（图1-10）理解成像基本原理。

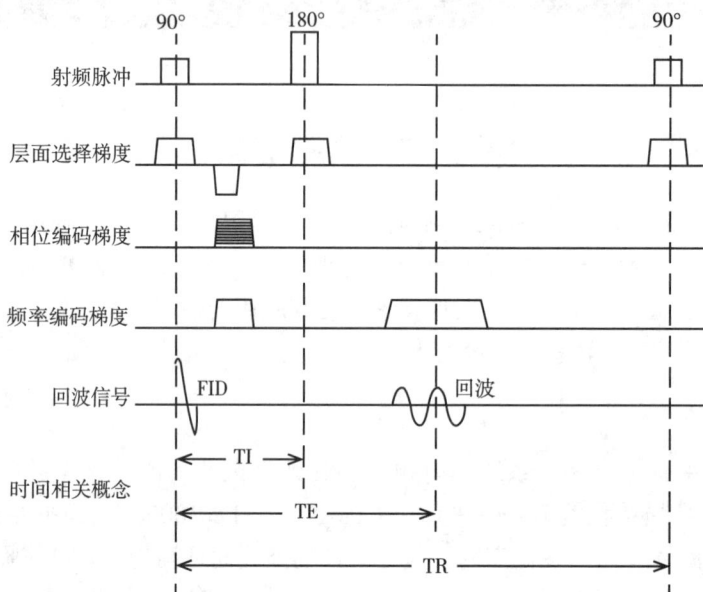

图1-10 SE序列基本构建示意图

自旋回波序列是由多次重复的90°脉冲和后随的180°脉冲构成；层面选择梯度场在90°脉冲和180°脉冲时施加；
相位编码梯度场在90°脉冲后180°脉冲前施加；频率编码梯度场在回波信号产生的过程中施加；
TI为间隔时间；TE为回波时间；TR为重复时间

采用短TR（一般<500ms）、短TE（一般<20ms）采集为T_1WI；采用长TR（一般>2000ms）、长TE（一般>50ms）采集为T_2WI；采用长TR（一般>2000ms）、短TE（一般<20ms）采集为PDWI。MRI常用各序列图像见下图（图1-11）。

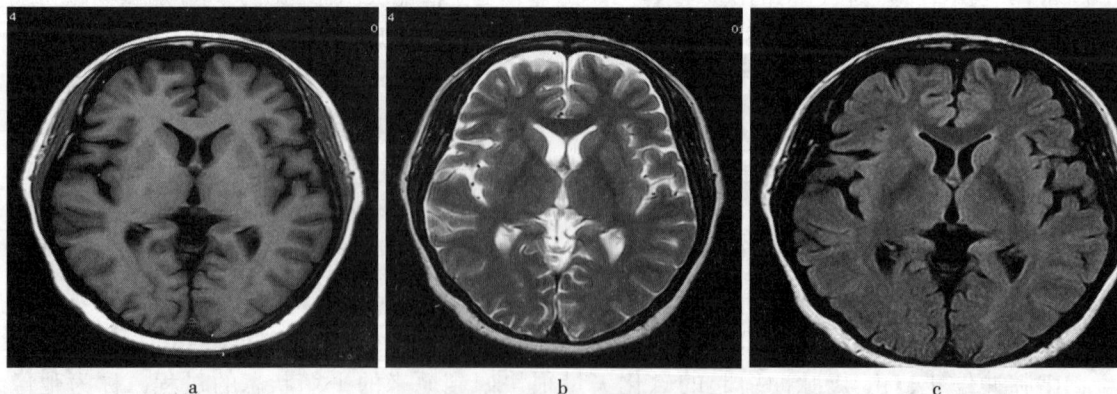

图1-11 MRI图像

a.T_1WI；b.T_2WI；c.T_2WI水抑制技术图像

三、MRI图像特点

（一）多参数成像

具有一定T_1、T_2和Pd差别的各种器官、组织，包括正常与病变组织，在MRI上呈不同灰度的黑白影，分别获得的T_1WI、T_2WI和PDWI，有助于显示正常组织与病变组织。

T_1WI上，脂肪的T_1短，MR信号强，影像白；脑与肌肉T_1居中，影像灰；脑脊液T_1长，影像黑；骨与空气含氢量少，MR信号弱，影像黑（暗）。T_2WI上，脑脊液T_2长，MR信号强而呈白影。在描述MRI图像的黑影与白影时，不论在哪种加权像上，高信号表示白影，中等信号表示灰影，低信号表示黑影。也常用T_1、T_2的长短来描述，如短T_1和长T_2表示白影。短T_1指T_1WI上呈高信号的白影，而长T_2指T_2WI上呈高信号的白影。表1-1为在MRI上不同组织表现出的信号强度，黑白参考图1-9。

表1-1 正常组织MRI信号强度与影像灰度对照

		脑髓质	脑皮层	水	韧带	肌肉	脂肪	骨皮质	黄骨髓
T_1WI	信号强度	较高	中等	低	低	中等	高	低	高
	影像灰度	白灰	灰	黑	黑	灰	白	黑	白
T_2WI	信号强度	中等	较高	高	低	中等	较高	低	中等
	影像灰度	灰	白灰	白	黑	灰	白灰	黑	灰

人体不同病理组织的信号强度与发生组织或器官信号强度不同，在MRI图像上也以白影（高信号）和黑影（低信号）显示。

（二）多方位成像

MRI可获得横断面、冠状面、矢状面及任何断面的图像，有利于病变的三维定位及观察（图1-12）。

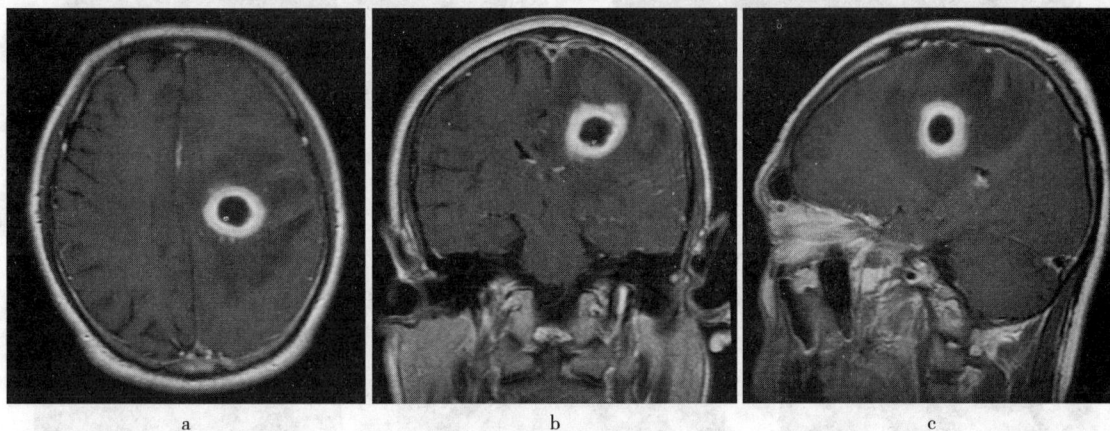

图1-12 MRI多方位成像

a.横断面图像；b.冠状面图像；c.矢状面图像

（三）流空效应

MRI信号采集中，对选定层面施加90°脉冲时，该层面内的质子均受到RF脉冲的激发。中止脉冲后，接收该层面的信号时，血管内血液包含的被激励的质子由于流动离开该层面导致接收不到信号，流动的血管腔呈黑影，这一现象称之为流空现象（flow void phenomenon）。流空现象不使用对比剂在MRI中可以使血管显影。

当然，流动血液的信号复杂，还与液体的流动方向、流动速度、层流（laminar flow）、湍流（turbulent flow）和选择序列有关，在某种状态下，流动液体可以表现为明显的高信号。

（四）质子弛豫增强效应与对比增强

顺磁性和超顺磁性物质可以使局部磁场产生变化，缩短周围质子弛豫时间，此现象为质子弛豫增强效应（proton relaxation enhancement effect），质子弛豫增强效应使MRI可以行对比增强检查。MRI最常用对比剂—钆剂（Gadolinium，Gd）是顺磁性物质，可以缩短其周围质子T_1和T_2而改变信号强度。T_1WI上，强化部分呈高信号；在T_2WI上信号减低，再加上T_1WI采集时间短，所以，MRI增强扫描多在T_1WI上。

人体内出血成分血红蛋白的降解物，如亚急性血肿成分——正铁血红蛋白（methemoglobin）为顺磁性物质，在T_1WI上呈高信号，因此MRI在出血成分的判断具有一定优势。

MRI成像还有许多其他优势，主要包括高的软组织对比分辨力，无骨伪影，无辐射。对比剂Gd-DTPA副反应少。在医学影像诊断显示病变敏感，病变定位与定量诊断准确。

当然，MRI也存在不足，主要是对钙化显示不敏感，检查时间较长，伪影较多。

四、MRI技术的应用

（一）磁共振血管成像

磁共振血管成像（MR angiography，MRA）是在不使用对比剂的情况下使血管显影，主要有时飞法（time of flight，TOF）、相位对比法（phase contrast，PC）和黑血法。注射对比剂的MRA是依赖顺磁性对比剂在成像平面或体积内造成的局部磁场不均匀成像（图1-13）。

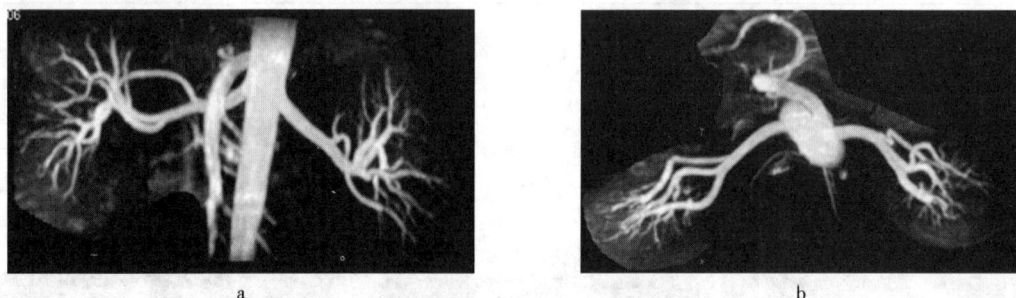

图1-13　磁共振血管成像

a.MRA 正面观；b.MRA 俯视

MRA为3D采集，可以旋转从任意角度观察

（二）脂肪抑制技术和水抑制技术

脂肪抑制技术（fat suppressed technique）可以抑制脂肪信号，突出其他结构的显示，也可辨别脂肪与非脂肪结构（图1-14）。水抑制技术（water suppressed technique）可以抑制自由水信号，使与自由水高信号混杂以及近似的高信号未被抑制而易于识别或定性（图1-11）。

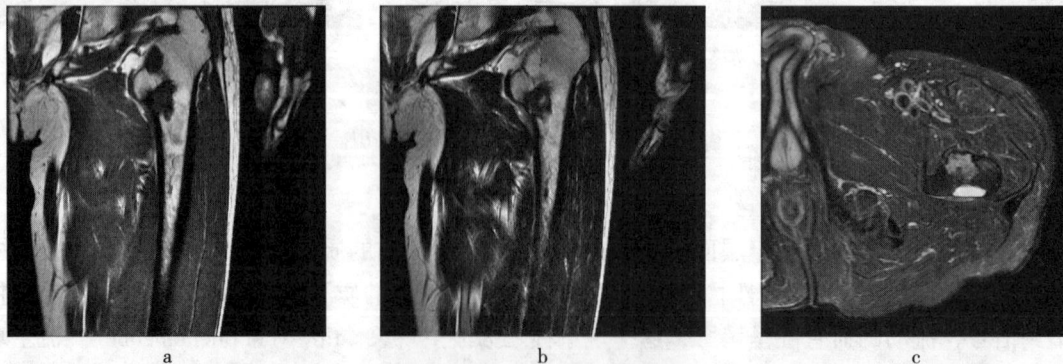

图1-14　MRI脂肪抑制技术图像

a.冠状面T_1WI；b.冠状面T_2WI；c.横断面T_2WI脂肪抑制技术图像

抑制脂肪高信号病变显示清晰

（三）MR水成像

应用水成像技术三维显示胆管和胰管，即磁共振胰胆管造影（magnetic resonance cholangiopancreatography，MRCP）（图1-15），也可用于泌尿系成像（MRU）、椎管成像（MRM）和内耳成像。

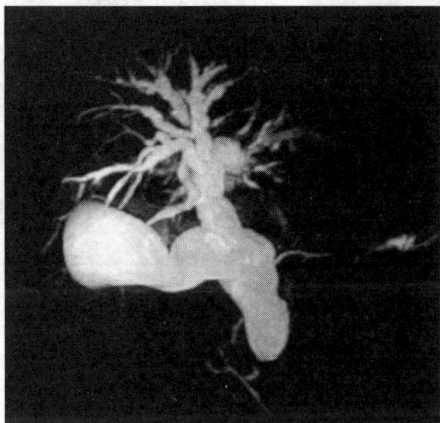

图1-15　磁共振胰胆管造影

（四）MR扩散成像

MR扩散成像（diffusion weighted imaging，DWI）可用来测量病理状态下分子弥散运动（布朗运动或是热运动）的特征，用于脑缺血性疾病的急性期以及超急性的诊断，可把脑缺血疾病的识别提早到发病后2小时之内（图1-16）。目前脓肿及肿瘤性病变的诊断及鉴别诊断也有一定的优势。

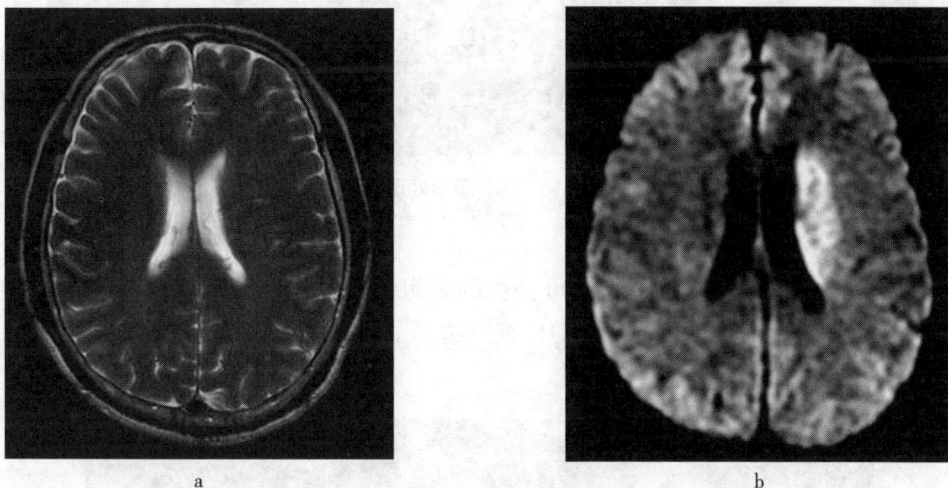

a　　　　　　　　　　　　　　　　　　　b

图1-16　MR扩散成像

a.T$_2$WI；b.DWI MRI

T$_2$WI显示病变敏感，脑梗死超急性未能显示，DWI显示清晰

（五）MR扩散张量成像

MR扩散张量成像（diffusion tensor imaging，DTI）及白质纤维束示踪技术可以三维的显示白质内各个方向走行的主要纤维束，以及模拟纤维束的走行（图1-17）。

（六）MR灌注成像

MR灌注成像（perfusion weighted imaging，PWI）用于脑缺血的早期诊断，同样可把脑缺血的识别提早到发病后的2小时左右。基本原理同CT灌注成像。

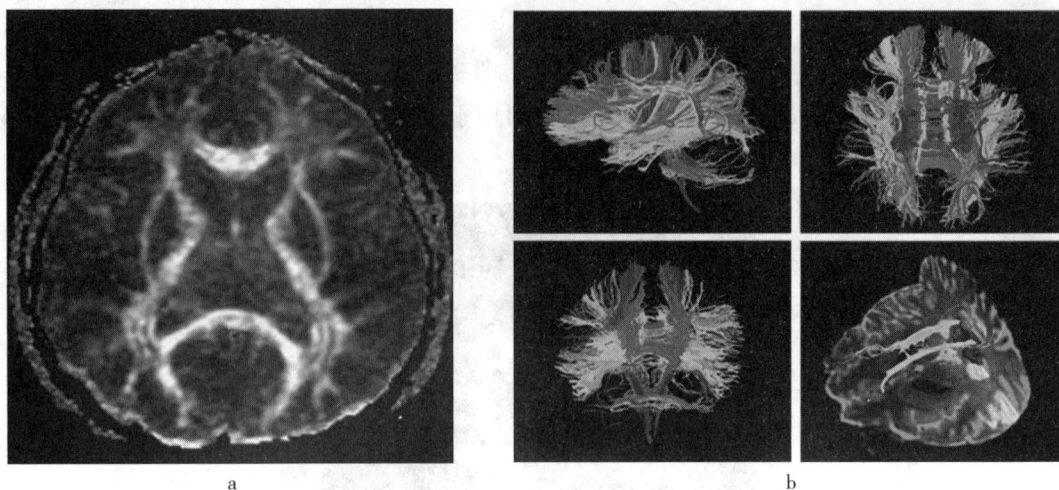

图1-17　MRI扩散张量成像

a.DTI FA图；b.白质纤维束示踪模拟图

（七）血氧水平依赖性成像

血氧水平依赖性成像（blood oxygenation level-dependent，BOLD）可以显示皮层的兴奋灶信号，识别兴奋灶的位置、范围、投射关系、与病变的关系等，是目前脑功能研究的重要方法，也用于生物医学研究和指导手术的设计（图1-18）。

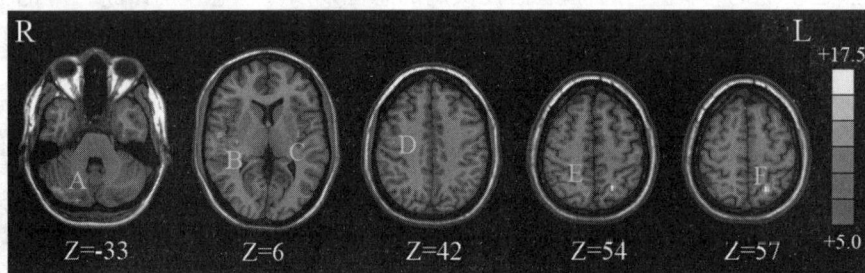

图1-18　BOLD后处理图像

（八）MR波谱

MR波谱（MR spectroscopy，MRS）可提供的是组织化学成分分析，以波谱方式显示，也是目前唯一在活体测量人体化合物含量的检查方法，主要应用在脑病变、前列腺病变的分析中（图1-19）。

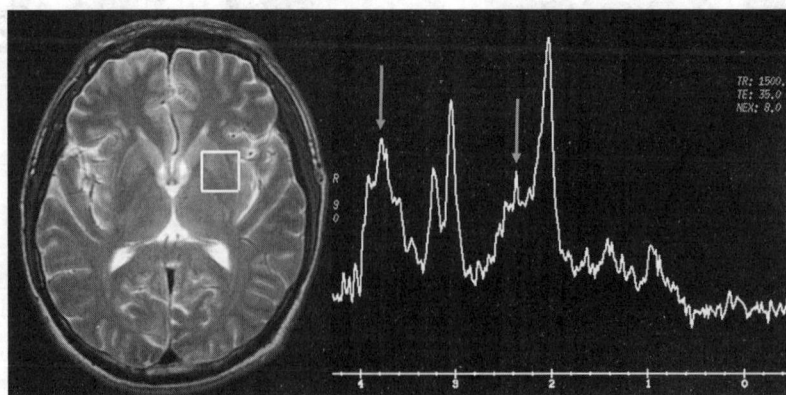

图1-19　MR波谱

MRS可以测定特定化合物含量，图中肝性脑病患者，MRI常规成像未见异常，
但是脑中肌醇和谷氨酰胺含量发生变化（细箭）

第四节　医学影像诊断原则和步骤

目前，图像存档与传输系统（picture archiving and communication system，PACS）及放射信息系统（radiology information system，RIS）的广泛应用，实现了不同医院、不同地区的医学影像信息的连接，实现了远程会诊、远程教学、异地考核以及医学图像信息的数字化存储，实现同一病例的多种医学影像检查的图像以及临床信息整合，对医学影像诊断提出了更高要求。作为医学影像诊断医师不但需要熟悉和掌握各种疾病在不同成像技术和检查方法中的影像表现和诊断要点，而且还要了解、比较不同成像技术和检查方法的各自优势和限度，明确其适应范围、诊断能力和价值，这样才可能做到合理、有效、精确的医学影像诊断。因此，以往的X线诊断、CT诊断及MRI诊断已无明确分界，都属于医学影像诊断范畴。故医学影像诊断是以X线影像、CT影像以及MRI图像等为基础来分析和研究被检查部位和器官的形态和功能，以辨别正常、分析异常，结合临床资料进行综合判断的一种诊断方法。因此，需要对医学影像进行认真、细致地观察，在全面系统地阅读医学影像的基础上，分辨医学影像对应的正常与病理、解剖特点，综合各种影像的病理表现，结合临床资料，包括病史、症状、体征及其他临床辅助检查资料进行分析推理，才能提出正确的医学影像诊断。在此过程中要注意部分疾病特别是疾病早期可以没有医学影像征象，部分病变的医学影像改变与其临床改变不是同步的，同一病变可以有不同的医学影像学表现，而不同病变在发展变化中可以有相同的医学影像学征象。因此，医学影像诊断的正确性，很大程度上取决于对医学影像的特点及解剖、病理基础的认识，对临床知识的掌握及医学影像诊断思维方法的正确与否。

进行医学影像的观察时，应遵循一定的步骤，形成一定顺序，全面系统地观察分析，不要遗漏。

（一）阅读申请单

了解医学影像检查的目的、基本信息和病史。

（二）了解医学影像检查的技术条件

核对一般记录，如影像号、姓名、检查部位、日期和左右等。如X线片摄影位置是否准确，摄影条件是否恰当。如为造影片，应充盈良好，显影清晰，充分显示解剖结构形态。如CT图像应先了解扫描的技术与方法，是平扫还是对比增强扫描。如MRI图像应了解设备的类型、磁场强度、扫描技术条件和使用的脉冲序列，如TR与TE的长短，还要了解平扫还是增强扫描，是常规成像还是功能成像等。

（三）观察医学影像应按一定顺序、全面系统

医学影像诊断要形成读片顺序，不要遗漏，后边各章节医学影像解剖的介绍遵循一般读片顺序，在学习过程中应养成良好读片习惯。观察X线片可以适当调整灰度，局部放大观察等。观察CT图像时，需应用窗技术，调整合适的窗宽和窗位，使观察的组织（如骨骼或软组织）显示更清楚。对每帧CT图像要细致观察，并结合一系列图像的观察立体地了解器官的大小、形状和器官间的解剖关系。MRI图像的观察要注意简单扫描参数，因为其直接影响图像的对比，有助于分辨T_1WI、T_2WI和PDWI，观察分析每帧图像，要结合冠状、矢状和横断面图像进行观察，要结合T_1WI、T_2WI、PDWI甚至功能信息，以便获得立体的解剖和功能信息，便于对病变位置以及起源做出判断。CT和MRI增强检查还要观察病灶有无强化和强化的形式与程度。

（四）区分正常与异常

必须熟悉人体正常解剖、变异情况以及医学影像解剖，这是正确判断和诊断的基础。X线片和CT图像根据病变密度高于、低于或等于所在器官的密度而分为高密度、低密度或等密度

病变。如果密度不均，有高有低，则为混杂密度病变。MRI图像根据疾病的不同和成像技术的不同综合地进行观察，例如T_1WI上发现肝内低信号病变，可考虑为肝血管瘤或肝细胞癌。为了鉴别二者，注意观察T_2WI，特别是重度T_2WI。肝血管瘤在中度、重度T_2WI上随着程度的增加其信号强度也递增，肝细胞癌则不同。二者分期强化也不同，同时，也应注意病灶单发还是多发，门静脉中有无肿瘤栓子等。对MRA的观察，则要了解MRA的成像方法，是TOF还是PC，血管的形态是正常还是有局部扩张、狭窄或闭塞等。同样，水成像技术或fMRI也有各自需要观察与分析的内容。

（五）病变详细观察

发现异常后，应详细观察病变的位置和分布、数目、大小、形态、边缘、信号（包括X线、CT检查的密度和MRI检查的信号）、邻近器官组织的改变和病变器官功能的改变。如为复查，要与原有图像进行对比观察。

1.病变的位置和分布 某些疾病的发生有一定的好发部位和分布规律，对医学影像诊断具有较大的参考价值。如成骨肉瘤多发生在青少年的长骨干骺端，而尤因肉瘤多发生在儿童骨干；后纵隔内的肿瘤多为神经源性肿瘤；溃疡性结肠炎多发生于左半结肠，而Crohn病则在全胃肠道呈节段性、跳跃性分布，在结肠以右半结肠多见；星形细胞瘤多发生在成年大脑半球，而脑膜瘤以中老年女性脑外常见等。

2.病变的数目 病变的数目有一定的鉴别诊断意义。如肺内单个圆形病变则提示肺原发肿瘤或结构球可能，而多个圆形病变则提示肺部血行转移性肿瘤可能性大。类风湿关节炎常为多个小关节对称性发病，而关节结核或化脓性关节炎则多为单个大关节发病。

3.病变的大小 病变大小能对医学影像诊断提供线索。如化脓性骨髓炎导致的死骨多为大块或是条形，而骨结核造成的死骨多为泥沙状。胃溃疡的龛影多数较小，而溃疡性胃癌的龛影多数较大而不规则。此外，还要注意大小的变化快慢，如出血短时间内会形成占位，而恶性肿瘤生长较快也有一定的倍增时间。

4.病变的形态 病变的形状可以多种多样，某些病变有其相对特征性的形态。如肿瘤多为圆块或块状，而炎症性病变多呈片状不规则形状。脑膜瘤可以呈圆形块状，也可以沿脑膜生长呈板状或饼状。

5.病变的边缘 病变的边缘整齐、清晰多提示慢性或良性病变，边缘模糊、不规则多提示急性或恶性可能，渗出性病变常常边缘模糊。

6.病变的信号（包括X线、CT检查的密度和MRI检查的信号） 病变的信号可以较周围组织或器官增高或降低。如骨质密度增高表示骨质增生硬化或金属物质沉积等；骨质密度降低表示骨质破坏或骨质稀疏等。星形细胞瘤在CT检查以低密度常见，MRI检查以长T_1WI、长T_2WI信号改变为主，而脑膜瘤在CT检查以高密度常见，MRI检查以等T_1WI、T_2WI（与大脑皮层比较）信号改变为主。增强扫描，星形细胞瘤随分级不同呈现不同程度强化，脑膜瘤多数明显均匀强化。

7.邻近器官、组织的改变 在分析病变本身时，注意周围组织结构的改变。如肺部结核球周围可出现"卫星灶"，而肺肿瘤可以出现"彗尾征"。一侧肺野密度均匀增高，同侧肋间隙增宽，纵隔向对侧移位，则胸腔积液可能，而不会是肺不张。胃良性溃疡周围的黏膜皱襞纠集，并直达龛影口部，溃疡性胃癌周围纠集的黏膜皱襞可呈杵状中断或相互融合。心脏病变时，肺血液循环可出现相应的变化。

8.器官功能的变化 某些病变可以导致器官功能变化，甚至在形态改变之前出现。如轻微肝性脑病可以在MRS中发现谷氨酰胺、肌醇的改变，而常规扫描脑形态无异常出现。

9.病变的动态变化 许多病变早期没有影像学表现，随着病变的发展，可能会出现影像学征象。如上肺野的云絮状阴影两周后复查病变吸收消失者，多为肺内炎症所致，若无吸收，甚

至出现增殖、纤维化病变，应考虑浸润性肺结核可能。复查对比、动态观察也是医学影像诊断经常应用的方法。

（六）综合分析判断

经过细致、系统的观察到的影像征象，必须结合临床资料，客观、全面地综合分析，才能得出正确的诊断。进行综合分析时，应注意临床资料如下。

1.性别　如强直性脊柱炎多见于男性，而类风湿关节炎多为女性。

2.年龄　很多疾病有其好发年龄，如骨肉瘤多发于青少年，骨巨细胞瘤多见于20~40岁，而骨转移瘤则多见于老年病人。先天性心脏病胎儿出生或儿童常常可以发现，而冠心病常见于中老年人。

3.体型　人的体型对心脏的影响较明显，瘦长者多呈垂位，矮胖者常呈横位。

4.职业史和接触史　是诊断职业病、地方病和寄生虫病的重要依据。如尘肺、放射性肺炎、血吸虫病、包虫病和大骨节病等要特别了解相关地域、职业和接触史。

5.病史和症状　如发病突然且伴有体温升高、咳嗽、胸痛者肺底渗出改变时，可诊断为急性肺炎，而对病程拖延较长，长期咳嗽、脓痰与咯血，肺底渗出、纤维化以及囊状透亮区患者，则应考虑为支气管扩张合并感染的可能大。

6.体征　如长骨骨折可以导致肢体反常活动。如心尖区隆隆样舒张期杂音则为二尖瓣狭窄，而听到吹风样收缩期杂音，则为二尖瓣关闭不全。

7.其他检查　部分疾病的化验结果对诊断有重要价值，如HLA-B27抗原与强直性脊柱炎有高度相关性。

（七）医学影像诊断结果

诊断结果一般分为四种情况。①肯定性诊断：如长骨骨折X线片可以确诊。②否定性诊断：影像检查排除了某些疾病，但应注意影像检查局限性，如急性血行播散型肺结核早期，肺内可无异常X线征象。③可能性诊断：经过医学影像检查，发现异常征象，可能不确定病变性质，只能提出几种可能性，诊断结果中可按可能的程度从高到低依次排列。④符合性诊断：对于临床明确诊断疾病，根据影像学表现可以符合疾病诊断。

（八）合理建议

特别是对于可能性诊断，医学影像诊断应该提出合理建议以明确诊断和进一步观察，如加拍其他位置、轴位，加拍对侧，进一步行CT或MRI检查以及增强扫描、功能成像等。

案例讨论

案例　患者，男，36岁。头晕、头痛3个月。在神经内科住院治疗，胸部影像学检查如图。

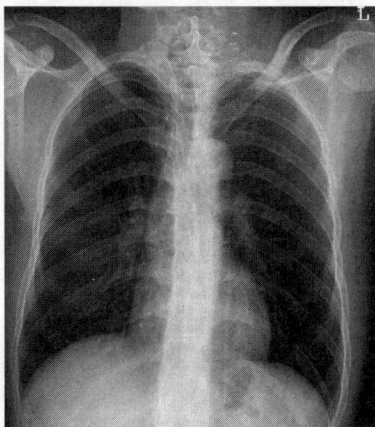

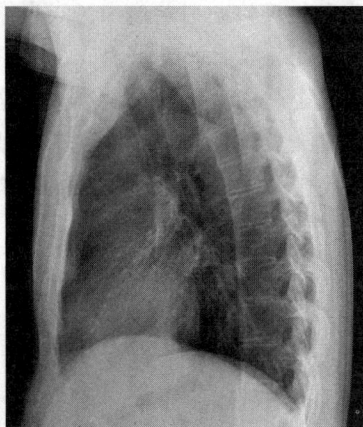

讨论　1.上图为哪种影像学检查方法？

2.下图所示影像学检查有什么异常表现？建议患者进一步检查什么？

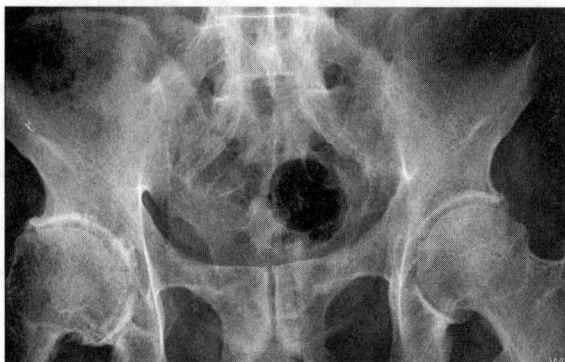

3.加拍骶髂关节位片后，诊断强直性脊柱炎。

💡 本章小结

　　各种影像检查所获得的图像，X线、CT、MRI成像主要是从黑到白不同灰度的影像来显示，由于不同检查技术的成像原理不同，图像的表述方式各异。正常组织器官和其来源的病变影像表现不同。如钙化在X线与CT图像是高密度，呈白影；而在MRI由于缺乏氢质子，呈黑影。因此，需要了解不同影像检查基本成像原理，并在此基础上熟悉其图像特点及推测其组织性质。

　　医学影像诊断主要是通过对图像的观察、分析、归纳与综合而做出的。因此，需要掌握医学影像诊断原则和步骤，熟练掌握人体正常影像解剖，掌握常见病变的医学影像学表现。医学影像诊断是根据影像表现推断出来的，因此，有时与病理诊断不符合。临床影像诊断工作中，要注意同病异影、同影异病的情况，这就要求必须结合临床包括病史、症状和体征以及其他检查结果等进行印证才能做出正确的诊断。

　　医学影像学发展迅速，在临床工作中发挥着越来越重要的作用。要求理解医学影像检查技术的成像原理，掌握各系统常见病的医学影像诊断要点，了解医学影像学技术的新进展。

习　题

习题

一、单项选择题

1.下列关于X线成像描述错误的是（　　）。

A.组织密度和厚度的差别是产生X线影像对比的基础

B.组织的密度高，吸收的X线量多，图像呈白影

C.组织的厚度小，透过的X线量少，图像呈黑影

D.组织的厚度大，透过的X线量少，图像呈白影

E.组织的密度小，透过的X线量多，图像呈黑影

2.对X线吸收能力最强的组织是（　　）。

A.骨骼　　　　　　B.皮肤　　　　　　C.肌肉　　　　　　D.含气肺组织　　　　E.尿液

3.下列属于CT检查的是（　　）。

A.DSA　　　　　　B.DWI　　　　　　C.MPR　　　　　　D.SWI　　　　　　E.FLAIR

4.CT值在0Hu左右的组织是（　　）。

A.水　　　　　　　B.脂肪　　　　　　C.骨皮质　　　　　D.肝　　　　　　　E.肺

5.关于CT值的描述，正确的是（　　）。

A.CT值越大，组织密度及厚度越小 B.CT值越小，空间分辨力越大

C.CT值可以描述组织密度的高低 D.CT值可以表达组织厚度的大小

E.软组织的CT值为0~40Hu

6.CT窗显示设置窗宽300Hu、窗位50Hu时，显示清晰CT值范围是（ ）。

A.–140~160Hu B.–120~180Hu C.–100~200Hu D.0~300Hu E.–300~0Hu

7.下列MRI组织参数不包括（ ）。

A.质子密度 B.回波时间 C.流空效应 D.T_2值 E.T_1值

8.下列不属于MRI检查禁忌证的是（ ）。

A.有心脏起搏器 B.有碘过敏史

C.幽闭恐惧症患者 D.有心脏监护仪者

E.体内有铁磁性金属植入物、异物

9.Gd–DAPA不具备的特征是（ ）。

A.弛豫性强 B.细胞外分布

C.通过正常血–脑屏障 D.迅速由肾脏排出

E.在人体内结构稳定

10.纵向磁化矢量的弛豫是指（ ）。

A.自旋–晶格能量传递形式 B.组织T_2值的变化过程

C.相位的散失过程 D.自旋–自旋能量传递形式

E.射频能量接收的过程

二、简答题

1.CT基本成像原理是什么？

2.医学影像诊断原则和步骤是什么？

（于广会 肖成明）

第二章 中枢神经系统

知识目标

1.**掌握** 脑外伤、脑血管疾病、脑肿瘤影像学表现。

2.**熟悉** 中枢神经系统CT、MRI正常影像学解剖。

3.**了解** 脑感染、中枢神经系统发育畸形、脊髓肿瘤诊断及鉴别诊断。

技能目标

1.**学会** 中枢神经系统影像检查技术方法的选择和综合应用；常见疾病影像学诊断。

2.**具备** 中枢神经系统常见疾病的诊断思维和鉴别能力。

中枢神经系统（central nervous system，CNS）包括脑和脊髓，是人体结构和功能最复杂的系统，由数以亿计的高度相互联系的神经细胞所组成，临床诊断主要依靠影像学检查方法。目前主要影像学检查方法包括CT、MRI和脑血管造影，可以显示脑和脊髓解剖结构、功能和血管情况，确定病变性质及病变的位置、大小、数目和范围。

第一节 影像检查方法

一、颅脑

（一）数字减影血管造影检查

数字减影血管造影（digital subtraction angiography，DSA）检查是数字X线机将对比剂注射前、后两帧图像进行相减的血管成像方法，目前已经取代普通X线脑血管造影，是脑血管疾病诊断的金标准，也是脑神经介入诊疗的基础。

（二）CT检查

颅脑CT一般采用横断面扫描，可以利用横断面扫描数据做MPR重组，如蝶鞍区病变扫描后行冠状面重组。颅脑CT由于颅底骨伪影干扰严重，对小脑、脑干病变检查意义有限。

1.CT平扫（CT plain scan） 主要用于急诊患者检查，如脑外伤、脑梗死和脑出血等，还用做增强检查的基础和对照，以更好观察病变。

2.CT增强（CT contrast enhancement，CTCE） ①增强有无和血脑屏障密切相关，正常脑组织由于血脑屏障结构，对比剂不能通过，因此不会增强；没有血脑屏障的组织结构如硬脑膜、脉络膜、垂体腺、灰白结节和松果体等则可以强化；血脑屏障破坏的病灶，对比剂可进入病灶产生强化。②强化程度和对比剂含量正相关，对比剂进入越多，强化越明显。③强化规律与组织血液循环密切相关，注入对比剂不同时相连续扫描可以了解病灶血流规律，这种扫描方法称为CT动态增强扫描，比CT普通增强扫描提供更多的诊断信息量，可以更好地鉴别病灶的性质、了解病变的恶性程度和血供情况。

3.CT血管造影（CT angiography，CTA） CTA是一种利用CT容积增强扫描技术和计算机三维显示技术进行血管重组成像的非创伤性血管造影术。重组技术一般采用最大密度投影法（maximum intensity projection，MIP）或容积显示法（volume rendering technique，VRT）。主要用于脑血管疾病检查，也可用于评价肿瘤或病变与邻近血管的关系。

4.CT灌注成像（CT perfusion，CTP） CTP是碘对比剂从进入组织或病灶的瞬间开始直到大部分离开为止进行扫描和专用软件进行后处理的检查技术，反映的是这些组织或病灶内的血

流微循环规律。主要用于急性脑缺血检查，也可用于脑肿瘤病理级别评估、肿瘤治疗后改变与复发鉴别等。

（三）MRI检查

MRI检查是颅脑最重要的检查方法，一般先行MRI平扫，根据病情再选择行MRI增强扫描；也可以根据CT检查情况直接行MRI平扫和增强扫描；还可以结合临床行MRI脑血管成像或脑功能成像检查。

1.MRI平扫　常规采用自旋回波（spin echo，SE）或快速自旋回波（fast spin echo，FSE）序列T₁加权像（T₁ weighted imaging，T₁WI）及T₂加权像（T₂ weighted imaging，T₂WI），T₁WI显示解剖结构比较清晰，而T₂WI显示病变比较敏感，水抑制成像（fluid attenuated inversion recovery，FLAIR）也常在颅脑应用。横断面为MRI扫描的基本方位，根据诊断需要再做矢状面和冠状面扫描，对于中线结构、颅后窝病变首选矢状面；颅底、桥小脑角及天幕区病变辅以冠状面。

2.MRI增强　是利用顺磁性和超顺磁性对比剂（gadolinium diethylenetriamine pentoacetic acid，Gd–DTPA）产生的质子弛豫增强效应行T₁WI增强检查（contrast–enhanced T₁WI，CE–T₁WI），通过增强正常脑组织与病变组织的对比，帮助病变的定性诊断和鉴别诊断的MRI检查方法。

3.磁共振血管造影（magnetic resonance angiography，MRA）　MRA也称磁共振血管成像，时间飞跃法（time of flying，TOF）法、相位对比法（phase contrast，PC）无须应用对比剂，均是利用MRI流空效应，可显示大血管及各主要一、二级分支血管，系无创伤检查，已经成为脑血管疾病的筛选检查方法，在临床得到较广泛的应用，常用于脑血管狭窄和闭塞、动脉瘤、血管畸形等检查；而对比剂法是利用顺磁性对比剂进行3D–SPGR等快速扫描序列扫描，可显示更细小的血管。

4.磁共振功能成像（functional magnetic resonance imaging，fMRI）　磁共振功能成像是常规磁共振成像技术基础上迅速发展起来的新的磁共振成像技术，反映器官功能成像情况。广义fMRI包括MR弥散加权成像（MR diffusion weighted imaging，DWI）、MR灌注加权成像（MR perfusion weighted imaging，PWI）、磁共振波谱（magnetic resonance spectroscopy，MRS）成像和血氧水平依赖成像（blood oxygen level dependent，BOLD）等。狭义的fMRI是指主要利用BOLD技术的磁共振功能定位图（functional brain mapping）或脑功能定位成像。

（1）DWI是建立在分子弥散即布朗运动基础上的一种成像技术。弥散加权成像观察的是微观的水分子流动扩散现象。临床上主要用于早期诊断脑梗死，可在脑梗死发生后0.5~6h显示病灶，比常规SE序列T₂WI敏感得多。

（2）PWI是建立在流动效应基础上的成像技术，可以反映血流通过组织血管网的情况。其对早期脑缺血有高度敏感性，异常改变早于DWI，能提供组织血流动力学的信息，同时进行PWI和DWI检查有助于推测是否存在缺血半暗带，帮助选择溶栓治疗的适应证。

（3）MRS是目前唯一能无损伤探测活体组织化学特性的方法，提供的是组织成分和代谢信息，主要用于检测脑肿瘤和癫痫患者的脑组织代谢情况。

（4）BOLD是通过脑动脉内去氧血红蛋白的含量变化对脑皮质局部功能活动进行成像，主要用于研究视觉、听觉、运动、感觉以及认知功能，临床应用定位脑功能区，指导神经外科手术前设计入路，避免手术损伤重要脑功能区，是目前研究的热点之一。

5.磁敏感加权成像（susceptibility weighted imaging，SWI）　SWI是利用不同组织间磁化率的差异产生图像对比，对静脉系统、出血后的代谢产物以及铁含量的变化具有相当高的敏感度，因此在脑血管、脑肿瘤、脑外伤、帕金森病等疾病的临床诊断中具有重要应用价值。

二、脊髓

（一）DSA检查

是目前检查脊髓血管畸形的可靠方法，也是脊髓血管畸形介入治疗的基础。

（二）CT检查

CT检查对脊髓病变显示以间接征象为主，诊断精准性差，临床价值小，广泛用于脊柱外伤等骨质病变检查。

（三）MRI检查

MRI能够精准显示脊髓及其邻近结构的解剖，确切显示脊髓病变大小、形态及性质，是目前检查脊髓病变的最佳方法。

1.MRI平扫及增强 脊髓MRI检查一般以矢状面扫描为基础，辅以病变区横断面，根据病变情况加扫冠状面。常规获取SE或FSE序列T_1WI及T_2WI，脂肪抑制短TI反转恢复（short TI inversion recovery，STIR）序列也常使用。一般先做平扫，根据病情再选择做增强扫描。

2.MRI脊髓成像（MR myelography，MRM） 又称脊髓水成像，其是用重T_2加权快速自旋回波序列加脂肪抑制技术，获得脊髓蛛网膜下腔脑脊液影像，类似脊髓造影效果。

三、检查方法选择

（一）外伤

1.颅脑外伤 目前临床工作中颅脑外伤患者一般直接行CT检查；复查患者如果配合，可以选用MRI检查，MRI可以更仔细观察颅脑外伤恢复情况和排除弥漫性轴索损伤。

2.脊柱外伤 可以直接行CT检查，对于脊髓压迫和脊髓损伤情况的判断需要用MRI检查，目前也倾向于直接行MRI检查，MRI对椎体新旧骨折的判断具有重要价值。

（二）血管性疾病

血管性疾病急诊检查，首选CT，排除颅内出血。

1.出血性疾病 急性期，CT检查敏感，无须MRI检查；亚急性期和慢性期，MRI检查价值优于CT，其中SWI可以发现微出血灶。

2.脑梗死 首选MRI平扫加DWI检查，可以发现早期脑梗死。

3.动脉瘤和血管畸形 可以选用CT或MRI，但MRI优于CT；CTA、MRA可显示大部分病变的血管改变，DSA只有在CT和MRI检查不能明确诊断或需要介入治疗时才进行。

（三）肿瘤

1.颅脑肿瘤 直接选用CT或MRI检查，平扫加增强扫描多能明确诊断。MRI特殊检查方法的应用有利于对肿瘤的诊断和鉴别诊断。

2.椎管内肿瘤 首先选用MRI检查，平扫加增强扫描对椎管内肿瘤能准确定位，许多还能够准确定性。

（四）炎症及脱髓鞘性病变

对于炎症及脱髓鞘性病变，直接选用CT或MRI检查。平扫加增强扫描多能发现病变，MRI较CT能更敏感地显示病变的范围、内部改变和周围组织改变，因此应首选MRI检查。

（五）先天畸形

对于颅脑和脊柱先天畸形，应首选MRI检查。CT横断面检查对某些畸形显示不完全，对某些畸形显示困难。MRI的多方位成像可以较为完整地显示畸形的形态学改变。

第二节　正常影像学表现

一、颅脑

（一）脑血管造影

1.脑动脉 包括颈动脉系统及椎动脉系统，脑动脉走行自然，由近及远逐渐变细，轮廓光

滑，各分支位置较为恒定并与脑叶有一定对应关系。

（1）颈动脉系统　颈总动脉在相当于颈4椎体水平分出颈内及颈外动脉。颈外动脉（external carotid artery，ECA）系统主要分支有甲状腺上动脉、咽升动脉、舌动脉、面动脉、枕动脉、耳后动脉、颞浅动脉、颌内动脉，颌内动脉最重要的分支为脑膜中动脉。颈内动脉（internal carotid artery，ICA）在前膝段（C_3）发出眼动脉、脉络膜前动脉、后交通动脉，终段（C_1）分为大脑前动脉和大脑中动脉。①ICA：ICA主要由颈段和虹吸部构成，虹吸部呈"C"形，分为五段，分别为岩骨段（C_5）、海绵窦段（C_4）、前膝段（C_3）、床突上段（C_2）、及终段（C_1）；②大脑前动脉（anterior cerebral artery，ACA）：ACA分为五段，为水平段（A_1）、上行段（A_2）、胼胝体膝段（A_3）、胼周段（A_4）、终段（A_5）；③大脑中动脉（middle cerebral artery，MCA）：分为五段，为水平段（M_1）、回转段（M_2）、侧裂段（M_3）、分叉段（M_4）及终段（M_5）。在侧裂段（M_3）大脑中动脉分出额顶升支。

（2）椎-基底动脉系统　①椎动脉：椎动脉起自锁骨下动脉，在颈椎的横突孔内上行，通过枕大孔入颅，分别发出两侧小脑后下动脉，在脑桥腹侧的下缘汇合成基底动脉。②基底动脉：主要分支为小脑前下动脉、内听动脉、脑桥动脉及小脑上动脉，终末支为两侧大脑后动脉。③大脑后动脉（posterior cerebral artery，PCA）：为基底动脉的终支，向后分出颞支和枕支。

（3）Willis环　变异较多，完整的Willis环由颈内动脉的床突上段、大脑前动脉的A_1段、前交通动脉、后交通动脉和PCA的P_1段组成。

2.脑静脉

（1）大脑浅静脉　包括大脑上静脉、大脑中静脉、大脑下静脉和基底静脉，收集皮质和皮质下髓质的静脉汇入硬膜静脉窦。

（2）大脑深静脉　包括大脑内静脉和大脑大静脉，收集深部髓质、基底神经节和丘脑的静脉，经大脑大静脉汇入直窦。

（3）上矢状窦　接收大脑表面（硬膜、导静脉、板障静脉等）血液。

（4）下矢状窦　接收大脑镰、大脑内侧面及胼胝体的血液，与大脑大静脉汇合注入直窦。

（5）硬膜静脉窦　位于两层硬膜间，将脑内血液引流到颈内静脉。上矢状窦汇入窦汇；下矢状窦与大脑大静脉汇合为直窦，并连接窦汇；窦汇分出左、右横窦并延续为乙状窦，最后引流入颈内静脉。

（二）CT和MRI

1.颅骨及气腔

（1）CT　骨窗可显示颅骨内外板、颅缝、颈静脉结节、岩骨、蝶骨小翼、蝶鞍、颈静脉孔、破裂孔及诸鼻窦，颅骨内外板为高密度，鼻腔和鼻窦内气体为低密度。

（2）MRI　颅骨内外板、钙化因含水量很少，T_1WI和T_2WI均为低信号，板障内含有脂肪组织，T_1WI和T_2WI均为高信号，鼻腔和鼻窦内气体为低信号。

2.脑实质

（1）CT　脑实质分脑髓质（白质）及脑皮质（灰质），髓质CT值为28~32Hu，皮质CT值为32~40Hu。髓质分布于大脑皮层下方广泛的脑实质之中，皮质分布于大脑表面及髓质内的灰质核团。两侧大脑半球深部的一些灰质团块（基底节），主要包括尾状核、豆状核（壳核和苍白球）、屏状核以及杏仁核。尾状核头部位于侧脑室前角的外侧，体部细长，沿丘脑和侧脑室体部之间向后下走行；豆状核位于尾状核与丘脑的外侧，呈楔形，自内而外分为苍白球和壳核。豆状核外侧近岛叶皮层下的带状灰质为屏状核。丘脑位于第三脑室的两侧。尾状核、丘脑和豆状核之间的带状白质结构为内囊，分为前肢、膝部和后肢。豆状核与屏状核之间的带状白质结构为外囊，屏状核和岛叶之间为最外囊。

（2）MRI　脑髓质与脑皮质比较，脑髓质含水量少而含脂量多，故在T_1WI上脑髓质的信号高于脑皮质，而在T$_2$WI上则低于脑皮质，在髓质深部的苍白球、红核、黑质及齿状核等灰质核团铁质沉积较多，在高场T$_2$WI上呈低信号。基底节是大脑半球中最重要的灰质团核，其内为侧脑室，外侧为外囊，在豆状核与尾状核、丘脑间有内囊结构。

3.脑脊液

（1）CT　脑室、脑池、脑裂和脑沟内因含有脑脊液而呈低密度，CT值小于0~20Hu。包括双侧侧脑室、第三脑室、第四脑室、纵裂池、侧裂池、枕大池、桥池、桥小脑角池、鞍上池、环池、四叠体池、大脑大静脉池等。新生儿发育期部分脑裂、脑池较宽，老年人因脑萎缩含脑脊液的腔隙扩大。

（2）MRI　脑室、脑池、脑裂和脑沟内信号均匀，T$_1$WI为低信号，T$_2$WI为高信号；FLAIR为低信号，但在双侧孟氏孔附近可有局部高信号。

4.非病理性钙化

（1）CT　常见有松果体钙化、缰联合钙化、大脑镰钙化、侧脑室脉络丛钙化、前后床突钙化、基底核、小脑齿状核、小脑蒂及硬脑膜钙化等。颅内非病理性钙化CT检出敏感（图2-1），多见于40岁以上成人。

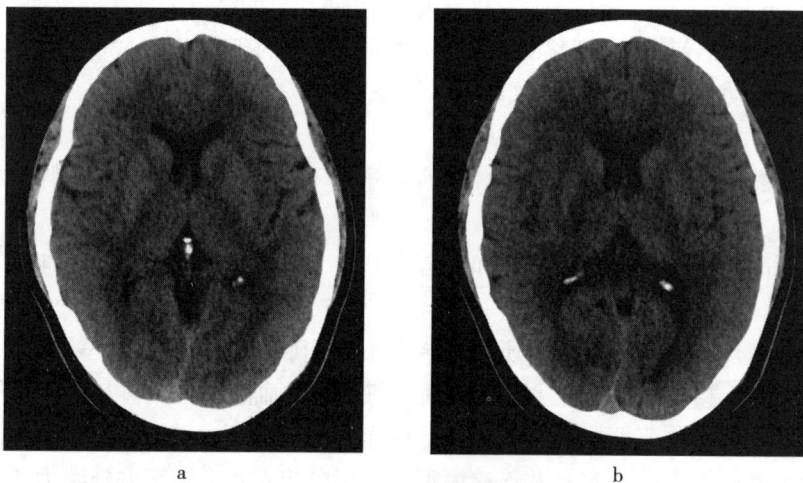

a　　　　　　　　　　　　　　　　　　b

图2-1　非病理性钙化

a.松果体钙化；b.脉络膜钙化

（2）MRI　显示非病理性钙化困难。

5.增强扫描

（1）CT　注入对比剂后扫描，正常脑实质密度有不同程度增高，正常脑实质因血脑屏障轻度强化，脑内血管明显强化，其他结构如硬脑膜、垂体和松果体因无血脑屏障均明显强化（图2-2a）。

（2）MRI　正常颅脑强化呈信号增高，各组织强化程度和CT增强类似（图2-2b）。

6.MRI特殊影像

（1）脑神经　高分辨MRI能清晰显示多对脑神经，T$_1$WI为等信号，从上向下层面依次可显示出第Ⅲ、Ⅳ、Ⅴ、Ⅱ、Ⅵ、Ⅶ、Ⅷ、Ⅸ、Ⅹ、Ⅺ、Ⅻ对脑神经。

（2）磁共振新技术如扩散张量成像（diffusion tensor image，DTI）　可以比较清晰显示脑白质纤维束。

（3）SWI　显示脑内微小静脉效果好（图2-3），颅内微小静脉成条形低信号。

（4）MRS　可提供脑组织化学物质含量的信号：NAA（N-乙酰天门冬氨酸）波峰位于2.0ppm，正常神经元标志，为谱线中最高峰，降低表示神经元受损；CHO（胆碱及胆碱复合物）波峰位于3.2ppm，与细胞膜增生代谢有关，其含量增多常提示肿瘤病变；Cr（肌酸）波峰位于3.0pm，代谢稳定，常作为参考值。

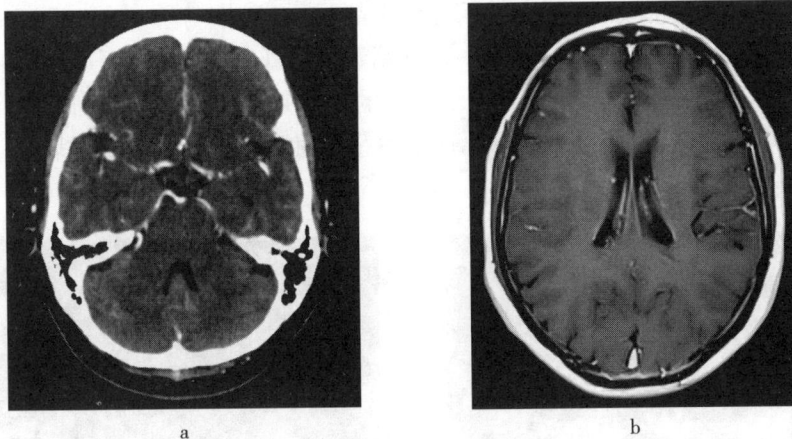

图2-2　CT和MRI增强扫描

a.CT增强扫描；b.MRI T$_1$WI增强扫描　脑实质轻度强化，血管明显强化

7.横断面解剖影像　颅脑横断面分10个层面介绍，以眦耳线为基准，扫描层面定位如图（图2-4）。

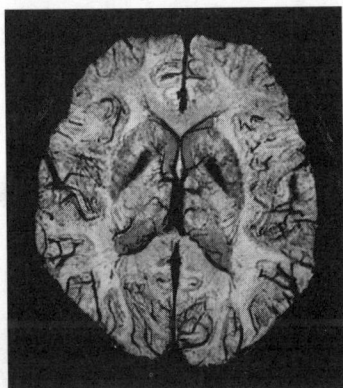

图2-3　磁敏感加权成像

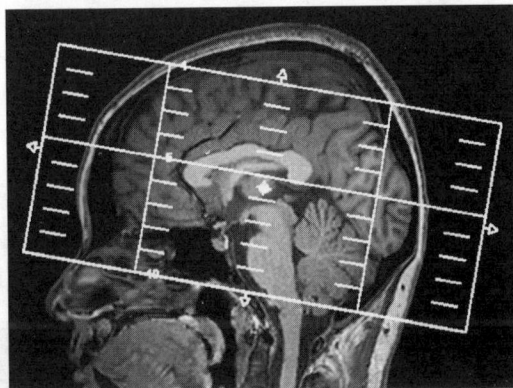

图2-4　扫描定位示意图

（1）颅底层面　此层面上蝶骨体占据中央，蝶骨大翼上由前向后依次可见卵圆孔（内有下颌神经通过）和棘孔（内有脑膜中动脉通过）。层面前方中部是蝶窦、鼻中隔及筛窦，层面前外侧方是眼眶。

两侧颞骨岩部呈"八"字形，岩骨尖的前方可见破裂孔和颈动脉管。两侧岩骨尖之间是枕骨基底部。岩骨后部可见颈静脉孔，内有颈内静脉、舌咽神经、迷走神经和副神经通过。

层面的后半部是颅后窝，呈三叶草状，内有延髓和小脑半球的下部，近中线旁两侧可见小脑扁桃体。两侧小脑半球之间的纵行裂隙是小脑谷，前通正中孔至第四脑室，向后与枕大池相通。

（2）蝶窦上部层面　蝶窦位于层面中央，两侧是颈内动脉及海绵窦。蝶窦前方是筛突。筛窦两侧是眼眶，其断面呈喇叭口状，内含眼球、视神经及眼外肌。海绵窦的外侧是颅中窝，内容纳大脑半球的颞叶下部。

岩骨内可见上鼓室及乳突气房等结构，岩骨内后缘见内听道，呈喇叭状，内有第7对脑神经（面神经）和第8对（位听神经）脑神经穿行。岩骨后方是颅后窝，脑桥位于颅后窝的前部，它与枕骨斜坡之间的裂隙是桥前池，内可见由两侧椎动脉汇合而成的基底动脉的断面。小脑以小脑中脚与脑桥相连。脑桥背侧可见第四脑室，呈星形或新月状。

（3）蝶鞍层面　蝶鞍位于层面中央，垂体窝容纳脑垂体。蝶鞍两旁是海绵窦及颈内动脉。

蝶鞍前方是两侧额叶的底部及眼眶顶部，可见眼上静脉、上直肌等。

颅中窝内是大脑半球颞叶，体积较前一层面增大。岩骨内后缘见内听道，呈喇叭状。

颅后窝内，脑桥、小脑中脚及颞骨岩部之间的裂隙是桥-小脑角池（简称C-P角池）（图2-5），内有第7对、第8对脑神经通过。第四脑室呈半月形或星形，位于颅后窝中线上，其后方是小脑蚓部。

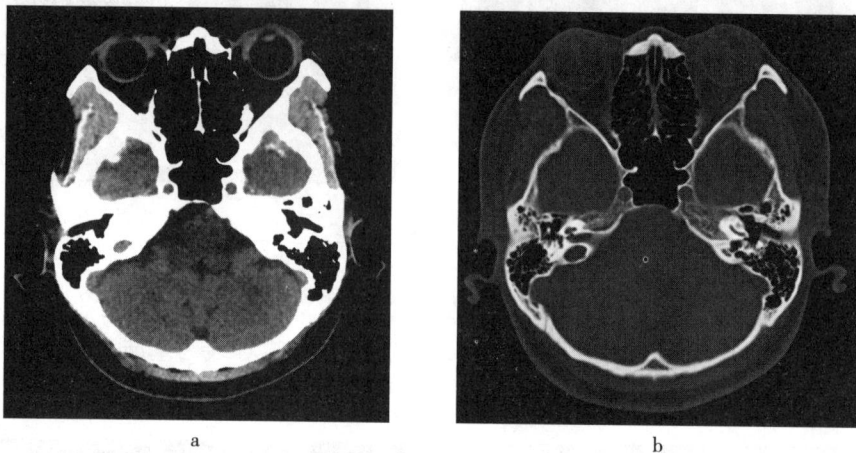

图2-5　脑桥小脑角池

a.CT脑窗；b.CT骨窗

脑桥小脑角池位于脑桥、小脑中脚及颞骨岩部之间，骨窗显示右侧内听道清晰

（4）鞍上池层面　鞍上池位于层面中央，多数有六个角，呈六角星状。前角通大脑纵裂池，两侧的前外侧角通大脑侧裂池，两后外角通大脑脚池及环池，后角连大脑脚间池。如大脑脚间池较浅或者扫描切面显示桥前池时，则鞍上池呈五角星状（图2-6）。

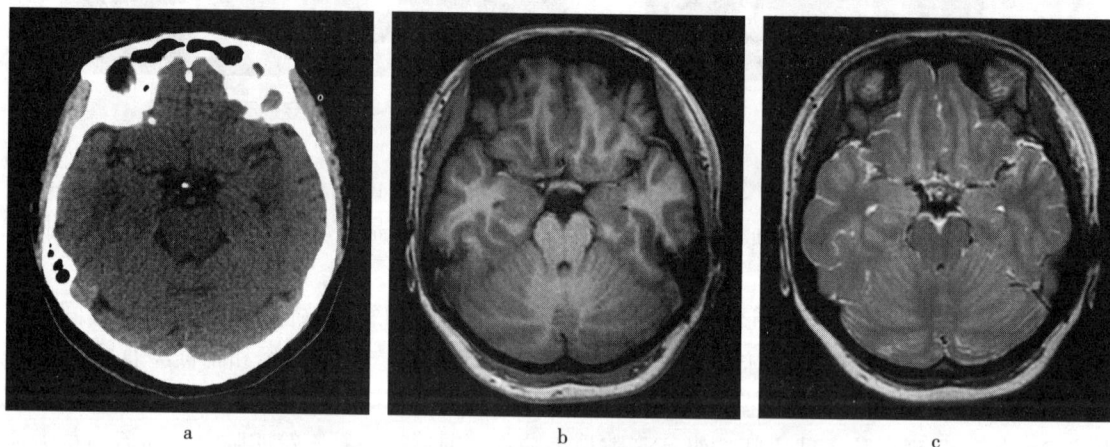

图2-6　鞍上池层面

a.CT平扫；b.MRI T$_1$WI；c.MRI T$_2$WI

鞍上池内容纳重要结构。其前部是漏斗和视交叉，视交叉外侧可见颈内动脉，其发出大脑前动脉和大脑中动脉，并经后交通动脉与基底动脉发出的大脑后动脉吻合，形成Willis环。本层面可显示Willis环的大部分。

鞍上池前方是大脑半球额叶底部。鞍上池的两侧方是颞叶，外侧裂池是额叶和颞叶的分界。鞍上池的后方是中脑大脑脚，中脑背侧有一对隆起，是下丘。四叠体池环绕下丘的表面，两侧下丘之间可见中脑导水管。层面后部是两侧小脑半球及蚓部。枕骨中央常可见向内的骨性突起，是枕内隆突。

（5）第三脑室下部层面　中脑位于此层面中央，中脑腹侧见大脑脚。在MRI T$_2$WI上可见位于大脑脚底的黑质和红核，左右各一并对称。黑质在前，呈卵圆形。红核在后，呈圆形。它们均呈低信号。中脑背侧可见中脑导水管及上丘。上丘后方是四叠体池。

下丘脑居中脑前方，其中间是裂隙状的第三脑室下部。第三脑室的前外方可见侧脑室前角下部及大脑半球额叶。侧脑室前角后外侧方可见尾状核和豆状核。大脑外侧裂呈横置的"T"形，其深面的脑实质是岛叶。覆盖岛叶的大脑组织称是岛盖，侧脑室下角居颞叶内，呈弧形裂隙影。层面后部可见枕叶及小脑蚓部等。

（6）松果体层面　第三脑室呈裂隙状，位于层面中央。其与前方的室间孔、穹隆及透明隔构成中线结构。室间孔居穹隆与背侧丘脑之间，连接两侧侧脑室并与第三脑室相通。侧脑室前角与大脑纵裂池之间是胼胝体膝部，连接左右额叶。第三脑室后方是松果体，后者常钙化并在CT上呈高密度，极易识别。大脑大静脉池及直窦位于松果体后方，于CT增强或MRI T$_2$WI上显示尤其清楚。侧脑室三角区内富含静脉丛，常发生钙化。侧脑室三角区后方是枕叶。

内囊位于豆状核与尾状核头及背侧丘脑之间，呈"<"或">"形，尖端朝内侧。内囊分三部分，尾状核头部与背侧丘脑之间是内囊膝部，尾状核头部与豆状核之间是内囊前肢，背侧丘脑与豆状核之间是内囊后肢。豆状核由两个核团组成，分别是内侧的苍白球和外侧的壳核。基底节和内囊的解剖结构在MRI尤其是T$_2$WI上显示最清楚。壳核的外侧是外囊。

（7）侧脑室体部层面　两侧侧脑室由透明隔相隔，居中线两旁，两侧形态基本对称。透明隔是两层膜状结构紧贴而成，之间可有潜在腔隙，如扩大则形成第五脑室，属正常变异。侧脑室体部两旁是尾状核头部及背侧丘脑。两侧侧脑室前角之间是胼胝体膝部，后角之间是胼胝体压部。

大脑外侧裂位于半球凸面中点处，向后向内延伸，是额叶和颞叶的分界标志。顶枕沟始于中线后1/3处，是顶叶和枕叶分界标志。此层面同时出现大脑半球的额、颞、顶、枕四个叶。

（8）胼胝体干层面　胼胝体干位于层面中央，与大脑镰组成中线结构。侧脑室体部呈凹缘向外侧的镰刀状，位列中线两侧。此层面上大脑半球从前向后依次见额叶、顶叶和枕叶。中央沟是额叶与顶叶的分界标志，一般位于大脑半球凸面平侧脑室前1/3水平。顶枕沟位于半球内侧面后部，沟较深，呈水平走向。

（9）半卵圆中心层面　中线结构是大脑镰，其前后端连上矢状突。上矢状突断面呈三角形，MRI图像上因流空效应而呈低信号，在CT增强图像上呈高密度，易于识别。此层面上大脑半球的白质较丰富，断面形态近似半卵圆形，故称半卵圆中心（图2-7）。临床上，脱髓鞘病变如多发性硬化等多发生于此。

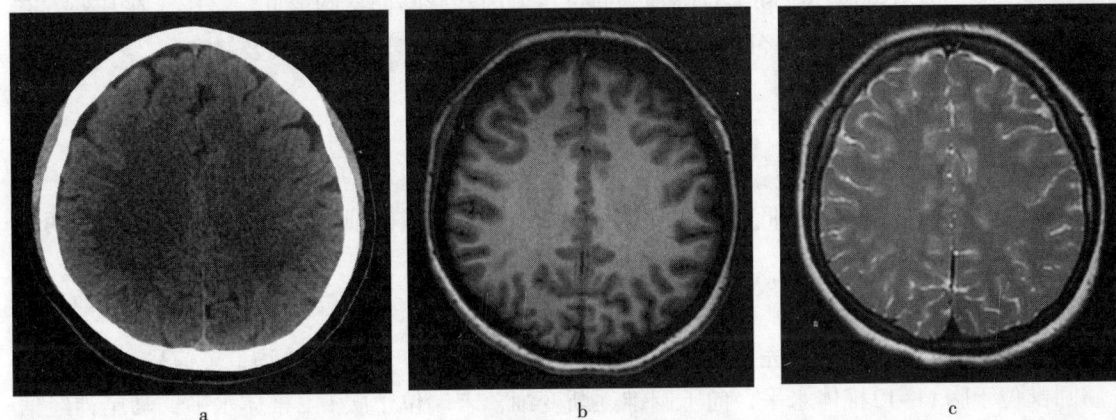

图2-7　半卵圆中心

a.CT平扫；b.MRI T$_1$WI；c.MRI T$_2$WI

CT平扫半卵圆中心密度较大脑皮质低；MRI T$_1$WI呈高信号；T$_2$WI呈低信号

此层面上中央沟与其他脑沟较难区分，大约位于半球外侧面前1/4与后3/4交界处，此沟是额、顶叶的分界标志。顶枕沟位于半球外侧面后部，前内侧走向，是层面上最深的脑沟。

（10）中央旁小叶层面　此层面已近颅顶，左右大脑半球以大脑镰是中线呈镜像对称，脑回和脑沟结构十分清晰。中央沟是层面上最深的脑沟，自半球外侧面的中点稍向后横行，几乎达半球的内侧面，多不中断。中央沟的前后各有一条与之伴行的脑沟，分别是中央前沟和中央后沟。中央沟与中央前沟之间的脑回是中央前回，中央沟与中央后沟之间的脑回是中央后回。中央旁小叶位于半球内侧面中部区域，包绕中央沟内侧端周围。此层面上已无枕叶。

8.矢状面解剖影像

中线层面　此层面显示胼胝体全貌，位于层面中央区域，呈上凸下凹的弧形结构。其由前向后分是嘴、膝、干和压四部分。扣带回环绕胼胝体上方，扣带沟位于扣带回的上方。大脑半球中部和后部分别可见较深且恒定的中央沟和顶枕沟。前者是额顶叶分界标志，后者则是顶枕叶分界标志。

胼胝体下方是侧脑室（或透明隔）及穹窿，第三脑室借穹窿与前上方的侧脑室体部分开，背侧丘脑的内侧面以及中脑顶盖分别是第三脑室的外侧壁和底。第三脑室向下经中脑导水管通第四脑室。脑干由中脑、脑桥和延髓组成，自第三脑室底向下后稍斜行，移行于颈髓。由上至下，脑干腹侧可见脚间池、桥前池和延髓池，脑干背侧可见四叠体池和小脑延髓池。此外，在小脑幕和小脑上面之间可见小脑上池。

垂体位于蝶鞍内，分腺垂体和神经垂体两部分，其后上部分在 MRI T_1WI 上常呈高信号，是神经垂体所在。垂体下缘是鞍底及蝶窦，上缘因鞍隔存在而平直，垂体借垂体柄向上连于丘脑下部。垂体的前上方见视交叉和视束。

9.冠状面解剖影像

（1）视交叉层面　胼胝体干居层面中央，与上矢状突、大脑镰及其下方的透明隔和视交叉共同构成中线结构。自侧脑室向外依次是尾状核、内囊前肢、豆状核、外囊、屏状核、最外囊及岛叶。屏状核体积很小，在高场 MRI T_2WI 上能够显示。大脑外侧裂较前一层面更清楚，呈横置的"T"形或"Y"形。颞叶外侧面从上到下是颞上回、颞中回和颞下回，颞上回是听觉中枢。大脑额叶结构配布基本同前一层面。

（2）垂体层面　此层面中线结构从上到下依次是上矢状突、大脑镰、胼胝体干、透明隔及两侧侧脑室、穹窿、第三脑室、视交叉和垂体。侧脑室向外依次是尾状核、丘脑、内囊、豆状核、外囊、屏状核、最外囊及岛叶。

垂体位于垂体窝内，正常成人垂体高度小于8mm。其上缘多平坦，少数见轻度隆起。垂体两旁是海绵窦，内有颈内动脉和多对脑神经通过，颈内动脉断面呈圆形低信号影，在其外方有动眼神经、滑车神经、三叉神经眼支和上颌支、展神经。垂体下方是鞍底及蝶窦。

二、脊髓

（一）CT

硬膜囊位于椎管内，周围低密度脂肪使其显影，呈圆形或椭圆形，囊内含脊髓，平扫两者不能区分。

（二）MRI

（1）矢状位　可显示脊髓完整结构，位于蛛网膜下腔内，T_1WI、T_2WI均呈等信号（图2-8），脊髓圆锥位于胸11~12椎体水平，向下圆锥逐渐变细，末端位于腰1~2椎体水平，马尾神经信号较圆锥略低。

（2）横断位　T_1WI上脊髓呈较高信号，位于低信号蛛网膜下腔内，蛛网膜下腔周围的静脉丛、纤维组织和骨皮质均为低信号；在T_2WI上脊髓呈较低信号，而周围脑脊液呈高信号，横断位还可清楚显示硬膜囊及脊神经根为低信号。

（3）冠状位　显示脊髓两侧的神经根和脊髓病变形态、位置。

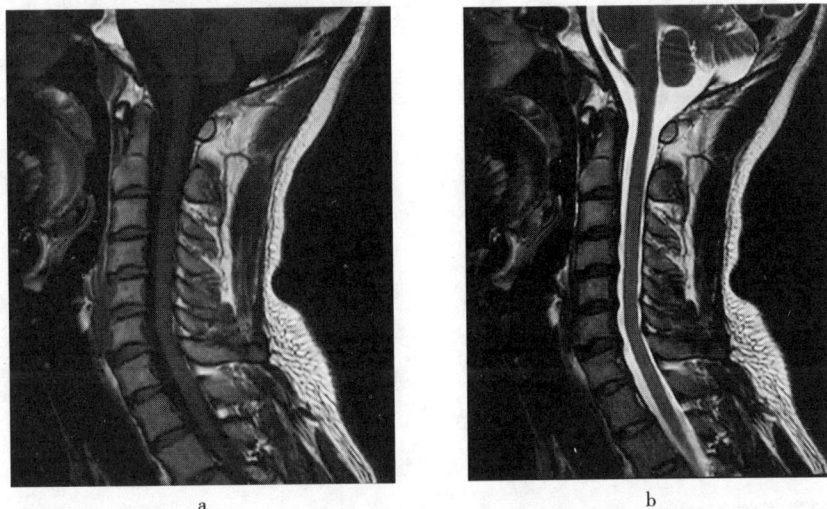

图2-8　颈髓MRI图像

a.MRI T_1WI；b.MRI T_2WI

📖 **知识拓展**

血管周围间隙（perivascular space，PVS）又称V-R（Virchow-Robin）间隙，是进入脑组织内的血管周围被软脑膜围绕形成的间隙，由组织间液填充，并有白细胞聚集，参与免疫调节。

电镜研究及动物示踪试验证实血管周围间隙并不与蛛网膜下腔直接相通。皮质动脉被一层软脑膜包被，故皮质动脉的血管周围间隙是直接与蛛网膜下腔内动脉的血管周围间隙相通。基底节区的动脉被覆两层软脑膜，这两层软脑膜被血管周围间隙分开，该区动脉的血管周围间隙也是蛛网膜下腔内动脉的血管周围间隙的延续，其内侧软脑膜紧贴于血管外膜上，其外层毗邻神经胶质界膜。皮质静脉由于缺乏软脑膜包被导致其血管周围间隙直接与软脑膜下的间隙相通，目前还没有明确静脉的血管周围间隙是否有组织间液回流的功能。基底节区静脉的血管周围间隙结构与皮质静脉的血管周围间隙相似。

MRI是脑血管周围间隙解剖、发生机制以及与其相关疾病研究的重要方法。

第三节　基本病变影像学表现

一、脑水肿

水肿是组织中液体过多贮积形成，脑组织易发生水肿，是颅内压升高的一个重要原因，出现头痛、恶心、呕吐和视物不清，分为血管源性脑水肿、细胞毒素性脑水肿和间质性脑水肿。脊髓水肿病理及影像特征和脑水肿类似。

（一）血管源性脑水肿

血管源性脑水肿是血液中液体大量渗入细胞外间隙，白质较灰质明显，水肿液体较富有蛋白质，结合水增多。

1.CT表现　CT平扫白质片状稍低密度，CT增强扫描无强化。

2.MRI表现　T_1WI 低信号，T_2WI 高信号（图2-9），FLAIR像呈高信号，以白质累及明显，DWI无弥散受限。常见于脑肿瘤、出血、创伤和炎症。

PPT

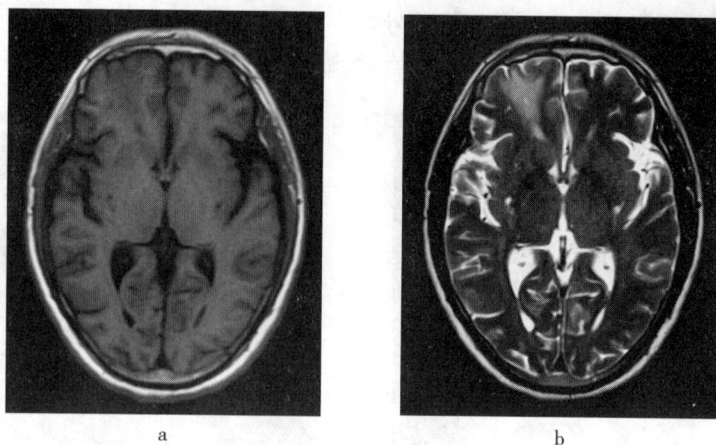

图2-9　血管源性脑水肿

a.MRI T$_1$WI；b.MRI T$_2$WI

右额叶片状长T$_1$、长T$_2$信号，边缘不清，主要分布于脑白质

（二）细胞毒素性脑水肿

细胞毒素性脑水肿是由于细胞膜钠−钾依赖性ATP酶的功能障碍，神经细胞内液渗透压高于细胞外液，细胞发生肿胀，细胞外间隙缩小。

1.CT表现　CT平扫无异常表现。

2.MRI表现　常规序列扫描无异常，DWI呈高信号。多见于缺血或中毒引起的细胞损害。

（三）间质性脑水肿

间质性脑水肿由于室管膜扩张，脑室表面结构的通透性改变，部分脑脊液逸出脑室进入附近的脑白质。多见于梗阻性脑积水，影像学表现与血管源性水肿相仿。

二、出血

出血是指血液从血管或心腔逸出，根据病因分为破裂性出血和漏出性出血；根据发生部位分为内出血和外出血。内出血指血液逸入体腔或组织内的出血，分为积血和血肿。脑出血属于内出血，可以是破裂性出血或漏出性出血，也可是积血或血肿。脑出血影像学表现常与出血时间、组织损伤的部位和类型有关。脊髓出血病理及影像特征与脑出血类似。

（一）CT表现

血肿随着时间的推移，其内氧合血红蛋白转化为去氧血红蛋白以及含铁血黄素的沉积，CT值逐渐降低，密度逐渐降低。积血密度改变还会受到所在腔隙组织的影响（图2-10）。

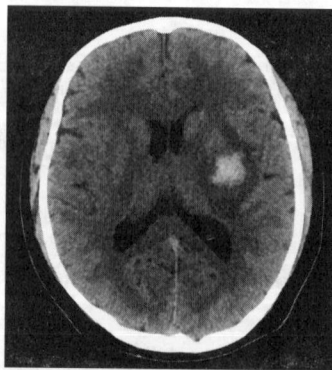

图2-10　脑出血

CT平扫显示左侧基底节区不规则高密度影，周围可见低密度水肿带环绕，
具有占位效应，左侧侧脑室受压、变形

（二）MRI表现

血肿随着时间的推移，其内氧合血红蛋白转化为去氧血红蛋白以及含铁血黄素的沉积，MRI检查可见血肿信号强度发生规律性的变化及血肿周边含铁血黄素沉积形成低信号环。积血信号改变还会受到所在腔隙组织的影响（图2-11）。

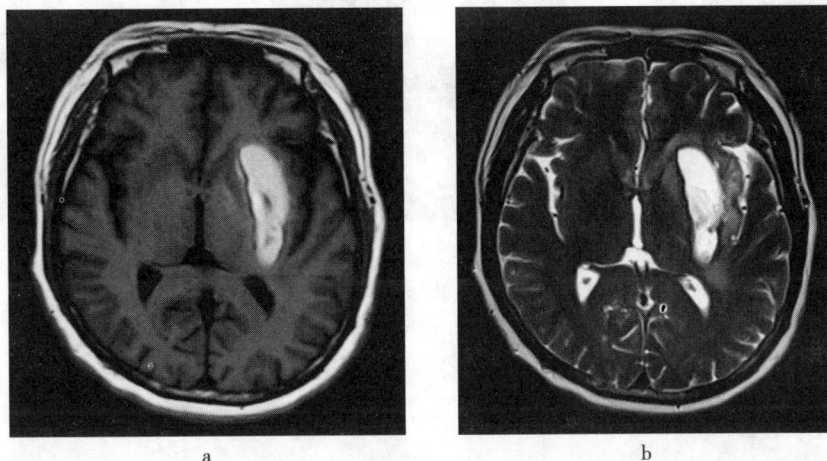

图2-11　脑出血（血肿亚急性期后期）

a.MRI T_1WI；b.MRI T_2WI

左侧基底节区不规则高信号（正铁血红蛋白并且红细胞破裂），周围可见线状低信号（少量含铁血黄素形成），
周围水肿呈T_1WI呈稍低信号，T_2WI呈高信号，具有占位效应，左侧侧裂池变窄

1.急性血肿（0~2d） 病理特点是血肿内红细胞完整和形成较多的去氧血红蛋白，故T_2WI呈低信号，T_1WI呈等信号。

2.血肿亚急性期早期（3~5d） 病理特点是红细胞完整和细胞内高铁血红蛋白形成，故T_1WI呈高信号，T_2WI仍呈低信号。

3.血肿亚急性期中期（6~8d） 病理特点是红细胞破裂和细胞外高铁血红蛋白形成，故T_1WI高信号由外周朝中央扩散，T_2WI由低信号转为高信号。

4.血肿亚急性期后期（10~14d） 病理特点是血肿周围形成大量含铁血黄素，血肿周围出现低信号环，以T_2WI明显。

三、脑积水

脑脊液产生、吸收失衡或脑脊液环通路障碍所致的脑室系统异常扩大，分为交通性脑积水和梗阻性脑积水。

（一）交通性脑积水

脑脊液产生过多或吸收障碍而形成的脑积水，CT和MRI表现为脑室系统普遍扩大，脑沟正常或消失。

（二）梗阻性脑积水

脑室系统或第四脑室出口处阻塞而形成的脑积水，CT和MRI表现为梗阻近端脑室系统扩大积水，远端正常或缩小（图2-12）。

四、脱髓鞘

（一）病理病因

原发性脱髓鞘是指神经髓鞘脱失而轴索相对完好的一种病理变化。髓鞘脱失、髓鞘崩解形成脂质和中性脂肪，在病灶周围常有大量单核细胞浸润和水肿。崩解的髓鞘呈颗粒状并被吞噬细胞吞噬形成泡沫细胞。少突胶质细胞明显减少，甚至脱失，而星形胶质细胞反应性增生十分明显。

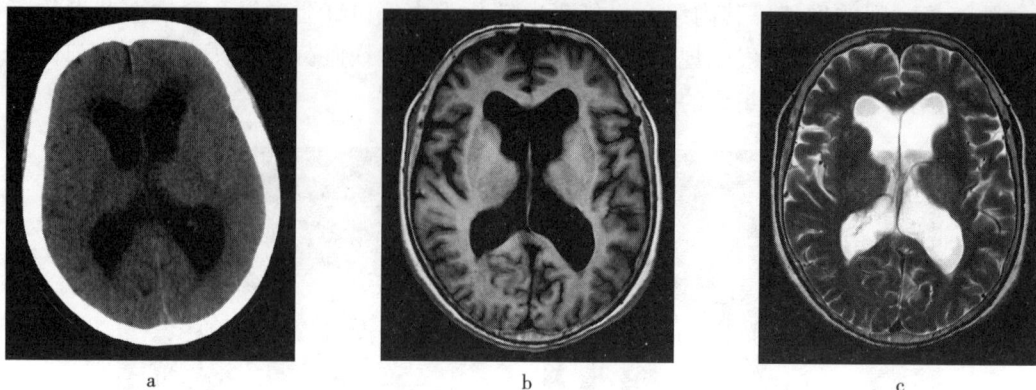

图2-12　梗阻性脑积水

a.CT平扫；b.MRI T$_1$WI；c.MRI T$_2$WI

双侧侧脑室明显扩大，脑沟无明显扩大、加深

（二）影像学表现

CT显示低密度病灶，而MRI T$_2$WI则呈明显高信号。病变无占位效应。增强扫描一般无强化。病灶边界清楚提示病灶为一种以慢性变化为主的脑白质病变（图2-13）。

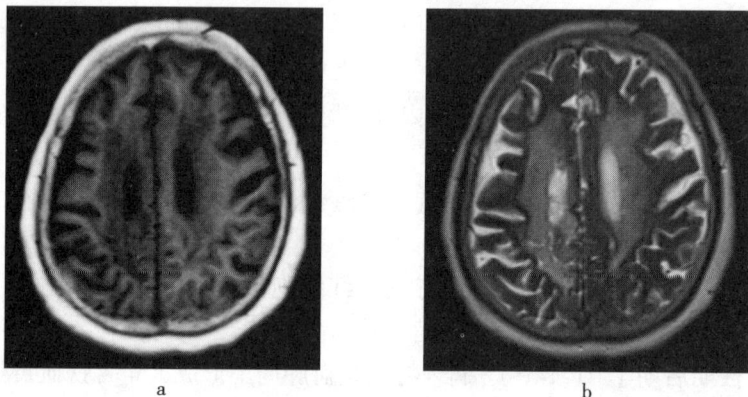

图2-13　脱髓鞘

a.MRI T$_1$WI；b.MRI T$_2$WI

双侧侧脑室周围白质可见片状稍长T$_1$长、T$_2$信号灶，边缘不清

📖 知识链接　　　　　　　　　　　多发性硬化

多发性硬化（multiple sclerosis，MS）是中枢神经系统脱髓鞘常见原因之一。病因不明，可能与遗传、病毒感染所致的自身免疫有关。好发于中青年，女性稍多。临床特征为多发病灶、病程缓解与复发交替，激素治疗有效。病变以双侧脑室周围白质明显，可累及大脑、小脑、脑干、视神经及脊髓等结构。病理改变为炎症反应、脱髓鞘和神经元轴突破坏。

其影像学表现如下。

CT表现：脑白质内多发或单发、片状边缘清晰或模糊低密度灶，无明显占位效应，主要位于侧脑室周围；增强扫描活动期可呈斑点、片状或环形强化，稳定期和恢复期无强化。

MRI表现：脑白质内斑片状T$_1$WI低信号，T$_2$WI高信号，DWI多呈稍高信号，冠状位病变可呈条形，垂直于侧脑室，称为"直角脱髓鞘征象"，无明显占位效应。增强扫描活动期可呈片状或环形明显强化。

五、坏死、囊变与软化灶

(一)坏死

严重损伤而累及细胞核时,细胞代谢停止、结构破坏和功能丧失称为细胞死亡。坏死的基本病变为坏死细胞呈自溶状态。

1.CT表现 CT平扫一般是低密度,若有新鲜出血,可见高密度或混杂密度。

2.MRI表现 MRI平扫一般T_2WI表现较高或高信号,T_1WI呈等或低等信号(图2-14)。若有新鲜出血,MRI信号和出血信号变化类似。

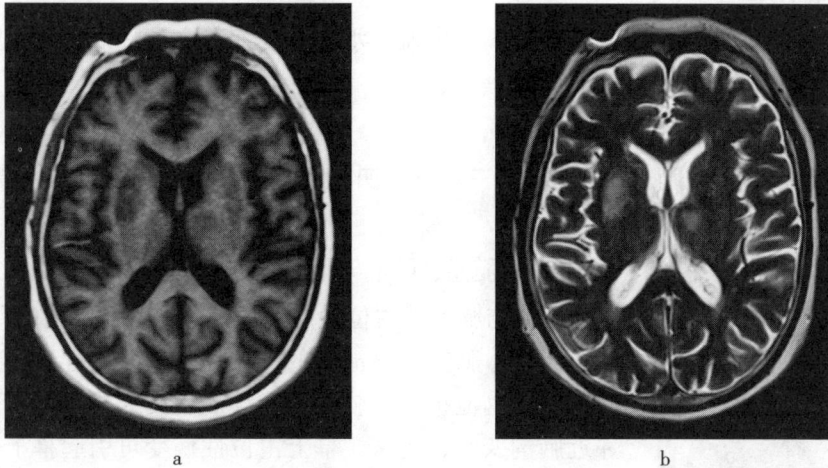

图2-14 脑梗死

a.MRI T_1WI;b.MRI T_2WI

双侧基底节区稍长T_1、T_2信号灶,信号不均匀,边缘较清晰

(二)囊变

囊变指坏死组织溶解形成的组织局部缺损,小范围病灶可完全被吸收、清除,较大范围液化坏死灶则形成囊腔。

1.CT表现 CT平扫一般是低密度,若有新鲜出血,可见高密度或混杂密度。

2.MRI表现 MRI平扫一般T_1WI呈低等信号,T_2WI呈高信号(图2-15)。若有新鲜出血,MRI信号和积血信号变化类似。

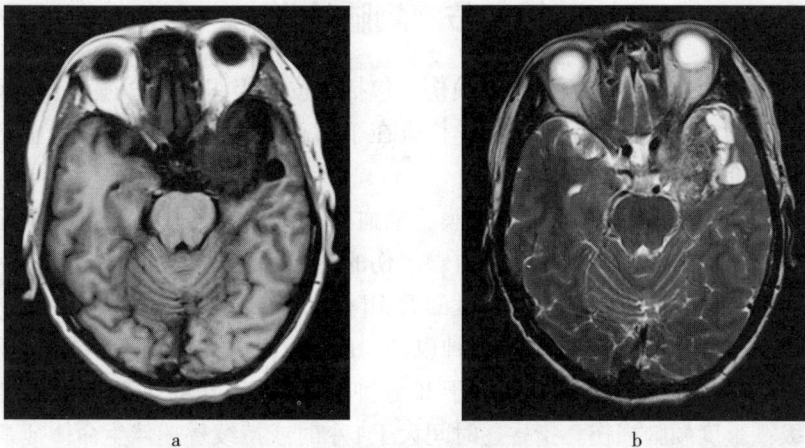

图2-15 囊变

a.MRI T_1WI;b.MRI T_2WI

左侧颞部占位,外侧颞叶脑组织水样信号,边缘清晰

（三）软化灶

可以包括多种成分和多个病理阶段。坏死的组织由新生肉芽组织吸收、取代的过程称为机化，机化组织最终形成瘢痕，包裹较大的坏死灶不能完全被吸收、机化，包绕病灶的肉芽组织老化，形成纤维组织包裹。

1.CT CT平扫一般是低密度，边缘可是等密度或稍高密度。

2.MRI MRI平扫一般T_2WI呈高或稍高信号，T_1WI呈等或稍低信号。若有新鲜出血，MRI信号和积血信号变化类似。

六、占位效应

由于颅腔容积固定，颅内病变如肿瘤、出血、水肿和囊变等占位性病变均可产生占位效应，常见征象如下。

（一）中线结构的移位

正常中线结构包括大脑镰、松果体、三脑室、四脑室及透明隔等，一侧的占位性病变可使这些结构向对侧移位。

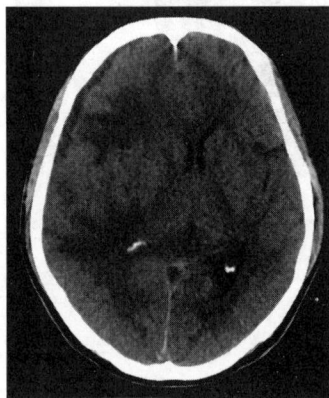

图2-16 占位效应

CT平扫右侧基底节区等密度占位，周围可见片状低密度水肿区，右侧侧脑室移位、变形，中线结构向左侧移位

（二）脑室、脑池与脑沟的改变

脑室与脑池外占位性病变可引起脑室与脑池的移位与变形，甚至闭塞。脑室与脑池内的占位性病变及其导致的脑积水可引起脑室与脑池扩大。脑内占位性病变常因推挤周围脑组织致使邻近脑沟变窄、闭塞。幕上占位性病变可引起幕上脑室及脑池的改变，幕下占位性病变可使四脑室发生改变（图2-16）。

七、脊髓变形、信号异常

（一）脊髓变形

主要发生在脊髓外伤、肿瘤病变、脊柱病变等，MRI显示最佳。

（二）脊髓信号改变

主要有出血、水肿、坏死、囊变、软化和占位效应等，MRI显示最佳，和脑部相应病变信号特征类似。

第四节 颅脑外伤

颅脑外伤是指暴力作用于头颅引起的损伤，包括头皮软组织损伤、颅骨骨折和脑损伤，常见于交通事故、工伤或火器伤。医学影像学检查在于明确颅骨骨折和脑损伤，在颅脑外伤诊断和预后具有最高的价值。

颅脑外伤始于外力作用导致颅骨、脑膜、脑血管和脑组织的机械形变。脑组织损伤的主要病理有脑挫伤、脑裂伤和轴索损伤，脑血管损伤的主要病理改变为出血和脑梗死。神经元功能障碍和神经纤维断裂，患者出现不同程度的意识障碍，临床上分为三级。Ⅰ级：轻度颅脑损伤。指受伤当时有昏迷，昏迷时间在30分钟以内，颅脑CT多次扫描均无异常发现。Ⅱ级：中度颅脑损伤。指当时有昏迷，昏迷时间大于30分钟，而小于1小时，颅脑CT检查提示有出血或水肿区。Ⅲ级：重度颅脑损伤。指昏迷时间大于1小时或持续昏迷伴生命体征紊乱，颅脑CT可显示有出血或水肿或脑干损伤。

PPT

一、硬膜外血肿

【疾病概要】

1.病理病因 硬膜外血肿（epidural hematoma）是指外伤后血液聚集于颅骨与硬膜之间，多发生于头颅直接损伤部位，按其病程和血肿形成的时间不同，可分为急性（<3天）、亚急性（3天~3周）和慢性（>3周），局部常合并有颅骨骨折。硬膜外血肿大多由于颅骨骨折损伤脑膜动脉所致，最常见于脑膜中动脉或脑膜前、后动脉破裂，少数为静脉出血。因硬膜与颅骨粘连紧密，故血肿范围局限，形成凸透镜形。硬膜外血肿可多发，也可合并颅内其他损伤。

2.临床表现 典型临床表现为颅脑外伤后昏迷、清醒、再昏迷，还可有头痛、呕吐等颅内高压表现，严重者出现脑疝症状。

【影像学表现】

1.CT表现 CT平扫典型表现为颅骨内板下方梭形或双凸透镜形异常密度影，注意中线结构改变，以判断有无脑疝形成；CT增强可见血肿内缘包膜强化（图2-17）。

（1）急性硬膜外血肿 典型表现为颅骨内板下方梭形或双凸透镜形高密度区，多数密度均匀，边缘锐利光滑，范围一般不超过颅缝，多在骨折部位下方，可见中线结构移位、侧脑室受压等占位效应和其他颅内损伤。

（2）亚急性、慢性硬膜外血肿 表现为颅骨内板下方梭形或双凸透镜形等、低密度区。

2.MRI表现 MRI平扫所见与CT平扫相似，为边缘锐利的梭形异常信号，MRI增强与CT增强形式类似。

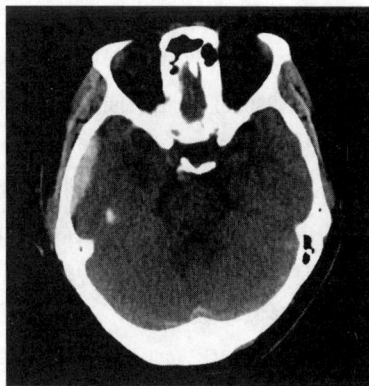

图2-17 硬膜外血肿

外伤患者，右颞骨下凸透镜形高密度影

（1）急性硬膜外血肿 T_1WI上信号强度与脑实质相近，血肿与脑实质相邻的边缘可见线状低信号的硬脑膜，T_2WI上血肿呈低信号（图2-18）。

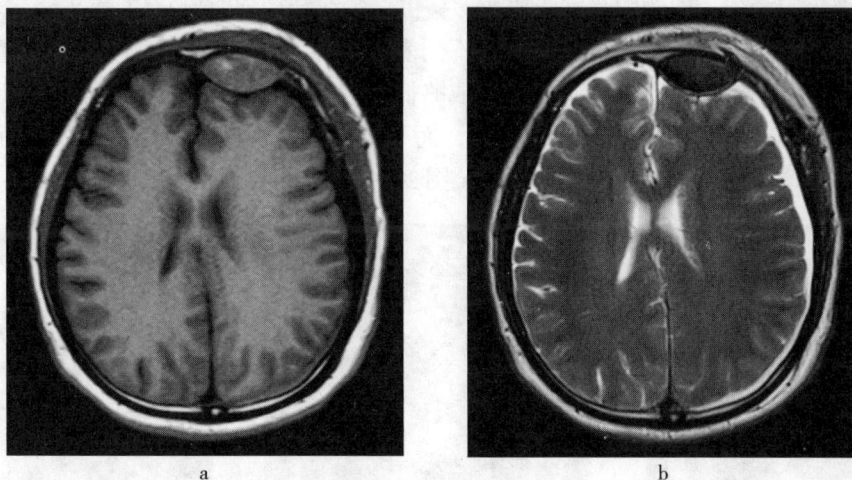

图2-18 硬膜外血肿

a.MRI T_1WI；b.MRI T_2WI

左侧额部双凸透镜形等T_1信号影，T_2WI呈低信号影（亚铁血红蛋白），与脑实质相邻边缘可见等信号硬膜，左侧额叶脑组织受压变形

（2）亚急性硬膜外血肿 血肿在T_1WI和T_2WI均呈高信号。

（3）慢性硬膜外血肿 血肿在T_1WI上逐渐呈低信号，T_2WI呈高信号，周边呈低信号（含铁血黄素沉积）。

【诊断与鉴别诊断】

1.诊断要点 结合颅脑外伤史及临床"昏迷—清醒—再昏迷"临床表现，影像学表现为颅骨内板下方梭形或凸透镜形高密度影或异常信号影可诊断本病。

2.鉴别诊断 主要与硬膜下血肿鉴别，硬膜下血肿也表现为紧贴颅骨内板下方的异常影，但与硬膜外血肿不同如下。①形状：硬膜下血肿呈新月形，而硬膜外血肿呈梭形。②范围：硬膜下血肿范围较广泛，硬膜外血肿较局限。③骨折：硬膜下血肿常不伴有颅骨骨折，而硬膜外血肿常伴有颅骨骨折。

二、硬膜下血肿

【疾病概要】

1.病理病因 硬膜下血肿（subdural hematoma）是指发生于硬脑膜与蛛网膜之间的血肿，根据血肿形成时间分为急性（<3天）、亚急性（3天~3周）和慢性（>3周）。硬膜下血肿多由于脑皮质动脉或静脉、矢状窦旁桥静脉或静脉窦破裂血液流入硬膜下腔所致。因为蛛网膜柔软无张力，血液可沿脑表面分布到硬膜下腔的广泛腔隙，形成较大范围的血肿，多为额部、顶部和颞部同时受累。

2.临床表现 急性硬膜下血肿主要特点是病情危重，发展较快。多为持续性昏迷，且进行性加重，脑疝和颅内压增高出现较早。亚急性和慢性硬膜下血肿主要特点是有轻微头部外伤史或没有明显外伤史，患者症状轻，可有头痛、头晕、轻度偏瘫等表现，也可无明显症状。

【影像学表现】

1.CT表现 CT平扫颅骨内板下新月形异常密度影，注意中线结构改变，以判断有无脑疝形成；CT增强主要用于亚急性或慢性硬膜下血肿，可见远离颅骨内板的脑皮质表面血管强化和线状强化的血肿包膜。

（1）急性硬膜下血肿 ①颅骨内板下新月形高密度区，血肿范围广泛，不受颅缝限制；②血肿密度不均匀，系蛛网膜破裂脑脊液混入血肿所致；③占位效应明显，表现为脑皮质受压向内侧移位，局部脑沟消失，同侧侧脑室受压变形移位，中线结构向对侧移位。

（2）亚急性硬膜下血肿 根据病程长短不同表现各异，平扫早期血肿仍呈高密度，以后随血红蛋白逐渐破坏、溶解和吸收可呈均匀等或略低密度，或分为沉淀在下层的血细胞和上浮的血清，表现为新月形血肿的上半部为低密度，而下半部呈高密度，两层之间以平面分界清楚，晚期血肿可呈不均匀密度影，占位效应明显（图2-19a）。

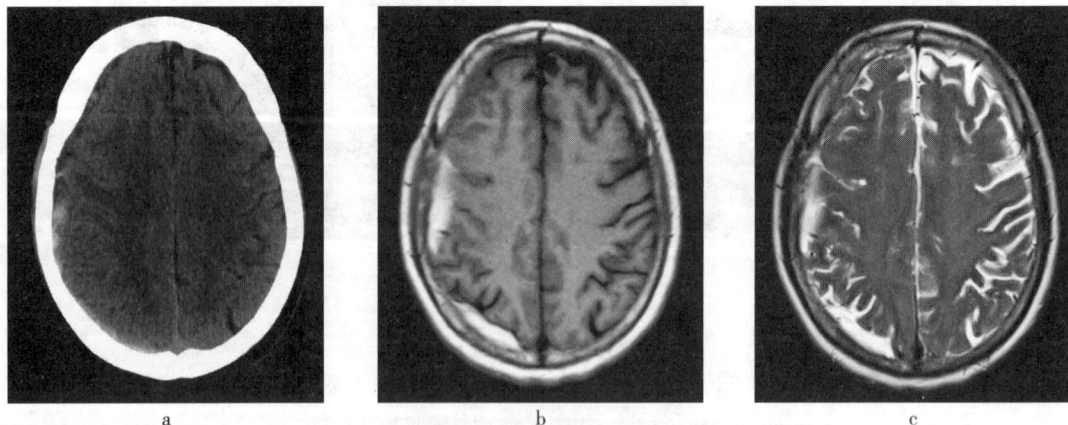

图2-19 亚急性硬膜下血肿

a.CT平扫；b.MRI T₁WI；c.MRI T₂WI

CT平扫横轴位显示右额颞顶骨下镰刀状高低密度影；同一患者MRI扫描，
T₁WI右额颞顶骨下弧带状高低信号影，T₂WI高信号影

（3）慢性硬膜下血肿　呈新月形、梭形或3字形的低密度影，有占位表现。

2.MRI表现　MRI所见与CT相似，为颅骨内板下的新月形异常信号灶（图2-19b、c），其各期信号改变与硬膜外血肿相同。

【诊断与鉴别诊断】

根据外伤史及临床典型表现，影像学表现为颅骨内板下方新月形高密度信号影或异常信号影可诊断本病。本病主要与硬膜外血肿鉴别。

三、脑挫裂伤

【疾病概要】

1.病理病因　脑挫裂伤（laceration and contusion of brain）是指颅脑外伤所致的脑组织器质性损伤，分为脑挫伤和脑裂伤。脑挫伤是指脑表层或深层散在充血、淤血、脑水肿和脑肿胀；脑裂伤是指脑和软脑膜血管的破裂，两者常同时发生称脑挫裂伤。早中期病理改变包括外伤引起的局部脑水肿、坏死液化和多发散在小灶出血等改变，常伴有蛛网膜下腔出血、脑内血肿、脑外血肿、颅骨骨折等。好发于额叶底部和颞极，病变常发生于着力点及其附近，也可发生于对冲部位，且常并发蛛网膜下腔出血。晚期可形成软化灶。

2.临床表现　主要为颅脑外伤后出现头痛、恶心、呕吐、意识障碍等。

【影像学表现】

1.CT表现　CT平扫早期和中期以混杂密度影为主，晚期形成软化灶，表现为局部水样低密度灶，邻近脑沟增宽及脑室扩大；一般不做增强扫描（图2-20）。早期和中期CT平扫影像如下。①混杂密度：形态不一、大小不一的低密度区，边界不清，白质和皮质常同时受累；低密度区中可见散发点片状高密度出血。②占位效应：表现为邻近的侧脑室受压变小或完全闭塞，中线结构移位等。③并发症影像：包括脑内和脑外血肿、蛛网膜下腔出血、颅骨骨折和颅内积气等。

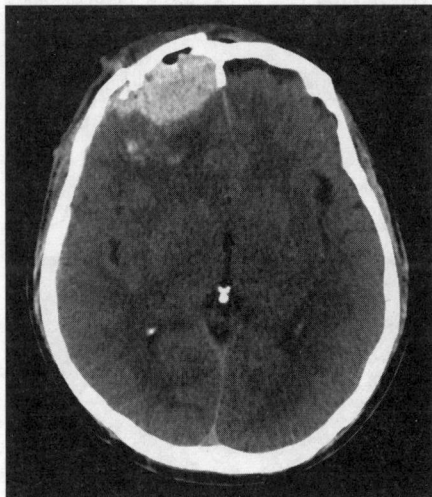

图2-20　脑挫裂伤并硬膜外血肿、额骨骨折

CT平扫，右额叶高低密度混杂影，前方额骨内板下凸透镜形高密度，额骨不连续

2.MRI表现

（1）早期　T_1WI呈片状低信号，T_2WI及FLAIR呈片状高信号，病灶信号可不均匀（病灶内出血与水肿混杂），有占位效应；病灶内出血与脑出血信号变化一致（图2-21）。

（2）晚期　软化灶表现为T_1WI低信号，T_2WI高信号，FLAIR呈低信号，由于其中有含铁血黄素沉积，表现为T_2WI高信号病灶内散在的低信号区。伴局部脑室扩大，脑沟增宽。

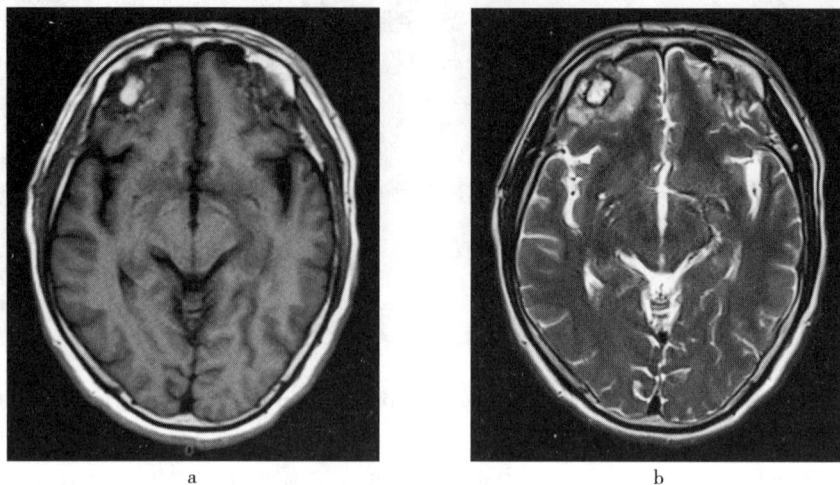

图2-21 脑挫裂伤

a.MRI T$_1$WI；b.MRI T$_2$WI

MRI T$_1$WI显示右额叶高、低、等混杂信号影，T$_2$WI呈高、低、稍高混杂信号影

【诊断与鉴别诊断】

1.**诊断要点** 根据外伤史，有颅压增高和局灶性脑损伤症状，脑内出现片状低密度或长T$_1$、长T$_2$信号，伴出血及占位效应可诊断脑挫裂伤。

2.**鉴别诊断** 主要与脑震荡与颅内血肿鉴别。

四、蛛网膜下腔出血

【疾病概要】

1.**病理病因** 蛛网膜下腔出血（subarachnoid hemorrhage，SAH）是由于颅内血管破裂，血液进入蛛网膜下腔。分为外伤性和自发性，后者以颅内动脉瘤破裂出血最常见（占51%），可发生于任何年龄段。

2.**临床表现** 主要为剧烈头痛、脑膜刺激征、血性脑脊液等。

【影像学表现】

1.**CT表现** CT平扫即可确诊，主要表现是颅内蛛网膜下腔高密度出血，一般不做增强扫描（图2-22）。若怀疑为自发性蛛网膜下腔出血，必须做CTA检查。

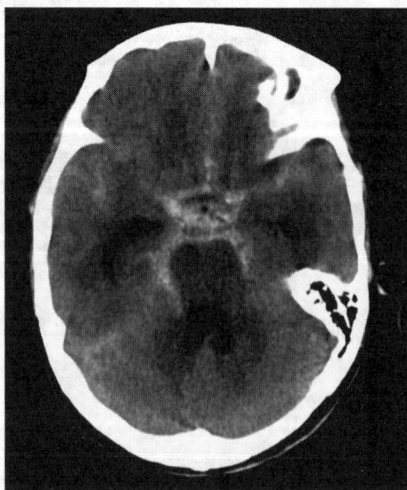

图2-22 蛛网膜下腔出血

CT平扫，环池、鞍上池、双侧侧裂池和前纵裂池高密度影

（1）**直接征象** CT平扫为脑沟、脑池和脑裂高密度影充填，随着时间延长，出血被脑脊液冲淡及血红蛋白的降解密度逐渐减低，3天后可呈等密度，1周后CT检查为阴性。

（2）**间接征象** 脑积水、脑水肿、脑梗死、脑内血肿、脑室内出血和脑疝等。

2.MRI表现

（1）**急性期** 由于脑脊液的稀释作用及含氧量较高，急性蛛网膜下腔出血无论在T_1WI还是T_2WI都难以和正常脑脊液区分，FLAIR像可表现为蛛网膜下腔内线状高信号影（图2-23）；SWI表现为低信号影。

（2）**亚急性期** T_1WI、T_2WI及FLAIR像均可表现为高信号影。

（3）**慢性期** T_1WI上可出现低信号的含铁血黄素影，较具特征性。

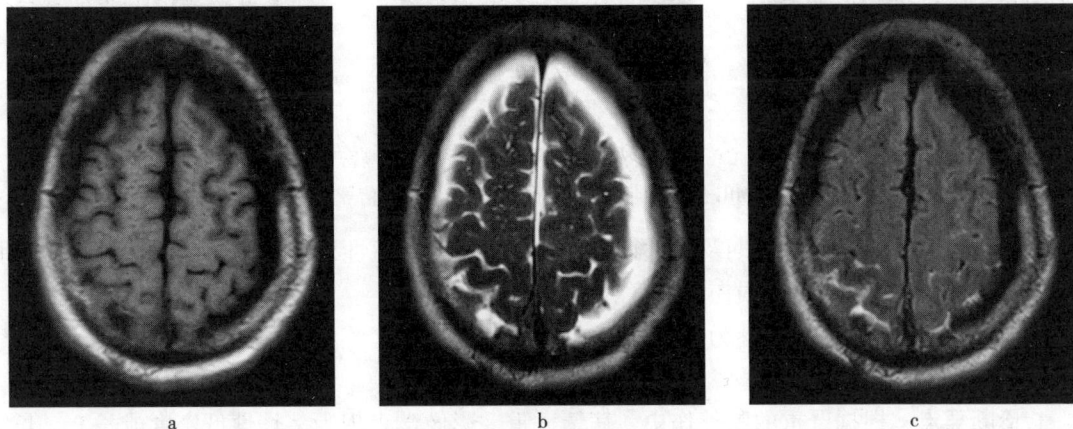

图2-23 蛛网膜下腔出血

a.MRI T_1WI；b.MRI T_2WI；c.MRI T_2 FLAIR

外伤患者，顶部脑沟呈稍短T_1、长T_2信号，FLAIR像呈高信号

【诊断与鉴别诊断】

根据头痛、脑膜刺激征和血性脑脊液三联症，CT表现为蛛网膜下腔出现高密度影充填即可诊断。MRI FLAIR像发现蛛网膜下腔内线状高信号，要考虑到SAH。

五、弥漫性轴索损伤

【疾病概要】

1.病理病因 弥漫性轴索损伤（diffuse axonal injury，DAI）是头部受到瞬间旋转暴力或弥漫施力所致的脑内剪切伤，主要累及皮髓质交界区、胼胝体压部、深部灰质及脑干等。

2.临床表现 颅脑外伤后常有持续性昏迷，可达数周至数月，存活者常有严重的神经系统后遗症。

【影像学表现】

1.CT表现 常规只做CT平扫，一般不需做增强扫描（图2-24a）。两侧幕上大脑半球多脑叶弥漫性脑水肿和脑肿胀，密度减低，灰白质界限不清；大脑半球灰白质交界处、基底节区、胼胝体、脑干以及小脑可见单发或多发点状到15mm以下的小出血灶。脑室、脑池普遍受压而变小。少有中线结构移位或仅有轻度移位。其他表现：部分病例可见蛛网膜下腔出血、脑室内出血或少量硬膜下出血或积液。少许病例CT平扫可无异常表现。

2.MRI表现

（1）**MRI常规扫描** MRI检查对DAI的诊断敏感性明显优于CT。非出血性改变在T_2WI表现为脑白质、灰白质交界处和胼胝体、脑干及小脑散在分布不对称的点片状异常高信号，T_1WI呈等或低信号（图2-24b、c）。急性期出血病灶呈T_2WI低信号，T_1WI等或高信号，周围可见水肿信号。亚急性期和慢性期出血信号强度随时间而异。

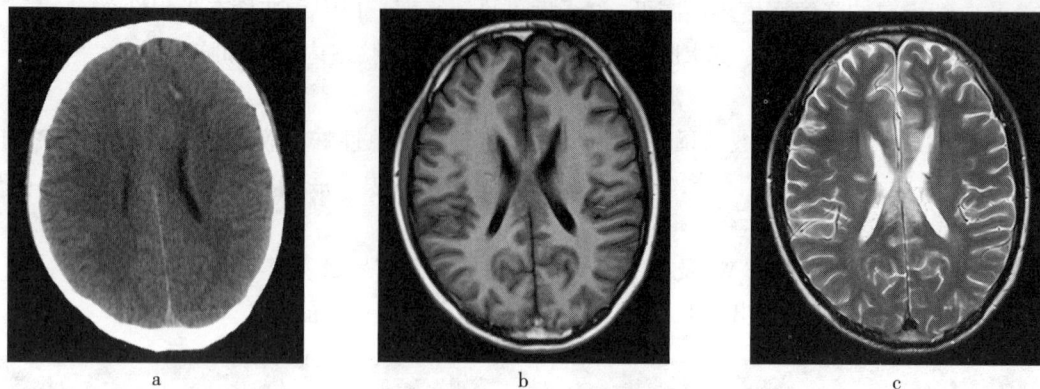

图2-24 弥漫性轴索损伤

a.CT平扫；b.MRI T$_1$WI；c.MRI T$_2$WI

外伤患者，CT平扫显示灰白质界限不清，散见点状高密度出血影；

MRI平扫相同部位脑实质多发长T$_1$、长T$_2$信号

（2）DWI 对诊断超急性期及急性期DAI具有很高的敏感性，显示出血为低信号，而水肿为高信号，DTI可显示脑白质损伤的程度。

（3）SWI 显示微小出血灶为低信号。

【诊断与鉴别诊断】

1.诊断要点 根据严重的脑外伤史，病情危重，影像学表现为多灶性低密度或长T$_1$、长T$_2$信号及小出血灶，无颅内大的出血或不能用颅内血肿解释临床表现，提示DAI可能。MRI比CT更敏感，DWI及SWI对诊断DAI具有很高的敏感性。

2.鉴别诊断 需要与脑内多灶性出血或非出血性疾病鉴别，如高血压微出血、海绵状血管瘤、出血性转移瘤及脱髓鞘性病变等，根据病史及病灶的分布鉴别。

六、脊髓外伤

【疾病概要】

1.病理病因 常见于交通事故、工伤事故、运动、打架等原因导致脊柱骨折而引起脊髓受损。病理改变与脑挫裂伤类似，可以有不同程度的水肿、出血、梗死和坏死等，甚至横断伤。

2.临床表现 ①脊髓休克：是脊髓受到外力打击后在损伤平面以下立即发生的完全性弛缓性瘫痪，各种感觉、反射、括约肌功能都消失的一种临床现象。在脊髓轻度损伤如脊髓震荡时，这一现象可于数小时内恢复，不留后遗症。但在大多数较重的损伤，如脊髓挫伤或挫裂伤时，这种现象将持续很久，需待3~6周后才逐渐出现损伤水平以下的脊髓功能活动。②感觉障碍：视损伤程度出现损伤平面以下各种感觉完全或部分丧失。③运动功能障碍：脊髓横贯性损伤者，在脊髓休克期过后，损伤平面以下的运动功能仍完全消失，但肌张力增高，反射亢进；脊髓部分损伤者，在脊髓休克期过后可逐步出现肌肉的自主活动，甚至可以达到自己行走的程度。④反射障碍：在脊髓休克期过后，瘫痪肢体的反射可由消失逐渐转为亢进。⑤自主神经功能紊乱：可出现直肠膀胱功能障碍、阴茎异常勃起、Horner综合征、内脏功能紊乱（如腹腔与盆腔内脏感觉缺失和肠道蠕动抑制等）、立毛肌反应及出汗反应异常，甚至引起血压下降（见于颈段脊髓完全性损伤病例）。

【影像学表现】

1.CT表现 CT平扫清晰显示椎体骨折、椎管狭窄、脊柱成角和侧弯畸形等，是脊柱骨折显示的首选检查方法，但难以显示脊髓损伤的直接征象。

2.MRI表现 MRI是显示脊髓损伤的最主要的检查方法。脊髓形态改变，脊髓断裂、脊髓增粗和脊髓变细等，在T_1WI上容易观察。脊髓水肿在T_2WI表现为高信号，T_1WI呈等或略低信号（图2-25）。脊髓出血与脑挫裂伤出血类似，包括血肿和蛛网膜下腔出血。椎体骨折在T_2WI和FLAIR像表现为高信号，T_1WI呈等或略低信号。

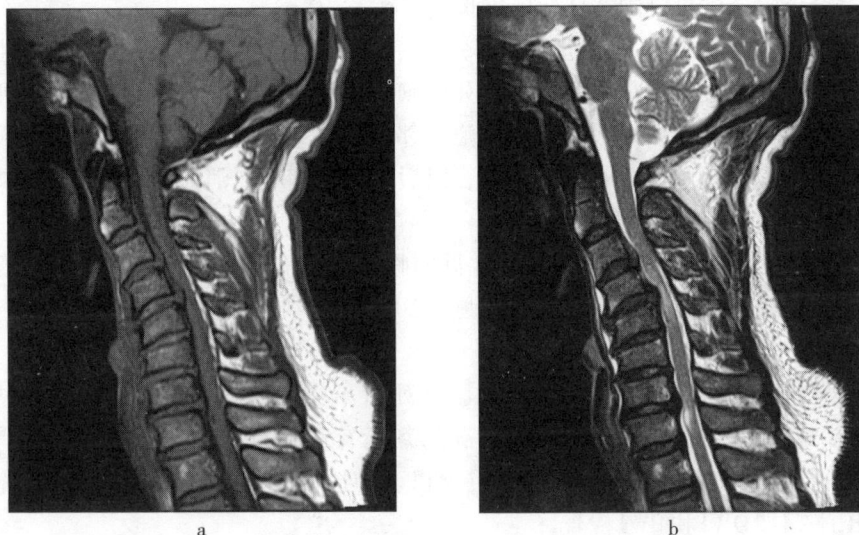

图2-25 脊髓损伤

a.MRI矢状位T_1WI；b.MRI矢状位T_2WI

脊髓内异常信号，T_1WI呈等低信号，T_2WI呈高信号

【诊断与鉴别诊断】

结合明确病史、临床表现和影像表现，脊髓损伤比较容易诊断。

课堂互动

脑组织表面由于硬膜、蛛网膜、软脑膜覆盖，深部存在脑室系统。

学生思考：1.颅内出血可以出现在哪些部位？

2.各部位出血名称及形态特点是什么？

教师解答：1.由于三层脑膜的存在，颅内出血可以发生在硬膜外、硬膜下、蛛网膜下隙、脑组织内和脑室系统内。

2.一般硬膜外、硬膜下及脑组织内称血肿，是血液可以聚集凝固，由于三层脑膜结构特点，硬膜外血肿呈"凸透镜形"，硬膜下血肿呈"新月形"，脑内血肿可呈圆形或不规则形；蛛网膜下隙和脑室系统内出血由于随脑脊液流动而无固定形状，称出血。

第五节 脑血管疾病

一、脑梗死

【疾病概要】

1.病理病因 脑梗死（cerebral infarction）是指局部脑组织由于血液供应缺乏而发生的坏死，发病率和残障率高，目前是引起痴呆的第二大原因，也是引起抑郁的常见原因。主要病因是脑的大或中等管径的动脉粥样硬化，继发血栓形成，导致管腔狭窄、闭塞。以大脑中动脉闭塞最多见。多见于中老年动脉硬化、高血糖、高血脂患者。根据时间分为以下4期。

（1）超急性期 发病后6小时内，大体病理改变常不明显。

PPT

（2）急性期　发病后6~72小时，此期典型病理改变是缺血水肿，6~12小时局部脑组织轻度水肿，24~48小时脑组织中重度水肿，急性期较晚阶段急性坏死过程基本完成。

（3）亚急性期　发病后72小时~10天。坏死组织开始吸收，修复过程开始，逐步从梗死灶的周边向中心发展。表现为小胶质细胞向坏死区增生并吞噬坏死组织。当梗死区较大时坏死组织常不能被完全清除，中央凝固性坏死区可长期存在。

（4）慢性期　发病后第11天起进入此期，可持续数月或数年。脑梗死所引起的脑组织不可逆性损害，脑组织破坏逐步达最终阶段。坏死的脑组织逐步液化和被清除，最终可能只留下一囊腔，周围是胶质细胞增生所形成的胶质瘢痕，邻近的脑室、脑沟和脑池扩大，皮质萎缩；部分小的梗死灶可能没有囊腔，只有胶质瘢痕，以后可逐渐缩小、消失。局灶性脑萎缩和囊变是慢性脑梗死的标志。

2.临床表现　因梗死部位不同而异，常见的临床症状和体征为偏瘫、偏身感觉障碍、偏盲、失语等，小脑或脑干梗死常出现共济失调、吞咽困难、呛咳等症状。

【影像学表现】

急诊一般选择CT平扫；CT增强可显示脑梗死后不均匀、脑回状、条状或环状强化；必要时加CT灌注成像（CTP），对血流灌注状况的判断有参考意义，常用观察指标有脑血流量（CBF）、脑血容量（CBV）、平均通过时间（MTT）和达峰时间（TTP）。目前临床最有优势检查方法是MRI平扫加DWI和PWI检查。

1.超急性期

（1）CT表现　①脑动脉高密度征：表现为一段脑动脉的密度高于同一支动脉的另一段或其他动脉的密度。②局部脑肿胀征：局限区域脑沟消失、基底池不对称、脑室受压和中线结构移位。③脑实质密度降低征：此征表现为局限性脑实质（灰质和白质）的密度降低，由于超急性期脑梗死的血管源性水肿常较轻，故与健侧对称区域或结构相比病变区密度常只下降6~10Hu。CTA显示Willis环及邻近颈动脉和各分支主干狭窄的准确率很高，但对小分支的阻塞则可能漏诊。CTP表现为缺血区（灌注低下区和灌注缺如区）增强密度低于正常灌注区。

（2）MRI表现　T_1WI、T_2WI、FLAIR像均无异常表现，DWI高信号，ADC图呈低信号（梗死<30分钟即可诊断），PWI结合DWI可判断梗死周边缺血半暗带（恢复血供后可存活的区域）的存在来判断溶栓治疗时机，通常认为PWI异常信号区大于DWI异常信号区。MRA可直接显示动脉血管的狭窄或中断情况。

2.急性期

（1）CT表现　与超急性期表现相仿。

（2）MRI表现　T_1WI等或低信号，PDWI、T_2WI和FLAIR像高信号；DWI仍显示为高信号，ADC图呈低信号（图2-26）。PWI急性期脑梗死仍显示为灌注减低或灌注缺损区；有时血管再通可有过度灌注的表现，为反应性充血所致；MRA所见与超急性期脑梗死相仿，部分病例可见血管再通。

3.亚急性期

（1）CT表现　与急性期脑梗死相比，亚急性期脑梗死区的密度进一步逐渐降低，并趋向均匀，边界更加清楚（图2-27）。与急性期和慢性期相比，出血性脑梗死的发生率以亚急性期最多见。注射造影剂后梗死灶可有不同程度的增强，发生率明显高于急性期者。

（2）MRI表现　T_1WI低信号，PDWI、T_2WI和FLAIR像呈高信号。DWI脑梗死区为等信号或高信号，PWI显示灌注低下，周边部分由于新生血管长入和充血可有过度灌注的表现。

4.慢性期

（1）CT表现　脑梗死区表现为边界较清楚的低密度灶，代表脑软化区、囊变区和胶质增生，邻近脑沟增宽、脑室和脑沟扩大，继发萎缩明显者还可见中线结构向患侧移位。注射造影剂后出现脑实质增强者为数甚多，如前述，一般可持续达早期慢性期脑梗死阶段，有些增强表现甚至可持续达2~3个月之久。

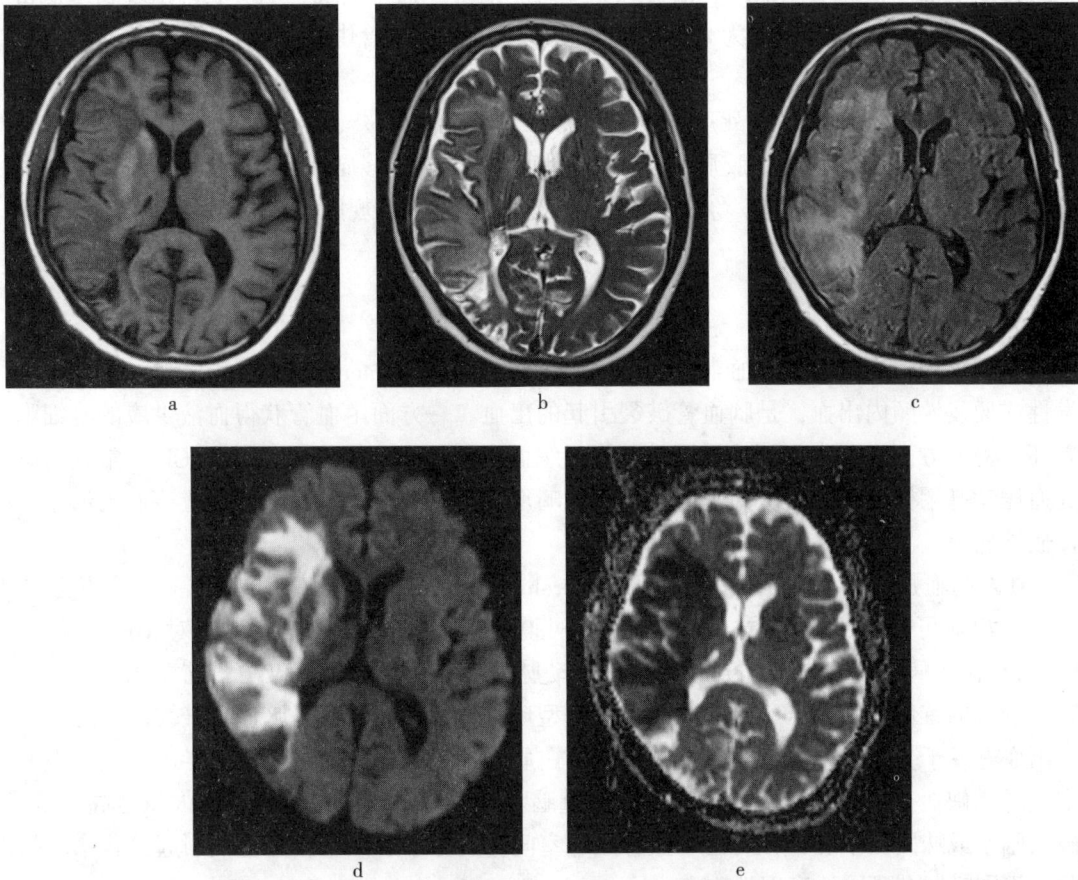

图2-26 急性脑梗死

a.MRI T$_1$WI；b.MRI T$_2$WI；c.MRI T$_2$FLAIR；d.MRI DWI；e.MRI

右侧额、颞叶及岛叶可见楔形异常信号，灰白质均受累及，可见占位效应，右侧侧脑室轻微变形，右侧丘脑可见腔隙性脑梗死（囊变期）

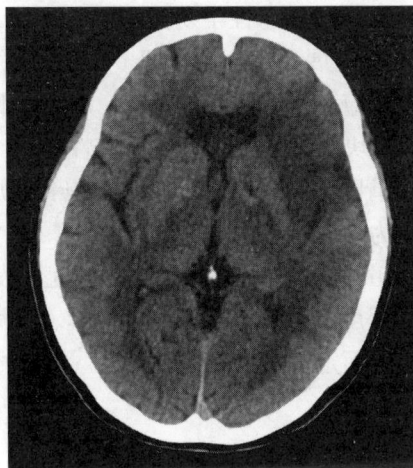

图2-27 脑梗死

CT平扫，左侧额叶和岛叶皮层低密度，略呈楔形，灰白质均受累及，左侧侧裂池变窄

（2）MRI表现　常规MRI T$_1$WI低信号，T$_2$WI高信号，FLAIR像早期慢性期脑梗死高信号，晚期慢性期脑梗死低信号；钆剂增强后大部分出现脑实质强化，特征性表现为脑回样强化，但

一般不能见到脑膜强化；DWI显示为等或低信号，ADC图呈高信号，PWI显示为灌注缺损区。

【诊断与鉴别诊断】

1. 诊断要点 根据对侧偏瘫、偏身感觉障碍、偏盲等临床表现，脑实质内出现扇形低密度或呈长T_1、长T_2信号，且DWI为高信号的病变区，与某一血管供应区域相一致，同时累及皮、髓质即可诊断脑梗死。

2. 鉴别诊断 不典型脑梗死应与脑胶质瘤、转移瘤、脑炎、脱髓鞘病等鉴别。①脑肿瘤占位表现常较脑梗死更显著，胶质瘤多呈不规则强化，脑转移瘤常多发，呈均匀或环形强化。②脑脓肿常呈规则的环形强化。③脱髓鞘疾病的病灶形态更不规则，多位于侧脑室周围等。

二、脑出血

【疾病概要】

1. 病理病因 本节颅内出血特指非外伤性颅内出血（intracranial hemorrhage，ICH），又称自发性或原发性颅内出血，是脑血管破裂引起的出血。一方面由血管获得血液供应的脑细胞受到破坏，另一方面由于出血压迫周围的神经组织而引起神经功能障碍。引起ICH最常见的病因是高血压动脉粥样硬化，其次为先天性脑血管畸形或动脉瘤、血液病、抗凝或溶血栓治疗、淀粉样血管病等。

ICH以高血压脑出血（hypertensive intracerebral hemorrhage，HICH）最常见，多发于中老年患者，出血可发生于脑实质、脑室内和蛛网膜下腔。本节以HICH为代表对ICH进行介绍。HICH为高血压病患者在血压骤升时导致的小动脉破裂出血，发病率仅次于脑梗死，但死亡率占脑血管病的首位。高血压所致脑小动脉的微型动脉瘤或玻璃样变是脑血管破裂出血的病理基础，出血好发于壳核（外囊）区、脑叶皮质下白质内、丘脑、中脑桥、小脑半球，造成周围脑组织受压、缺血、梗死和坏死；同时伴以严重脑水肿，易由此发生急剧的颅内压增高与脑疝，易破入脑室或蛛网膜下腔，亦可由于血肿压迫室间孔、导水管或第四脑室而引起脑积水。脑内血肿在不同时期有不同的病理学改变。

（1）超急性期 发病后6小时内，血肿红细胞完整，主要含有氧合血红蛋白，3小时后出现出血周围水肿。

（2）急性期 发病后7~72小时，红细胞明显脱水，氧合血红蛋白逐渐变为脱氧血红蛋白，周围水肿及占位效应明显。

（3）亚急性期 发病后3天~2周。亚急性早期（3~6天），红细胞内的脱氧血红蛋白转变为正铁血红蛋白，从血肿外周向中心发展；亚急性晚期（1~2周）红细胞破裂，正铁血红蛋白释放到细胞外，血肿周围出现炎性反应，有巨噬细胞沉积，周围水肿、占位效应减轻。

（4）慢性期 发病2周后，血块周围水肿消失，反应性星形细胞增生，巨噬细胞内含有铁蛋白和含铁血黄素；坏死组织被清除，缺损部分由胶质细胞和胶原纤维形成瘢痕，血肿小可完全填充，血肿大则遗留囊腔，成为囊变期。

2. 临床表现 起病急骤，常由情绪激动、体力活动过度诱发，表现为剧烈头痛、频繁呕吐，病情迅速恶化，可出现不同程度的意识障碍、肢体偏瘫、失语或昏迷状态，24小时内达到高峰。其神经定位体征随出血部位而定。

【影像学表现】

1. 超急性期

（1）CT表现 CT平扫见脑内圆形、肾形或不规则形均匀高密度影，CT值为50~80Hu，周围水肿及占位效应明显（图2-28）；血液可破入脑室、蛛网膜下腔，表现为脑室、脑沟及脑池密度增高。

（2）MRI表现 MRI平扫见T_1WI为等信号，T_2WI为高信号；SWI可显示脑内微小出血灶，表现为直径1~5mm大小的圆形低信号。

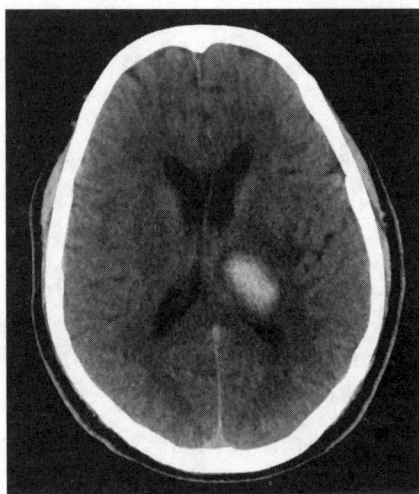

图2-28 脑出血

CT平扫，左侧基底节区高密度灶，周围可见带状低密度水肿带环绕，左侧侧脑室后角变形，既往高血压病史

2.急性期

（1）CT表现　与超急性期改变相仿。

（2）MRI表现　T_1WI为等或略低信号，T_2WI为低信号；SWI可显示脑内微小出血灶，表现为直径1~5mm大小的圆形低信号。

3.亚急性期

（1）CT表现　CT平扫见血肿向心性吸收，密度逐渐降低，边缘模糊；周围水肿及占位效应由明显逐步减轻；如血肿压迫或阻塞室间孔、中脑导水管或第四脑室，可引起脑积水。

（2）MRI表现　早期T_1WI表现为周边环状高信号，中心低信号，T_2WI为低信号；亚急性晚期T_1WI、T_2WI均呈高信号（图2-29）。

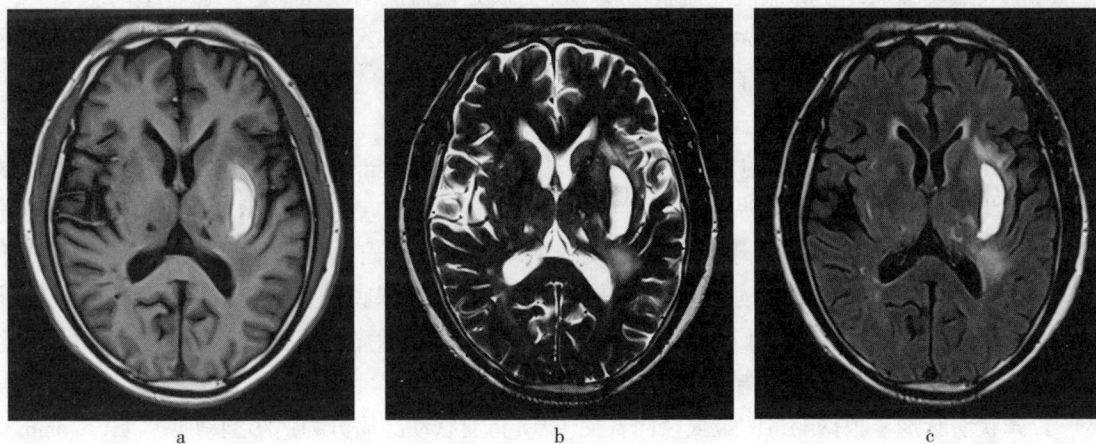

图2-29 脑出血

a..MRI T_1WI；　b.MRI T_2WI；　c.MRI T_2FLAIR

左侧基底节区高信号，边缘线状低信号环绕，病灶周围可见片状水肿区，有占位效应；

双侧基底节区可见多发腔隙性梗死灶；既往高血压病史

4.慢性期

（1）CT表现　CT平扫见病灶呈圆形、类圆形或裂隙状低密度影，病灶较大者呈囊状低密度区，此期周围水肿及占位效应消失；CT增强可见周围环形强化。

（2）MRI表现　MRI平扫见T_1WI为低信号，T_2WI为高信号，血肿周围T_2WI可见低信号的含铁血黄素环；MRI增强类似CT增强。

【诊断与鉴别诊断】

1.诊断要点 急性起病，出现意识障碍、肢体偏瘫、失语等症状，CT表现为脑内圆形、肾形高密度伴周围水肿可以明确诊断。

2.鉴别诊断 临床症状不明显的出血吸收期CT检查可能为等密度，需和脑肿瘤鉴别。肿瘤起病缓慢，病灶的形态、部位与脑出血常不同，增强扫描多有不同程度强化，一般均可鉴别。

三、颅内动脉瘤

【疾病概要】

1.病理病因 颅内动脉瘤（intracranial aneurysm）是指颅内动脉的局限性扩张，占脑血管病发病率的第三位。颅内动脉瘤是造成自发性SAH的最主要病因。病因包括先天性因素、免疫因素、动脉粥样硬化、感染性因素、外伤。颅内动脉瘤通常发生于 Willis 环附近或在大动脉分叉部，约90%位于前循环，10%位于后循环。其中，前交通动脉瘤及颈内动脉颅内段动脉瘤占30%~35%，大脑中动脉动脉瘤约占20%，20%~30%的患者为多发性动脉瘤。三型颅内动脉瘤病理特点如下。

（1）囊状动脉瘤 囊状动脉瘤常发于大动脉分叉处，或直接起自动脉侧壁，呈圆形或分叶状局部突出。动脉瘤可有一狭窄的颈部，或与载瘤动脉呈宽基底开口相连。绝大多数囊状动脉瘤都是真性动脉瘤，通过内弹力层及中层的局部薄弱处向外突出，而正常弹力层及肌层则止于瘤颈部。动脉瘤一旦产生，便存在着生长、血栓形成和（或）破裂的趋势，称为"动脉瘤行为"。

（2）梭形动脉瘤 梭形动脉瘤为累及整个载瘤动脉血管周径的动脉瘤，以后循环多见，前循环较少。广义的梭形动脉瘤包括所有形态呈"纺锤状"的动脉瘤，狭义的梭形动脉瘤为病变段血管周径多个薄弱点造成管壁的拉伸和延长，故常可有血栓形成，且多有穿支从载瘤动脉病变段侧壁发出。

（3）夹层动脉瘤 动脉血液经血管内膜薄弱受损处在血流的高压下进入血管壁内。

2.临床表现 未破裂时常无症状，偶有头痛、癫痫、脑神经压迫症状等，破裂时造成蛛网膜下腔出血、脑内出血的相应症状。

【影像学表现】

发病6h内CT扫描所显示的SAH对提示破裂动脉瘤的大致部位有所帮助：如前交通动脉瘤出血时常为对称性，并累及前纵裂、基底池、终板池及第三脑室，伴或不伴前额血肿；后交通动脉瘤出血常为弥漫或仅局限于基底池；大脑中动脉动脉瘤出血则单侧或非对称地累及外侧裂、额顶部和基底池等；基底动脉顶端动脉瘤出血多局限于基底池和第三脑室后方；幕下动脉瘤出血则局限在后颅凹及第四脑室，可为不对称性。根据动脉瘤内有无血栓形成分为：无血栓动脉瘤、部分血栓动脉瘤和完全血栓动脉瘤。

1.囊状动脉瘤 根据测量的最大径向直径（X）将囊状动脉瘤分为：小型动脉瘤（$X \leqslant 5mm$）、中型动脉瘤（$5mm < X < 15mm$）、大型动脉瘤（$15mm \leqslant X < 25mm$）和巨大动脉瘤（$X \geqslant 25mm$）。

（1）CT平扫表现 CT平扫表现为蛛网膜下隙内的高密度，伴有或不伴有内血肿。

（2）CTA表现 CTA对直径<3mm的内动脉瘤亦有极高的检出率并可很好地评估动脉瘤的颈部（图2-30）。对于复杂的巨大动脉瘤，CTA可以显示动脉瘤与颅骨的关系、瘤腔内的血栓及瘤体表面钙化的情况。

（3）MRI平扫和MRA表现 MRI平扫可见T_1WI、T_2WI与载瘤动脉相连的囊状流空影。对于巨大动脉瘤，轴位图像呈同心圆的混杂信号提示瘤内的涡流及血栓形成。TOF法MRA检查在评价巨大动脉时可能造成对瘤体估计不足，对比增强MRA检查用于栓塞后动脉瘤的随访，可以显示弹簧圈的致密程度、载瘤动脉是否通畅。

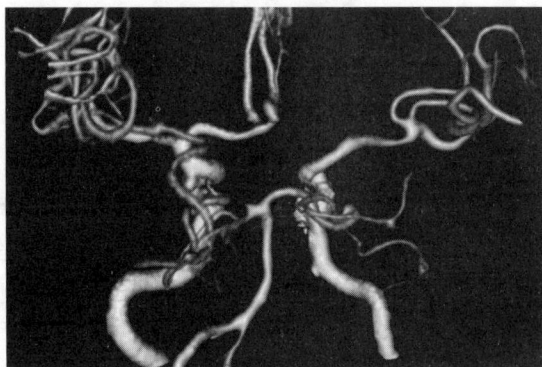

图2-30 动脉瘤

CTA显示右侧颈内动脉小动脉瘤

（4）DSA表现　DSA是诊断颅内动脉瘤"金标准"，也是放射介入治疗的基础。

2.梭形动脉瘤

（1）CT平扫表现　CT平扫多呈圆形或梭形，为等密度或稍高密度，密度均匀，边界清楚。伴有血栓形成时多呈等密度。CT扫描SAH同囊状动脉瘤表现。

（2）CTA表现　可以显示动脉瘤与颅骨的关系、瘤腔内的血栓及瘤体表面钙化的情况。

（3）MRI平扫和MRA表现　梭形动脉瘤在T_1WI、T_2WI均为低或无信号的流空信号影，MRI扫描同时可显示动脉瘤与邻近结构（如脑干和脑神经）的关系。

（4）DSA表现　可见梭形动脉瘤无瘤颈，形态不规则或呈匍行状，其内血流缓慢或涡流，起源动脉迂曲、延长、扩张。

3.夹层动脉瘤

（1）CTA表现　①CTA征象包括局部血管囊袋状或梭形扩张，动脉瘤近端或与动脉瘤相连节段的长节段管腔狭窄、血管壁不规则，称"线样征"，或可能为局部血管节段性狭窄与扩张交替形成所谓"串珠征"。②CTA轴位图像可显示管壁增厚（血肿），呈新月形等或稍高密度影，轴位可见血管腔内线状低密度，称"内膜漂浮征"。

（2）MRI表现　夹层动脉瘤血液进入动脉瘤壁内形成的瘤样扩张，轴位T_1脂肪抑制技术在发现壁内血肿的正铁血红蛋白方面具有很高的灵敏度，多呈边界光整的新月形，称"新月征"，是显示壁内血肿的金标准，具有鉴别诊断价值。

（3）DSA表现　①可为囊袋状物突出于真腔外，与伴行的管腔之间有内膜瓣分隔，或呈局部梭形扩张。②内膜漂浮征：管腔内的线状低密度充盈缺损。③双腔征：血液外渗与血管壁内形成一个平行于正常管腔的通道，表现为管腔内对比剂分层或两个对比剂充盈的相互平行的管腔。④管腔狭窄：由于内膜血肿向内挤压正常管腔，动脉瘤近端的管腔可表现为相对光滑呈线样或不规则的管腔狭窄。

【诊断与鉴别诊断】

SAH临床三联征表现结合CT平扫SAH高密度影，三型颅内动脉瘤CTA典型影像，诊断不难，必要时可以结合CT增强扫描呈血管样强化与邻近血管相连，MRI表现流空信号，可明确诊断，一般不用DSA单独作为诊断检查。

蝶鞍区动脉瘤有时需与肿瘤如垂体瘤、颅咽管瘤和脑膜瘤鉴别，根据增强扫描表现可以鉴别。

四、脑血管畸形

脑血管畸形是脑血管的先天发育异常，包括动静脉畸形（intracranial arteriovenous malformation，AVM）、海绵状血管瘤、毛细血管扩张症和静脉性血管瘤。其中AVM最多见，常为单发。

（一）脑动-静脉畸形

【疾病概要】

1. 病理病因　通常认为 AVM 始于胚胎发育期，目前也认为可以存在原有病灶的加速生长和新生病灶，可发生于任何年龄，约 72% 在 40 岁前起病。AVM 是一团混合的动静脉团，动静脉之间缺乏真性毛细血管床，形成高流速的动静脉瘘直接沟通，动静脉巢周围扩张的毛细血管可能形成一个复杂的系统与其相通。畸形团内可能含有无功能的脑组织钙化和不同时期的出血。供血动脉和畸形团内的血流相关性动脉瘤是出血的危险因素，邻近脑组织因畸形血管团盗血出现缺血、梗死和萎缩性改变。

2. 临床表现　常见有头痛、癫痫、病灶破裂出血或周围脑组织缺血引起的相应的神经系统缺损症状和阳性体征（如意识障碍、偏瘫、失语等）。

【影像学表现】

（1）CT 表现　①平扫显示脑组织表浅部位不规则形高低混合密度病灶（图 2-31a），其中出血、钙化为高密度影，软化灶为低密度；无明显占位效应，周围脑组织常有脑沟增宽等脑萎缩改变。②增强可见点、条状血管强化影，亦可显示粗大引流血管。③CTA 可见异常血管团，并可见增粗的供血动脉和引流静脉。

（2）MRI 表现　①平扫可见异常血管团在 T_1WI、T_2WI、SWI 上均显示流空的无信号影，供血动脉为低或无信号区，引流静脉由于血流缓慢，T_1WI 为低信号，T_2WI 为高信号；病变区常可见新鲜或陈旧的局灶性出血信号；周围脑组织萎缩，病灶内及周围胶质增生，FLAIR 显示高信号。②增强扫描可显示异常血管明显强化。③MRA 可直接显示 AVM 的供血动脉、异常血管团、引流静脉及静脉窦（图 2-31b、c、d、e）。

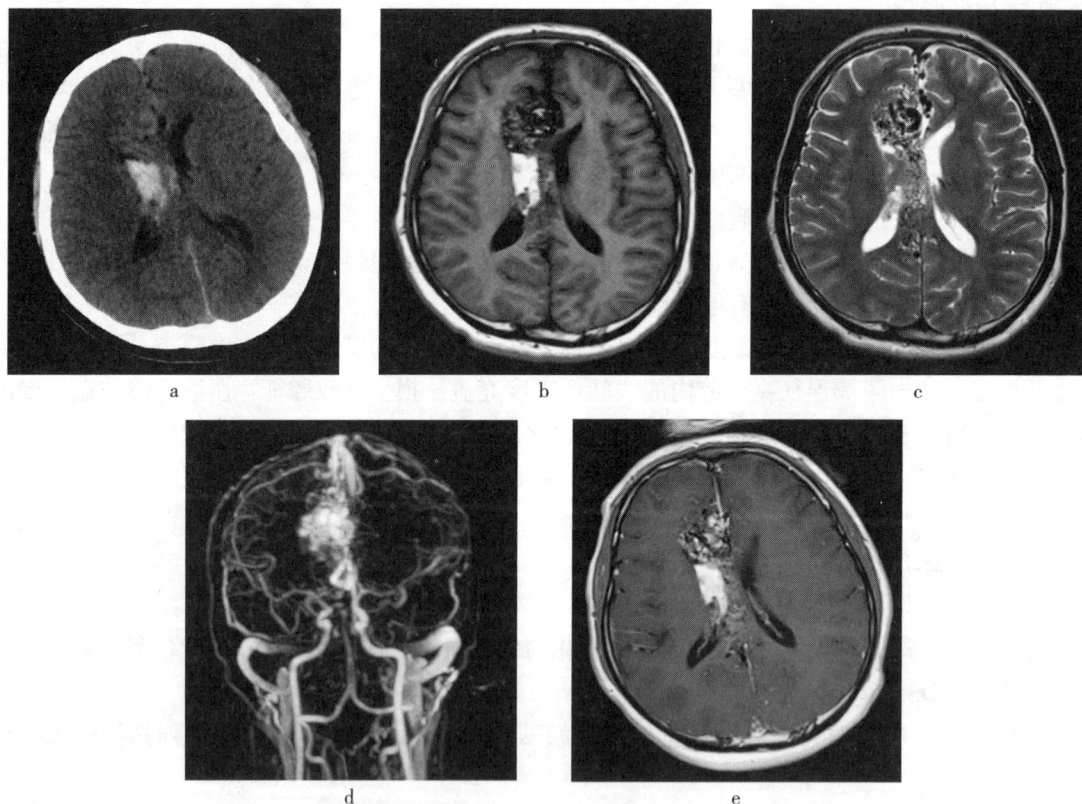

图 2-31　脑动-静脉畸形

a.CT 平扫；b.MRI T_1WI；c.MRI T_2WI；d.MRA；e.MRI 增强扫描

CT 平扫和 MRI 显示右侧枕叶动静脉畸形；CT 呈不规则形略高密度；MRI 显示迂曲流空信号；MRA 显示排列紊乱的异常血管团，并可见增粗畸形血管团和迂曲的引流静脉；MRI 增强扫描血管强化明显，和周围血管强化程度相仿

（3）DSA表现 DSA是诊断AVM最可靠最准确的方法。在动脉期可见粗细不等、迂曲成团的血管，有时表现为网状或血窦状，供血动脉增粗，并有引流静脉显现。约20%AVM脑血管造影为阴性，称隐匿性AVM。

【诊断与鉴别诊断】

1.诊断要点 根据临床年轻患者、出现癫痫、头痛及进行性肢体功能障碍等临床症状，结合无创性影像学检查提示颅内出血、流空血管影、钙化灶等特征性表现可以初步考虑AVM，最后可以根据CTA或MRA或DSA以明确诊断。

2.鉴别诊断 主要与硬脑膜动-静脉瘘、海绵状血管瘤、烟雾病、高血压脑出血、颅内肿瘤等相鉴别。

（二）海绵状血管瘤

1.病理病因 海绵状血管瘤（cavernous angioma）占脑血管畸形的7%，由许多大小不等的血管间隙构成，断面呈海绵状，边缘清楚，周围有包膜，内有钙化、出血和含铁血黄素沉着及胶质增生。多发生于幕上，50%病例为多发。

2.临床表现 可无症状和体征，亦可出现癫痫、头痛和局灶性症状。

【影像学表现】

（1）CT表现 ①平扫为等密度或略高密度肿块，可伴钙化，周围水肿及占位效应不明显（图2-32a）。②增强扫描可有明显强化或轻度强化，有时无强化。

（2）MRI表现 ①是诊断海绵状血管瘤的最佳影像学检查方法。②由于反复出血T_1WI呈等、高混杂信号，T_2WI中心是高低混杂信号，周边是低信号的含铁血黄素环，形态不规则呈"爆米花"状，具有特征性。病灶在SWI中显示尤为清楚，呈低信号（图2-32b、c、d）。③增强扫描与CT增强表现类似。

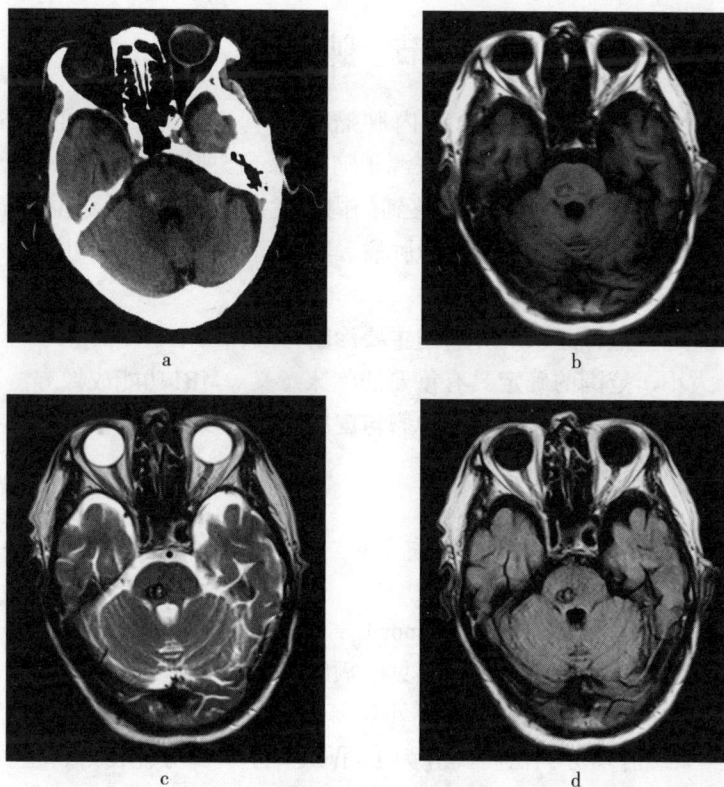

图2-32 海绵状血管瘤

a.CT平扫；b.MRI T_1WI；c.MRI T_2WI；d.MRI T_2FLAIR
脑干异常信号早，内可见点状出血

【诊断与鉴别诊断】

根据在CT上脑实质深部单发或多发的等密度或略高密度结节，周围无水肿、占位效应，可提示本病；MRI上呈"爆米花"样改变，周边见低信号环，可明确诊断。

（三）静脉血管瘤

【疾病概要】

1.病理病因 静脉血管瘤又称静脉畸形，因胚胎发育异常形成引流静脉的解剖变异，没有动脉成分，组织学发现中央静脉干周围有许多放射状的扩张静脉排列，血管由一层扁平内皮细胞组成。好发于侧脑室额角或小脑半球。

2.临床表现 常无症状，偶因伴发海绵状血管瘤出血引起癫痫、头痛等症状。

【影像学表现】

（1）CT表现 ①平扫多无阳性发现，少数呈略高密度灶，无明显占位征象，周围无脑组织水肿。②增强扫描可见点状或线状强化，向引流中央静脉集中。

（2）MRI表现 ①平扫可见扩张的髓质静脉及中央静脉因血管流空或流入相关增强显示为低或高信号，呈放射状或星芒状排列；②SWI扫描显示更清楚；③增强扫描可见扩张的髓静脉呈放射状，或呈伞状汇集并经集合静脉汇入静脉窦或室管膜静脉，呈水母头状，MRA无阳性发现。

（3）DSA表现 DSA动脉期无异常发现，静脉期可见畸形的静脉血管贯穿脑实质流入静脉窦、浅静脉或深静脉，许多髓静脉呈轮辐状集中，即所谓的伞状或水母头（或称海蛇头）表现。

【诊断与鉴别诊断】

SWI及MRI增强扫描显示脑内病灶呈水母头状改变可明确诊断静脉性血管瘤。

第六节 肿 瘤

中枢神经系统肿瘤按照部位分为颅内肿瘤和椎管内肿瘤。颅内肿瘤占全身肿瘤的1.45%~2.0%，分为脑内和脑外肿瘤，可以来源于脑实质、脑神经、脑膜、垂体、残留的胚胎组织和颅骨，也可以是其他部位恶性肿瘤转移到颅内。发病率、类型、部位与年龄、性别有关，成人以转移瘤最常见，其次为神经上皮起源肿瘤、脑膜瘤和垂体瘤等，儿童以低级别星形细胞瘤和胚胎性肿瘤常见。

医学影像学检查是中枢神经系统肿瘤的主要诊断方法，CT、MRI影像学检查对于肿瘤的性质和数目、位置、大小、范围的确定具有重要的临床意义。MRI功能成像方法不但有利于病变的诊断、鉴别诊断和病理分级，还能确定肿瘤与皮质功能区及白质纤维束的关系，有助于手术计划的制定。

一、星形细胞瘤

【疾病概要】

1.病理病因 星形细胞瘤（astrocytic tumor）发病率居颅内原发肿瘤首位，起源于星形胶质细胞。以成人多见，常发生于小脑幕上，多见于额叶和颞叶，可累及两个以上脑叶，还见于丘脑、视神经、第三脑室旁。儿童可以发生，小脑幕下多见，多位于小脑半球，可发生在脑干。根据WHO中枢神经系统肿瘤分类法将其分为Ⅰ~Ⅳ级。Ⅰ级：分化良好，主要包括毛细胞型、室管膜下巨细胞星形细胞瘤；Ⅱ级：良恶交界性肿瘤，主要是弥漫性星形细胞瘤，包括纤维型、原浆型、肥胖细胞型星形细胞瘤；Ⅲ级：恶性，主要是间变性星形细胞瘤；Ⅳ级：分化不良，恶性程度高，主要是多形性胶质母细胞瘤。

PPT

2.临床表现 可以为局灶性或全身性癫痫发作，额叶的广泛侵犯可表现为明显的精神障碍，位于小脑半球者多表现为单侧肢体共济失调、持物不稳等。

【影像学表现】

1.CT表现

（1）Ⅰ、Ⅱ级星形细胞瘤 平扫示脑内均匀或不均匀的低密度影，边界常较清楚，可囊变，占位效应轻微，周围水肿不明显。增强扫描：Ⅰ级星形细胞瘤多无强化；Ⅱ级肿瘤壁结节和实性成分强化，有时呈环状强化，囊性部分无强化。

（2）Ⅲ、Ⅳ级星形细胞瘤 平扫呈混杂密度影，密度不均匀，以低密度为主，边界不规则；瘤内囊变、坏死、出血呈低或高密度，钙化少见；占位效应显著，周围结构受压移位，中线结构向对侧移位；周围水肿明显。Ⅳ级多形性胶质母细胞瘤易出血，常跨越中线结构向对侧侵犯，呈"蝶翼状"生长方式。增强扫描：多数呈不规则或环形强化，密度增高，形态各异。

（3）小脑星形细胞瘤 平扫囊性成分为均匀的较低密度，囊壁可少许钙化；实性部分以低密度为主。邻近结构受压、移位。增强扫描：囊性肿瘤囊壁可不规则强化，瘤结节强化；实性肿瘤强化，囊变、坏死成分无强化。

2.MRI

（1）一般表现 星形细胞瘤T₁WI呈低信号，T₂WI呈明显高信号，Ⅰ级信号多较均匀，占位效应及周围水肿不明显，恶性程度高者信号不均匀，瘤内有囊变、坏死和出血呈相应信号改变，占位效应及周围水肿明显（图2-33a、b、c）。增强扫描：Ⅰ级无强化，Ⅱ级可不均匀强化，Ⅲ、Ⅳ级一般呈明显不均匀强化，肿瘤周围水肿无强化（图2-33d、e）。

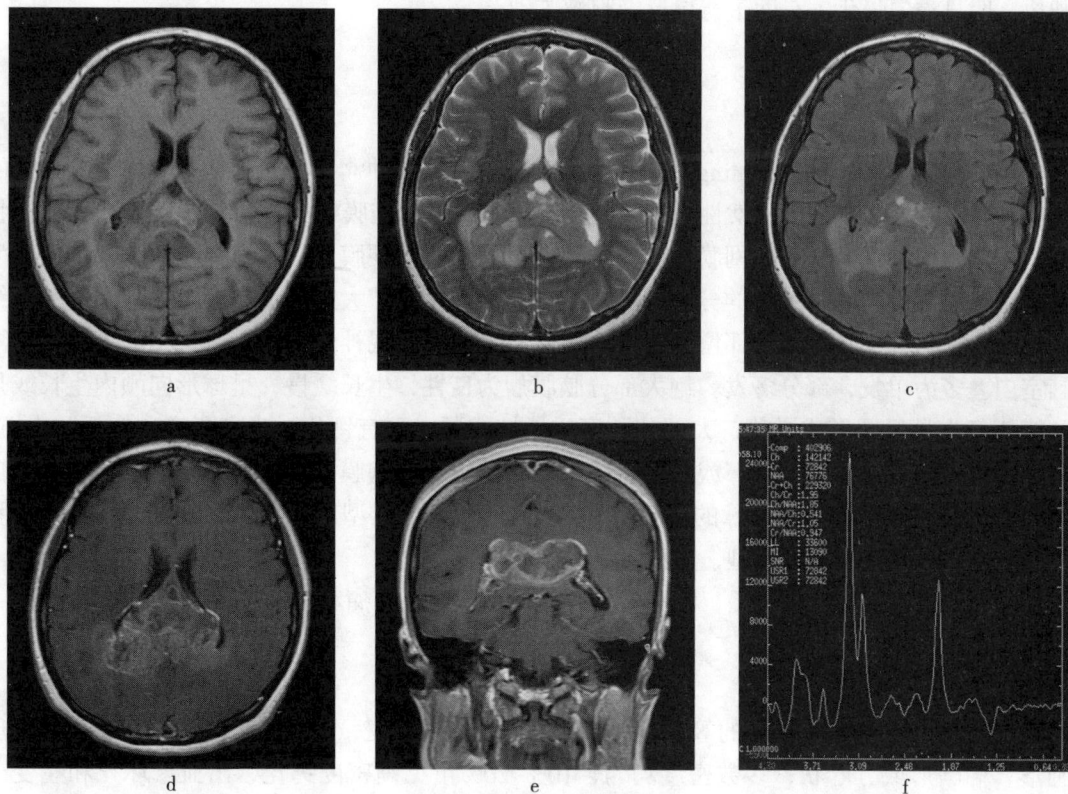

图2-33 Ⅳ级星形细胞瘤

a.MRI T₁WI；b.MRI T₂WI；c.MRI T₂FLAIR；d.MRI增强扫描横断位；e.MRI增强扫描冠状位；f.MRS
胼胝体压部混杂信号影，以稍长T₁、长T₂信号为主，跨两侧大脑半球生长，周围可见水肿，占位效应明显；
增强扫描呈明显不均匀强化；MRS显示Cho水平增高，Cho/NAA、Cho/Cr比值升高

（2）小脑星形细胞瘤　T_1WI呈低信号，T_2WI呈明显高信号，实性肿瘤T_1WI稍低信号，T_2WI高信号。增强扫描：囊性部分无强化，实性成分均匀或不均匀的强化。

（3）^1H-MRS表现　对于区别高、低恶性肿瘤有较高的敏感性和特异性，肿瘤的恶性程度越高，Cho水平越高，Cho/NAA、Cho/Cr比值升高（图2-33f）。

【诊断与鉴别诊断】

1.诊断要点　成年人，癫痫或颅内高压；Ⅰ、Ⅱ级星形细胞瘤CT示脑内低密度为主病灶，水肿轻，占位效应轻，无强化；Ⅲ、Ⅳ级星形细胞瘤多为混杂密度影，瘤内囊变、坏死、出血，不均匀强化，占位效应明显。MRI示脑内T_1WI低信号，T_2WI明显高信号，不同级别肿瘤强化程度与CT相似。

2.鉴别诊断

（1）Ⅰ、Ⅱ级肿瘤　需与脑梗死相鉴别。脑梗死常有突然发病史，呈一定血管供应区域分布，脑灰、白质同时受累及，脑回状强化；急性脑梗死在弥散加权成像（DWI）弥散受限呈高信号。

（2）Ⅲ、Ⅳ级星形细胞瘤　需与单发的转移瘤、少突胶质细胞瘤、脑脓肿等相鉴别。单发较大的转移瘤多无特征，有时难以鉴别，需结合病史。少突胶质细胞瘤条带状钙化常见，容易鉴别，无钙化的少突胶质细胞瘤影像表现不典型时难以鉴别。脑脓肿呈较规则的环形强化，壁厚度相对均匀一致，DWI囊变坏死部分呈弥散受限高信号。

（3）小脑星形细胞瘤　需与血管网状细胞瘤、髓母细胞瘤等鉴别。血管网状细胞瘤好发于成年人，典型特征为"大囊小结节"。髓母细胞瘤多发生于儿童，常位于后颅窝中线区，实质性肿块，明显均匀强化，有助于与星形细胞瘤鉴别。

二、脑膜瘤

【疾病概要】

1.病理病因　脑膜瘤（meningioma）发病率居颅内原发肿瘤第2位，发病率占颅内肿瘤的15%~20%。多见于40~60岁，女性好发，男女比例为1:2。脑膜瘤大部分起源于蛛网膜粒帽状细胞，可以发生在任何含有蛛网膜成分的位置，也可来自于硬膜成纤维细胞和软脑膜细胞。颅内脑膜瘤好发部位与蛛网膜粒的分布部位一致，大部分发生于大脑凸面，多与大脑镰相关，约50%位于矢状窦旁，其他好发部位为嗅沟、蝶骨嵴、鞍旁、视神经、岩骨嵴、小脑幕、后颅窝和脑室内。多为单发，部分多发。绝大部分脑膜瘤为良性，生长缓慢，呈球形向颅内生长或是沿脑膜匍匐生长呈圆形或饼状，大部分肿瘤质地韧或硬，可有钙化，少有囊变、坏死和出血，侵犯颅骨时引起骨质增生、破坏或变薄，很少侵及脑组织。脑膜瘤血供丰富，供血动脉多来自脑膜中动脉，或来源于颈内动脉的脑膜支。组织学分为7个亚型，即脑膜上皮型、纤维母细胞型、过渡型、砂粒体型、乳头型、成血管型和间变型。

2.临床表现　脑膜瘤生长慢，临床症状及体征不明显，头痛和癫痫是脑膜瘤的初期表现。

【影像学表现】

1.CT表现

（1）CT平扫　肿瘤呈孤立的等、略高或较高密度占位病变，少数为低或混杂密度；多表现为圆形、椭圆形或分叶状；多数密度均匀，10%~20%可见高密度钙化，出血、坏死和囊变少见；边缘清晰，肿瘤周围水肿呈低密度影，部分肿瘤周围水肿轻或没有。肿瘤邻近组织可以受压、变形、移位（图2-34）。

（2）CT增强　肿瘤多呈均匀一致的明显强化，密度明显升高，边缘锐利。邻近肿瘤硬脑膜呈带状或鼠尾状强化，称为脑膜尾征。

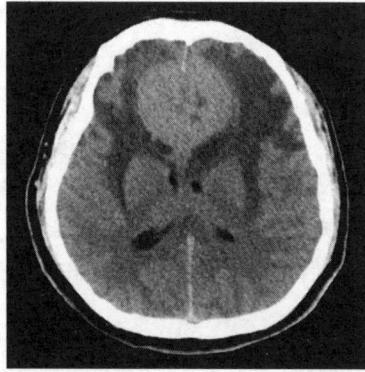

图 2-34 脑膜瘤

CT平扫，额部跨大脑镰稍高密度占位，内可见点状稍低密度，边缘清晰，
周围可见大片低密度水肿区，双侧侧脑室前角受压变形明显

2.MRI 表现

（1）MRI 平扫　T_1WI 多呈等信号（与大脑皮层比较），少数稍低信号；T_2WI 呈等、稍高或低信号；肿瘤内常呈颗粒状、斑点状或轮辐状改变，与瘤内血管、囊变、钙化、肿瘤内砂粒体及纤维化有关，部分肿瘤内可见流空血管影。侵及颅骨，内板、外板和高信号的板障三层结构消失，局部结构不规则。肿瘤周围水肿呈长 T_1、T_2 信号改变（图 2-35a、b）。

（2）MRI 增强　经静脉注射 Gd-DTPA 增强扫描，多明显均匀强化，持续时间长；邻近脑膜增厚、强化呈脑膜尾征（图 2-35c、d、e）。

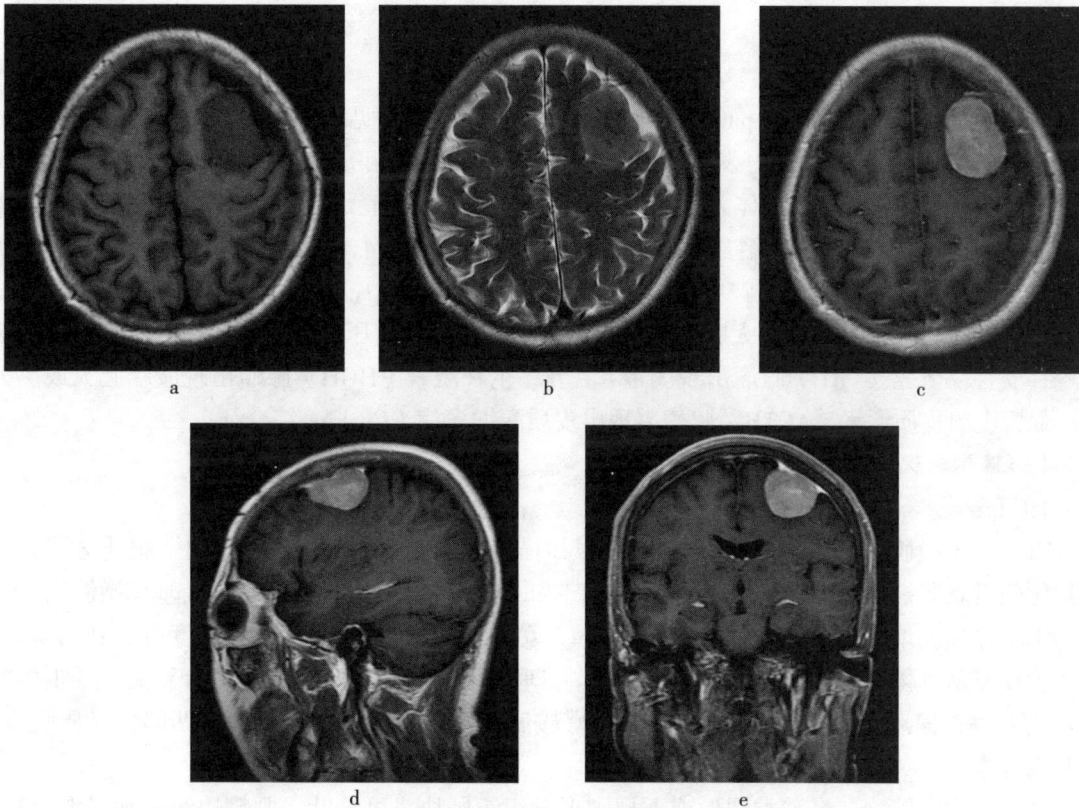

图 2-35 脑膜瘤

a.MRI T_1WI；b.MRI T_2WI；c.MRI 增强扫描横断位；d.MRI 增强扫描矢状位；e.MRI 增强扫描冠状位
左侧额部等 T_1、等 T_2 信号灶（与大脑皮层比较），周围脑组织受压移位、变形。
增强扫描呈明显均匀强化，可见脑膜尾征

（3）MRI功能成像　DWI、PWI和¹H-MRS有参考价值，DWI脑膜瘤常为较高信号。PWI灌注很高。¹H-MRS无N-乙酰天门冬氨酸（NAA），NAA峰消失或极低，肌酸Cr峰明显降低，谷氨酰胺和谷氨酸（Glx）水平增高。

【诊断与鉴别诊断】

1.诊断要点　成年人，特别是女性，无症状或症状轻，颅内脑外类圆形病灶或是板状病灶，边界清楚；CT示颅内等、略高密度占位病变，密度较均匀，明显均匀强化，肿瘤邻近颅骨改变；MRI T₁WI和T₂WI呈等信号（与大脑皮层比较），明显均匀一致强化，显示脑膜尾征；应考虑脑膜瘤。

2.鉴别诊断　不同生长部位的脑膜瘤需与不同的肿瘤相鉴别。

（1）大脑凸面的脑膜瘤　需与靠近凸面的胶质瘤、转移瘤和淋巴瘤鉴别。胶质瘤、转移瘤CT密度多不均匀，增强扫描强化程度低于脑膜瘤，且不均匀，不直接与硬膜相连，转移瘤多为破坏性地侵犯颅骨。淋巴瘤边缘不规则，无颅骨骨质改变。

（2）鞍旁脑膜瘤　需与动脉瘤、垂体腺瘤相鉴别。动脉瘤周围多无脑组织水肿，可有环形钙化，CT动态增强，动脉瘤的时间-密度曲线与血管相同；MRI中可见"流空现象"或动脉瘤腔内血栓形成。垂体腺瘤一般无钙化，强化程度较脑膜瘤弱。

（3）生长在中颅窝内肿瘤　需与三叉神经瘤鉴别，后者以青壮年多见，同时累及中、后颅窝，多呈哑铃状；临床多表现为三叉神经痛、面部麻木等。

（4）生长在后颅窝内肿瘤　需与听神经瘤相鉴别，后者多见脑桥小脑角区，常有内听道的骨质破坏；患侧听神经常增粗、强化，无脑膜尾征；临床表现为听力下降、耳鸣。

三、垂体腺瘤

【疾病概要】

1.病理病因　垂体腺瘤（pituitary adenoma）是蝶鞍区最常见的肿瘤，约占颅内原发肿瘤的10%，绝大多数为良性肿瘤，好发年龄为青壮年，男女发病率相等。根据垂体腺瘤大小，分为垂体微腺瘤（直径<10mm）和垂体大腺瘤（直径>10mm）；根据有无分泌功能分为功能性腺瘤和无功能性腺瘤；把形态和功能相结合分为：泌乳素瘤、生长激素瘤、促肾上腺皮质激素瘤、促甲状腺素瘤、促性腺激素瘤、多分泌功能瘤、无内分泌功能瘤。其中，泌乳素细胞瘤多见于女性。

2.临床表现　常有头痛与大腺瘤压迫邻近组织相应症状，压迫视交叉时视力下降、视野缺损等；女性泌乳素（PRL）腺瘤出现闭经-溢乳；生长激素（HGH）腺瘤出现肢端肥大或巨人症；促肾上腺皮质激素（ACTH）腺瘤表现出皮质醇增多症（Cushing综合征）。

【影像学表现】

1.CT表现

（1）垂体微腺瘤　多采用高分辨CT增强扫描，垂体微腺瘤为"慢进慢出"强化方式，注射对比剂后立即扫描为蝶鞍区低密度，延迟扫描时，瘤体为高密度或等密度。垂体微腺瘤可出现：①垂体高度增加。正常垂体高度男<7mm、女<9mm；女性育龄期垂体高度可达10~12mm，因此，仅显示垂体高度>7mm时须慎重考虑。②垂体上缘膨隆，不对称时更有意义。③垂体柄偏移或变短，偏离中线>2mm意义更大。④蝶鞍底骨质改变。蝶鞍底倾斜、凹陷、骨质吸收、变薄或侵蚀。

（2）垂体大腺瘤　蝶鞍类圆形或不规则形软组织肿块，可分叶，肿瘤边缘常常光滑锐利。瘤体呈均匀或不均匀等密度，少数可囊变、坏死，中间出现低密度区，钙化少见。由于肿瘤向上生长进入鞍上池时受鞍膈束缚变细，冠状面和矢状面图像示瘤体呈哑铃状，称为束腰征。肿瘤可压迫邻近组织使之变形、移位，例如：肿瘤向后上可压迫垂体柄，向下可突入蝶窦，向前生长可伸展至额部，向后可压迫、推移脑干，向蝶鞍旁生长，可推移甚至包绕颈内动脉。增强扫描：大多数肿瘤均匀强化，极少数病例可环形强化。

2.MRI表现

（1）垂体微腺瘤　多采用冠状、矢状面薄层T_1WI、T_2WI平扫和增强扫描。微腺瘤T_1WI呈等或稍低信号，多位于垂体的一侧或垂体柄的下方，T_2WI为高信号。垂体高度增加、上缘膨隆、垂体柄偏斜。卒中出血时T_1WI为高信号。动态增强扫描有助于发现微腺瘤，微腺瘤为"慢进慢出"，早期瘤体低信号，延迟扫描信号高于垂体（图2-36）。

（2）垂体大腺瘤　T_1WI多呈等或稍低信号，T_2WI呈高或等信号；可见束腰征。瘤内囊变坏死区T_1WI低信号，T_2WI为明显高信号。瘤内出血，T_1WI为高信号，T_2WI信号由于出血时间长短不同而异。增强扫描：肿瘤多均匀强化，囊变坏死区无强化（图2-37）。较大的肿瘤可压迫邻近组织和结构，与CT表现相仿。

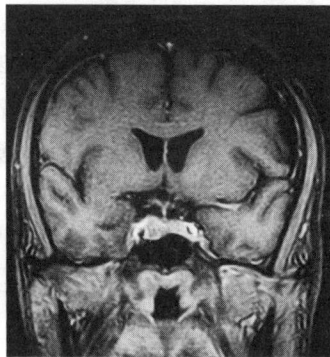

图2-36　垂体微腺瘤

MRI增强扫描，垂体右侧半增高，上缘膨隆，颅底下陷，内可见强化程度较弱类圆形占位

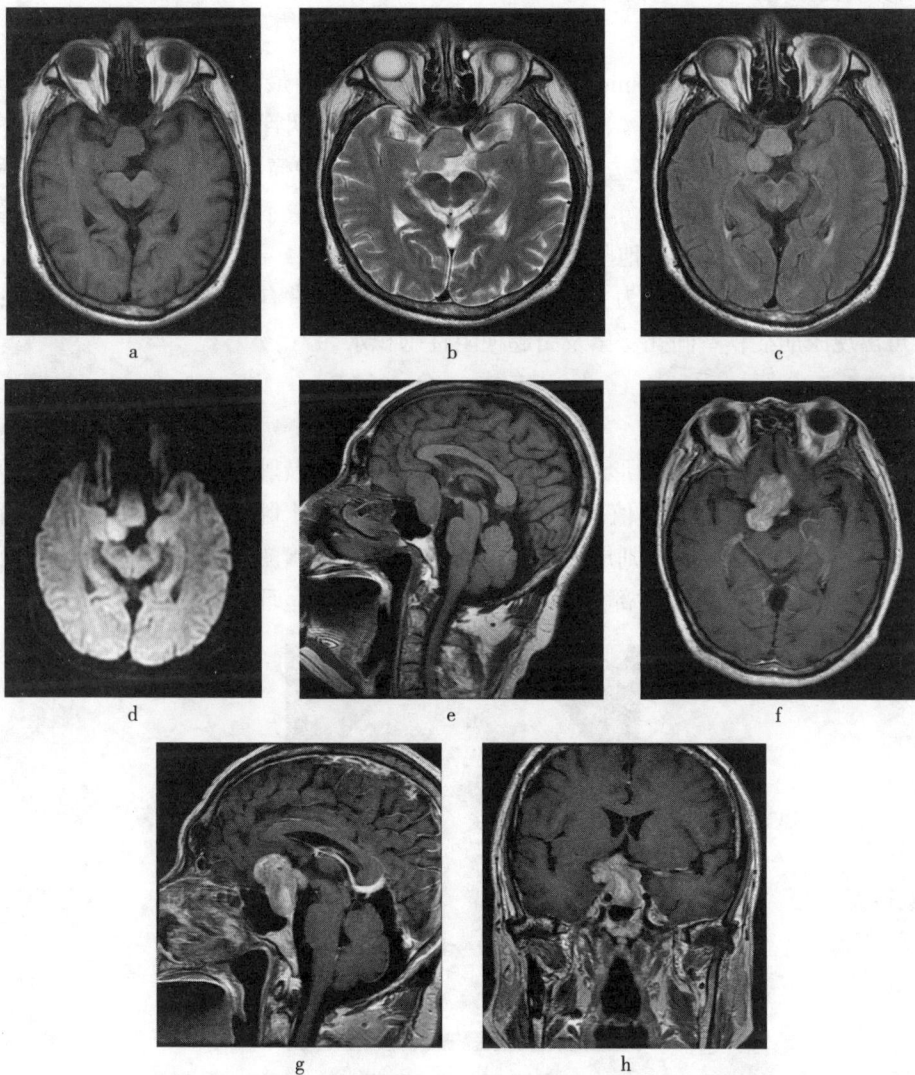

图2-37　垂体大腺瘤

a.MRI T_1WI；b.MRI T_2WI；c.MRI T_2FLAIR；d.MRI DWI；e.MRI矢状位T_1WI；

f.MRI增强扫描横断位；g.MRI增强扫描矢状位；h.MRI增强扫描冠状位

垂体明显增大，呈雪人状，生长进入鞍上池，信号均匀，视交叉受压。增强扫描明显均匀强化

【诊断与鉴别诊断】

1.诊断要点　垂体上缘膨隆，高度增加，垂体柄偏移，蝶鞍底骨质改变。MRI示垂体内T$_1$WI等或稍低信号，T$_2$WI呈高或等信号，增强后呈"慢进慢出"强化方式。临床有内分泌改变的相应症状，有利于诊断微腺瘤。

垂体大腺瘤显示蝶鞍类圆形或不规则软组织肿块，未见正常形态、密度或信号的垂体。冠状面和矢状面图像显示瘤体呈哑铃状（束腰征）。临床表现为视力下降，视野缺损或内分泌改变。

2.鉴别诊断　垂体腺瘤与以下疾病相鉴别。

（1）颅咽管瘤　容易混淆，后者多发生于儿童，瘤体密度或信号不均匀，CT显示囊壁呈"蛋壳状"钙化。

（2）鞍上脑膜瘤　在密度、信号强度和强化特点与垂体腺瘤不同，常见脑膜尾征、蝶鞍不大，蝶鞍内垂体显示正常时有利于脑膜瘤的诊断。

（3）动脉瘤并血栓形成　有时会误认为是垂体瘤，动脉瘤在血管成像中清楚显示，增强后明显强化。

四、颅咽管瘤

【疾病概要】

1.病理病因　颅咽管瘤（craniopharyngioma）是儿童颅内最常见的先天性肿瘤，男性多于女性，占儿童颅内肿瘤的5%~10%，可以发生在成年人。颅咽管瘤起源于拉克氏囊上皮残余细胞的良性肿瘤，多位于鞍上，多边界清楚，有纤维包膜。肿瘤可分为囊性、囊实性和实性肿瘤，以囊实性肿瘤居多。囊性部分单房或多房，囊液含有数量不等的胆固醇结晶、角蛋白碎屑和正铁血红蛋白。实质性肿瘤质地坚硬，多有钙化。

2.临床表现　以颅内高压症为主，较大时视交叉受压，常有视力改变、视野缺损；垂体柄受累及时可出现尿崩症；室间孔受累及引起梗阻性脑积水。

【影像学表现】

1.CT表现

（1）CT平扫　鞍上池内类圆形占位，密度不均匀，囊壁及肿瘤实性部分多有不规则高密度钙化，典型者有蛋壳样钙化；CT值范围较大。肿瘤周围无脑水肿，较大者视交叉受压移位、变形或显示不清，室间孔受累阻塞则形成阻塞性脑积水（图2-38）。

（2）CT增强扫描　囊壁实性部分呈均匀或不均匀强化，呈环形或弧形。

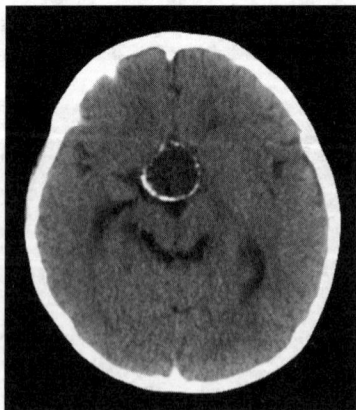

图2-38　颅咽管瘤

CT平扫，鞍上圆形占位，密度不均匀，内呈囊性密度，壁可见粗大钙化

2.MRI表现

（1）MRI平扫　信号与肿瘤内成分有关，胆固醇结晶、角蛋白碎屑和正铁血红蛋白呈不同

信号，因此，T_1WI可呈高、等、低信号或混杂信号，胆固醇结晶、正铁血红蛋白呈T_1WI高信号，脂肪抑制T_1WI上，其高信号不被压抑；T_2WI多呈高信号，均匀或不均匀（图2-39a、b、c）。钙化在T_1WI、T_2WI呈极低信号。垂体可能显示不清楚，有时冠状面或矢状面可见受压变形的垂体。

（2）MRI增强扫描　注入Gd-DTPA增强后，肿块多明显均匀或不均匀强化，呈高或混杂的高信号（图2-39d、e、f）。

（3）^{1}H-MRS表现　肿瘤脂质水平明显增高。

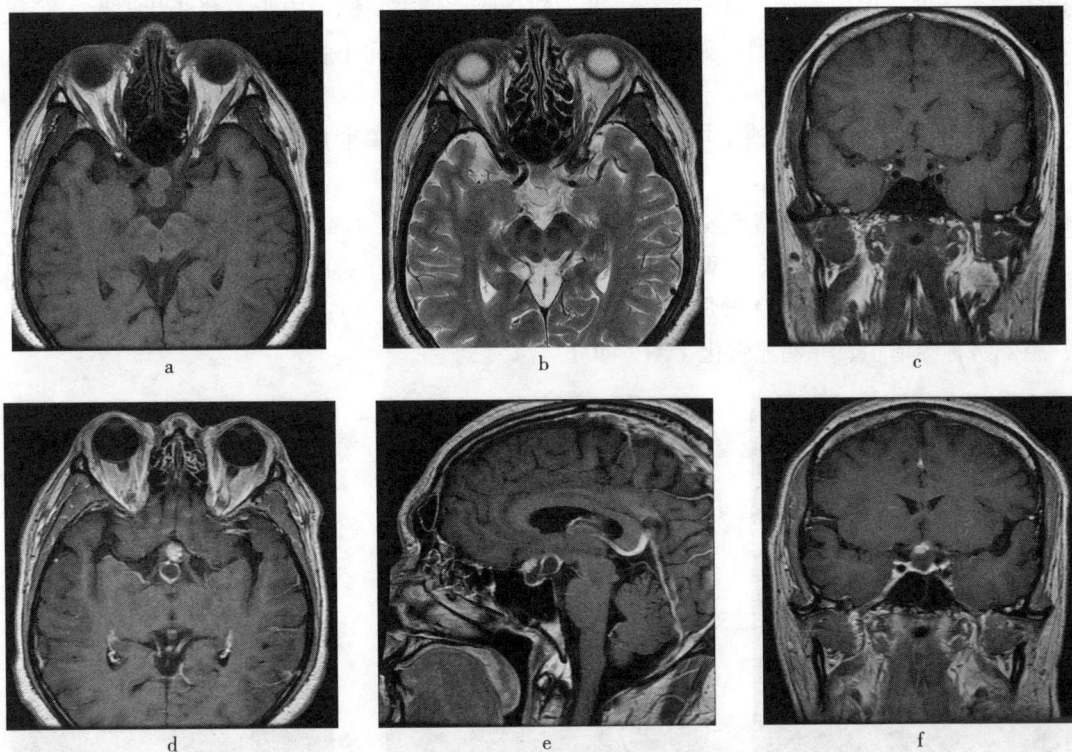

图2-39　颅咽管瘤

a.MRI T_1WI；b.MRI T_2WI；c.MRI 冠状位T_1WI；d.MRI增强扫描横断位；
e.MRI增强扫描矢状位；f.MRI增强扫描冠状位
蝶鞍及鞍上区可见占位，视交叉受压移位、变形，T_1WI呈等信号，T_2WI呈混合信号；
增强扫描周围壁强化，可见壁结节

【诊断与鉴别诊断】

1.诊断要点　儿童多见，临床多表现为颅内高压症状。CT显示蝶鞍区不均匀低密度为主的类圆形囊实性病灶，蛋壳样钙化，边界清晰，实性成分强化；MRI显示蝶鞍区肿物，T_1WI、T_2WI混杂信号，实性成分强化。

2.鉴别诊断　颅咽管瘤需与垂体瘤、鞍上脑膜瘤等鉴别。

（1）垂体瘤　常见于成年人，很少钙化，CT多呈等或稍低密度，T_1WI上多呈等或稍低信号。

（2）鞍上脑膜瘤　常见于成年女性，密度常均匀，明显强化，常见脑膜尾征，有利于鉴别。

五、听神经瘤

【疾病概要】

1.病理病因　听神经瘤（acoustic schwannoma）是成人常见的后颅窝良性神经瘤，也是最常见的桥脑小脑角区肿瘤，占颅内肿瘤的8%~10%，男性略多于女性。听神经瘤多为神经鞘瘤，起源于神经鞘膜的Schwann细胞，约3/4发生于听神经的前庭段，多数为单侧性，少数为双侧性，其中神经纤维瘤病患者双侧多见。肿瘤早期位于内听道内，逐渐增大桥脑小脑角区，压迫桥脑外侧面和小脑前缘。肿瘤质地较硬，包膜完整，囊变常见。

2.临床表现 为桥脑小脑角区受累症状，耳鸣、听力障碍，有时面部感觉异常及小脑损害症状。较大者，第四脑室受压形成梗阻性脑积水。

【影像学表现】

1.CT表现

（1）CT平扫 桥脑小脑角区类圆形软组织肿块，多与颞骨岩部呈锐角相交，少数为钝角；平扫多为等密度，少数为低、高或混杂密度；邻近脑池增宽；同侧内听道漏斗状扩大，部分病例骨质破坏。无或轻微肿瘤周围脑水肿。肿瘤较大者，脑干和小脑受压变形、移位。第四脑室受压变形、移位，甚至闭塞，可导致阻塞性脑积水。

（2）CT增强 肿瘤均匀或不均匀明显强化，密度升高。囊变坏死区无强化。

2.MRI表现

（1）MRI平扫 桥脑小脑角区肿块，T_1WI呈低或等信号，T_2WI呈高信号，信号均匀或不均匀。囊变区T_1WI明显低信号，T_2WI明显高信号（图2-40a、b、c）。

（2）MRI增强 Gd-DTPA增强，肿块实性部分明显强化，可以均匀或不均匀；囊变区无强化，患侧听神经增粗，并明显强化（图2-40d、e）。

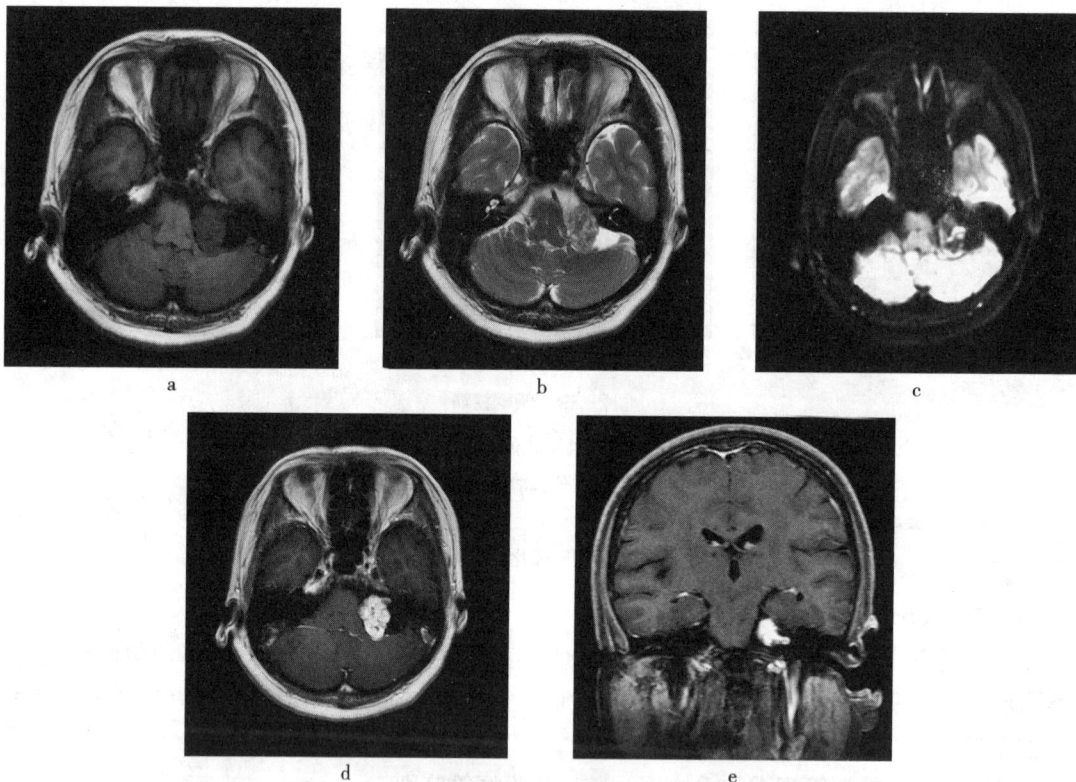

图2-40 听神经瘤

a.MRI T_1WI；b.MRI T_2WI；c.MRI DWI；d.MRI增强扫描横断位；e.MRI增强扫描冠状位

左侧桥脑小脑角区可见混杂信号占位，脑桥和小脑受压移位、变形；增强扫描呈明显不均匀强化，延伸进入内听道

由于骨皮质在MRI无信号，有利于小的听神经瘤显示，特别是局限于内听道内的小听神经瘤，MRI是最佳检查方法，增强扫描更有助于发现和显示小病灶。

【诊断与鉴别诊断】

1.诊断要点 临床耳鸣、听力减弱或耳聋，有时面部感觉异常。桥脑小脑角区类圆形等密度软组织肿块，均匀或不均匀强化，内听道扩大。T_1WI呈等或稍低，T_2WI呈高、等或低信号，异常强化。

2.鉴别诊断 听神经瘤需与脑膜瘤、三叉神经瘤等相鉴别。

（1）脑膜瘤 密度常均匀，明显均匀强化，可见脑膜尾征，有利于两者鉴别。

（2）三叉神经瘤 呈哑铃状，骑跨于中后颅窝之间，可有岩骨尖骨质破坏，内听道不扩大，可资鉴别。

六、转移瘤

【**疾病概要**】

1.病理病因 颅内转移瘤是成人最常见的颅内肿瘤，恶性肿瘤患者有20%~40%出现颅内转移，任何年龄均可以发生，以40~60岁多见，男性稍多于女性。脑转移发生概率由高到低依次为肺癌、乳腺癌、胃癌、结肠癌、肾癌、甲状腺癌等。其中，男性脑转移瘤多来源于肺癌，女性多来源于乳腺癌。转移部位颅内分布以幕上多见，约占80%。肿瘤细胞到达颅内的途径有血液循环、直接侵犯、经蛛网膜下腔等，以血行转移最常见，例如：肺癌主要是血行转移；鼻咽癌和颅骨的恶性肿瘤常常直接侵入颅内；室管膜瘤则常见经蛛网膜下隙种植转移。70%~80%脑转移瘤多发，好发于脑灰、白质交界区，额叶最多，顶叶次之，枕叶、颞叶较少。瘤内囊变、坏死和出血较常见，少数出现钙化。肿瘤周围脑水肿广泛。

2.临床症状 主要有头痛、呕吐、视神经乳头水肿等颅内高压症状，可以出现癫痫、精神异常、共济失调等，极少数可以表现为痴呆。

【**影像学表现**】

1.CT表现

（1）CT平扫 脑内多发或单发结节或肿块影，密度可以均匀或不均匀，肿瘤较大时可出现坏死囊变及出血，出血的转移瘤多来源于黑色素瘤、甲状腺癌、绒毛膜癌和肺癌等。好发部位为皮髓质交界区，大小不一，单发者多数较大；周围脑水肿明显，表现为"小肿瘤大水肿"，占位效应明显，邻近结构受压变形、移位。CT骨窗观察有无颅骨破坏。脑膜转移平扫常常难以发现，可能显示脑沟、脑池增宽。

（2）CT增强扫描 多呈结节状、环形、不规则形明显强化，周围脑水肿区无强化，囊变、坏死、出血无强化。增强扫描可发现脑内等密度的小结节。脑膜转移增强扫描显示脑膜异常增强。

2.MRI表现

（1）MRI平扫 MRI能更清晰显示脑转移灶及区分肿瘤周围水肿。肿瘤较小时，T_1WI呈低或等信号，T_2WI呈高信号，信号多均匀（图2-41a、b）。肿瘤较大，常有囊变坏死或出血，T_1WI呈混杂信号，T_2WI呈不均匀的高信号。黑色素瘤、绒癌等脑转移时，T_1WI呈高信号。肿瘤周围明显指状水肿，呈片状T_1WI低、T_2WI高信号。脑室内转移少见，周围脑组织无水肿。

（2）MRI增强扫描 注射Gd-DTPA增强扫描，肿块多呈明显均匀或不均匀结节状、环形强化，形态多样（图2-41c、d）。脑膜转移增强扫描显示良好。

（3）^{1}H-MRS表现 NAA峰和Cr峰完全或部分缺失，NAA峰、Cr峰降低、Cho峰升高提示转移瘤可能，无特征性。

【**诊断与鉴别诊断**】

1.诊断要点 中老年人，原发肿瘤病史，脑内多发病灶，位于皮髓质交界区，肿瘤周围广泛水肿，呈指状，具有"小肿瘤大水肿"特征，肿瘤内坏死囊变较常见。

2.鉴别诊断 单发的脑转移瘤与星形细胞瘤、脑脓肿相鉴别。

（1）星形细胞瘤 无其他肿瘤病史，肿瘤周围水肿相对较轻。

（2）脑脓肿 多有感染或中耳炎等病史，DWI脓液弥散受限呈高信号，可见"环征"。

七、椎管内肿瘤

MRI是目前椎管内肿瘤的定位和定性诊断最佳的无创性检查方法，如果平扫发现或者临床怀疑占位性病变，应行MRI增强扫描。

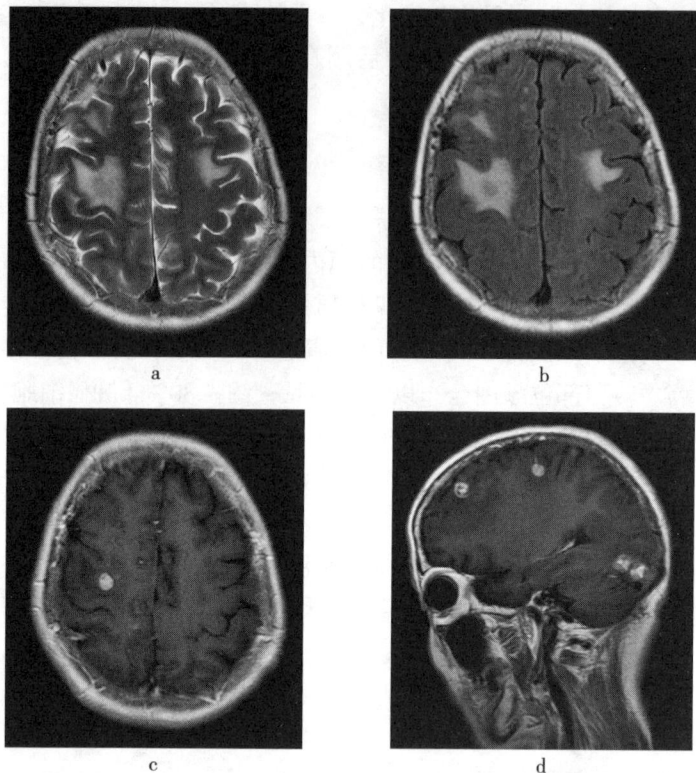

图2-41　脑转移瘤

a.MRI T$_2$WI；b.MRI T$_2$FLAIR；c.MRI增强扫描横断位；d.MRI增强扫描矢状位

双侧大脑半球内可见多发片状长T$_2$信号灶，中央呈等信号；增强扫描可见多发结节状强化灶，主要分布于灰白质交界处

　　椎管内肿瘤约占神经系统肿瘤的15%，可发生在各个脊段。按生长部位可分为脊髓内肿瘤、脊髓外硬膜内肿瘤和硬膜外肿瘤三类，以脊髓外硬膜内肿瘤最为常见，占椎管内肿瘤60%~75%，其他两类各占约15%。脊髓内肿瘤常见有室管膜瘤和星形细胞瘤；脊髓外硬膜内肿瘤常见有神经源性肿瘤和脊膜瘤，其中，神经源性肿瘤以神经鞘瘤和神经纤维瘤常见；硬膜外肿瘤常见有转移瘤和淋巴瘤。椎管内肿瘤能够做到定位对于定性诊断是非常重要的（图2-42、图2-43）。

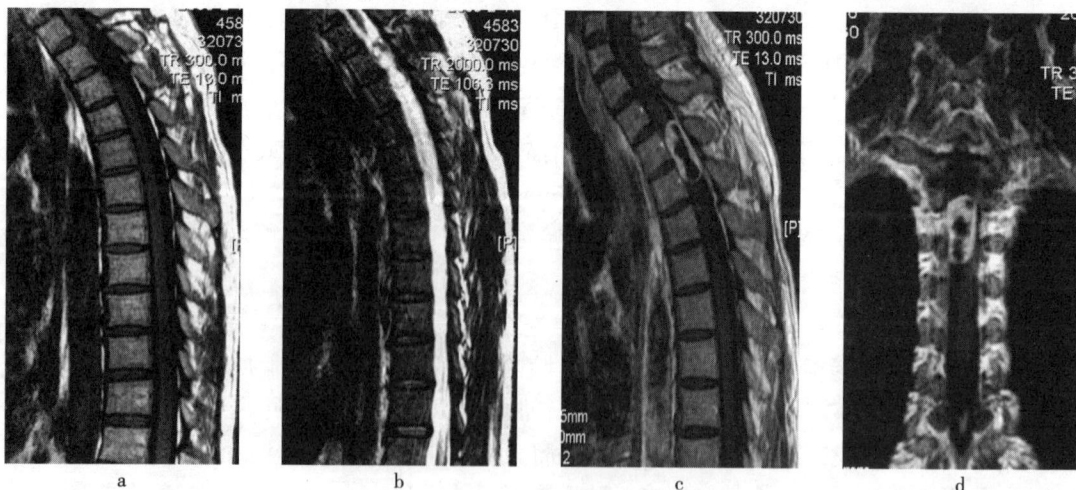

图2-42　椎管内神经鞘瘤（脊髓外硬膜内占位）

a.MRI矢状位T$_1$WI；b.MRI矢状位T$_2$WI；c.MRI增强扫描矢状位；d.MRI增强扫描冠状位

椎管内可见混杂信号占位，信号不均，内可见坏死液化，邻近蛛网膜下腔增宽，脊髓受压移位；

增强扫描呈明显不均匀强化

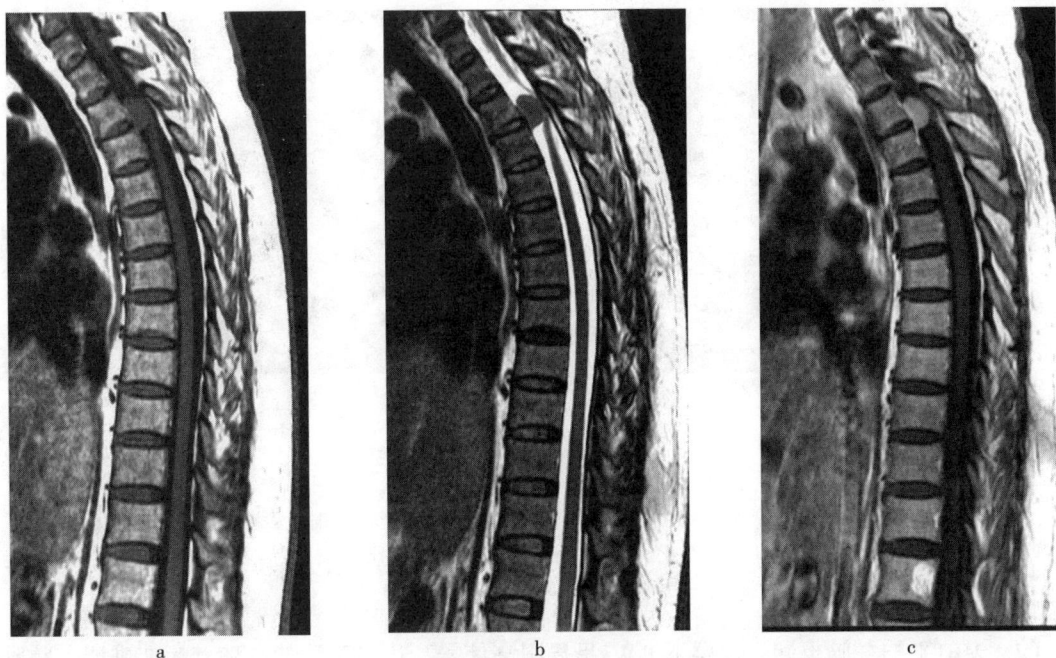

图2-43　椎管内脊膜瘤（脊髓外硬膜内占位）

a.MRI矢状位T₁WI；b.MRI矢状位T₂WI；c.MRI增强扫描矢状位

椎管内可见等信号占位（与脊髓比较），信号均匀，邻近蛛网膜下腔增宽；增强扫描呈均匀明显强化，邻近脊膜强化

第七节　颅内感染性疾病

颅内感染可由细菌、真菌、病毒、寄生虫、螺旋体或是立克次体等引起，分为先天性（妊娠期感染）和后天性（出生后感染）。感染途径为邻近感染直接蔓延、血源性感染、迁入性感染，部分为隐源性感染。侵及脑实质引起脑炎和脑脓肿，累及脑膜或室管膜引起脑膜炎或室管膜炎，可以同时受累形成脑膜脑炎。

一、脑脓肿

【疾病概要】

1.病理病因　脑脓肿（brain abscess）为细菌引起局限性脑内炎症并形成脓腔，早期为化脓性脑炎，脓肿形成后成为化脓性脑脓肿。常见的致病菌有金黄色葡萄球菌、链球菌、肺炎球菌和变形杆菌等等。感染途径分为耳源性、血源性、鼻源性、外伤性和隐源性。部位与原发感染有关，大多数位于幕上，病灶中心多位于脑灰、白质交界区，以颞叶居多，可见于额、顶、枕叶，小脑少见，偶见于垂体。病理上分为脑炎早期（3~5天）、脑炎后期（5天~2周）、脓肿形成早期（2周左右）和脓肿形成晚期（几周~几个月）。

2.临床表现　根据脓肿部位不同而不同，可出现头痛、记忆力减退、癫痫及偏瘫症状，发病急者数天内意识不清。多有原发感染史。

【影像学表现】

1.CT表现

（1）CT平扫　脑炎期表现正常或脑灰、白质交界区低密度区，边界不清，邻近脑沟变窄，累及范围较大可见明显占位效应。脓肿形成后脓液和坏死组织为低密度，脓肿壁多呈环形等密度，周围水肿呈低密度（图2-44a）。若产气菌感染，脓腔内可见少量气体密度及气-液平面。

（2）CT增强扫描　脑炎期多无强化或是斑点状强化。脓肿形成后壁呈明显环状强化，具有完整、厚薄均匀的特点，少数可不完整（图2-44b）。

PPT

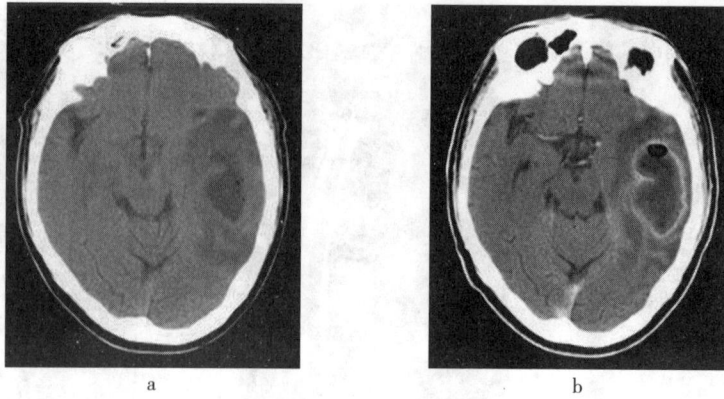

图2-44　脑脓肿

a.CT平扫；b.CT增强扫描

左侧颞叶可见囊实性占位，密度不均匀，内可见散在点状气体密度影，周围可见大片状低密度水肿区；

增强扫描呈环状强化，内可见气体密度影；既往慢性中耳乳突炎病史

2.MRI表现

（1）MRI平扫　脑炎期，皮层下T_2WI呈局限高信号，边界不清楚；随着病变进展，脓肿壁形成和液化坏死扩大，脓肿壁在T_1WI与T_2WI呈等或稍高信号；中央脓液T_1WI呈低信号，T_2WI呈显著高信号，DWI弥散受限呈明显高信号；脓肿晚期壁因纤维成分表现为T_2WI等或低信号（图2-45a、b、c）。脓肿周围水肿可见于各期，随病程而变化。邻近脑室脓肿可能破入脑室。

（2）MRI增强扫描　Gd-DTPA增强扫描，脑炎期多数无强化，少数可呈结节状或片状强化；脓肿形成后，壁呈均匀环状强化，中央脓液无强化，卫星灶呈现结节状强化（图2-45d）。周围水肿区无强化。邻近脑膜可以增厚、强化明显。

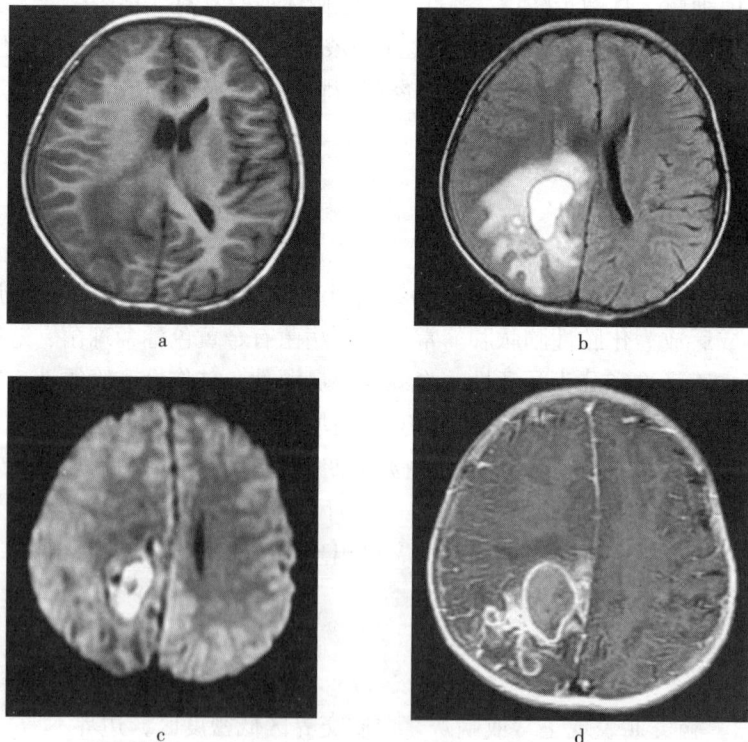

图2-45　脑脓肿

a.MRI T_1WI；b.MRI T_2FLAIR；c.MRI DWI；d.MRI增强扫描

右侧颞叶囊实性占位，周围可见片状水肿区，DWI可见弥散受限呈高信号；

增强扫描可见多个环状强化，壁厚薄均匀，邻近脑膜强化

【诊断与鉴别诊断】

1.诊断要点 局部或全身感染症状伴有颅内高压或是定位体征；CT平扫显示等密度或高密度的环壁，增强扫描壁呈现明显强化，厚薄均匀；MRI显示壁T_1WI呈等信号，T_2WI呈等或低信号，中央脓液DWI弥散受限呈高信号，增强扫描呈明显环状强化，厚薄均匀。

2.鉴别诊断 脑脓肿应与星形细胞瘤、转移瘤、放射性脑坏死、脑内血肿吸收期及手术后残腔鉴别。

（1）星形细胞瘤、转移瘤 肿瘤实性成分厚薄不均匀，可见壁结节，中央坏死液化DWI无弥散受限，^{1}H-MRS有助于鉴别。

（2）放射性脑坏死、脑内血肿吸收期及手术后残腔 可根据相应病史有助于鉴别。

二、颅内结核

【疾病概要】

1.病理病因 颅内结核（intracranial tuberculosis）常由肺结核或其他部位结核血行播散而来，常发生于儿童和青年人。分为结核性脑膜炎、结核球和结核性脑脓肿，其中结核性脑膜炎为最常见形式，单发少见，与结核性脑炎并存。结核性脑膜炎主要累及基底池脑膜，局部脑膜增厚，多由多核细胞、纤维蛋白和出血组成灰色胶样渗出黏附，可形成动脉内膜炎以及血管周围脑实质的炎性改变，导致动脉狭窄，分布区脑缺血，甚至梗死。脑实质结核为单发或多发的干酪样小结节，中央坏死，少数有软化灶。脑结核球常位于皮质内，大小为2~6cm，外围为纤维膜，中间为干酪坏死，少数有钙化。结核性脑脓肿大体病理与化脓性脑脓肿相仿。

2.临床表现 根据受累部位不同而出现不同的症状和体征，主要表现为头痛、呕吐、全身中毒症状、脑膜刺激征、癫痫、意识障碍等。

【影像学表现】

1.CT表现

（1）结核性脑膜炎 CT平扫蛛网膜下腔密度升高，以基底池明显，可伴有脑水肿、脑梗死和脑积水。晚期可出现钙化灶。增强扫描脑基底池软脑膜强化。

（2）脑结核球 平扫为混杂密度结节，部分结节内可见钙化，大部分单发，可多发，周围脑组织轻度水肿，有占位效应。

（3）结核性脑脓肿 平扫和增强扫描表现与化脓性脑脓肿类似，平扫示脑实质内多发小结节影，呈等密度或低密度，其内无气体，增强扫描结节强化（图2-46）。

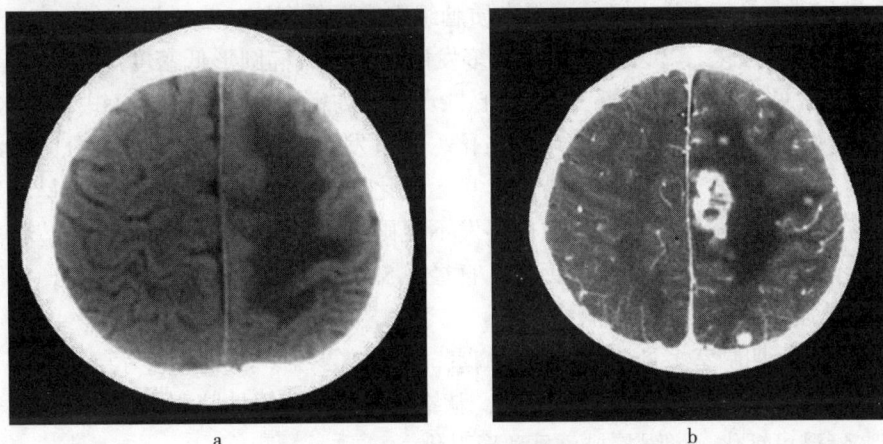

图2-46 脑结核

a.CT平扫；b.CT增强扫描

肺结核患者，右侧半卵圆中心呈大片状低密度，密度均匀，大脑皮层未见明显受累；

增强扫描呈明显不均匀强化，邻近皮层下可见多个强化小结节

2.MRI表现

（1）结核性脑膜炎　以脑底部为重，基底池脑脊液信号消失，局部结构模糊不清。增强扫描可见软脑膜结节环形强化，结节中央部呈低信号。

（2）脑结核球　T_1WI呈低信号，包膜为等信号，T_2WI信号不均匀，包膜信号可低可高，DWI呈等或低信号。增强扫描显示清晰。

（3）结核性脑脓肿　T_1WI呈等或低信号，T_2WI呈等或稍高信号，信号不均匀，周围可见脑组织水肿，DWI多呈高信号。增强扫描壁强化明显。

【诊断与鉴别诊断】

1.诊断要点　结核性脑膜炎与其他细菌引起的脑膜炎影像表现相似，必须结合临床做出定性诊断。结核球的定性诊断困难，同样必须结合临床。临床结核病史、脑脊液细胞及蛋白中度升高，糖和氯化物降低，出现相应影像表现等有助于做出诊断。

2.鉴别诊断　主要与以下疾病鉴别。

（1）其他细菌引起的脑膜炎　结核性脑膜炎脑底池钙化有助于鉴别。

（2）颅内肿瘤及化脓性脑脓肿　结核球、结核性脑脓肿与颅内肿瘤及化脓性脑脓肿鉴别困难，必须结合临床。

三、脑囊虫病

【疾病概要】

1.病理病因　脑囊虫病（cerebral cysticercosis）又称囊尾蚴病，猪绦虫幼虫寄生于脑部所致。是最常见的脑寄生虫病，全国各地均有发生，以华北和东北地区为高发区。感染途径为人误食猪绦虫虫卵或是猪绦虫患者呕吐虫卵逆流入胃，在十二指肠六钩蚴脱出钻入肠壁，经血液循环到达全身，60%~90%侵犯脑部，在脑内演变为囊尾蚴。根据囊虫的自然生活史可将其分为存活期、变性期及死亡期。存活期囊尾蚴于脑内形成囊泡，囊泡内含清亮囊液及偏心性头节，周围无炎性反应。虫体变性接近死亡时，人体对囊虫异体蛋白产生反应，造成炎症、水肿、坏死、脑膜和室管膜粘连等。死亡后虫体钙化，周围肉芽肿变成瘢痕。根据囊虫病在脑部停留部位分为脑实质型、脑室型、脑膜型及混合型，以脑实质型最常见，脑室型次之。

2.临床表现　常见症状有癫痫、头痛、头晕等。幼虫死亡引起人脑炎性反应及脑水肿可致死。

【影像学表现】

1.CT表现

（1）脑实质型　①急性脑炎型：幕上白质脑组织广泛低密度，也可以散在分布于皮质，全脑肿胀，增强扫描无强化。②多发小囊型：多发散在圆形或椭圆形低密度灶，以椭圆形多见，灰、白质交界处常见，呈水样密度，内有偏心性点状或高密度影，周围脑组织无水肿或轻微水肿（图2-47a），增强扫描为无强化或环形强化。③单发大囊性：类圆形或是分叶状水样密度影，边界清楚，无实性结节，增强扫描囊本身无强化，周边可因纤维组织增生呈轻度环形强化。④多发结节或环状强化型：脑内散在多发不规则低密度影，增强扫描呈结节状或环状强化。⑤多发钙化型：脑实质内多发性钙化，直径2~5mm，类圆形，有时呈片状，周围无水肿（图2-47b），增强扫描无强化。

（2）脑室型　第四脑室多见，其次第三脑室，侧脑室少见。CT难以显示囊泡，可见间接征象，脑室形态异常，脑室局限性不对称扩大，脉络丛移位，梗阻性脑积水。部分囊泡密度可以高于脑脊液，囊壁可钙化，增强扫描可呈环形强化。

（3）脑膜型　侧裂池、鞍上池多见，有轻度占位效应，蛛网膜下隙扩大、变形，脑室对称性扩大。增强扫描囊壁强化、结节状强化和脑膜强化。

（4）混合型　兼有上述两种或两种以上表现同时存在。

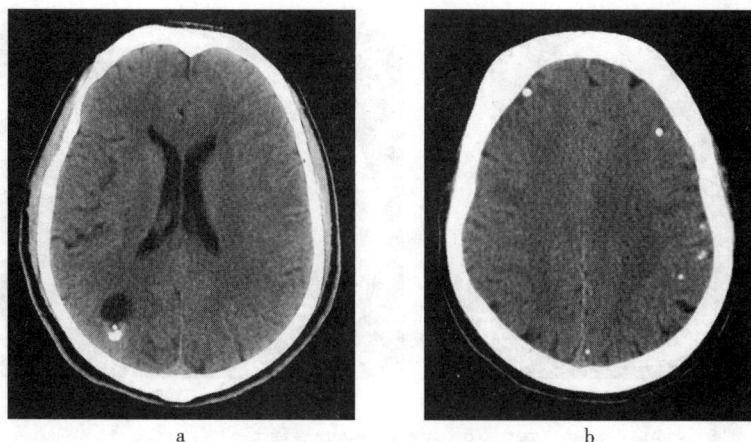

图2-47 脑囊虫病

a.CT平扫基底节区层面；b.CT平扫半卵圆中心层面

同一患者CT平扫，右侧枕叶可见囊状病灶，局部边缘可见钙化灶，双侧大脑半球皮层下可见散在多发钙化灶

2.MRI表现

（1）脑实质型 存活期脑内可见多发囊性病变，多呈椭圆形，偏侧壁可见点状头节，头节及囊壁呈等信号。周围脑组织水肿轻。增强扫描头节及囊壁不同程度强化，早期不明显。变性死亡时，头节变模糊，囊壁不规则增厚，周围脑组织水肿明显，增强扫描强化明显。

（2）脑室型及脑膜型 脑室、脑池及脑沟内多发结节，T_1WI呈低信号，T_2WI呈高信号，大小不一，常不能显示头节；可呈大囊病变，分叶状，有分隔。

【诊断与鉴别诊断】

1.诊断要点 临床有癫痫发作、颅内高压等；有绦虫病史；CT和MRI表现如上。

2.鉴别诊断

（1）脑炎型 需与多发性硬化、多发性脑梗死和皮层下动脉硬化性脑病鉴别。

（2）单发大囊型 需与皮样囊肿、表皮样囊肿、蛛网膜囊肿、脑穿通畸形鉴别。

（3）多发小囊型 需与脑转移瘤、脑脓肿鉴别。

第八节 颅脑先天畸形及发育异常

颅脑先天畸形及发育异常是由于胚胎期神经系统发育异常所致，约40%为遗传因素和子宫内环境的共同影响所致，其余机制不详。

一、胼胝体发育不全

【疾病概要】

1.病理病因 胼胝体发育不全（hypoplasia of corpus callosum）是神经系统较常见的先天性发育异常，可以是先天遗传疾病，也可以是胚胎12~20周内由于代谢、机械等因素影响所致。包括完全性胼胝体发育不全和部分性胼胝体发育不全，后者胼胝体压部和嘴部常缺如。常伴有第三脑室上移，两侧侧脑室分离，也可伴有颅脑其他发育畸形，如脂肪瘤、灰质异位、脑裂畸形及Dandy-Walker畸形。

2.临床表现 多无明显症状。部分可有视觉障碍、交叉触觉定位障碍，严重者有精神发育迟缓、癫痫，可发生脑积水和颅内压升高。

【影像学表现】

1.CT表现 两侧侧脑室分离，后角扩张，第三脑室上移，插入双侧侧脑室体部之间，严重时可达双侧半球纵裂的顶部（图2-48）。合并脂肪瘤时CT值为负值。

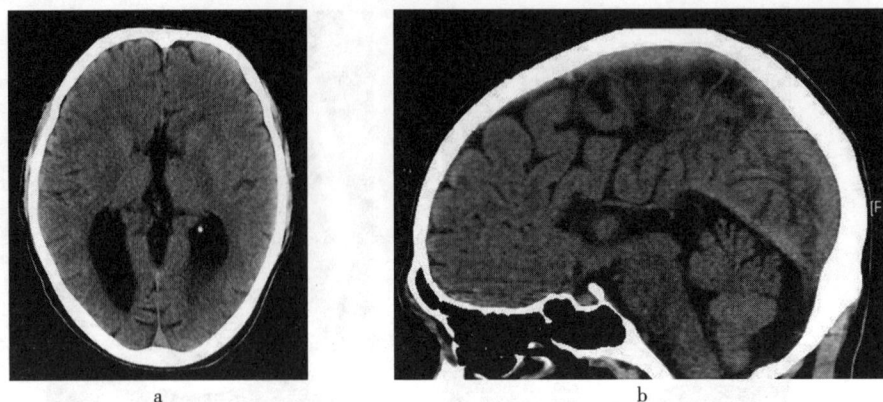

图2-48 完全性胼胝体发育不全

a.CT平扫横断位；b.CT矢状位重组

两侧侧脑室分离，后角扩张，第三脑室上移，矢状位重组未见胼胝体

2.MRI表现 胼胝体发育不全矢状面T_1WI显示最清楚。完全性胼胝体发育不全表现为胼胝体缺如，扣带回和扣带沟消失，邻近脑回呈放射状排列；部分性胼胝体发育不全显示胼胝体膝部和体部存在，压部和嘴部消失。冠状位显示Probst束，冠状位及横断位显示侧脑室分离呈平行排列、枕角扩大。

【诊断与鉴别诊断】

根据上述表现诊断不困难。

二、结节性硬化

【疾病概要】

1.病理病因 结节性硬化（tuberous sclerosis）为常染色体显性遗传性疾病，可家族性发病，也可散发。男性发病率比女性高2~3倍。结节性硬化的特点是多器官错构瘤，在脑的主要病理特征为皮层结节、白质内异位细胞团和脑室内小结节，可单发和多发，大小不等，皮层结节以额叶为主，可发生在丘脑、基底核、小脑和脑干，含致密的胶原纤维、胶质细胞和不典型的神经元，可有钙化，偶有囊变。白质内异位细胞团由胶质细胞和神经节细胞构成。室管膜下小结节最易钙化。结节性硬化可并发纤维瘤、先天性视网膜肿瘤和多指畸形。

2.临床表现 主要是癫痫、智力障碍和皮脂腺瘤，可见痉挛状态和其他脑性麻痹征象。

【影像学表现】

1.CT表现

（1）CT平扫 多发结节与钙化灶，高密度，圆形或不规则形，以室管膜下和脑室周围多见，皮层和白质内可见，也可见于小脑。可合脑积水及脑萎缩，少数病例可以合并室管膜下巨细胞型星形细胞瘤。

（2）CT增强扫描 结节强化，更清晰。

2.MRI表现 早期表现为脑皮层形态异常，以后出现灰、白质界限不清，较大结节在T_1WI呈等或低信号，T_2WI呈高信号，DWI呈等信号。可以合并脑积水及脑萎缩。

【诊断与鉴别诊断】

1.诊断要点 临床面部皮脂腺瘤、癫痫和智力障碍特点，CT表现为多发结节与钙化灶，以室管膜下和脑室周围多见，皮层和白质内可见；MRI表现为灰、白质较大结节，在T_1WI呈等或低信号，T_2WI呈高信号，DWI呈等信号。

2.鉴别诊断 诊断不困难，需要与脑囊虫病鉴别。脑囊虫病可以表现为多发钙化或非钙化结节，小囊多见，多分布于脑实质内，脑室内偶尔可形成囊肿。

案例讨论

案例 患者,男,13岁。癫痫发作2次。MRI检查如图。

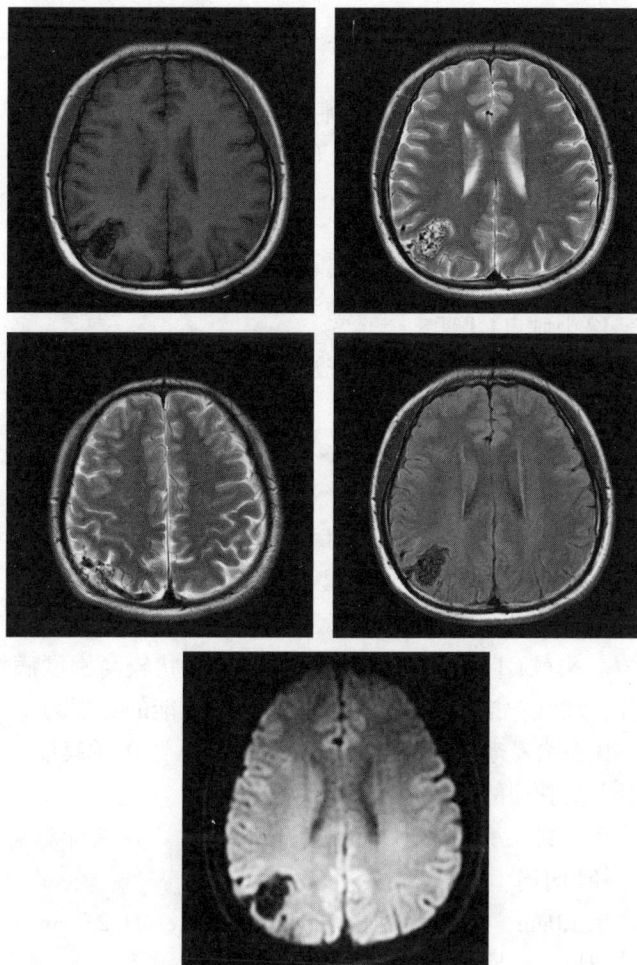

讨论　1.请分辨上图MRI检查各序列。

2.请描述患者影像学表现。

3.该患者诊断为什么疾病?鉴别诊断有哪些?

本章小结

医学影像学检查在中枢神经系统疾病诊断、病理学、疗效观察中具有重要作用,特别是CT、MRI检查。因此,要求熟悉CT和MRI检查各种技术、简单成像原理,例如,MRI DWI在急性脑梗死、脑脓肿及部分肿瘤的定性诊断。

本章要求重点掌握临床常见病及多发病的影像表现,包括颅脑外伤、脑血管疾病、脑肿瘤。颅脑外伤首选CT检查,注意硬膜外血肿及硬膜下血肿的典型表现。MRI检查对脑挫裂伤和弥漫性轴索损伤具有独特的优势。怀疑脊髓损伤应行MRI检查,可以显示脊髓挫裂伤、髓内血肿和脊髓横断。要求熟悉颅内感染性疾病、先天发育畸形。

脑血管疾病常见有脑梗死、脑出血、动静脉畸形和动脉瘤。MRI DWI可以在急性期或超急性期观察到细胞毒素性水肿的发生。急性脑出血CT表现较典型高密度。CTA、MRA结合相应平扫可以发现动脉瘤、定性诊断以及观察内部有无血栓的形成。动静脉畸形由于病理学组成影像学诊断不困难。

习 题

一、单项选择题

1.下列结构不属于基底节的是（   ）。

A.尾状核   B.豆状核   C.屏状核   D.丘脑   E.苍白球

2.下列关于脑梗死早期CT表现，错误的是（   ）。

A.致密动脉征

B.岛带征

C.患侧豆状核密度减低，与脑白质等密度

D.小血管闭塞者，12小时内CT可完全正常

E.大血管闭塞者，6小时内表现为大面积密度减低区

3.颅内硬膜外血肿典型形态为（   ）。

A.圆形   B.梭形   C.不规则形   D.新月形   E.球形

4.下列颅咽管瘤诊断要点，错误的是（   ）。

A.好发于鞍上   B.儿童多见

C.增强扫描可强化   D.囊变者高达80%

E.钙化者罕见

5.患者，女，46岁。头颅CT示：矢状窦旁左顶叶半球状较高密度病灶，界限清楚，瘤体边缘与大脑镰紧密相连，增强扫描可见明显均匀强化。最可能的诊断为（   ）。

A.脑脓肿 B.脑内星形细胞瘤 C.脑转移瘤 D.脑膜瘤 E.脑出血

6.以下不属于神经上皮肿瘤的是（   ）。

A.星形细胞瘤 B.少突胶质细胞瘤 C.胶质母细胞瘤 D.室管膜瘤 E.脑膜瘤

7.垂体微腺瘤的直径为小于

A.0.5cm   B.1.0cm   C.1.5cm   D.2.0cm   E.2.5cm

8.下列病变最易破裂形成蛛网膜下腔出血的是（   ）。

A.毛细血管扩张症   B.海绵状血管瘤

C.动脉瘤   D.脑梗死

E.静脉瘤

9.患者，男，39岁。右侧肢体乏力渐进半年。CT显示左颞叶占位病变，呈等低密度，周边脑组织轻度水肿，增强后病灶强化不明显。最可能的诊断为（   ）。

A.脑膜瘤 B.星形细胞瘤 C.颅咽管瘤 D.垂体瘤 E.转移瘤

10.下列肿瘤CT值最低的是（   ）。

A.垂体瘤 B.胶质瘤 C.听神经瘤 D.胆脂瘤 E.转移瘤

二、简答题

1.颅内硬膜外、硬膜下血肿的区别有哪些？

2.简述动脉闭塞性脑梗死的影像学表现。

3.椎管内肿瘤按照部位分为哪三种类型？如何定位？

（周　军　于广会）

第三章 头颈部

知识目标
1. **掌握** 常见疾病影像学表现、诊断及鉴别诊断。
2. **熟悉** 各种影像学检查方法的应用价值；头颈部 CT、MRI 正常影像学解剖。
3. **了解** 常见疾病的病理基础。

技能目标
1. **学会** 影像检查技术方法的选择和综合应用；常见疾病影像学诊断。
2. **具备** 常见疾病的诊断思维和鉴别能力。

头颈部指颅底至胸廓入口层面部位，解剖结构精细复杂，生理功能重要，可发生多种类型的疾病。

第一节 影像检查方法

一、X线检查

（一）常规X线摄影

目前，常规X线摄影临床已不再应用。

（二）X线造影

主要使用碘对比剂，可以使泪囊、鼻泪管及涎腺显影。DSA对颈动脉海绵窦瘘、眼眶动静脉畸形、动-静脉瘘及眼动脉的动脉瘤等头颈部血管病变的诊断和介入治疗有特殊的价值，评估病变的血供情况，显示病变与血管的关系可靠且准确性高。

二、CT检查

（一）CT平扫

常用的检查技术包括横断面的平扫及增强扫描，层厚3~5mm，辅以冠状位、矢状位重组，范围以具体病变范围决定，分别用软组织窗和骨窗观察。

1. **眼及眼眶** CT的应用拓宽了眼部病变的诊断范围，广泛用于眼眶外伤和异物定位、骨质改变、钙化及其他病变，能显示眼球及眼眶病变的大小、位置和结构，尤其骨质的细微变化。

2. **耳部** 耳部结构细小复杂，而且大部是骨结构或者骨气混合结构，因此，高分辨率CT是耳部首选检查方法。

3. **鼻部** CT主要作用是显示病变范围和病变累及到的结构、鼻骨骨折等。

4. **咽喉** CT能清楚地显示咽喉部病变的部位、范围以及病灶与邻近结构如血管、神经、淋巴以及颅底等结构的关系，多层螺旋CT三维重组显示解剖结构更加清楚。

5. **口腔颌面部** CT显示清楚牙齿及颌骨病变，对于软组织病变能提供较多的诊断信息。

6. **颈部** CT对确定颈部肿块部位、形态、大小和显示肿块侵犯范围及肿块定性诊断较有优势。

（二）CT增强

怀疑肿瘤性、血管性病变时应行CT增强检查。甲状腺功能明显亢进且未经治疗者，应禁

PPT

医药大学堂
WWW.YIYAODXT.COM

行CT增强检查。

（三）CT后处理技术

1.多平面重组技术（MPR）和容积再现技术（VR） 主要用于显示眼眶、鼻窦及面颅骨的解剖结构及其与病变的详细毗邻关系。

2.CT血管成像技术（CTA） 主要用于显示颈部血管性病变。

3.表面遮盖技术（SSD） 主要用于面颅骨表面形态的显示。

4.CT仿真内镜技术（VE） 主要用于观察管腔内的病变，如弥补声门下区病变喉镜检查的不足，使临床诊疗更加精准。

三、MRI检查

（一）MRI平扫

磁共振检查常规采用横断面、矢状面和冠状面扫描，层厚1~5mm，同时做 T_1WI 和 T_2WI。MRI极大地提高了眼、鼻窦、咽喉、耳及颈部软组织病变的检出、定位及定性能力，能很好地显示病变内部与周围组织结构的关系。MR水成像技术主要用来了解内耳蜗发育不良及其程度和部位。

（二）MRI增强扫描

肿瘤性病变、炎性病变、血管性病变的诊断与鉴别诊断常需要行磁共振增强检查。

四、各部位检查方法的优选

CT和MRI是头颈部最主要的检查方法，使头颈部的解剖结构及其病变的显示能力大幅度地提高，不但能客观反映头颈部精细解剖及其变异，还可敏感检出头颈部病变并确定其部位、大小和范围，对大部分病变尚能做出定性诊断。

第二节　正常影像学表现

一、CT表现

（一）眼部

眼部包括眼眶、眼球、眼睑及泪器。

1.横断面 眼眶呈锥形，分为内、外、上、下四壁；眶壁为条状高密度影，眼球位于眼眶的前部，呈球形结构，成人眼球前后径约24mm，两侧眼球的形态、大小对称；球壁呈均匀高密度环，亦称眼环（图3-1a），厚约1mm，其内可见低密度的玻璃体及高密度的晶状体；眼球外上方等密度影为泪腺；眼球后方可见低密度的脂肪间隙，周边可见条状眼外肌，眼外肌包括上直肌、内直肌、下直肌、外直肌，内直肌最粗，直径约4mm；中间为视神经；视神经粗细均匀，3~4mm，在眶尖区可见眶上裂、眶下裂及视神经管。

2.冠状面 分为眼球层面和球后层面。眼球层面可见眼环位于眼眶中部，环的大小随层面深度而不同；该层面主要对上直肌及其上方的提睑肌、下直肌及其下方的下斜肌以及眼眶外上方的泪腺显示清晰。内直肌之上可见上斜肌，眼上静脉在其下，呈小圆形影。此外，对眶骨四周的轮廓结构显示也清晰（图3-1b）。泪腺位于眼球外上方眼眶的泪腺窝内。球后层面中可清晰显示视神经的位置、形态、大小和密度，同时可见眼动脉和上眼静脉的正常影像。四条直肌在此层面上显示最清楚。

（二）耳部

耳由外耳、中耳和内耳三部分组成。颞骨是耳部结构的重要构成，由鳞部、鼓部、乳突

部、岩部、茎突五个部分组成，还有乙状窦、颈静脉窝、颈动脉管等，结构复杂；高分辨率CT扫描可以清楚地显示颞骨的诸结构，观察颞骨内乳突等气化情况（图3-2）。

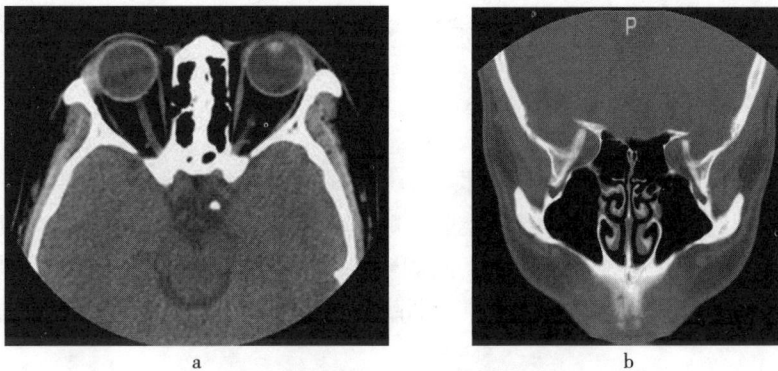

图3-1 眼和眼眶正常CT表现
a.眼CT横断位；b.眼眶冠状位重组（骨窗）

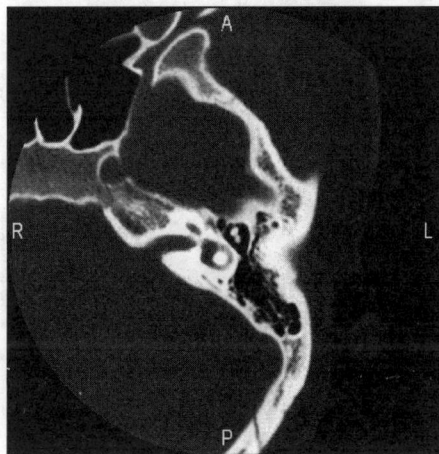

图3-2 耳正常高分辨率CT表现

（三）鼻和鼻腔

鼻腔及窦腔内天然含气，CT检查时为极低密度，窦壁骨质显示线状高密度，正常黏膜薄而不显示。CT可清楚地显示正常鼻和鼻窦解剖及其变异，是鼻内镜手术的"路线图"，术前常规CT检查，以减少手术并发症。

1.鼻腔 其外侧壁可显示上、中、下鼻甲与上、中、下鼻道。

2.鼻窦 是颅骨不规则骨内的气腔，额窦、筛窦、蝶窦、上颌窦分别位于额骨、筛骨、蝶骨和上颌骨内。

（1）上颌窦 上颌窦最大，为底朝鼻腔，尖朝外上方的四面锥体形腔，开口于内侧壁的外上方；由前壁、后壁、上壁、下壁、内壁围成；窦腔发育过大时，可向硬腭、额突、颧突及眶骨内延伸，向牙槽突延伸时牙根突入其内；发育过小时则窦腔狭小；少数窦腔内还可出现骨性间隔。

（2）筛窦 筛窦位于鼻腔外上方，每侧有多个气房，分前、后组，分别开口于中鼻道和上鼻道。

（3）额窦 额窦位于额骨内，两侧发育者达60%以上，可以不发育或一侧发育，通过额鼻管开口于中鼻道。

（4）蝶窦 蝶窦位于蝶骨体内，常被内板隔为左右两腔，多气化不对称，向前开口于蝶窦隐窝；当蝶窦过度发育或不良发育，常导致视神经管、圆孔、卵圆孔、翼管及颈动脉管等邻近结构与其相对位置发生改变。

窦口鼻道复合体（ostiomeatalex，OMC）

位于鼻腔外侧壁，为诸鼻旁窦开口所在，包括漏斗区和相应的中鼻道，上颌窦开口。正常为一含气通道，提供额窦、上颌窦、蝶窦和筛窦的空气引流，其的作用是空气引流和借黏膜纤毛运动，将窦腔内分泌物排出，以保护窦腔黏膜的健康。其是慢性鼻旁窦炎症发病机制的关键区域。

（四）咽部

整个咽部分为鼻咽部、口咽部和喉咽部。

1.鼻咽部 鼻咽腔位于中央，为含气空腔，略呈方形，正前方为鼻中隔及两侧鼻腔，后方为椎前软组织与第一、第二颈椎椎体相对。两侧壁中部的半圆形隆起为咽鼓管圆枕，其前方含气凹陷为咽鼓管咽口，后方较宽的斜行裂隙为咽隐窝。两侧对称；CT检查，这些结构均可清晰显示（图3-3）。

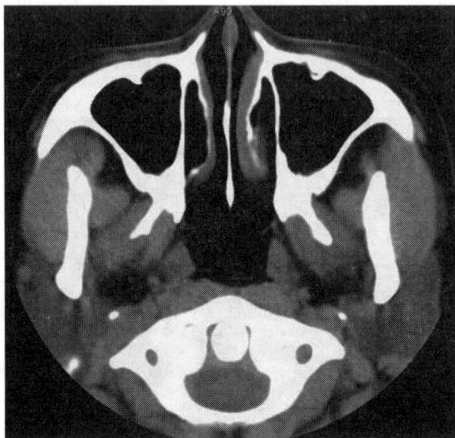

图3-3 鼻咽部正常CT表现

2.口咽部 口咽部上起软腭，下至会厌游离缘，前方软腭下方为舌面，向后下续为舌根和会厌组织。CT检查横断面显示口咽不及MRI。

3.喉咽部 喉咽部又称为下咽部，上起会厌游离缘，下至环状软骨下缘，由下咽侧壁、两侧梨状窝及环后间隙组成。CT平扫可识别喉咽相关结构的位置、形态、密度及其关系；增强检查，正常喉咽黏膜可发生强化。

（五）口腔颌面部

1.牙齿 CT横断面图像及三维重组均可清楚显示牙齿、颌骨和周围软组织及其毗邻关系。

2.上、下颌骨 上颌骨分体部和四个突起，体部主要由上颌窦组成；四个突起为额突、颧突、齿槽突和腭突。CT横断面可分别观察上颌骨各部的形态及结构。下颌骨分体部和升支，其交界处为下颌角。下颌骨体部上缘为齿槽骨，体部有下颌管开支，包括喙突和髁状突，升支中部舌侧面有下颌孔（图3-4）。CT对显示下颌骨的各部结构非常清晰。

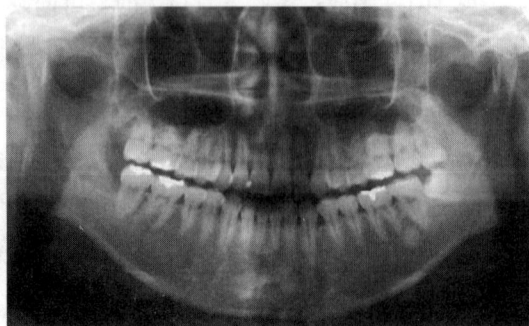

图3-4 下颌骨全景体层摄影表现

3.口腔颌面软组织 口腔颌面软组织包括舌、口底、牙龈、扁桃体、腭、颊、涎腺及咀嚼肌等，平片难以观察。CT能清晰显示各软组织结构的形态，正常时双侧结构对称、等大，呈中等均匀密度，增强检查舌根淋巴组织及涎腺均匀强化。

4.颞下颌关节 颞下颌关节包括下颌小头、关节窝、关节结节、关节盘、关节囊等。X线平片与曲面体层摄影上可显示牙齿形态及内部结构，牙根与牙槽骨间的线状透光影为牙周膜。CT还可清楚显示关节周围软组织。

（六）颈部

包括舌骨、甲状软骨、环状软骨、甲状腺及颈部淋巴结等。

1.舌骨 可显示舌骨呈半环形；颌下腺位于舌骨前外侧；舌骨后方可显示会厌、会厌软骨、梨状窝；舌骨后外侧可显示颈内、外动静脉、胸锁乳突肌，最前缘是舌骨下带状肌。

2.甲状软骨板 甲状软骨呈三角形或弓形。颈血管鞘位于甲状软骨后外侧，喉前庭位于双侧甲状软骨板之间，梨状窝位于双侧甲状软骨体后内侧。

3.环状软骨 是颈部完整的环状结构软骨。后方为软骨板，较宽；前方为软骨弓，较窄。甲状软骨下角位于环状软骨板后外侧，此水平可显示甲状腺上极。环状软骨为甲状腺内侧，颈内动静脉位于甲状腺外侧及后外侧。

4.甲状腺 显示甲状腺、颈动静脉、气管，增强后甲状腺明显强化。两侧颈静脉可不对称。

5.颈部淋巴结 正常短径小于5mm。分为七个区。Ⅰ区：颏下及颌下淋巴结；Ⅱ区：颈内静脉链上组；Ⅲ区：颈内静脉链中组；Ⅳ区：颈内静脉链下组；Ⅴ区：颈后三角区淋巴结；Ⅵ区：中央区淋巴结；Ⅶ区：上纵隔淋巴结。

二、MRI表现

（一）眼

眶壁骨皮质呈低信号影；骨松质因含脂肪呈高信号；眼外肌、视神经、眼环及晶状体呈中等信号；玻璃体T_1WI上呈低信号，T_2WI上呈高信号；眶内脂肪T_1WI上呈高信号，T_2WI上呈中高信号，脂肪抑制后信号减低。

（二）耳

MRI作为CT的重要补充检查技术。其应用价值在于采用恰当的检查方法，可直接显示听神经、面神经、膜迷路及软组织病变，薄层扫描或内耳水成像可显示膜性耳蜗、前庭、半规管及内耳道内的神经等结构，内耳道内神经为条状中等信号。鼓室骨壁、听小骨及其中气体均为低信号，在T_1WI其表面黏膜呈稍高信号的线状影，借此可显示中耳腔轮廓，同样乳突气房也可由黏膜勾画出泡状结构。内骨迷路亦无信号，其中的膜迷路于T_2WI上呈稍高至高信号。高分辨率三维采集的源图像可观察桥小脑角区的脑神经与血管的关系；增强检查则常用于肿瘤性病变及炎性病变的诊断与鉴别诊断。

（三）鼻及鼻窦

MRI检查时，窦腔内气体及骨皮质皆呈极低信号；窦壁内骨髓呈高或等信号；黏膜呈线状影，T_1WI为等信号，T_2WI为高信号。正常鼻黏膜和鼻甲T_1WI为低信号，T_2WI为高信号。鼻窦骨壁和窦腔内气体在各种序列上均不产生信号，表现为黑色无信号区，中间因有高信号的黏膜层分隔衬托而显示骨和窦腔气体的界限。较厚的窦壁骨质内因含骨髓脂肪组织而表现为高信号。正常鼻黏膜厚度不超过3mm，超过4mm有病理意义。此外，MRI检查还可区分鼻咽黏膜、黏膜下层、外侧肌群及咽旁间隙等结构。

（四）口腔

可清晰显示口咽黏膜、黏膜下咽缩肌、咽旁间隙、扁桃体、舌和口底等组织结构。MRI T_1WI、T_2WI上牙髓和松骨质呈高信号，其他骨质呈低信号。MRI T_1WI、T_2WI上显示骨髓呈高信号，骨皮质呈低信号。位置、形态和信号改变及关节内积液等。腮腺富含脂肪，T_1WI像、PDWI像及T_2WI像均表现为高信号，而周围肌内组织表现为低信号，下颌后静脉腮腺内的部分表现为圆点状无信号或低信号，而神经则表现为低信号，MRI图像上有时能分辨。腮腺导管在正常情况下不能显影。

（五）咽喉部

MRI横断面可清楚显示双侧咽隐窝对称，咽鼓管圆枕和咽鼓管咽口清晰，还可见鼻咽黏膜、黏膜下层外肌群形态及咽旁间隙组织；下咽后壁黏膜，黏膜下颈长肌群；两侧梨状窝多对称，大小一致，黏膜面光滑整齐；食管上端呈软组织密度结构，位于环状软骨及气管后方。MRI可直接显示喉部矢状位、横断位和冠状位影像。喉肌在T_1WI及T_2WI呈偏低均匀信号；喉黏膜在T_1WI呈中等信号，T_2WI呈明显高信号；喉旁间隙在T_1WI及T_2WI均呈高信号；喉前庭、喉室和声门下区则均呈极低信号；喉外颈动静脉流空呈无信号影。喉软骨未钙化前在磁共振T_1WI和T_2WI上均为等信号，钙化后呈不均匀低信号；喉周肌肉T_1WI和T_2WI均呈略低信号；喉黏膜T_1WI呈等信号，T_2WI呈明显高信号；喉旁间隙在T_1WI和T_2WI上均呈高信号；喉前庭、喉室和声门下区则均呈极低信号。

（六）颈部

MRI平扫上，喉部、气管、食管等含气管道部分无信号。甲状腺在T_1WI信号较周围肌肉信号稍高，T_2WI呈较高信号。颈外侧部含有颈动脉鞘，由于血管流空效应而呈低信号。颈淋巴结T_1WI呈等信号，T_2WI呈稍高信号。T_1WI上腺瘤信号低于或等于甲状腺，在T_2WI上多为高信号；少数腺瘤内有亚急性出血、囊变或坏死而致信号不均；增强检查，表现类似CT增强检查所见。不足的是，颈部MRI检查常有一定的伪影。

第三节 基本病变影像学表现

一、眼部

基本病变表现包括各解剖结构的形态、位置、大小及密度或信号强度的改变。

（一）眼球

眼球缩小见于先天性和后天性，即各种原因引起的眼球萎缩；眼球增大见于高度近视、青光眼晚期及球内肿瘤等。眼球突出见于球后占位性病变、Graves眼病、眶内血肿等；眼球内陷见于外伤后眶内脂肪脱出、静脉曲张等。眼环局限性增厚，常形成突向球内肿块，见于各种良、恶性病变如视网膜或脉络膜脱离、视网膜母细胞瘤、脉络膜黑色素瘤等；眼环弥漫性增厚多见于炎性病变。球壁钙化见于脉络膜骨瘤、眼球结核；眼球内钙化见于视网膜母细胞瘤。

（二）眼外肌

眼外肌增粗见于炎性病变、外伤、甲状腺眼病等，眼外肌变细见于各种原因引起的眼球运动神经受损；其中炎性病变累及眼外肌全程，包括肌腹及肌腱，而Graves眼病常累及多条眼外肌，肌腹受累明显。眼外肌萎缩见于眼球运动神经麻痹。

（三）视神经

视神经增粗见于肿瘤和炎症等。眶内高密度影常见异物和钙化灶，后者见于视网膜母细

胞瘤、眶内静脉畸形等，密度减低见于外伤后眶内积气等；视神经变性表现为T_1WI呈高信号，强化或不强化；视神经变细见于视神经萎缩，主要依靠MRI检查，目前尚无统一判断标准。视交叉、视束增粗见于胶质瘤、炎性病变及邻近病变的累及。

（四）眼眶

眶腔浅小见于颅面骨发育畸形；眶腔扩大见于巨大肿瘤、神经纤维瘤病等。眶壁骨质中断、移位见于外伤骨折；骨质增厚硬化见于骨纤维异常增殖症、扁平型脑膜瘤等；骨质破坏见于眶内、眶周恶性病变或眶转移瘤；眶壁骨质缺损见于神经纤维瘤病、皮样囊肿、朗格汉斯细胞组织细胞增生症等。眶腔肿块多见于肌锥内间隙肿瘤，如海绵状血管瘤、淋巴管瘤、神经源性肿瘤等。

（五）泪腺

泪腺窝局限性扩大，骨质吸收见于泪腺肿瘤。泪腺前移常见于老年人或眶内肿瘤推挤。泪腺弥漫性增大多为炎症或淋巴瘤；泪腺肿块主要为良恶性混合瘤、腺样囊性癌等。

（六）眼睑

眼睑弥漫性增厚见于炎症、Graves眼病、眼静脉回流障碍；肿块见于毛细血管瘤、基底细胞癌、睑板腺癌等。

二、耳

（一）外耳道

外耳道狭窄或闭锁常见于先天性发育畸形；肿块多见于胆脂瘤、外耳道癌等；骨质破坏主要见于恶性肿瘤或恶性外耳道炎。

（二）中耳

鼓室狭小见于先天发育畸形；鼓室扩大见于胆脂瘤；鼓室内软组织影见于各类炎性病变、外伤后出血、鼓室或颈静脉球瘤。听小骨异常多为先天发育畸形，常伴有外耳道或鼓室畸形；听骨链脱位或不连续见于外伤、手术后；听小骨侵蚀和中耳区骨质破坏见于胆脂瘤、化脓性中耳炎或肿瘤。

（三）迷路

耳蜗、前庭、半规管单纯形态异常主要见于先天性发育畸形；耳蜗、前庭、半规管骨质受侵见于炎性病变、肿瘤、骨纤维异常增殖症、畸形性骨炎。迷路密度增高或信号异常见于骨化性迷路炎。

（四）内耳道

内耳道狭窄见于先天性发育畸形或骨纤维异常增殖症；扩大主要见于听神经瘤、面神经瘤。MRI检查还可以发现前庭蜗神经发育不良。

（五）颞骨大范围骨质增生硬化

其见于炎症、骨纤维异常增殖症和畸形性骨炎等。

三、鼻与鼻窦

（一）黏膜增厚

窦腔黏膜增厚时，影像表现为沿窦壁内缘走行的条状软组织影，厚度多不均匀，常见于各种鼻窦炎症。

（二）窦腔积液

窦腔积液表现为其内液体密度或信号影，并可见气-液平面，见于炎症、外伤等病变。

（三）肿块

骨瘤或骨化性纤维瘤表现为高密度肿块，边界清楚；内翻乳头状瘤表现为软组织肿块，多位于中鼻道；黏膜囊肿、黏液囊肿或鼻息肉表现为半圆形或球形软组织影，位于鼻窦或鼻道；恶性肿瘤常表现为不规则肿块，并向周围侵犯。

（四）钙化

窦腔病变内的钙化主要见于霉菌性鼻窦炎。

（五）骨质改变

窦壁骨质破坏见于各种恶性肿瘤，骨质增生见于长期慢性炎症，骨质中断见于外伤骨折。

四、咽部

（一）咽腔狭窄或闭塞

咽腔狭窄或闭塞可见于肿瘤、外伤及阻塞性睡眠呼吸暂停低通气综合征等病变。

（二）咽壁增厚或不对称

咽壁增厚或不对称，多见于炎症或肿瘤。

（三）异常密度、信号或肿块

咽腔或周围异常密度、信号或肿块影，主要见于炎症或肿瘤。

（四）咽旁间隙异常

咽周间隙移位或消失，也多为炎症或肿瘤所致。

五、喉部

（一）喉腔狭窄或闭塞

喉腔狭窄或闭塞见于肿瘤、外伤、声带麻痹等病变。

（二）喉壁增厚

喉壁或声带、室带增厚见于慢性炎症、声带水肿、息肉及肿瘤等。

（三）喉周围间隙异常

喉旁间隙的移位或消失多见于急性炎症或恶性肿瘤的侵犯。

（四）喉软骨破坏

喉软骨破坏见于各型喉癌晚期，软骨的断裂移位则见于外伤。

六、口腔

（一）形态改变

颌面部形态改变包括结构变形、扩大、缩小甚至消失，通常提示外伤、畸形、肿瘤等病变。

（二）位置改变

颌面部结构移位表现为上、下、左、右及前、后位置的改变，通常提示占位性病变或畸形。

（三）骨质改变

骨质中断为外伤性骨折所致，骨质破坏提示有原发恶性肿瘤或转移瘤等。

（四）异常密度和信号

病变呈低密度提示含脂肪性病变或积气；呈等密度多见于炎性或肿瘤性病变；呈高密度见于

骨瘤、钙化等。MRI上，信号异常见于炎症和肿瘤性病变，多表现为T_1WI低信号、T_2WI高信号。

七、颈部

淋巴结增大一般正常颈部淋巴结短径小于5mm；达5~8mm时，提示可疑淋巴结增大；若大于8mm，则认为是淋巴结增大，常见病因为炎症、结核、转移瘤及淋巴瘤等。CT平扫上为等密度结节或肿块，位于颈部各间隙内，增强后呈均匀、不均匀或环形强化；MRI T_1WI上呈较低信号，T_2WI则呈较高信号。颈部淋巴结的全面准确分析，对恶性肿瘤的分期具有重要价值。

第四节　眼及眼眶常见疾病

PPT

一、炎性假瘤

【疾病概要】

1.病理病因　炎性假瘤（inflammatory pseudo-tumor）是一种良性、特发性、慢性非特异性炎症，病因不明，一般认为与免疫反应有关，多见于40~50岁成年人。多单眼发病，可累及双眼，皮质激素治疗有效，易复发。根据炎症累及的范围可分为眶隔前型、肌炎型、肿块型、巩膜周围炎型、视神经束膜炎型、慢性泪腺炎型及弥漫型。

2.临床表现　多为突然发病，临床症状与炎症累及眼眶的相关部位有关。早期有眼周不适、痛感，眼睑皮肤红肿，结膜充血、水肿，继而出现眼球突出、眼球运动受限、复视或视力下降等症状，部分患者可于眶缘触及疼痛性硬块。

【影像表现】

1.CT表现　炎性假瘤表现多样，无特异性，CT表现与不同分型有关：①眶隔前型表现为眼睑软组织的肿胀。②肌炎型表现为眼外肌的增粗，肌腹和肌腱同时受累，以上直肌和内直肌最常见。③肿块型表现为软组织肿块形成，边界清楚，多以宽基底与眶壁相贴，增强扫描肿块表现为轻度至中度强化。④巩膜周围炎型表现为眼环增厚。⑤视神经束膜炎型表现为视神经增粗，边缘不清晰。⑥泪腺炎型表现为泪腺增大。⑦弥漫型表现为患侧眶内弥漫性软组织密度影，无确切肿块，眼环增厚、眼外肌增粗、视神经增粗、泪腺增大，病变与眶内结构分界不清，边缘模糊。

2.MRI表现　急性期病变T_1WI呈等或略低信号，T_2WI呈高信号。慢性期病变以纤维组织增生为主，T_1WI呈等或低信号，T_2WI呈低信号，增强后可见轻至中度强化。

【诊断与鉴别诊断】

1.诊断要点　炎性假瘤表现多样，临床症状及影像学表现多与累及部位相关，如果眼内结构一处或多处肥大，尤其是眼外肌肌腱、肌腹同时肿大，应考虑本病的可能。

2.鉴别诊断

（1）肌炎型炎性假瘤　应与Graves眼病相鉴别，后者影像表现主要为肌腹肿大、肌腱正常。

（2）肿块型炎性假瘤　应与眶内肿瘤相鉴别，良性肿瘤多有完整包膜，边缘清楚。

（3）淋巴瘤　表现为肌腹和肌腱受累，形态不规整，常伴有其他部位的淋巴结转移。

二、视网膜母细胞瘤

【疾病概要】

1.病理病因　视网膜母细胞瘤（retinoblastoma）为神经外胚层肿瘤，是一种来源于光感受器前体细胞的恶性胚胎性肿瘤，具有家族遗传性。是儿童最常见的球内恶性肿瘤，尤其是3岁以下的儿童。可单发，也可累及双眼。病理上肿瘤细胞呈菊团状，绝大多数瘤组织内可见钙化。肿瘤可向玻璃体腔内生长，也可沿视网膜下间隙生长，导致视网膜剥离，肿瘤较大时可穿

破眼球壁向后沿视神经蔓延，侵入颅内。

2.临床表现　患儿多因瞳孔区呈黄白色而就诊，表现为"白瞳症"，俗称"猫眼"，会出现斜视，其他症状还包括视力低下、眼睛肿痛、眼球突出等。

【影像表现】

1.CT表现　表现为眼球内软组织肿块影，其内常见斑点状、斑片状钙化。若视神经增粗则提示肿瘤累及视神经。增强扫描示肿瘤明显强化。

2.MRI表现　对于视神经有无转移及确定颅内侵犯范围有优势，病变T_1WI呈等或稍高信号，T_2WI呈中等信号，其内钙化T_1WI及T_2WI均为低信号。增强扫描肿瘤明显强化。

眼球内期为肿瘤局限于眼球内。青光眼期为肿瘤局限于球内且伴眼球扩大。球外眶内期为病变突破眼球并局限于眶内。眶外转移期为肿瘤沿视神经向颅内蔓延，同时伴有远处转移。准确评估病变侵及范围对于选择治疗方法及估测预后有重要意义。

【诊断与鉴别诊断】

1.诊断要点　3岁以下婴幼儿瞳孔区呈黄白色，影像学显示眼球内肿物并伴瘤内钙化则高度提示本病的可能。

2.鉴别诊断

（1）Coats病　常为单侧，好发于4~8岁，MRI示视网膜下积液信号，增强后剥脱的视网膜可强化，无钙化。

（2）原始永存玻璃体增生症　眼球小，整个玻璃体腔内密度增高，MRI可发现玻璃体管存在，无钙化。

三、泪腺良性混合瘤

【疾病概要】

1.病理病因　泪腺良性混合瘤（benign mixed tumor），又称良性多形性腺瘤，是眶内肌锥外最常见的肿瘤，是由上皮及间质成分构成的良性肿瘤。多见于30~50岁，无明显性别差异。肿瘤生长缓慢，多有完整的包膜，其内可见黏液样变、钙化及骨化，部分病例可发生恶变。

2.临床表现　早期常无临床症状，常于眶前外上方触及相对固定、质硬的无痛性包块，眼球向前下方突出。

【影像表现】

1.CT表现　泪腺区软组织肿块，密度均匀，边缘清晰，肿瘤较大时泪腺窝扩大，骨皮质受压变薄，无骨质破坏，可同时伴有眼球、眼外肌及视神经受压移位征象，增强扫描病灶中度强化。若肿块边缘模糊，密度不均，周围眶壁骨质破坏不连续，应考虑恶性可能。

2.MRI表现　肿瘤T_1WI与眼外肌相似，呈等信号，T_2WI呈中等或高信号，良性者增强检查呈均匀中度强化。恶性者边界模糊，信号不均，内可有坏死，T_1WI呈等低混杂信号，T_2WI呈不均匀高信号，增强检查呈明显不均匀强化。

【诊断与鉴别诊断】

1.诊断要点　泪腺区软组织肿块且影像学显示泪腺窝扩大并有占位性病变，提示本病可能。

2.鉴别诊断　需与泪腺恶性上皮性肿瘤鉴别。泪腺恶性上皮性肿瘤形态不规则，边缘模糊，密度不均，周围眶壁骨质破坏，增强后不均匀强化。

四、海绵状血管瘤

【疾病概要】

1.病理病因　海绵状血管瘤（cavernous hemangioma）是原发于眶内最常见的良性肿瘤，病因不明，几乎均在青年以后发病，无明显性别差异，多单发，生长缓慢。血管瘤在病理上为一种错构瘤，由扩张的血窦和厚薄不一的纤维间质构成，呈海绵状，外有完整的纤维包膜。

2.临床表现　缺乏特异性，偶有眶区轻度疼痛，表现为轴性、缓慢性、渐进性眼球突出。

【 影像表现 】

1.CT表现　表现为球后肌锥内圆形、类圆形肿块影，边界清楚，密度多均匀，CT值约为55Hu，内偶见斑点状钙化，该肿瘤不侵及眶尖脂肪，即"眶尖空虚征"（图3-5a）。增强扫描病灶呈"渐进性强化"。肿瘤较大时可导致眼球、眼外肌、视神经受压移位，眶腔扩大，骨质受压变薄但无骨质破坏。

2.MRI表现　肿瘤T_1WI呈等或略低信号，T_2WI呈明显高信号。在多回波序列中，随着回波时间（TE）延长，肿瘤信号强度也随之增加。肿瘤薄壁包膜T_1WI及T_2WI均为低信号。增强扫描同CT，呈"渐进性强化"（图3-5b~g）。

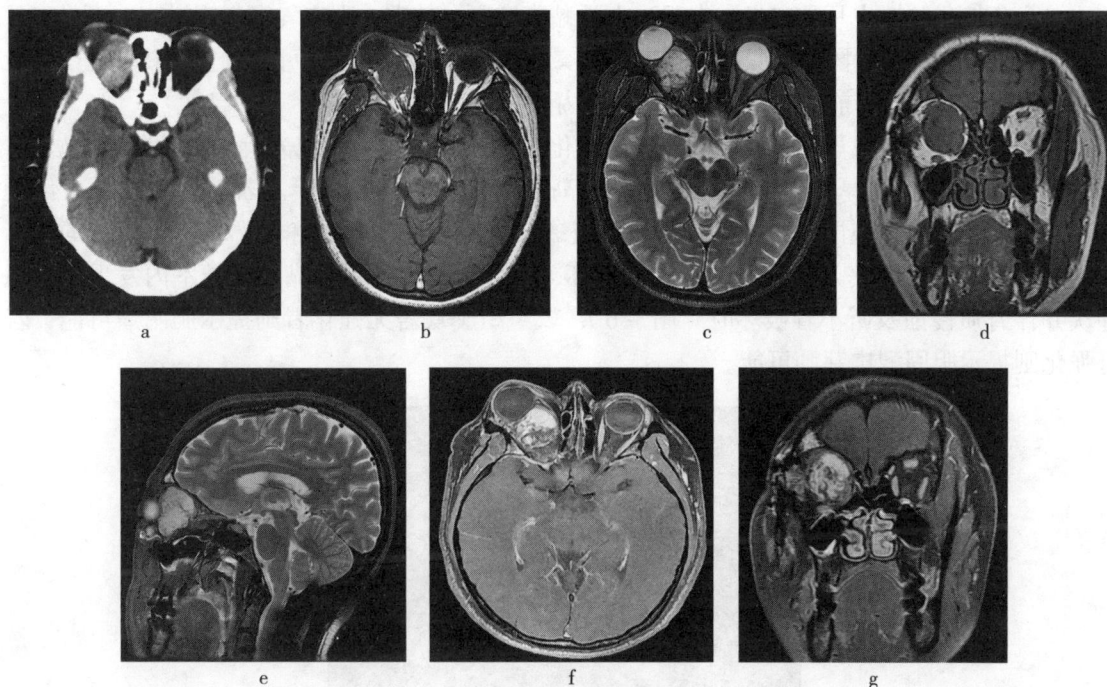

图3-5　海绵状血管瘤

a.CT平扫；b.MRI平扫T_1WI横断位；c.MRI平扫T_2WI横断位；d.MRI平扫T_1WI冠状位；
e.MRI平扫T_2WI矢状位；f.MRI增强横断位；g.MRI增强冠状位
右眼眶内肌锥内高密度占位，眼球受压突出；MRI T_1WI呈低信号，T_2WI呈高信号，明显不均匀强化，逐步向中央进行

【 诊断与鉴别诊断 】

1.诊断要点　球后肌锥内占位性病变，边界清楚，见"眶尖空虚征"，CT、MRI增强检查"渐进性强化"提示本病可能。

2.鉴别诊断　需与神经鞘瘤鉴别。神经鞘瘤多位于肌锥内或外间隙，肿瘤与颅内相沟通时可形成"哑铃征"，CT示肿瘤实质密度较低且不均匀，内见低密度区，增强扫描呈不均匀轻中度强化。

第五节　耳部常见疾病

一、中耳乳突炎

【 疾病概要 】

1.病理病因　中耳乳突炎是较常见的耳部感染性疾病，主要是因为细菌感染导致中耳腔以

PPT

医药大学堂
WWW.YIYAODXT.COM

及乳突腔产生炎症反应。分为化脓性中耳乳突炎及非化脓性中耳乳突炎。急性化脓性中耳乳突炎好发于儿童，多由化脓性细菌侵入鼓室感染乳突气房而引起急性的炎症反应。

慢性化脓性中耳乳突炎分为单纯型、肉芽肿型和胆脂瘤型三型。单纯性又称为良性中耳乳突炎，炎症只引起黏膜的病变而不侵犯周围骨质；肉芽肿型、胆脂瘤型又称危险型中耳乳突炎，病变可侵犯骨质并发生颅内、外并发症，如脑膜炎、迷路炎等。

2.临床表现　急性化脓性中耳乳突炎表现为体温升高，乳突区红肿，耳朵疼痛、耳道流脓，听力下降，迁延不愈者则转变为慢性病变。慢性化脓性中耳乳突炎表现为头痛、耳鸣、耳道长期流脓、乳突区皮肤红肿、听力下降。

【影像表现】

1.CT表现

（1）急性化脓性中耳乳突炎　表现为中耳黏膜增厚，鼓室、乳突气房密度增高，可见斑片状液体密度影，气房间隔骨质吸收，鼓室、乳突窦内肉芽组织增生时可导致骨质破坏，严重者可引起鼓室盖、乙状窦前壁破坏，继而形成颅内脓肿。

（2）慢性化脓性中耳乳突炎　单纯型慢性化脓性中耳乳突炎表现为听小骨骨质吸收破坏，鼓室、乳突窦黏膜增厚，乳突气房内密度增高，气房骨性间隔增厚。若脓肿形成，可出现气-液平面。肉芽肿型慢性化脓性中耳乳突炎表现为听小骨骨质破坏，严重者听骨链的破坏中断，上鼓室、乳突窦入口和乳突窦骨壁破坏，密度增高，边界模糊。当鼓室内发现软组织肿块并伴骨质侵蚀及听小骨破坏时（图3-6），软组织肿块若无强化者则提示胆脂瘤可能，若有强化则提示胆固醇肉芽肿可能。

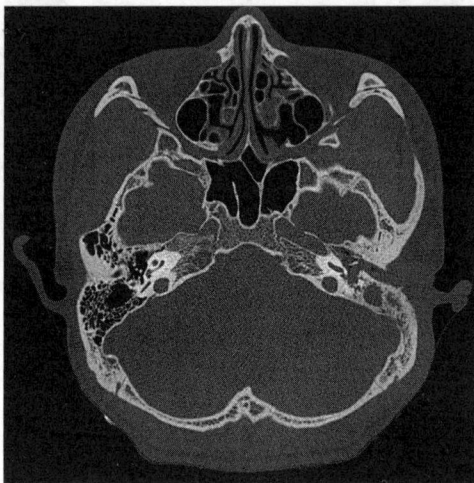

图3-6　慢性乳突中耳炎（左侧，胆脂瘤形成）

2.MRI表现　中耳乳突炎多表现为炎性渗出性改变，表现为长T_1长T_2信号；炎性肉芽肿形成时表现为等或稍短T_1长T_2信号；胆脂瘤在T_1WI呈不均匀等或稍长信号，T_2WI呈不均匀长信号；胆固醇肉芽肿表现为短T_1长T_2信号。当怀疑伴发颅内并发症，如颅内脓肿时需行MRI增强扫描。

【诊断与鉴别诊断】

1.诊断要点　结合临床症状及体征，X线可诊断急性或慢性化脓性中耳乳突炎，CT对于有无肉芽组织形成、骨质破坏的程度和范围及颅内外并发症有一定的优势。

2.鉴别诊断　肉芽肿型中耳乳突炎需与胆脂瘤型中耳乳突炎及中耳肿瘤性病变进行鉴别，胆脂瘤型中耳乳突炎骨质破坏较严重，CT上可见鼓室、乳突窦入口及乳突窦明显扩大；中耳癌骨质破坏明显，边缘不规则呈虫蚀样，有耳道流血等临床症状，但病变早期难与本病鉴别。

二、颞骨骨折

颞骨外伤主要有颞骨骨折、听小骨损伤及外伤性脑脊液耳漏,本节主要介绍颞骨骨折。

【疾病概要】

1.病理病因　见于头外伤,主要发生于颞骨解剖薄弱部位,按骨折线方向可分为纵行骨折、横行骨折和混合型骨折。

2.临床表现　耳出血、耳鸣、听力下降和脑脊液耳漏。

【影像表现】

1.CT表现　乳突部骨折多见,70%~80%为纵行骨折,表现为与颞骨岩部长轴平行骨折线,多累及鼓室盖,可累及外耳道;横行骨折约占20%,可伤及内耳。混合性骨折较少见,常有颅骨其他部位骨折。HRCT可清楚显示听骨移位,面神经管、内耳道等结构的细微骨折,并可显示鼓室和乳突气房积液,颅内积气、血肿和脑挫伤等(图3-7)。

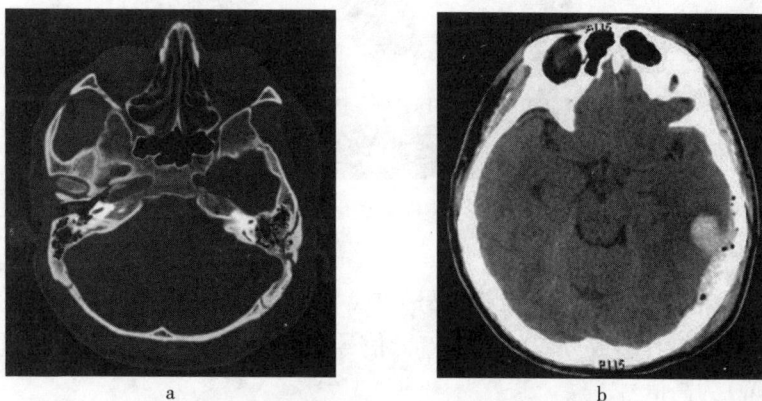

图3-7　左颞骨骨折并左颞叶血肿、硬膜下血气肿

a.HRCT平扫骨窗;b.CT平扫脑窗

2.MRI表现　MRI显示骨折线欠佳,可显示骨折后的渗出和血肿。

【诊断与鉴别诊断】

1.诊断要点　头颅外伤患者,外耳道出血、脑脊液耳漏、耳聋及眩晕等症状时,HRCT可显示骨折线。

2.鉴别诊断　骨折需与正常骨缝或血管沟鉴别,骨折线锐利、不规则。

第六节　鼻和鼻窦常见疾病

一、鼻窦炎

【疾病概要】

1.病理病因　多继发于急性鼻炎或上呼吸道感染;也可为变态反应的继发感染或邻近器官炎症的扩散等。上颌窦发病率最高,其次为筛窦,常为多发,若一侧或双侧各鼻窦均发病者,称全鼻窦炎。慢性鼻窦炎是由于急性鼻窦炎治疗不及时或不彻底,反复发作迁延而致。病理改变主要为急性期黏膜充血、水肿,慢性期黏膜肥厚、增生可形成黏膜下囊肿,可有窦壁骨质增生硬化。

2.临床表现　主要表现为鼻塞、流脓涕、头痛、失嗅或少数伴有全身症状等。

【影像学表现】

1.CT表现

(1)平扫　①急性鼻窦炎可见鼻甲肥大,鼻窦黏膜增厚,增厚的黏膜多与窦壁平行,如黏

PPT

膜水肿显著则可呈分叶状息肉样肥厚。窦内分泌物潴留，呈低密度或与黏膜密度类似，也可呈现气-液平面，可随体位变动。②慢性鼻窦炎主要表现为鼻窦黏膜增厚（图3-8）。可伴有窦腔积液。慢性鼻窦炎由于病程长，窦壁可有骨质硬化增厚，但无骨质破坏。部分病例可发生鼻窦囊肿或炎性息肉。

（2）增强扫描　增强后黏膜明显强化，可与低密度分泌液区别。

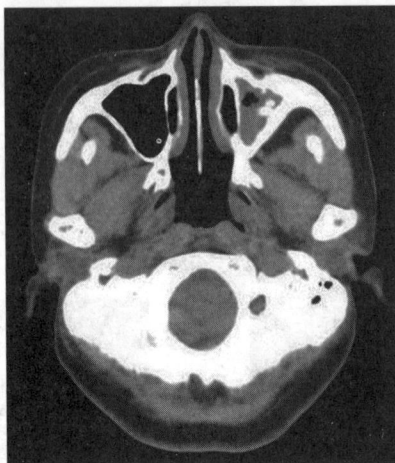

图3-8　慢性鼻窦炎（霉菌性）

3.MRI表现

（1）平扫　T_1WI上增厚的黏膜为等信号，T_2WI上增厚的黏膜为高信号。急性期窦腔内渗出液为浆液，含蛋白等有形成分较少，T_1WI低信号，T_2WI高信号；若蛋白含量较高则T_1WI为等或高信号，T_2WI为高信号。

（2）增强扫描　增强T_1WI上仅有黏膜呈环形或花边状强化，窦腔内液体不强化。

课堂互动

学生思考：1.平时常有鼻塞、流鼻涕或头疼或鼻窦处压痛的同学有多少？

2.急性鼻窦炎或慢性鼻窦炎特点是什么？

教师解答：1.学生举手示数。

2.①急性鼻窦炎：可见鼻甲肥大，鼻窦黏膜增厚，增厚的黏膜多与窦壁平行，如黏膜水肿显著则可呈分叶状息肉样肥厚。窦腔内分泌物潴留，呈低密度或与黏膜密度相似，也可呈现气-液平面，可随体位而变动。②慢性鼻窦炎：主要表现为鼻窦黏膜增厚，2~5mm为轻度增厚，5~10mm为中度增厚，>10mm为重度增厚。可伴有窦腔积液。慢性鼻窦炎因病程长，窦壁可有骨质硬化增厚，但无骨质破坏。部分病例可并发鼻窦囊肿或炎性息肉。

二、鼻窦囊肿

【疾病概要】

1.病理病因　鼻窦囊肿可分为黏液囊肿（mucocele）及黏膜囊肿（mucosa cyst）。①黏液囊肿多为慢性鼻窦炎的并发症，黏液囊肿多发于单个窦腔，最好发于额窦和筛窦，蝶窦和上颌窦相对少见。②黏膜囊肿包括黏液潴留囊肿（mucous retention cyst）（又称黏液腺囊肿）及黏膜下囊肿（浆液囊肿）。黏液囊肿近年来报道，是因为黏膜分泌物中蛋白含量过高引起的一系列生化、免疫反应所致，黏液大量潴留压迫窦壁，致窦腔膨胀，窦壁变薄。黏液潴留囊肿，是由于黏膜腺体导管开口堵塞，黏液潴留，腺管扩大而形成。可发生于任何鼻窦内，但以上颌窦最为常见。黏膜下囊肿为鼻窦慢性炎症或过敏反应，使黏膜下毛细血管通透性增加，毛细血管内渗出的浆液潴留于黏膜下层结缔组织内，逐渐膨大而成。只发生于上颌窦，当囊肿生长到一定程度会自行停止发展和破裂。临床上以黏膜下囊肿多见，常见于上颌窦底部和内壁，呈圆形或半球形，大小不一，直径多在20mm以下。

2.临床表现 黏液囊肿早期无任何不适，随着囊肿增大，可引起头痛、复视、流泪、视力障碍等。额窦黏液囊肿好发中老年人，眉间旁出现隆起，眼球突出和向外下方移位，眶内上方可扪及表面光滑富有弹性的肿块。筛窦囊肿多见于中青年，可引起眼球向外移位，多有鼻根旁或内眦部隆起，且常在眼眶内侧缘触及弹性肿块。黏膜囊肿平时无症状，常意外发现，偶有头痛，有时囊肿自行破溃从鼻腔中流黄色液体。

【影像学表现】

1.CT表现

（1）CT平扫 ①黏液囊肿平扫早期无特异性，与一般鼻窦炎难以鉴别。随着窦腔分泌物增多，囊内压力不断提高，使窦腔膨胀性扩大呈气球样改变，整个窦腔呈现为均匀一致的密度增高影，其内一般没有小房分隔，窦壁外膨变薄，光滑连续，有时薄弱的窦壁呈细线状甚至消失。黏液囊肿密度均匀，局限于窦壁或窦壁轮廓线以内，边缘光滑（图3-9）。②黏膜囊肿平扫表现为基底位于上颌窦下壁附近向窦内突出的半圆形、球形结节影或肿块状影，密度均匀，呈液性CT值，直径多少于20mm，边缘光滑锐利，窦壁骨质一般无变化（图3-10）。

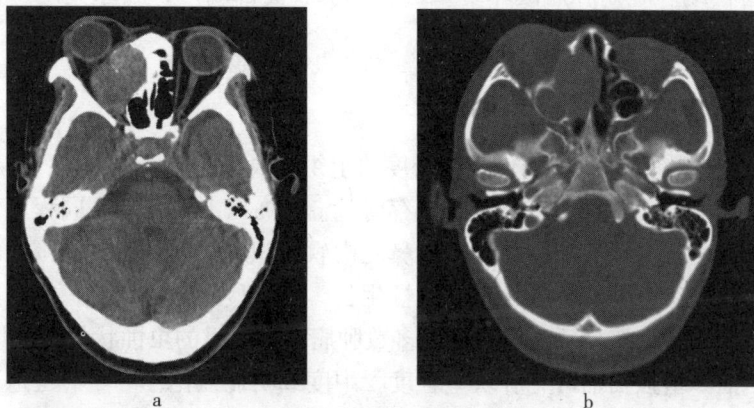

图3-9 筛窦黏液囊肿

a.CT横断位软组织窗；b.CT横断位骨窗

右侧筛窦内占位，边缘清晰，窦腔无扩大，窦壁骨质压迫吸收

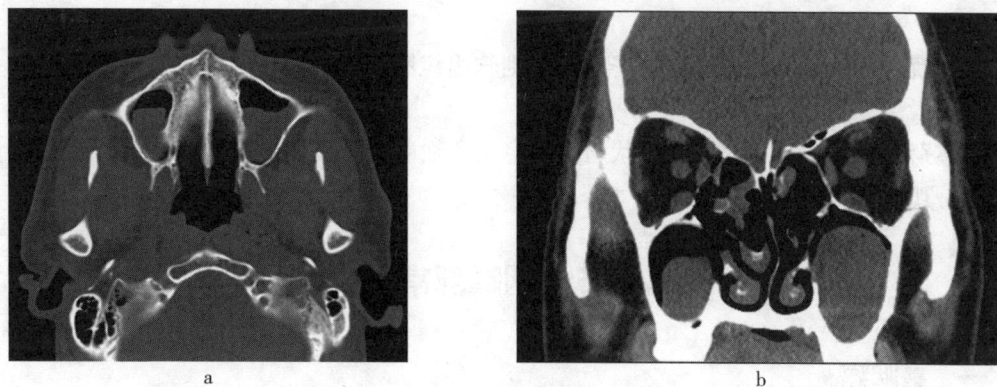

图3-10 上颌窦黏膜囊肿

a.CT横断位骨窗；b.CT冠状位软组织窗

双侧上颌窦内类圆形稍高密度，边缘清晰，窦腔无扩大，窦壁骨质未见异常

（2）CT增强扫描 囊液无强化，表面黏膜可有轻度强化。若合并化脓性感染形成脓囊肿，则窦壁下可有增厚的黏膜环形强化。

2.MRI表现　T_1WI和T_2WI像上囊内液体信号取决于囊液中的蛋白含量,蛋白不多、水分多则T_1WI为中低信号,T_2WI为高信号,蛋白较多时T_1WI和T_2WI均为中等或高信号;若水分吸收而囊内分泌物十分黏稠时,T_1WI和T_2WI均为低信号。

【诊断与鉴别诊断】

影像学上发现窦腔内圆形、半圆形液性密度或信号肿块,无强化即可。

三、上颌窦癌

【疾病概要】

1.病理病因　鼻窦癌多见于中老年,肉瘤多见于青年,以男性多见。上颌窦恶性肿瘤是最常见的鼻窦恶性肿瘤,占鼻窦恶性肿瘤的4/5,其次是筛窦,原发于蝶窦和额窦的恶性肿瘤少见。上颌窦癌(carcinoma of maxillary sinus)病理上多为原发性,以鳞状细胞癌最多,其次为腺癌、乳头状癌、淋巴上皮癌等,肉瘤少见。

2.临床表现　由于鼻窦位置隐蔽,早期症状不典型,偶尔可以出现间断性涕中带血,随着肿瘤的生长可逐渐出现持续性脓血涕,从单侧鼻腔排出;有的表现为一侧进行性鼻塞、分泌物增多。上颌窦顶部肿瘤侵犯眶下神经可引起面颊部疼痛和麻木;上颌窦底部肿瘤侵犯牙槽骨可出现牙痛和牙齿松动。晚期肿瘤破坏窦壁可引起鼻、面部畸形,眼球突出、移位,牙槽骨变形,张口困难,耳鸣、耳聋,头痛等症状。

【影像学表现】

1.CT表现

(1)CT平扫　鼻腔及鼻窦内不规则等密度软组织肿块,密度较为均匀,边缘模糊,肿瘤较大时可有低密度坏死区;肿块中有时见有残存骨片。90%以上患者有不同程度骨质破坏,上颌窦癌最常见为破坏内侧壁并伴鼻腔外侧壁或鼻腔内软组织肿块。肿瘤向周围浸润,表现为局限或广泛骨质破坏和软组织肿块,肿块呈侵袭性生长,直接侵犯邻近结构,如鼻腔、眼眶、翼腭窝、颞下窝、面部软组织甚至颅内等;绝大多数肿瘤产生明显的虫蚀状骨质破坏。

(2)增强扫描　增强扫描可见肿块呈轻度、中度或明显强化,可更清楚地显示肿瘤及其侵犯周围结构的范围。

2.MRI表现

(1)MRI平扫　肿块T_1WI上为等信号,T_2WI为高信号,信号可均匀或不均匀。

(2)MRI增强扫描　增强扫描可见肿块呈轻度、中度或明显强化。

【诊断与鉴别诊断】

1.诊断要点　影像学发现上颌窦内不规则软组织肿块,伴有窦壁骨质破坏时可诊断为上颌窦癌。

2.鉴别诊断　需要与内翻乳头状瘤、鼻息肉、血管瘤等良性肿瘤鉴别,良性肿瘤罕见骨质破坏等是其鉴别诊断的要点。

第七节　咽喉部常见疾病

一、鼻咽癌

【疾病概要】

1.病理病因　鼻咽癌(nasopharyngeal carcinoma)是我国高发恶性肿瘤之一,发病率为耳鼻咽喉恶性肿瘤之首,好发于40~60岁男性。鼻咽癌对放疗敏感,是鼻咽癌的首选治疗方式。鼻咽癌多见于鼻咽顶后壁以及双侧咽隐窝,大多数为鳞癌。鼻咽镜检查肿瘤呈紫红色,触之易出血。实验室检查EB病毒抗体增高。

PPT

2.临床表现 早期症状不明显，主要症状表现为鼻塞、鼻出血、涕中带血、头痛、耳鸣、听力减退。

【影像学表现】

1.CT表现 早期表现为鼻咽腔不对称，鼻咽顶、后壁可见软组织肿块，患侧咽隐窝变浅、消失，增强检查病变呈明显不均匀强化。病变向前突入鼻咽腔，破坏蝶窦、筛窦、上颌窦及蝶骨翼板进入眼眶内；向后侵犯咽后间隙、枕骨斜坡、寰椎等；向上破坏颅底骨质侵入颅内；向下蔓延至口咽、喉咽；向外侵犯周围组织结构及其间隙，患侧咽旁脂肪间隙变窄或消失，也可累及颞下窝、翼腭窝。病变常合并鼻窦、乳突炎症（图3-11）。

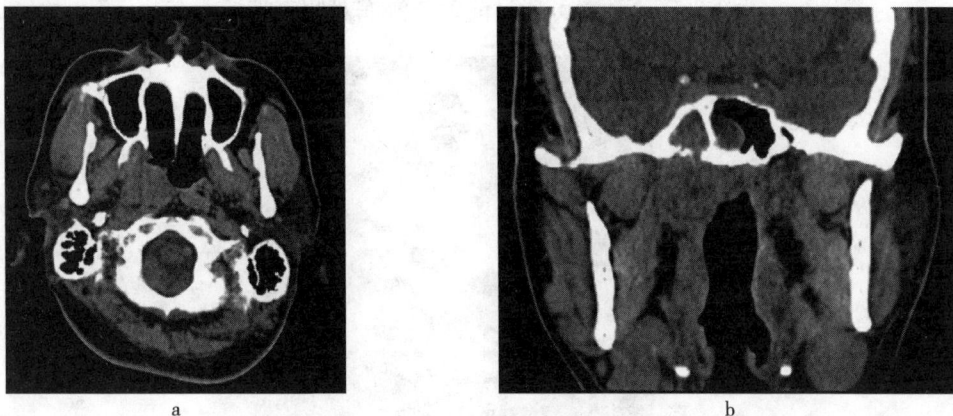

图3-11 鼻咽癌

a.CT横断位；b.CT冠状位

右侧咽隐窝变浅，咽鼓管闭塞，局部可见软组织密度，咽旁间隙结构不清，内可见软组织密度影

2.MRI表现 肿瘤呈不均匀等或稍低T_1、高T_2信号影，增强扫描表现为轻度或中度不均匀强化。鼻窦、乳突炎症表现为长T_2信号影。MRI可以清楚显示肿瘤向上侵及颅内、向下侵及口咽、喉咽及向周围侵犯肌肉、血管、组织间隙的范围。MRI在鼻咽癌放疗后的评价上有较高的价值，后期纤维化、瘢痕等在T_2WI应为低信号，增强扫描无强化；如果肿瘤复发，T_2WI为高信号，轻中度强化。

【诊断与鉴别诊断】

1.诊断要点 临床出现鼻塞、涕中带血等症状，影像学可见鼻咽顶后壁软组织肿块，鼻咽镜活检可确诊。影像学检查可了解肿瘤向周围浸润的范围，为临床精确分期及放疗提供客观依据，并用于放疗后随访。

2.鉴别诊断 需与鼻咽部炎症、鼻咽纤维血管瘤、腺样体肥大和脊索瘤进行鉴别。

（1）鼻咽部炎症 范围较弥漫，黏膜广泛增厚，常双侧受累，呈明显长T_2高信号。

（2）鼻咽纤维血管瘤 表现为鼻咽部肿块并有骨质改变，但为压迫性骨吸收破坏，T_2WI可见"胡椒盐样改变"，增强扫描呈明显不均匀强化。

（3）腺样体肥大 多见于青少年及儿童，表现为顶后壁交界区的淋巴组织增生，边界清楚。

（4）脊索瘤 表现为鼻咽部软组织肿块和骨质破坏，多起源于斜坡，肿块密度不均匀，其内可见钙化。

二、喉癌

【疾病概要】

1.病理病因 喉癌（carcinoma of the larynx）是喉部常见的恶性肿瘤，好发于40岁以上的中老年男性，声门区喉癌最多见。按照肿瘤发病部位的不同，可分为声门上癌、声门癌及声门下

癌；按照组织学分型，可分为鳞状细胞癌、腺癌及未分化癌，其中鳞癌最多见；按照形态学，可分为溃疡型、菜花型、结节型及肿块型。

2.临床表现 咽喉部不适、声音嘶哑、吞咽异物感、咳嗽、呼吸困难等。

【影像学表现】

1.CT表现 喉腔内不规则肿块影突入喉腔内，呈等或稍高密度，边界不清，相应喉腔变窄（图3-12），患侧梨状隐窝变浅甚至消失，相邻甲状软骨板骨质破坏，与周围喉外肌群分界不清，增强扫描肿瘤明显不均匀强化。声门上型癌会侵及会厌前间隙和喉旁间隙，表现为低密度的脂肪消失。声门型癌早期表现为一侧声带毛糙、增厚或结节状软组织密度影，当前联合厚度超过2mm时，说明前联合受侵，肿瘤可通过前联合浸润对侧声带。

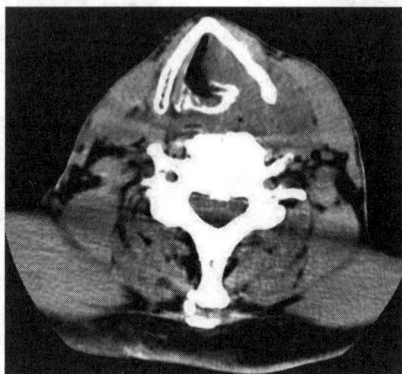

图3-12 喉癌并颈部淋巴结转移（左侧）

2.MRI表现 肿瘤 T_1WI 呈等或稍低信号， T_2WI 呈稍高信号，内部液化坏死时呈明显长 T_1 长 T_2 信号，增强扫描呈明显不均匀明显。冠状位可清楚地显示肿瘤向上、下累及范围。当喉软骨破坏时，软骨内会出现高信号或在正常高信号骨髓中出现中、低信号。

【诊断与鉴别诊断】

1.诊断要点 中老年男性，临床出现喉咽痛、声音嘶哑、异物感、呼吸困难等症状，影像学检查发现喉腔内软组织肿块，喉腔变窄。喉镜和活检可定性诊断。

2.鉴别诊断

（1）声带息肉 多见于一侧声带前中1/3处，结节状突入腔内，边界清楚，多数基底较窄并且带蒂。

（2）乳头状瘤 多见于儿童，呈乳头状结节或肿块突入腔内。

第八节 口腔颌面部常见疾病

一、成釉细胞瘤

【疾病概要】

1.病理病因 成釉细胞瘤为常见的牙源性上皮性良性肿瘤，生长缓慢，但有局部侵袭性。多见于青壮年，多发生于下颌骨磨牙区和下颌升支部。肿瘤为囊实性，可有不完整包膜，病变内可包含单囊或大小不等的囊腔，瘤体内可有牙齿，病变周围的骨质膨胀，边缘致密。

2.临床表现 肿瘤生长缓慢，临床上初期无明显症状，病变后期颌面部变形，肿块按之有乒乓球感，部分牙齿松动、脱落，可产生咀嚼、语言困难等症状。

【影像学表现】

1.CT表现 表现为下颌骨磨牙区和下颌升支部类圆形囊实混合性等低密度影，病变单房或多房，密度不均，其内可见牙齿，增强扫描病变呈明显不均匀强化。肿瘤较大时颌骨膨大，骨

皮质变薄（图3-13）。

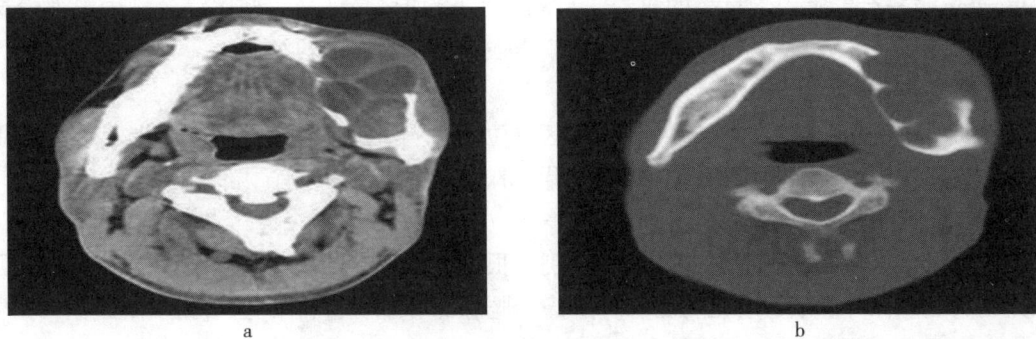

图3-13　成釉细胞瘤
a.CT横断位软组织窗；b.CT横断位骨窗
右侧下颌角区单房或多房状软组织占位，下颌骨骨质破坏

2.MRI表现　病灶信号不均匀，呈长T_1混杂T_2信号影，囊壁、囊间隔呈低信号。增强扫描病灶呈明显不均匀强化。

【诊断与鉴别诊断】

1.诊断要点　下颌角及升支内单房或多房类圆形透光区，内有牙齿，囊壁边缘不规整，周围有硬化边，临床上有咀嚼、语言困难、颌面部触之有乒乓球感，可诊断本病。

2.鉴别诊断　需与牙源性囊肿和骨巨细胞瘤鉴别。

（1）牙源性囊肿　好发于下颌磨牙区，以单房为主，病变边界清晰，囊内可见牙齿，囊壁硬化完整，病变区骨皮质膨胀程度较轻。

（2）骨巨细胞瘤　呈多房、膨胀性生长，瘤内可见骨性或纤维性分隔。

二、腮腺肿瘤

【疾病概要】

1.病理病因　腮腺肿瘤是涎腺肿瘤中发病率最高的肿瘤，以30~50岁多见。腮腺良性肿瘤约占80%以上，以良性混合瘤最多见，其次为腺淋巴瘤（Warthin's瘤）。涎腺恶性肿瘤较少见，小于20%，以黏液表皮样癌最多见，其次为腺样囊性癌、恶性混合瘤。腮腺肿瘤绝大多数来自腺上皮。腮腺混合瘤（mixed tumor）又称腮腺多形性腺瘤（pleomorphic adenoma），多呈类圆形，包膜较完整，边界清楚。切面呈灰白色，囊变者内含无色透明或褐色液体。Warthin's瘤常见于50岁以上男性，常为多发或双侧发病，多位于腮腺浅叶下极，肿瘤常有大小不等的囊腔和较薄的包膜。

2.临床表现　良性肿瘤生长缓慢，常体检发现腮腺内无痛性肿块，有完整包膜，边界清楚，活动性好。恶性肿瘤生长较快，呈浸润性生长，包膜多不完整或无包膜，常侵犯周围的组织或皮肤。患者年龄偏大，肿块质硬，边缘不清，活动性差，当侵犯周围神经时会出现相应的症状。

【影像学表现】

1.CT表现　良性混合瘤表现为腮腺内类圆形软组织肿块，边缘清晰，密度较均匀，增强扫描呈较均匀强化；Warthin瘤可呈分叶状或多发小囊状改变，肿瘤与腺体之间无低密度带存在，肿瘤较大时咽旁间隙的脂肪透亮带及咽侧壁向中线移位。恶性肿瘤表现为轮廓不规则、边界不清楚的软组织密度肿块，与周围组织结构分界不清，相邻骨质破坏，增强后病变呈不均匀轻至中度强化。

2.MRI表现　混合瘤较小时信号较均匀，呈等T_1长T_2信号影，周边常可见低信号薄壁包膜。肿瘤较大时可发生囊变坏死，病变表现为不均匀长T_1长T_2信号影，增强扫描呈不均匀强化；Warthin瘤易产生蛋白含量高的囊腔，T_1WI及T_2WI均呈高信号。恶性混合瘤表现为稍长T_1混杂稍长T_2信号影，轮廓不规整，边缘模糊，增强扫描呈明显不均匀强化。

【诊断要点】

无痛性耳前肿块，影像学检查发现腮腺区占位，边界清楚提示良性病变。提示恶性的征象有肿块形态不规则、边缘模糊，周围组织分界不清、骨质破坏并伴有颈部淋巴结增大。

【鉴别诊断】

腮腺深叶混合瘤需与咽旁肿瘤性病变鉴别，根据腮腺深叶肿块与腮腺组织之间有无脂肪间隙，无则为腮腺深叶肿块，有则为腮腺外肿瘤；腮腺深叶肿块常将咽旁间隙向内推移，颈内动静脉推向内后方，而茎突后区的肿瘤性病变，如副神经节瘤、神经鞘瘤及淋巴性肿块常将咽旁间隙向前、外推移。

第九节　颈部常见疾病

一、甲状腺肿

【疾病概要】

1.病理病因　甲状腺肿是不同原因引起的甲状腺肿大，女性明显高于男性。根据甲状腺功能，甲状腺甲状腺肿分为非毒性甲状腺肿和毒性甲状腺肿。非毒性甲状腺肿指由非炎症和非肿瘤性原因导致的甲状腺弥漫性肿大，无临床甲状腺功能异常表现，又可分为单纯性甲状腺肿和结节性甲状腺肿。

单纯性甲状腺肿（simple goiter）是一种慢性、对称性的甲状腺弥漫性肿大，一般不伴有甲状腺的功能异常和全身症状。主要是由于缺碘导致的甲状腺肥大。结节性甲状腺肿（nodular goiter）多在单纯性甲状腺肿的基础上发展而来。毒性甲状腺肿（toxic goiter）又称为甲亢，是一种自身免疫性疾病，有家族倾向。多见于30~40岁女性，起病缓慢，实验室检查血清中T_3、T_4水平升高，FSH水平降低。

2.临床表现　初期甲状腺为弥漫性增大，随时间推移，单纯性甲状腺肿可以发展为多结节性甲状腺肿，后者表现为甲状腺不规则、非对称性增大，甲状腺腺体内可见多发结节，结节内可见局灶性出血、钙化、囊变，肿大的甲状腺可伸向胸骨后或上纵隔，大多数胸骨后甲状腺肿起源于甲状腺下极或峡部。当病变较大时压迫气管、食管、血管引起呼吸困难、吞咽困难、头晕等症状。毒性甲状腺肿临床症状包括心悸、多汗、易激、眼球突出、食欲亢进和体重减轻等。

【影像学表现】

1.CT表现　单纯性甲状腺肿表现为甲状腺弥漫性肿大，腺体密度尚均匀；多结节性甲状腺肿则表现为甲状腺非对称性增大，腺体密度不均匀，包含囊变、坏死、出血或钙化等病变，增强扫描呈不均匀强化。毒性甲状腺肿表现为甲状腺弥漫性肿大，CT平扫显示甲状腺密度不均匀降低，不宜采用CT增强检查。当病变增大时可压迫器官、食管及周围血管，向下可伸入纵隔形成胸内甲状腺肿。

2.MRI表现　单纯性甲状腺肿表现为腺体弥漫性肿大，信号尚均匀；多结节性甲状腺肿表现为腺体不规则非对称性增大，其内信号不均匀，表现为混杂T_1、混杂T_2信号影。增强扫描呈不均匀强化。毒性甲状腺肿增强扫描可见增大的甲状腺明显强化，显示眼外肌肌腹肥大而肌腱不增粗。

【诊断与鉴别诊断】

1.诊断要点　根据临床、实验室检查和影像检查，可以较容易地诊断甲状腺肿。

2. **鉴别诊断** 需与甲状腺炎、甲状腺腺瘤及甲状腺癌进行鉴别。

（1）甲状腺炎 包括亚急性甲状腺炎及桥本甲状腺炎。对于桥本甲状腺炎，实验室检查血中抗甲状腺球蛋白抗体（TGA）、抗甲状腺微粒体抗体（TMA）滴度明显升高，CT平扫可见甲状腺弥漫性增大，呈分叶状，边界模糊，密度低于正常甲状腺而类似周围肌肉，可合并钙化和囊变，增强扫描不均匀强化。

（2）甲状腺腺瘤 表现为类圆形边界清楚的稍低密度影，增强扫描不强化或轻度强化。

（3）甲状腺癌 以单发性为多，纵横比值大于1，边界不清，向周围组织呈"蟹足样"浸润。增强扫描呈明显不均匀强化，转移淋巴结多呈环状强化。

二、颈淋巴结转移瘤

【疾病概要】

CT和MRI判断淋巴结有无转移的标准主要是淋巴结的大小，一般认为直径大于1.5cm的可视为转移。少数的炎症反应性淋巴结肿大直径可以在1.5cm以上；而少数直径小于1cm的淋巴结镜下可发现转移。

1. **病理病因** 80%的颈淋巴结转移来源于头颈部恶性肿瘤，多为鳞状细胞癌，主要来自口腔、鼻窦、喉及咽等处癌瘤，主要分布于颈内静脉区、胸锁乳突肌周围淋巴结；原发于胸、腹腔恶性肿瘤转移到颈部淋巴结以腺癌居多，多来自乳腺、胃、肠道等，常为锁骨上区淋巴结。

2. **临床表现** 颈侧区及锁骨上窝淋巴结肿大，质硬、无痛、多发及固定为其特点。

【影像表现】

1. **CT表现** 表现为乳突下区、颌下区、颈动脉间隙内多发大小不等类圆形软组织密度肿块，边缘清楚或不清楚，可以融合而呈分叶状，直径可达3~4cm；增强扫描病灶呈轻度强化，与血管区分明显，无坏死者密度均匀，中央坏死液化时呈环形强化，环壁厚，不规则。可侵犯颈静脉引起静脉癌栓，或侵犯颈部其他结构。

2. **MRI表现** 转移淋巴结T_1WI呈等信号或略低信号，与邻近脂肪组织对比明显，在质子密度及T_2WI像上呈等信号或高信号，与邻近肌肉组织对比清楚，血管在T_1WI及T_2WI为均匀低信号，可与之鉴别。信号是否均匀取决于有无坏死囊变等。增强扫描后未坏死的淋巴结呈均匀中等度强化，而坏死囊变的淋巴结呈不规则环形强化。

【诊断与鉴别诊断】

1. **诊断要点** CT、MRI显示肿大淋巴结，大部分有原发病灶。

2. **鉴别诊断** 淋巴结转移瘤需与淋巴结结核、淋巴瘤及神经鞘瘤鉴别。

（1）淋巴瘤 仅凭影像学表现不易鉴别，需结合临床病史及体征。

（2）结核 病灶较偏小，增强扫描多为环形强化，病人全身情况较好等。

案例讨论

案例 患者，女，54岁。面部发热、听力下降2个月。影像学检查如图。

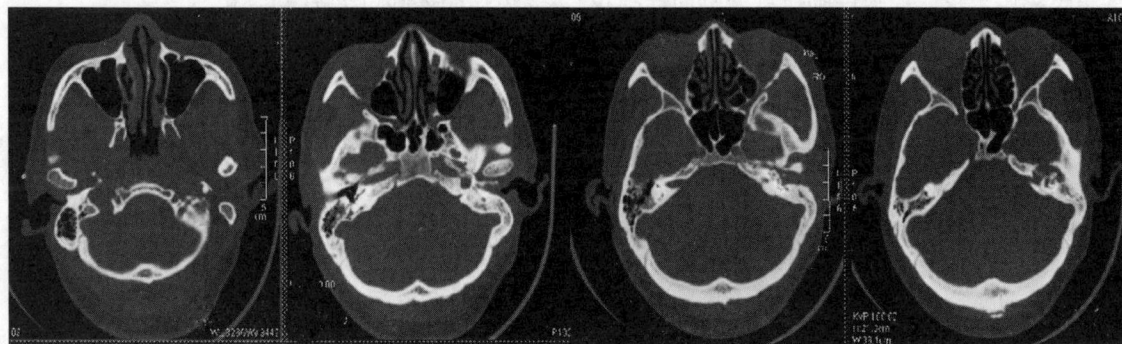

讨论　1.上图为哪种影像学检查方法？

2.该影像学检查有什么异常表现？

3.诊断为什么疾病？

本章小结

　　头颈部解剖复杂，疾病种类众多，X线平片由于显示信息有限，不在临床中应用。CT和MRI检查是重要的影像学检查方法，CT检查由于辐射损伤，在甲状腺应用受限。头颈部正常影像学解剖和基本病变影像学表现，是发现和诊断疾病的基础，通过对病变详细观察才能对病变作出恰当诊断。因此，本章要求重点掌握影像学解剖，掌握临床常见病如眼眶炎性假瘤、海绵状血管瘤及视网膜母细胞瘤、鼻窦炎、鼻咽癌和喉癌、成釉细胞瘤等。要求了解其他少见疾病。

习题

习　题

一、单项选择题

1.关于鼻窦，下列描述错误的是（　　）。

A.上颌窦最大，为底朝鼻腔，开口于内侧壁的外上方

B.蝶窦被内板隔为对称的左右两腔

C.蝶窦多不对称，向前开口于蝶筛隐窝

D.额窦位于额骨内

E.筛窦分前、后两组

2.患者，女，46岁。CT平扫示左侧鼻腔及鼻窦内不规则等密度软组织肿块，密度不均匀，边缘稍模糊，邻近上颌窦壁骨质明显骨质破坏；增强扫描肿块中度不均匀强化，内可见低密度区。最可能的诊断为（　　）。

A.上颌窦囊肿伴感染　　　　　　　B.上颌窦黏膜囊肿

C.上颌窦及鼻腔息肉　　　　　　　D.上颌窦恶性肿瘤

E.上颌窦复杂囊肿

3.强化方式呈"渐进性强化"的眶内肿瘤是（　　）。

A.海绵状血管瘤　B.炎性假瘤　　C.视神经胶质瘤　D.神经鞘瘤　　E.黑色素瘤

4.根据炎症累及的范围，眼眶炎性假瘤分型不包括（　　）。

A.眶隔前型　　　B.眶隔后型　　　C.肿块型　　　　D.弥漫型　　　　E.巩膜周围炎型

5.容易出现钙化的鼻窦炎是（　　）。

A.霉菌性　　　　B.化脓性　　　　C.病毒性　　　　D.肿瘤性　　　　E.寄生虫性

6.患者，男，40岁。鼻塞、流涕、偶尔涕中带血1个月。CT检查示右侧鼻腔软组织肿块，鼻中隔受压左移，增强后肿块呈"脑回样强化"，该疾病的诊断可能为（　　）。

A.鼻息肉　　　　　　　　　　　　B.内翻性乳头状瘤

C.鼻腔血管瘤　　　　　　　　　　D.鼻腔恶性肿瘤

E.鼻腔神经鞘瘤

7.鼻窦恶性肿瘤，窦壁骨质改变主要是（　　）。

A.骨质增生　　　B.骨质破坏　　　C.膨胀变薄　　　D.形成死骨　　　E.骨膜反应

8.胆脂瘤好发于（　　）类型乳突。

A.硬化性　　　　B.气化型　　　　C.板障型　　　　D.混合型　　　　E.正常型

9.鼻咽癌的好发部位为（　　）。

A.咽隐窝　　　　　　B.咽鼓管咽口　　C.扁桃体窝　　　　D.咽鼓管圆枕　　E.前壁

10.有关甲状腺腺瘤的说法，错误的是（　　）。

A.是一种良性肿瘤　　　　　　B.可随吞咽上下活动

C.好发于中青年男性　　　　　D.少数腺瘤可发生恶变

E.可引起声音嘶哑

二、简答题

1.简述视网膜母细胞瘤 MRI 表现。

2.简述鼻咽癌影像学表现。

3.简述成釉细胞瘤的影像学表现。

（王　弢　张　怡　于广会）

第四章 呼吸系统

✍📖 **知识目标**

1. **掌握** 呼吸系统正常和基本病变的影像学表现；常见疾病的影像学表现及鉴别诊断。
2. **熟悉** 各种影像学检查方法的应用价值；常见疾病的临床特点。
3. **了解** 常见疾病的病理基础。

✍📖 **技能目标**

1. **学会** 观察呼吸系统正常、基本病变和常见病的X线片、CT片、MRI片。
2. **具备** 利用X线、CT表现进行诊断和鉴别诊断的能力；规范书写呼吸系统正常、基本病变和常见病的X线、CT报告的能力。

本章主要介绍呼吸系统的影像检查方法和常见病、多发病影像特征。胸部具有良好的自然对比，因此平片和CT是呼吸系统疾病的主要影像学检查方法。MRI检查由于软组织分辨力高和具有流空效应，常用于纵隔肿瘤的定位和定性诊断。呼吸系统疾病种类较多，影像学检查有着自然的优势。

第一节 影像检查方法

呼吸系统存在着较好的自然对比，X线平片检查对大多数呼吸系统疾病可做首选的检查方法，胸部透视在某些情况下有一定诊断价值。CT对胸部肿块、肺部弥漫性间质性病变、支气管病变、淋巴结肿大、纵隔疾病、胸膜病变等有较好的诊断价值，已成为主要的影像学检查方法。MRI检查具有良好的软组织分辨力及流空效应，对纵隔肿瘤、肺门肿块及肺癌的诊断和鉴别具有较高的价值。但肺部富含空气，MRI上为无信号，因此MRI检查肺实质病变的效果不佳，一般不作为肺部实质病变的首选检查方法。

一、X线检查

（一）胸部X线摄影

胸部X线摄影具有经济、简便、辐射剂量小、图像清晰的特点，是呼吸系统疾病最常用的检查方法。常见体位有以下几种。

1.胸部正侧位 常摄后前位、侧位，是疾病初查、复查对比、定位和胸部健康体检的常用检查方法。然后根据病变情况再摄前弓位（主要用于观察锁骨后方病变及中叶不张等）或摄侧卧水平位（用于观察少量胸腔积液、肺底积液等）。

2.斜位摄影 主要用于检查肋骨腋段的骨折及心脏大血管情况。

3.造影检查 主要用于支气管造影、肺动脉造影、支气管动脉造影等。支气管造影主要用于支气管扩张的确诊，肺动脉造影主要用于肺动脉瘤、肺动静脉瘘及血管先天性发育异常的检查。但由于CTA的广泛开展利用，支气管造影、肺动脉造影已经基本被取代；支气管动脉造影还用于肺癌及咯血患者的介入治疗。

（二）胸部透视

简称胸透，操作简单，对胸部可以进行多方位观察及胸部器官的运动情况的显示，但其辐射剂量较大，清晰度差，不能保留影像资料，目前临床较少应用，仅作为胸部X线摄影的补充检查。

二、CT检查

（一）CT平扫

CT平扫是呼吸系统最常用且诊断价值较高的影像学检查方法。通常采用断层扫描技术，获取胸部各个断面的肺窗和纵隔窗图像。肺窗主要用于观察肺组织及其病变；纵隔窗适用于纵隔结构及其病变的观察，还可以显示肺组织病变内部结构有无钙化、脂肪成分及气体等改变；需要观察胸廓的骨性结构，应在骨窗图像上进行分析。

（二）CT增强

在平扫基础上通过对患者血管内注射造影剂而获得的图像，进而了解正常组织及病变组织的血供情况，明确病变组织与周围正常组织的关系，有利于疾病的诊断与鉴别诊断。

（三）后处理技术

1.高分辨力扫描　高分辨力CT扫描技术为薄层（1~2mm）扫描及高分辨力算法重建图像的检查技术。主要用于观察病灶的微细结构，对弥漫性肺间质病变及支气管扩张的诊断具有突出效果。

2.多平面重组（MPR）　通过冠状、矢状或任意倾斜方位的图像重组，利于显示病变与周围组织结构关系。

3.支气管树成像　利用最小密度投影法（minIP）获得全气管和支气管树整体观图像。

4.CT仿真内镜（CTVE）　应用软件对多层螺旋CT（MSCT）容积数据进行处理，在显示器上产生模拟纤维支气管镜进、出和转向效果。

5.肺结节分析技术　应用软件对多层螺旋CT（MSCT）容积数据进行处理，将肺结节筛查显示的一种后处理技术。可以直观地将肺结节显示出来，便于临床观察分析结节的性质。

三、MRI检查

（一）MRI平扫

肺组织成像一般选用SE序列T_1WI、T_2WI及PDWI成像，横断扫描为主，依据病情需要采用冠状位、矢状位扫描获取多方位图像。

（二）MRI增强

使用Gd–DTPA作为造影剂的T_1WI增强扫描临床应用相对较少。

四、各部位检查方法的优选

（一）肺部病变

对于肺部病变，胸部平片能较清楚地显示，是目前肺部病变最常用的检查方法。由于胸部平片是存在各部位的重叠成像，某些隐蔽部位的病变常难以显示，如心脏后、奇静脉食管隐窝等部位的病变。另外因密度分辨力相对较低，胸部平片无法显示肺部的细微病变。CT检查对肺内微小病灶或早期病变的发现较胸部平片敏感，显示病灶的细节也有明显优势，因此对肺部病变，可首选胸片，再根据需要行CT检查；如果经济情况允许，也可直接行CT检查。肺部病变一般不选择做MRI检查。

（二）纵隔病变

CT或MRI检查通过平扫和增强扫描能发现纵隔的各种病变，并对其中的多数病变能明确诊断。因此对纵隔病变，建议直接行CT检查，然后再根据情况做MRI进一步检查。平片只能发现部分病变的存在。

（三）胸膜病变

对于胸膜病变，胸部平片能发现大部分病变，也是目前胸膜病变较常用的检查方法；CT或MRI检查能发现胸膜的各种病变，特别是MRI有利于胸水、腹水的鉴别。

（四）胸部外伤

对于胸部外伤，胸部平片能显示一般的肋骨骨折、胸膜损伤和肺损伤，轻微的肋骨骨折和轻微肺损伤需要行CT检查。因此对胸部外伤病人可先行胸片，再根据情况行CT检查，也可直接行CT检查。

第二节　正常影像学表现

一、正常X线表现

胸部常规拍摄正位（后前位）（图4-1a）和侧位片（图4-1b），所以正常X线表现主要是指正位、侧位胸片上的表现。

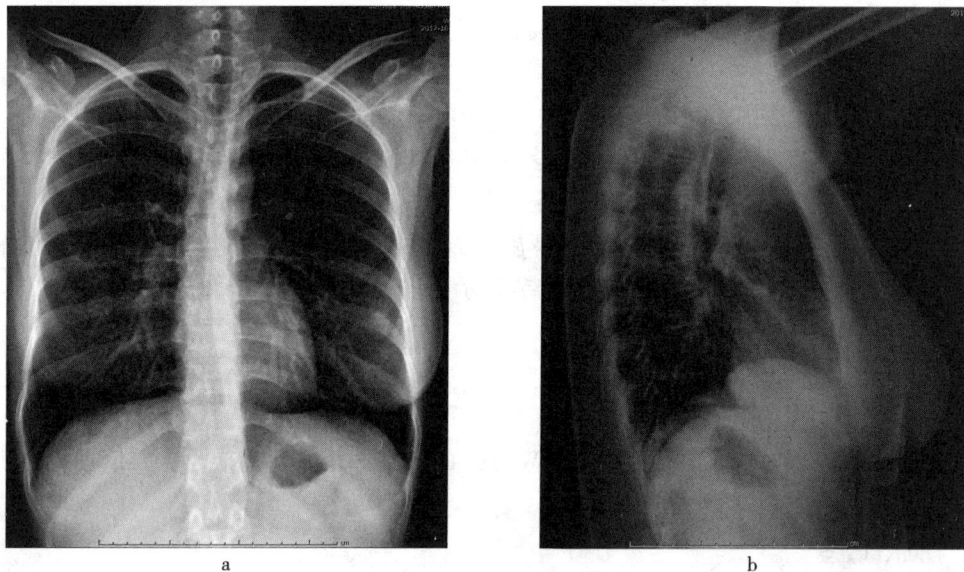

图4-1　胸部正常X线表现

a.正常胸部正位片；b.正常胸部侧位片

（一）胸廓

胸廓包括骨骼和软组织，正常胸廓两侧对称。

1.骨骼

（1）肋骨　肋骨共12对，左右两侧对称，后端与胸椎相连，自后上斜向前下走行，前端以肋软骨与胸骨连接。肋骨前后段不在同一水平，相邻的两肋骨间隙分别称为前或后肋间隙。肋骨和肋间隙常作为肺部病变定位的标志。在标准后前位胸片上，第4肋骨后端与胸锁关节同高，第10肋骨后端一般相当于第6肋前端。在青少年第1~10肋骨前端的肋软骨尚未钙化而不显影，故肋骨前端呈游离状。大约在25岁以后第1肋软骨开始钙化，然后从第12肋软骨向上依次钙化，软骨开始钙化的影像表现为条状、斑点状或片状致密影，勿误为肺内病灶。

肋骨的先天性变异较常见，主要有①颈肋，位于第7颈椎旁，单侧或双侧，较第1对肋骨短而小（图4-2）。②叉状肋，肋骨前端增宽呈叉状，或有小的突起。③肋骨联合，以第5~6肋骨间最常见。

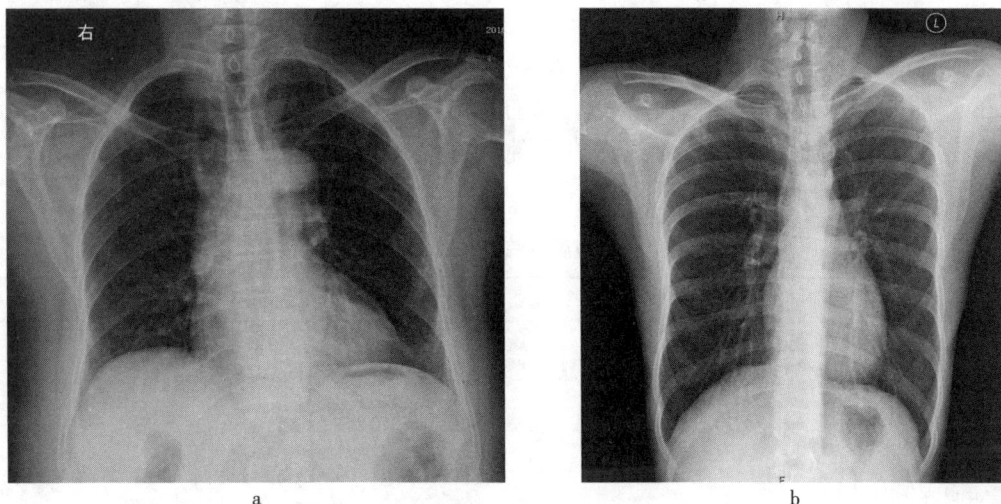

图4-2 肋骨变异

a.颈肋；b.左侧第四叉状肋

（2）肩胛骨　肩胛骨在标准胸片上，应位于肺野之外。如摄片时肩胛骨未完全拉开，内缘可与肺野外带重叠，勿以为是胸膜增厚。青春期肩胛骨下角可出现二次骨化中心，勿以为是骨折。

（3）锁骨　内侧段横跨两肺上野，和胸骨柄形成胸锁关节。锁骨的内端下缘有时可见半月形凹陷，称为"菱形窝"，为菱形韧带附着处，边缘可不规则，勿认为是骨质破坏。

（4）胸骨　在正位片上大部分与纵隔影重叠，胸骨柄的两侧外上角和一部分胸椎横突可突于纵隔影之外，勿以为是肿大的淋巴结。

（5）胸椎　标准后前位胸片上第1~4胸椎清晰可见，在心脏大血管后方的胸椎较难显示。有时胸椎横突可突出于纵隔影之外，与肺门重叠时易误为肿大淋巴结。

2.软组织

（1）胸锁乳突肌　胸锁乳突肌正位片时为两肺尖内侧均匀致密、外缘清晰的影像。当颈部偏斜时，两侧胸锁乳突肌影可不对称。

（2）锁骨上皮肤皱褶　锁骨上皮肤皱褶正位片时为与锁骨上缘平行的薄层软组织影，宽3~5mm，向内与胸锁乳突肌影相连，多见于深吸气锁骨上窝凹陷时。

（3）胸大肌　正位片表现为两肺中野中、外带扇形均匀致密影，外下边缘清楚，自内下向外上与腋前皮肤皱褶相延续。常见于青壮年男性，两侧胸大肌影可不对称，右侧多明显。

（4）乳房及乳头　正位片上表现为两肺下野致密影，由下而上密度逐渐变淡，上缘不清，下缘为边界清楚的半弧形并向外与腋部皮肤延续。乳头可表现为肺下野第五前肋间锁骨中线处圆形致密影，有时亦见于男性。

（二）气管与支气管

气管、支气管气管起于环状软骨下缘，长11~13cm，宽1.5~2cm，在胸5、6肋骨水平分为左、右两支。气管分叉处称为气管隆突，角度为60°~85°，一般不应该超过90°。其中右主支气管长1~4cm，走行较为陡直，与中线的夹角为20°~30°，可以看作气管的直接延续；左侧主支气管较细长，长4~7cm，与中线交角为30°~55°。两侧主支气管分别分出肺叶支气管，继而又分出肺段支气管，后经多次分支，最终与肺泡相连。双肺支气管分支与命名见表4-1。

（三）肺

1.肺野　肺野是含有空气的肺组织在X线胸片上所显示的低密度透亮区域。两侧肺野的透亮度相同并随呼吸有一定的变化，肺内气体增多时，其密度降低，透亮度增加；反之气体减少，其密度增高，透亮度变低。肺尖部含气量较少，故较不透明。临床上为便于病灶位置的描述，人为的将每一侧肺野分为了9个区域（图4-3）：分别在第2、4肋骨前端下缘画一水平线，将肺野在水平方向上分为上、中、下三野；纵向平均的把每个肺野分为三等分，称为内、中、外三带。临床上一般为了方便定位，第1肋骨圈外缘以内部分称肺尖区，锁骨以下至第2肋骨圈外缘以内的部分称为锁骨下区。

表4-1 双肺支气管分段及命名

右肺		左肺	
上叶支气管	1 尖段	上叶支气管	1+2 尖后段
	2 后段		3 前段
	3 前段		4 上舌段
中叶支气管	4 外侧段		5 下舌段
	5 内侧段		
下叶支气管	6 背段	下叶支气管	6 背段
	7 内基底段		7+8 前内基底段
	8 前基底段		9 外基底段
	9 外基底段		10 后基底段
	10 后基底段		

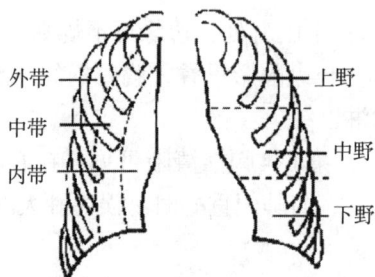

图4-3 肺野划分示意图

2.肺门 后前位上，肺门影位于两肺中野内带，左侧比右侧高1~2cm。肺门影是肺动静脉、支气管及淋巴组织投影的总和，主要是肺动脉和肺静脉大分支的投影。侧位时，两肺门大部分重叠呈逗号形，右肺门略偏前，前缘为上肺静脉干，后上缘为左肺动脉弓，逗号拖长的尾巴由两下肺动脉干构成。

3.肺纹理 为自肺门向肺野内呈放射状分布的树枝状阴影。主要由肺动脉和肺静脉组成。肺动脉纹理影一般密度较高，分支逐渐变细，分支呈锐角，呈放射状走行；而肺静脉纹理影密度较淡。肺纹理自肺门向外围延伸且逐渐变细，下肺的纹理较上肺多，右下肺尤其明显。

4.肺叶 肺叶是解剖学概念，肺野是影像学概念。肺叶由叶间胸膜分隔而成，右肺分为上、中、下三叶，左肺分为上、下两叶。在胸部正位片上，上叶下部与下叶上部重叠，中叶与下叶下部重叠。侧位片上，上叶位于前上部，中叶位于前下部，下叶位于后下部，彼此无重叠。副叶是由副裂深入肺叶内而形成，属于肺分叶的先天变异，常见的有奇叶、下副叶（心后叶）等。

5.肺段 每个肺叶由2~5个肺段组成。每个肺段有其单独的肺段支气管，肺段通常呈圆锥形，尖端指向肺门，底部朝向肺的外围，肺段之间无明显的边界。

肺段的名称与其相应的支气管名称一致，右肺上叶分为尖段、后段和前段，中叶分为外侧段和内侧段，下叶分为背段、内基底段、前基底段、外基底段和后基底段；左肺上叶分为尖后段和前段，舌叶分为上舌段和下舌段，下叶分为背段、前内基底段、外基底段和后基底段。各肺段在其相应的肺叶中占据较为固定的位置，熟悉其位置有助于病变的定位。

6.肺实质与肺间质 肺实质是指具有气体交换功能的含气间隙及结构，包括肺泡管、肺泡囊、肺泡及肺泡壁。肺间质是指肺的结缔组织所构成的支架和间隙，包括肺泡间隔、小叶间隔、支气管、血管及周围结缔组织。

（四）纵隔

纵隔主要结构有心脏、大血管、气管、主支气管、食管，淋巴组织、神经、脂肪及胸腺等结构和组织，纵隔的分区在纵隔病变的X线诊断中具有重要意义。为了对纵隔病变进行定位及对其可能的来源进行判断，常将纵隔分为九区（图4-4），前纵隔系心脏、升主动脉和气管前缘之前的区域；中纵隔为前纵隔后缘与食管前壁之间，相当于心脏、主动脉弓、气管及肺门所占据的区域；后纵隔是食管及食管以后的区域。自胸骨柄、体交界处至第4胸椎下缘连一水平线，其上为上纵隔，自第八胸椎下缘作一条水平线，以上为中纵隔，以下为下纵隔。

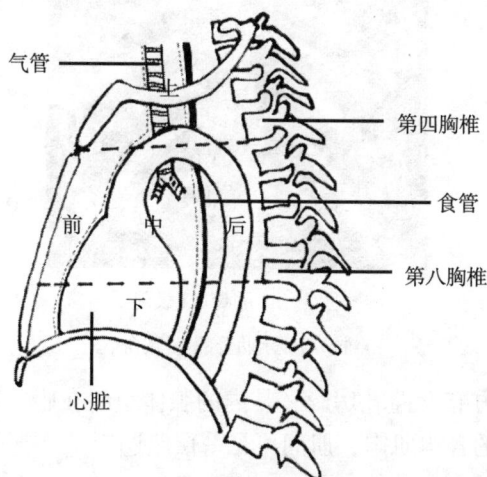

图4-4 纵隔的九分区示意图

（五）胸膜

胸膜分为脏层胸膜和壁层胸膜，脏层胸膜包绕在肺的表面，壁层胸膜覆在胸壁内面、膈面、纵隔面。两层胸膜之间为潜在的胸膜腔。胸膜较薄，一般不显影，只有在胸膜反褶处X线与其走行方向平行时，显示为薄层状或线状致密影，可见于肺尖胸膜反褶处及叶间裂处。

（六）横膈

横膈由薄层肌腱组织构成，呈圆顶状，一般右膈顶在第5肋前端至第6前肋间水平，相当于第9或第10后肋骨平面，通常右膈比左膈高1~2cm，横膈的圆顶偏内侧及前方，所以横呈内高外低，前高后低状。正位胸片上，膈内侧与心脏形成心膈角，与胸壁间形成尖锐的肋膈角。侧位片上，膈前端与前胸壁形成前肋膈角，与后胸壁形成后肋膈角，位置低而深。在平静呼吸状态下，膈运动幅度为1~2.5cm，深呼吸时可达3~6cm，膈运动大致两侧对称。有时膈的某一部分较薄弱，向上呈半圆形局限性隆起，称局限性膈膨升，多发生于右侧，中老年多见，为正常变异。有时深吸气时，膈顶高低不平呈波浪状，称为波浪膈，因膈肌系于不同肋骨前端，深吸气受肋骨牵拉所致。

二、正常CT表现

胸部有含气的肺组织、脂肪组织、肌肉组织及骨组织。这些组织间的密度差异很大，其CT值的范围广，所以在观察胸部CT时，至少需采用两种不同的窗宽和窗位，分别观察肺野与纵隔，有时还需采用骨窗，以观察胸部骨骼的改变。胸部常规CT只能进行胸部横断面成像，多层螺旋CT除横断面成像外，还可行冠状面及矢状面的重组成像。

（一）胸壁

1.骨骼　胸椎在CT上可分辨出椎体、椎板、椎弓、椎管、横突、棘突、小关节和黄韧带。肋骨从椎体两侧发出由后上向前下斜行，故在CT横断面上可同时显示多根肋骨的部分断面。第一肋软骨钙化影往往可突向肺野内，误认为肺内病变。肩胛骨于胸廓背侧呈长形斜条状结构。螺旋CT三维重组可立体显示胸部骨骼（图4-5）。

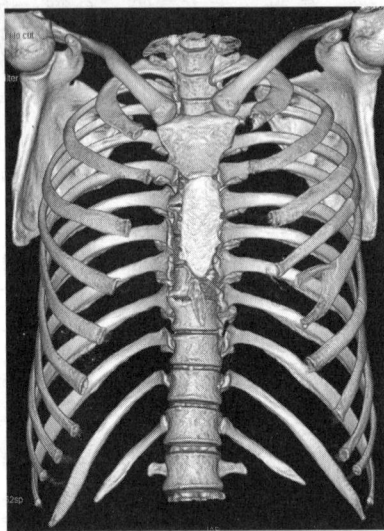

图4-5　肋骨CT表现

三维重组显示肋骨的走行、状态

2.软组织　胸壁最前方有女性乳房影，其内的腺体组织在脂肪影衬托下呈树枝状或珊瑚状致密影。前后可显示胸壁的各组肌肉，肌间可见薄层脂肪影。

（二）胸膜

正常胸膜由于菲薄，CT上无法显示，但叶间胸膜可显示，是CT上划分肺叶的主要标志。在普通CT扫描时呈无肺纹理的"透明带"（图4-6a），用较薄层面（1~2mm）检查时，特别是HRCT冠状面、矢状面重组时，则显示为高密度线状影（图4-6b）。

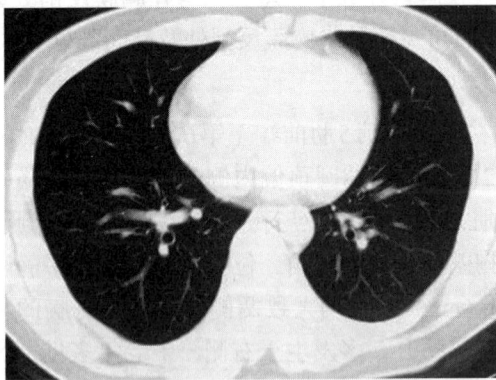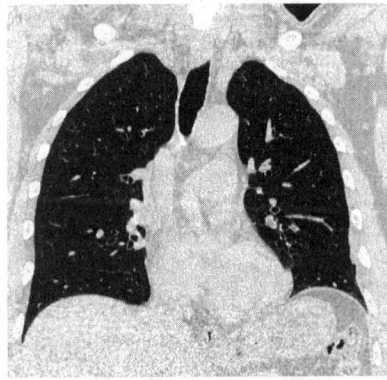

a　　　　　　　　　　　　　　　　　b

图4-6　叶间胸膜

a.叶间胸膜表现为无纹理透亮区；b.叶间裂HRCT表现为线状高密度影

（三）肺

两肺野表现为对称性低密度阴影，其中可见由中心向外围走行的高密度肺血管分支影，由粗变细，即肺纹理；上下走行或斜行的血管纹理表现为圆形或椭圆形的横断影。肺动脉与同级别的支气管相伴行，两者的断面直径相近。两侧主支气管、叶支气管、段支气管与部分亚段支气管表现为管状或条状的含气低密度影，可作为判断肺叶和肺段位置的标志之一。

肺门影主要由肺动脉、肺叶动脉、肺段动脉以及伴行的支气管与肺静脉构成。右肺动脉在纵隔内分为上、下肺动脉，然后继续分出肺段动脉分支；左肺动脉跨越左主支气管分出左上肺动脉后延续为左下肺动脉。肺静脉包括两上肺静脉干和两下肺静脉干均汇入左心房。

肺叶的位置靠叶间裂、肺叶支气管及伴行动脉来确定。肺段的位置是根据肺段支气管及伴随的血管位置及其走行来进行判断的。肺段支气管及伴随的肺动脉位于肺段中心，而肺段静脉位于相邻肺段之间，肺段与肺段之间无明确分界。肺小叶是肺组织的最小单位，包括小叶核心、小叶实质和小叶间隔三部分，小叶核心为小叶肺动脉和细支气管，直径约1mm，小叶实质主要为肺腺泡结构，小叶间隔由结缔组织和其中小静脉组成，每个小叶的直径10~25mm。高分辨率CT上呈多边形或锥体形，底朝向胸膜肺门。

（四）气管

在CT图像上，胸段气管呈圆形或椭圆形，与周围结构界限清楚。40岁以上者气管壁软骨可发生钙化。部分气管的右侧后壁直接与肺相邻，此处气管壁厚度如超过4mm视为异常。右主支气管短而粗（直径约15mm），左主支气管细而长（直径约13mm）。支气管走行与CT扫描层面平行时在肺窗上呈条形低密度影，垂直时呈圆形影，斜交时呈卵圆形低密度影（图4-7）。

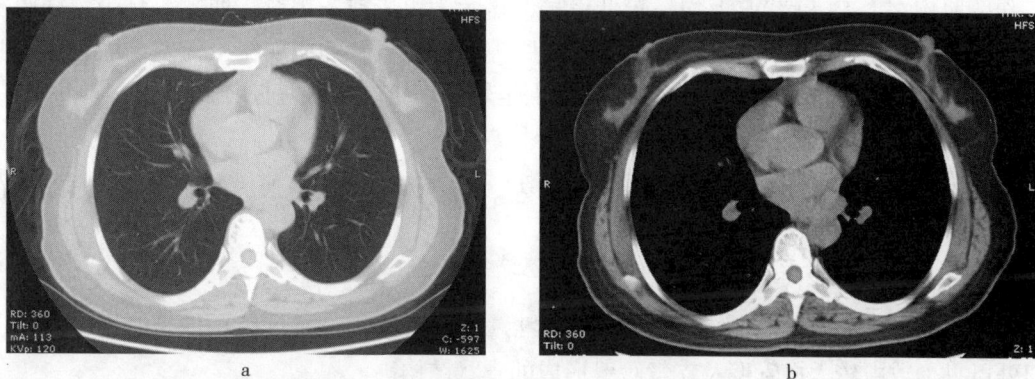

图4-7　正常胸部CT表现

a.肺窗；b.纵隔窗

（五）纵隔

CT显示纵隔内结构明显优于平片。主要通过纵隔窗来观察纵隔内的结构，也分为前、中、后纵隔三部分。

1.前纵隔　位于胸骨后方，心脏大血管之前。前纵隔内有胸腺组织、淋巴组织、脂肪组织和结缔组织。胸腺位于上纵隔血管前间隙内，分左右两叶，形状似箭头，尖端指向胸骨，胸腺边缘光滑或呈波浪状。儿童胸腺外缘常隆起，10岁以上外缘常凹陷，20~30岁外缘平直，密度低于肌肉，30~40岁胸腺密度明显降低，老年人胸腺几乎全部为脂肪组织代替，仅见一些细纤维索条状结构。前纵隔淋巴结包括前胸壁淋巴结和血管前淋巴结，前者CT上难以显示。血管前淋巴结位于两侧大血管前方，沿上腔静脉、无名静脉及颈总动脉前方排列。

2.中纵隔　为心脏、主动脉及气管所占据的部位。中纵隔结构包括气管与支气管、大血管及其分支、膈神经及喉返神经、迷走神经、淋巴结及心脏等。心脏各房室之间有少量脂肪组织，所以CT上可大致区分各房室。左、右心膈角区可见三角形脂肪密度影，常对称性出现，右侧多大于左侧，为心包外脂肪垫，注意不要误为病变。

中纵隔淋巴结多数沿气管、支气管分布，主要有气管旁淋巴结、气管支气管淋巴结、奇静脉淋巴结、肺门淋巴结、隆突下淋巴结。CT可显示正常淋巴结，直径多小于10mm。一般前纵隔淋巴结较多，隆突下淋巴结较大。通常将淋巴结直径11~14mm视为临界性，≥15mm视为病理性，≥20mm多为恶性或转移性。CT一般不能显示走行于纵隔内的神经。

3.后纵隔 为食管前缘之后，胸椎前脊椎旁沟的范围。后纵隔内有食管、降主动脉、胸导管、奇静脉、半奇静脉及淋巴结。后纵隔淋巴结沿食管及降主动脉分布，与隆突下淋巴结交通。

（六）横膈

横膈的前部附着于剑突与两侧肋骨上，为圆顶状的肌性结构，呈光滑的或波浪状线形影。横膈的后下部形成两侧膈肌脚，右侧者附着于腰1~3椎体的前外侧，左侧附着于腰1~2椎体的前外侧。正常膈肌脚CT表现为椎体两侧弧形软组织影，有时右侧较厚。

三、正常MRI表现

正常胸部结构的MRI表现取决于不同组织的MRI信号强度特点。肺组织、脂肪组织、肌肉组织、骨组织具有不同的MRI信号强度，在MRI图像上表现为不同的黑、白亮度。

（一）胸壁

胸骨、胸椎、锁骨和肋骨的周边骨皮质在T_1WI和T_2WI上均显示为低信号，中心部的海绵状松质骨含有脂肪，显示为较高信号。肋软骨信号高于骨皮质信号，低于骨松质信号。

胸壁肌肉在T_1WI和T_2WI上均呈较低信号，显示为黑影或灰黑影。肌腱、韧带、筋膜氢质子含量很低，在T_1WI和T_2WI上均低信号。肌肉间可见线状的脂肪影及流空的血管影。脂肪组织在T_1WI上呈高信号，显示为白影；T_2WI上呈较高信号，显示为灰白影。

（二）胸膜

胸膜不易在MRI上显示。但在胸骨后区，左、右各两层胸膜所形成的前纵隔联合线，在横断面及冠状面上呈较高信号的线状影。

（三）肺

正常肺野基本呈黑影。肺纹理显示不及CT，不呈树枝状，而呈稍高信号的横带状影，近肺门处可见少数由较大血管壁及支气管壁形成的支状结构。

由于肺血管的流空效应，肺动、静脉均呈管状的无信号影，而肺门部的支气管也呈无信号影，所以两者只能根据其解剖学关系进行分辨，但应用快速梯度回波序列，肺动、静脉均呈高信号，则可鉴别。在肺血管与支气管之间，由脂肪、结缔组织及淋巴组织融合而成的小结节状或条片状高信号影，其直径一般不超过5mm。

（四）气管与主支气管

气管与主支气管管腔内无信号，气管和支气管壁由软骨、平滑肌纤维和结缔组织构成且较薄，通常也不可见，管腔由周围脂肪的高信号所衬托而勾画出其大小和走行。迷走神经、交感神经和左喉返神经通常不能显示。胸导管有时在横断面可显示。

（五）纵隔

胸腺呈均质的信号影，T_1WI上信号强度低于脂肪，T_2WI上信号强度与脂肪相似。纵隔内的血管也是由周围脂肪的高信号所衬托而勾画。胸段食管多显示较好，食管壁的信号强度与胸壁肌肉相似。

淋巴结多易于显示，T_1WI上表现为均质圆形或椭圆形结构。通常前纵隔淋巴结、右侧气管旁淋巴结、右气管支气管淋巴结、左上气管旁淋巴结、主动脉淋巴结、肺动脉淋巴结及隆突下淋巴结较易显示，左下气管旁淋巴结及左主支气管周围淋巴结不易显示。

（六）横膈

在MRI上横膈四周的肌腱部分及膈顶的大部呈较低信号影。冠状面及矢状面能较好显示横膈的厚度和形态。横膈的信号强度低于肝脾的信号强度，表现为弧形线状影。膈脚在周围有脂肺组织衬托下而显示清楚，呈一向前凸的窄带状软组织信号影，前方绕过主动脉，止于第1腰椎椎体的外侧缘。

第三节　呼吸系统基本病变影像学表现

一、支气管改变

（一）阻塞性肺气肿

阻塞性肺气肿是指肺组织过度充气而膨胀的一种状态。是由于支气管不完全阻塞时支气管活瓣性作用受限，导致呼吸时气体的吸入量大于排出量，肺内残留气体逐渐增多，致使相应的肺泡过度膨胀而引起阻塞性肺气肿。根据支气管阻塞的部位和范围，肺气肿可分为局限性阻塞性肺气肿和慢性弥漫性阻塞性肺气肿。

1.X线表现

（1）局限性阻塞性肺气肿　常见于支气管异物、支气管内肿瘤及支气管的慢性炎性狭窄等，是由于一个较大的气管或支气管发生部分阻塞所致，可为一侧肺、一个肺叶或肺段的肺气肿。X线表现为一侧肺、一肺叶或肺段的透明度增加，肺纹理稀疏；严重者可见膈肌下移、纵隔向对侧移位。

（2）弥漫性阻塞性肺气肿　常见于慢性支气管炎、支气管哮喘等疾病，是两肺末梢细支气管由于炎症和（或）痉挛发生活瓣性狭窄，产生两肺弥漫性肺气肿。影像表现为胸廓前后径增大，肋骨走行变平，肋间隙增宽；两侧肺野透明度增加，呼气和吸气位相肺野透明度改变不大，肺纹理稀疏、变细；膈肌低平且活动度减弱，心影狭长呈垂位心型（图4-8）。

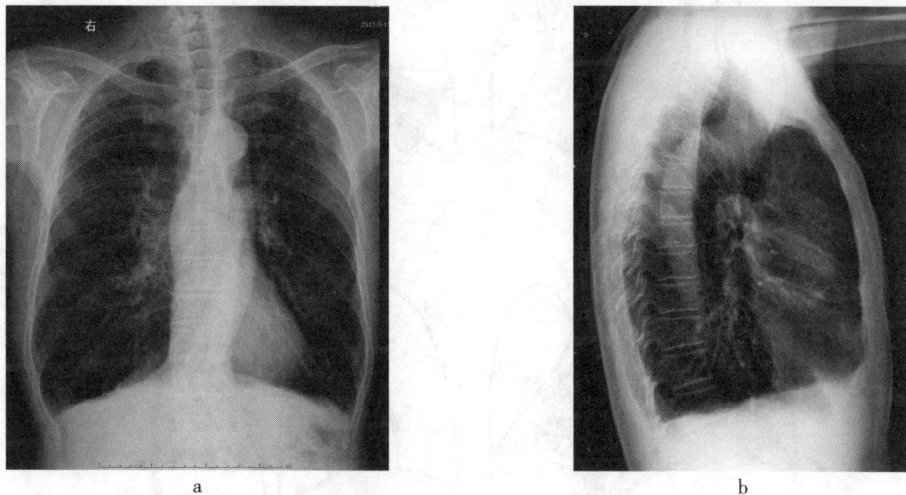

图4-8　弥漫性阻塞性肺气肿X线表现

a.胸部正位片；b.胸部侧位片

2.CT表现　CT检查可以显示支气管狭窄、阻塞的部位及原因，以及继发的肺气肿和肺不张。HRCT可显示肺小叶结构的异常改变，可发现早期肺气肿。

CT检查还可分辨出不同病理类型的肺气肿。肺气肿在病理上分为小叶中心型、全小叶型、间隔旁型和瘢痕旁型四种。小叶中心型肺气肿表现为小圆形低密度区（图4-9），位于小叶中央。全小叶型肺气肿为广泛密度减低区，肺血管影变细、稀疏（图4-10）。间隔旁型肺气肿为胸膜下局限性低度区，一般为1cm以下。肺大疱为较大的含空气腔，为小叶中心型及全小叶型肺气肿融合所致。小叶中心型、全小叶型及间隔旁型肺气肿常见于慢性支气管炎、支气管哮喘及各种原因的肺间质纤维化等。

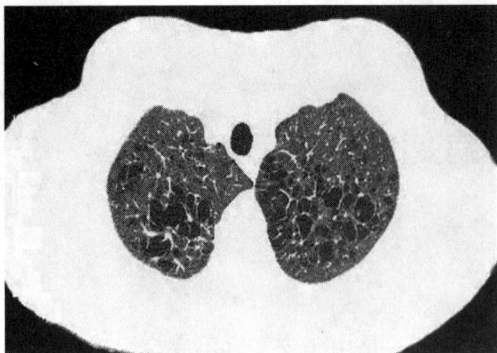

图4-9　小叶中心型肺气肿

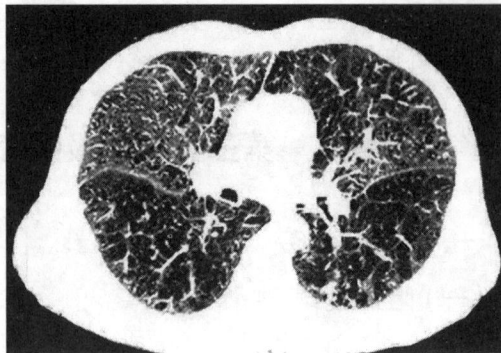

图4-10　全小叶型肺气肿

（二）阻塞性肺不张

阻塞性肺不张是指支气管完全阻塞后，肺内气体多在18~24小时内被循环的血液所吸收，肺泡塌陷，肺组织萎缩。

1.X线表现

（1）一侧性肺不张　X线表现为患侧肺野密度均匀增高，纵隔向患侧移位，胸廓塌陷，肋间隙变窄，健侧肺可有代偿性肺气肿。

（2）肺叶不张　表现为肺叶区域密度均匀增高，肺叶缩小，叶间裂呈向心性移位，邻近肺叶可出现代偿性肺气肿。不同肺叶形态不同，大小不同，不同肺叶的不张表现也不相同（图4-11）。

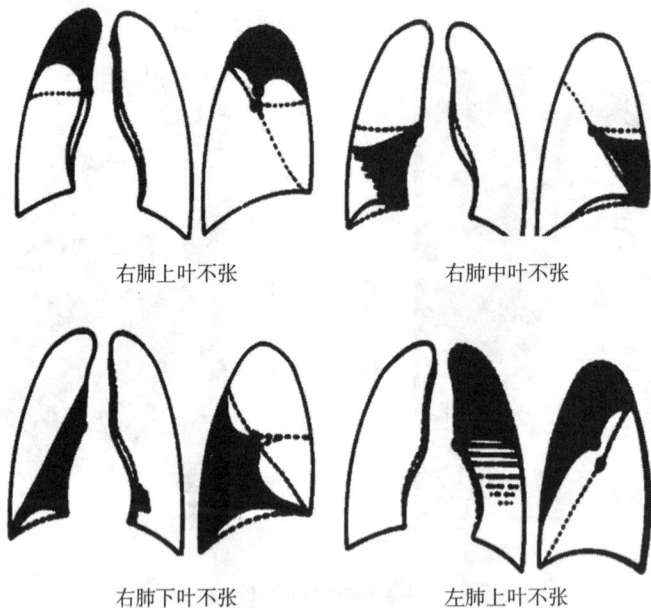

右肺上叶不张　　　　　　　　　右肺中叶不张

右肺下叶不张　　　　　　　　　左肺上叶不张

图4-11　肺叶不张示意图

2.CT表现

（1）一侧性肺不张　表现为肺叶体积缩小，呈边缘清晰的软组织致密影，增强可见明显强化，周围结构向患侧移位，常可发现主支气管阻塞的部位和原因。

（2）肺叶不张　表现为各肺叶不张出现不同的表现，但均发生肺叶体积缩小（多呈三角形），密度均匀增高，叶间裂处边缘清晰内凹；有时邻近结构出现轻度移位（图4-12）。CT增强检查有助于鉴别肿块影。

3.MRI表现

（1）阻塞性肺气肿显示不佳。

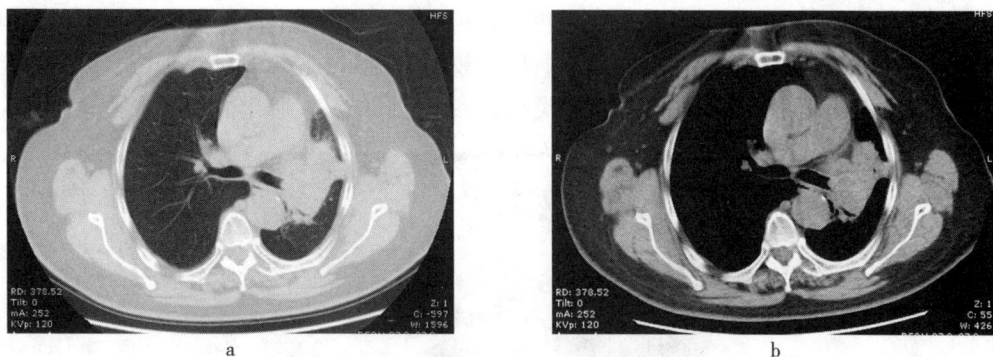

图4-12　阻塞性肺不张CT表现

a.肺窗；b.纵隔窗

支气管阻塞，呈杯口状中断

（2）阻塞性肺不张　①MRI可显示支气管阻塞的病变，如管壁增厚、狭窄及腔内结节等。②肺不张在T_1WI上多呈等或略低信号，T_2WI上呈高信号，有时信号不均匀；③MRI有助于区分肺不张内的肺门区肿块，即在T_2WI上肺不张的信号强度往往高于肿块，在T_1WI增强图像上肺不张增强的程度较肿块更明显。

二、肺部改变

（一）渗出与实变

渗出是机体对急性炎症的反应，肺泡腔内的气体被血管渗出的液体、细胞成分所替代而导致的肺实变。

1.X线表现

（1）起初病变呈云絮状或片状较高密度影，边缘模糊不清。

（2）如渗出累及整个肺叶，表现为以叶间胸膜为界的边缘清晰锐利的大片状高密度影。

（3）当病变靠近肺门附近时，可在实变的密度增高阴影中显示含气的支气管影，称为"空气支气管征"或"支气管气像"。

炎性渗出形成的阴影，经抗炎治疗多数在1~2周内吸收。在吸收过程中，由于炎性渗出并非同时吸收，因而病变密度常失去其均匀的特点。多见于各种急性炎症、渗出性肺结核、肺出血及肺水肿等。

2.CT表现　分为磨玻璃样密度影和肺实变，呈小片状、大片状、肺段性、大叶性或弥漫性分布。肺实变为均匀性高密度影，可见支气管气像。病灶边缘不清楚，但靠近叶间胸膜的边缘可清楚。

（1）磨玻璃样密度影　肺窗上呈略高密度的磨玻璃样影，其内仍可见肺血管纹理影，在纵隔窗上病灶可完全不显示。弥漫性肺泡病变为两肺广泛的肺泡实变或磨玻璃样密度影，见于多种炎症以及肺水肿、急性呼吸窘迫综合征、肺出血、肺泡蛋白沉着症等（图4-13）。

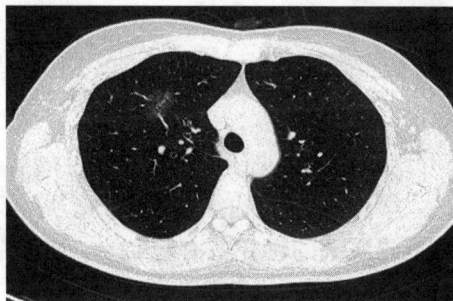

图4-13　右肺上叶磨玻璃结节

（2）肺泡实变　肺实变为均匀性较高密度影，可见空气支气管征。病灶边缘不清楚，但靠近叶间胸膜的边缘可清楚。肺窗上呈高密度影，密度较均匀，其中见不到肺纹理影，纵隔窗上病灶的大小较肺窗上有所缩小。多见于各种急性炎症、渗出性肺结核、肺出血及肺水肿等（图4-14）。

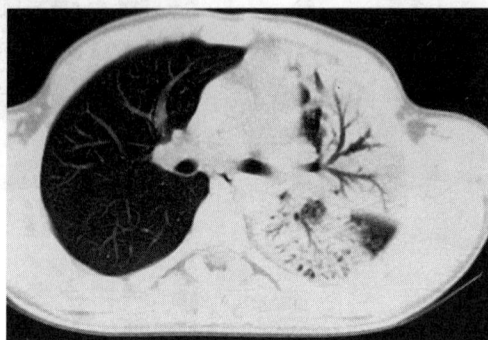

图4-14　渗出与实变CT表现

左肺下野实变影，上缘清晰，边缘模糊

3.MRI表现　由于MRI对液体的显示较敏感，因此MRI对显示肺泡腔内的渗出性病变很有帮助，在T_1WI上表现为边缘不清的片状略高信号影，T_2WI上也呈较高信号影。

（二）增殖

增殖指肺的慢性炎症形成的肉芽组织，为组织细胞和成纤维细胞的增生。

1.X线表现　增殖表现为结节状致密影，密度较高，边界清楚，或呈梅花瓣样，无明显融合趋势。常见于肺结核和各种慢性肺炎。

2.CT表现　增殖性病变CT表现为数毫米至1cm的小结节灶，形态为圆形或类圆形，密度较高，边界很清晰，有时似梅花瓣状。

3.MRI表现　增殖性病变MRI呈中等强度信号，边界较清晰，有时似梅花瓣状。

（三）纤维化

纤维成分取代细胞成分称为纤维化，可分为局限性和弥漫性两类。局限性纤维化多见于吸收不全的肺炎、肺脓肿和肺结核等。病变较局限，对肺功能影响不大；弥漫性纤维化多见于慢性间质性肺炎、尘肺、特发性肺间质纤维化等，范围广泛对肺功能影响较大。

1.X线表现　范围较小的纤维化，表现为局限性的条索影，密度高且走行僵直，与正常肺纹理不同。病变较大被纤维组织代替后，可收缩形成密度高、边缘清楚的块状影。病变范围稍广时可见支气管扩张形成的低密度影，亦可见周围器官被牵拉移位如上肺野范围较大的纤维化牵拉肺门抬高，使下肺的纹理呈垂柳状改变等。

弥漫性纤维化依病变程度不同可表现为索条状、网状或蜂窝状影像，自肺门区向外伸展，直至肺野外带。其间也可有多数散在分布的颗粒状或小结节状影，称网状结节病变。

2.CT表现　纤维化局限者CT表现为条索状僵直的高密度影，走行及分布均与肺纹理不同；弥漫者表现为自肺门向外伸展的线条、网状或蜂窝状影，有时在网状影背景上可见颗粒状或小结节影。

3.MRI表现　比较大的条索状纤维化病灶在T_1WI和T_2WI上均呈中等或略低信号。

（四）钙化

一般发生于退行性变或坏死组织内，多见于干酪样结核灶的愈合。

1.X线表现　钙化X线表现为高密度影，边缘锐利清晰，形状不一。可为斑点状、团块状或球形，呈局限或散在分布。不同疾病的钙化各有其特点，如肺错构瘤内的"爆米花"样钙化；尘肺时肺门淋巴结的蛋壳样钙化等。

2.CT表现 钙化CT表现为形态多样、边界清楚的很高密度影，CT值常达100Hu以上，可呈细粒状、结节状、层状或斑块状等。CT显示钙化比X线、MRI检查敏感很多，HRCT检查更有助于小钙化灶的显示。

3.MRI表现 钙化无信号，较大的钙化灶表现为信号缺损区。

（五）结节与肿块

1.X线表现 一般认为肺内结节直径≤3cm。3cm以上则为肿块良性病灶，形多规则，恶性病灶多呈分叶状。单发良性结节多见于结核球、错构瘤和炎性病变，恶性者多见于周围型肺癌，少数为肉瘤和单发的转移。多发病灶多见于转移瘤。良性病灶多数边缘光滑、清楚，肺癌边缘多可见毛刺。

2.CT表现

（1）良性 多见于肺结核球、肺良性肿瘤、炎性假瘤、肺囊肿等。CT表现（图4-15）为：①多呈圆形、椭圆形，边缘清楚光滑，无毛刺，少有分叶；②密度多均匀，但也可以出现钙化（如结核球）、脂肪（如错构瘤）、液体（肺含液囊肿）和气体（肺液气囊肿）等；③增强扫描可不强化或轻度均匀性强化。

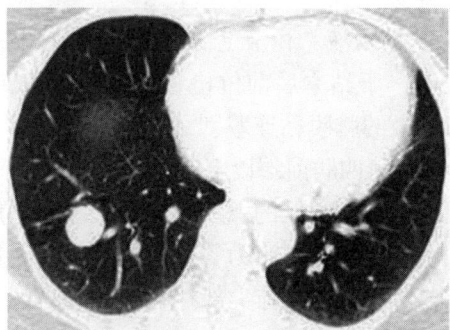

图4-15 肺内良性肿块CT表现

肿块密度均匀，边缘光整

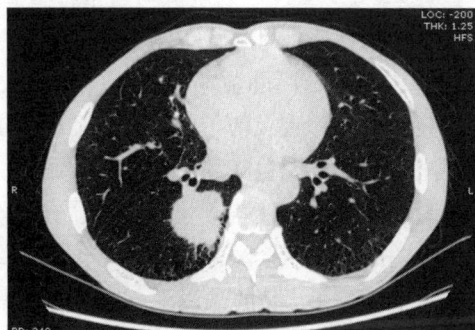

图4-16 肺内恶性肿块CT表现

恶性肿块边缘毛糙，伴有毛刺

（2）恶性 多见于肺癌。CT表现（图4-16）为：①形态多不规则，边缘有分叶和切迹（分叶征）；②肿块周围有放射状、短而细的毛刺（毛刺征）；③肿块内部可有1~3mm的透亮区（空泡征或小泡征）和支气管气像，也可见偏心性的空洞，空洞内缘不规则，有结节向腔内突出；④肿块胸膜侧可见脏层胸膜向肿块凹陷，表现为幕状、三角形或线状影（胸膜凹陷征）；⑤肿块肺门侧可见一支或数支血管影向肿块聚拢，在肿块区中断或穿过病灶（血管集束征）和支气管直达肿块边缘呈截断或管壁增厚、管腔狭窄；⑥增强扫描常为明显均匀或不均匀强化。

3.MRI表现 MRI信号取决于肿块内的成分，慢性肉芽肿、干酪样结核或错构瘤等由于其内含有较多的纤维组织与钙质，在T_2WI上呈低信号。恶性病变如肺癌或肺转移癌在T_2WI上是高信号。肿块内坏死腔在T_1WI上呈低信号，在T_2WI上呈高信号。囊性病变在T_1WI上呈低信号，在T_2WI上呈高信号。血管性肿块如动静脉瘘由于流空效应表现为无信号。

（六）空洞与空腔

空洞为肺组织液化坏死后，坏死组织经引流支气管排出形成。

1.X线表现 空洞依病理变化可分为三种。

（1）虫蚀状空洞 洞壁为坏死组织，X线表现为肺野实变影像内多发小的透亮区，洞壁不明显，形态不规则，状如虫蚀。见于干酪性肺炎。

（2）薄壁空洞 洞壁在3mm以下，由薄层纤维组织或肉芽组织形成。X线表现为边界清楚、内壁光滑的圆形透亮区。一般空洞内无液面，周围很少有渗出影，常见于肺结核。

（3）厚壁空洞 洞壁明显，厚度超过3mm。见于肺脓肿、肺结核及肺癌。结核性空洞常无或仅有少量液体，外壁光滑整齐；而肺脓肿急性期的空洞内多有明显的液平，周围大片渗出影；癌瘤内形成的空洞其内壁多不规则有壁结节，外缘符合肿瘤特征。

空腔是肺内正常腔隙的病理性扩大，如肺大疱、含气肺囊肿等。空腔的X线表现与薄壁空洞相似，但较空洞壁薄，一般腔内无液平，周围无渗出。

2.CT表现　空洞与空腔CT在显示空洞的存在、空洞的大小与形态、空洞的壁及洞内外情况等方面均优于X线，其CT表现与X线表现相同。

3.MRI表现　在T_1WI和T_2WI上，空洞内因有气体而均呈低信号影，空洞壁的信号则因病变性质而异。但由于MRI空间分辨力较低，故对空洞壁细节的显示不及CT检查。

三、胸膜改变

（一）胸腔积液

多种疾病可累及胸膜产生胸腔积液，病因不同，液体的性质也不同。如胸膜炎可产生渗出液，心肾疾病可产生漏出液；化脓性炎症液体性质为脓液，胸部外伤或胸膜恶性肿瘤可为血性积液，颈胸部手术伤及淋巴引流通道可产生乳糜性积液。

1.X线表现　X线可以定位与定量检查胸腔积液，难以定性。

（1）游离性胸腔积液　依积液量而表现不同。①少量积液：积液上缘在第四肋前端以下，液体首先位于侧、后肋膈角处。液体量在250ml以上时，于站立后前位检查仅见肋膈角变钝。透视下液体可随呼吸及体位的变化而移动，以此可与轻微的胸膜粘连鉴别。随液量增加可依次闭塞外侧肋膈角，掩盖膈顶。②中等量积液：液体上缘在第四肋前端以上，不超过第2肋前端。表现为患侧肺下野密度均匀增高，肋膈角消失，其上缘呈外高内低的弧线影。此弧线的形成是由于胸腔内的负压状态、液体的重力、肺组织的弹性、液体的表面张力等作用所致。③大量积液，积液上缘达第2肋前端以上。患侧肺野密度均匀增高，有时仅肺尖部存在小的透亮区，纵隔常向健侧移位，横膈下移，肋间隙增宽，胸廓饱满。

（2）局限性胸腔积液　分为包裹性积液、叶间积液和肺下积液。①包裹性积液：胸膜炎时，脏、壁层胸膜粘连形成潜在腔隙，积液局限于此部位，为包裹性积液。好发于侧后胸壁，切线位时表现为自胸壁向肺野突出的广基底的扁丘状高密度影，边缘光滑清晰（图4-17）。②叶间积液：积液发生在叶间裂处。少量叶间积液表现为叶间裂部位的梭形高密度影，长轴与叶间裂平行，液体量较多时，可呈球形。游离性积液进入叶间裂时，表现为尖端指向内侧的三角形致密影。③肺下积液：位于肺与膈肌之间的积液为肺下积液。以右侧多见。X线表现为患侧"膈肌"上移，"膈顶"外移。卧位检查时，患侧肺野密度普遍增高而膈肌位置正常，透视可以帮助鉴别。

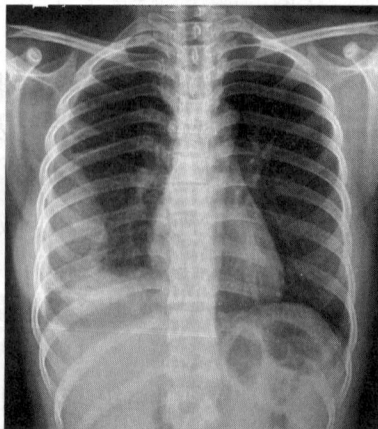

图4-17　胸腔包裹性积液

2.CT表现 少量、中等量游离性积液表现为后胸壁下弧形窄带状或新月形液体样密度影，边缘光滑整齐，俯卧位检查可见液体移至前胸壁下。大量积液则整个胸腔为液体样密度影占据，肺被压缩于肺门呈软组织影，纵隔向对侧移位。包裹性积液表现为自胸壁向肺野突出的凸镜形液体样密度影，基底宽而紧贴胸壁，与胸壁的夹角多呈钝角，边缘光滑，邻近胸膜多有增厚，形成胸膜尾征。叶间积液表现为叶间片状或带状的高密度影，有时呈梭状或球状，积液量多时可形似肿瘤，易误诊为肺内实质性肿块。

3.MRI表现 胸腔积液MRI可显示胸腔积液的存在，其MRI信号与液体内成分有关。非出血性积液在T_1WI多呈低信号，T_2WI呈高信号，结核性胸膜炎积液由于蛋白含量较高在T_1WI可呈中-高信号。

（二）气胸及液气胸

1.X线表现

（1）气胸 气体进入胸膜腔即为气胸。进入胸腔的气体改变了胸膜腔的负压状态，肺可部分或完全被压缩。气体进入胸膜腔的途径有：壁层胸膜破裂，主要由胸壁穿通伤、胸部手术及胸腔穿刺引起；脏层胸膜破裂，肺部病变或无肺内疾病，由于突然用力，剧烈咳嗽使胸内压突然升高，而致胸膜破裂使空气进入胸腔形成气胸，常见于严重的肺气肿、胸膜下肺大疱及肺脓肿等。气胸的X线表现是胸腔内无肺纹理的透亮区。气体自外带将肺向肺门方向压缩，较少时可见被压缩肺的边缘，呈纤细的线条状高密度影。随着气体增多，可将肺完全压缩，肺门区出现密度均匀的团块状软组织影。纵隔可向健侧移位，患侧膈下降，肋间隙增宽（图4-18）。

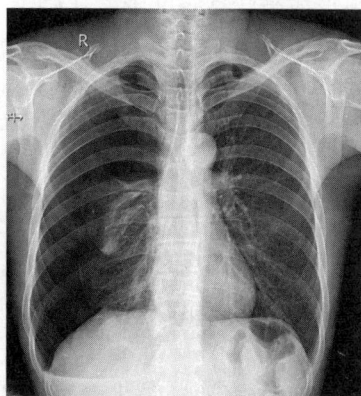

图4-18 右侧气胸X线表现

（2）液-气胸 胸膜腔内液体与气体并存，为液气胸。可因胸腔积液并发支气管胸膜瘘、外伤、手术后以及胸腔穿刺时漏进气体而引起，也可先有气胸而后出现液体或气体与液体同时出现，明显的液-气胸立位检查时可表现为胸腔内液平面，液平面上方为气体及被压缩的肺组织。

2.CT表现 在肺窗上表现为肺外侧带状无肺纹理的低密度透亮区，其内侧可见弧形的脏层胸膜呈细线状软组织密度影，与胸壁平行。肺组织有不同程度萎缩，严重时整个肺被压缩至肺门呈球状，伴纵隔向对侧移位（图4-19）。液气胸由于重力关系，液体分布于背侧，气体分布于腹侧。可见明确的液-气平面及萎陷的肺边缘。液气胸由于胸膜粘连可局限于胸腔的一部（图4-20）。

3.MRI表现 MRI检查不能显示气胸，只能显示液气胸的液体信号。MRI可显示胸腔积液的存在，其MRI信号与液体内成分有关。非出血性积液在T_1WI多呈低信号，T_2WI呈高信号；结核性胸膜炎积液由于蛋白含量较高在T_1WI可呈中-高信号。

（三）胸膜肥厚、粘连与钙化

胸膜炎的发展引起纤维素沉着、肉芽组织增生或外伤出血机化，均可导致胸膜肥厚、粘连和钙化。

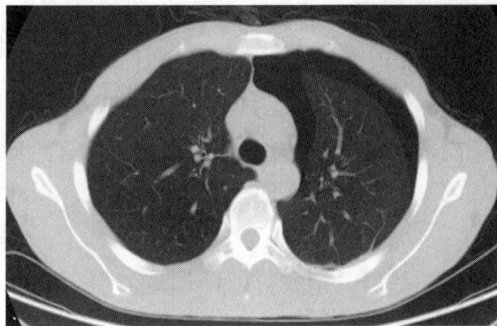

图4-19　气胸CT表现

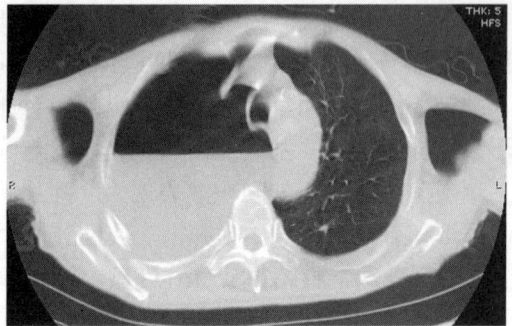

图4-20　液气胸CT表现

1.X线表现　胸膜肥厚与粘连常同时存在。轻度胸膜肥厚、粘连多见于肋膈角处，X线表现为肋膈角变钝、变平，透视下可见呼吸时膈肌运动受限，膈顶变平直。广泛胸膜肥厚时，可出现不同程度的患侧肺野密度增高，胸廓内缘出现带状致密影，肋间隙变窄，膈肌抬高，纵隔的患侧移位。

胸膜钙化X线表现为不规则斑片状高密度影。有时包绕于肺表面呈壳状，与骨性胸壁间有一透明间隙相隔。

2.CT表现

（1）胸膜增厚　为沿胸壁的带状软组织影，厚薄不均匀，表面不光滑。胸膜增厚达2cm及纵隔胸膜增厚均提示恶性病变。胸膜粘连常与胸膜增厚常同时发生。

（2）胸膜钙化　多呈点状、弧形或带状高密度影，其CT值接近骨骼。

3.MRI表现　MRI对胸膜肥厚、粘连与钙化的显示不如普通X线和CT。胸膜肿块在T_1WI上在肿瘤呈中等信号，T_2WI上呈不同程度高信号。

四、纵隔改变

（一）X线表现

纵隔病变及肺内病变均可引起纵隔形态、密度和位置改变。

1.形态改变　最常见的是纵隔影增宽，引起纵隔影增宽的病变可以是炎症、出血、肿瘤或血管性病变，其中以纵隔肿瘤最为常见

2.密度改变　纵隔内出现牙齿（如畸胎瘤）、钙化（如淋巴结结核）时，X线表现为纵隔内出现更高密度影，出现气体时（如纵隔气肿、腹内空腔脏器疝入等）X线表现为纵隔内出现更低密度影。

3.位置改变　胸腔、肺内及纵隔病变均可使纵隔移位，其中肺不张及广泛胸膜增厚等可牵拉纵隔向患侧移位，胸腔积液、肺内巨大肿瘤及偏侧生长的纵隔肿瘤等可推压纵隔向健侧移位，一侧主支气管内异物可引起纵隔摆动。

（二）CT表现

1.形态改变　同X线表现。

2.密度改变　根据CT值可将纵隔病变分为四类，即脂肪密度、实性、囊性及血管性病变。脂肪瘤以右心膈角多见。实性病变可见于良恶性肿瘤、淋巴结肿大等。囊性病变表现为圆形或类圆形液体样密度影，心包囊肿多位于右心膈角。支气管囊肿好发于支气管周围部、气管或食管旁及肺门部。主动脉瘤可见血管中的弧形钙化。CT增强检查对鉴别血管性与非血管性、良性与恶性肿块很有价值。血管性病变增强检查强化情况与其他血管一样明显，可明确显示动脉瘤、动脉夹层及附壁血栓。实性病变平扫CT值50~70Hu，增强扫描良性病变多均匀强化，恶性病变多不均匀较明显强化。囊性病变平扫CT值−10~10Hu，增强扫描仅见囊壁轻度强化。脂肪密度病变平扫CT值−120~−30Hu，增强扫描仅见其内的血管强化。

3.位置改变 肺不张、广泛胸膜增厚等可牵拉纵隔向患侧移位，气胸、大量胸腔积液、肺内巨大肿瘤等可推压纵隔向健侧移位。

（三）MRI表现

实性肿瘤在T_1WI信号强度常略高于正常肌肉组织，T_2WI信号强度多有所增高。肿瘤内发生变性坏死，瘤灶的则不均匀，坏死区在T_1WI上呈低信号，T_2WI上呈明显高信号。畸胎瘤在T_1WI和T_2WI上时见脂肪信号。单纯性浆液性囊肿T_1WI上呈低信号，T_2WI上呈显著高信号。黏液性囊肿或囊内含丰富的蛋白时，在T_1WI和T_2WI上均位高信号。囊内含胆固醇结晶或出血时，T_1WI上也呈高信号。脂肪性肿块在T_1WI和T_2WI上均为高信号，脂肪性肿块则呈低信号。动脉瘤的瘤壁弹性差，血流在该处流速减慢或形成涡流，涡流产生的信号多不均匀。动脉夹层依其血流速度不同，易分辨真假腔。通常假腔大于真腔，假腔的血流较缓慢，信号较高，且常有附壁血栓形成致腔壁增厚。真腔血流快，通常无信号。

第四节　支气管疾病

一、慢性支气管炎

【疾病概要】

1.病理病因 慢性支气管炎（chronic bronchitis）是一种多病因引起的支气管黏膜及其周围组织的慢性非特异性炎症，是呼吸道常见疾病。病理上显示支气管黏膜充血、水肿、糜烂，黏液腺体增生肥大、分泌亢进，肉芽组织与纤维组织增生导致管壁增厚及管腔狭窄等。

2.临床表现 为慢性咳嗽、咳痰、气急、呼吸困难、心悸等，多见于老年人。

【影像学表现】

1.X线表现

（1）早期X线检查无异常征象。

（2）典型表现为肺纹理增多、紊乱，出现纤维化表现为条索与网状阴影，合并感染可出现以两下肺为主的斑片阴影。

（3）晚期合并阻塞性肺气肿时，表现为桶状胸、肋间隙增宽，两肺野透亮度增加，肺纹理稀疏，心脏狭小呈垂直型，双侧膈肌低平。如合并肺动脉高压时，表现为肺动脉段膨出，右下肺动脉增粗，横径大于15mm（图4-21）。

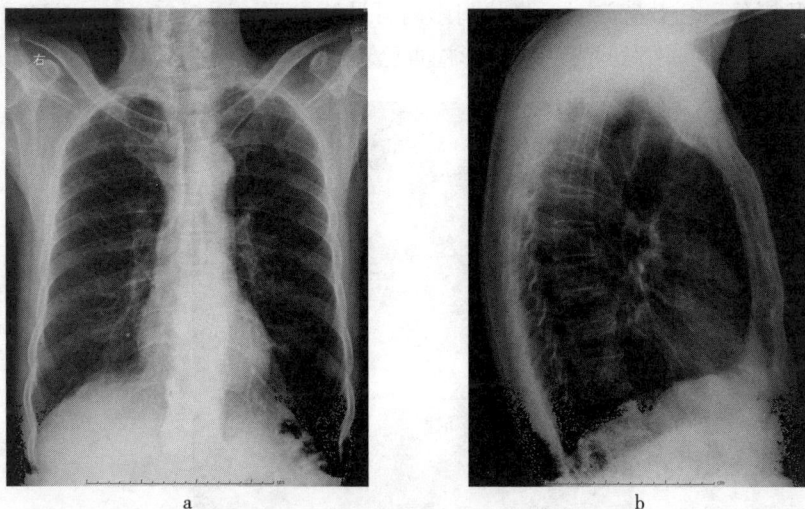

图4-21　慢性支气管炎X线表现

a.胸部正位片；b.胸部侧位片

2.CT表现

（1）肺纹理扭曲，支气管壁增厚，管腔不同程度狭窄或扩张。

（2）肺野可见小叶性肺气肿及胸膜下肺大疱等征象。

（3）合并肺间质改变可出现网状阴影；合并感染可见斑片状阴影；合并肺动脉高压时，可见主肺动脉与两肺门的肺动脉扩张，外围动脉反而变细减少。

【诊断与鉴别诊断】

1.诊断要点　根据胸片肺纹理增多、紊乱，CT显示支气管壁增厚的表现，结合临床多年的咳嗽、咳痰史，即可诊断为本病。需与支气管扩张、间质性肺炎等相鉴别。

2.鉴别诊断

（1）支气管扩张　单纯轻度柱状支气管扩张与慢性支气管炎在胸片上几乎无法鉴别，当出现受累肺组织体积缩小或出现囊状阴影时提示支气管扩张可能。

（2）间质性肺炎　病变以两肺门区附近及下肺野分布为主，呈弥漫分布网状影、小片影、小结节影及小叶间隔增厚等改变。

二、支气管扩张

支气管扩张是指支气管内径的异常增宽。多继发于支气管、肺内的化腔性炎症，肺不张及肺纤维化。少数为支气管先天性发育异常或与遗传及免疫性疾病有关。慢性感染引起支气管组织的破坏、支气管内分泌物和长期剧烈咳嗽所致支气管扩张的主要原因，两者可互为因果，促成并加剧支气管扩张。

【疾病概要】

1.病理病因　支气管扩张（bronchiectasis）是指支气管腔的异常扩张。少数为先天性，大多为后天性。后天性主要发病机制为：①慢性感染引起支气管壁组织破坏；②支气管腔内分泌物淤积和长期剧烈咳嗽，引起支气管内压增高；③肺不张及肺纤维化对支气管壁产生的外在性牵引。根据支气管扩张的形态可分为三型，如柱状型、囊状型和曲张型，以上类型可混合存在。

2.临床表现　本病好发于儿童及青壮年。临床上三大主要症状为咳嗽、咳痰和咯血。

【影像学表现】

1.X线表现　病变较轻者胸部平片可无异常发现。较重的支气管扩张异常X线征象有肺纹理增多、紊乱或呈网状。扩张而含气的支气管因管壁厚可见"双轨征"，含有分泌物的扩张支气管表现为不规则杵状致密影。囊状支气管扩张则表现为多发囊腔影，直径1~3cm，多个囊状阴影形成蜂窝状影像，合并感染时，囊状阴影内可见液平面（图4-22）。由于CT的广泛应用及分辨力的提高，以往诊断该病的支气管造影检查已不再使用。

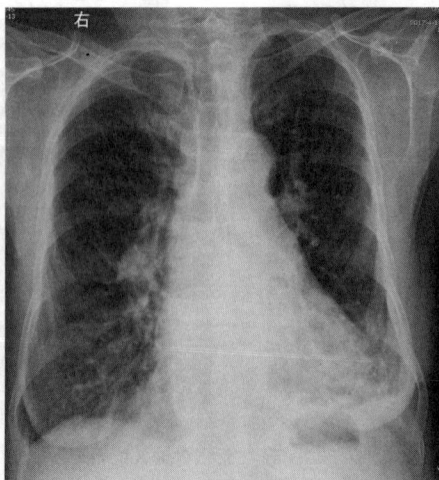

图4-22　支气管扩张X线表现

2.CT表现　目前，CT检查为支气管扩张的主要检查方法，表现为支气管管壁增厚、管腔增宽。

（1）柱状型支气管扩张　当支气管水平走行而与CT层面平行时可表现为"轨道征"；当支气管和CT层面呈垂直走行时可表现为管壁圆形透亮影，呈"印戒征"。

（2）囊状型支气管扩张　表现为支气管远端呈囊状膨大，呈多发囊状或葡萄串状阴影，如合并感染则囊内出现液平面及囊壁增厚（图4-23）。

（3）曲张型支气管扩张　表现为扩张的支气管管腔粗细不均，可呈念珠状，如腔内充满黏液栓，则表现为棒状或结节状高密度影，称"指状征"。可表现支气管径呈粗细不均的囊柱状改变，壁不规则。

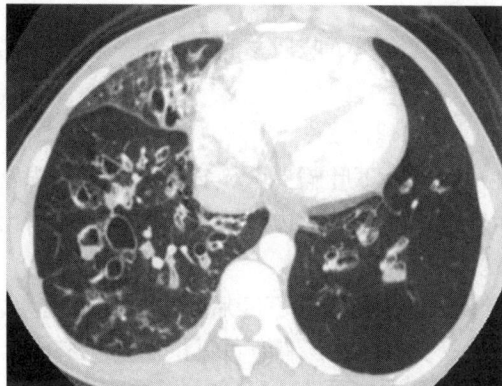

图4-23　支气管扩张CT表现

【诊断与鉴别诊断】

1.诊断要点　根据胸片肺纹理增粗、模糊、紊乱呈蜂窝状改变，结合典型的临床咳嗽、咳痰和咯血症状，本病诊断并不困难。CT检查见到支气管管腔扩张，即可诊断为本病。但有时需与多发性肺气囊肿和慢性支气管炎等鉴别。

2.鉴别诊断

（1）多发性肺囊肿　囊肿相对较大，囊壁相对较薄，腔内一般没有液平面，周围肺野多无感染征象。

（2）慢性支气管炎　严重慢性支气管炎也可伴有支气管扩张，但同时可见肺纹理增粗模糊、肺气肿、肺纤维化与肺感染等征象，临床症状有所不同。

第五节　肺先天性疾病

一、肺隔离症

肺隔离症（pulmonary sequestration）又称为支气管肺隔离症，是指胚胎时期一部分肺组织和正常肺隔离单独发育而成的先天畸形，可分为肺叶内型和肺叶外型。肺隔离症常见于任何年龄，青年常见，男女无差别。大多无症状，多而然发现，伴有感染可出现发热、咳嗽、胸痛等常见症状，甚至伴有痰中带血等。

【疾病概要】

1.病理病因

（1）肺叶内型肺隔离症　其病变区与邻近正常肺组织被同一脏层胸膜所包裹，所含肺组织多为囊性结构，少数含有实性肺组织团块。囊内充满黏液，一般不与支气管交通，其供血动脉多来自胸主动脉，静脉回流多入肺静脉，少数经下腔静脉或奇静脉回流。伴有感染时可与支气管相通，气体进入，甚至脓液形成。多发生于下叶后基底段，左侧常见。

PPT

（2）肺叶外型肺隔离症　其被独立的脏层包裹，病变组织多为实性肺组织，形成副肺叶或副肺段。供血动脉多来自腹主动脉，静脉回流入下腔静脉或门静脉等。此型肺隔离症最好发生于下叶与膈肌之间。

2.临床表现　该疾病以青年人多见。多数病人无症状，体检时偶然发现为多；当合并感染时，可表现为发热、咳嗽、咳痰、胸痛等呼吸道感染的症状。

【影像学表现】

1.X线表现

（1）肺叶内型肺隔离症　表现为下叶后基底段（左下叶多见）类圆形或椭圆形软组织致密影；合并感染时，可见多发含气囊腔阴影，体积增大，边缘模糊；行主动脉造影可见胸主动脉发出血管供应该病灶。

（2）肺叶外型肺隔离症　表现为左下叶后基底段软组织团块，通常密度均匀；主动脉造影多可见供血动脉来自腹主动脉。

2.CT表现

（1）肺叶内型肺隔离症　表现为下叶膈上区域脊柱旁的软组织密度影，密度多不均匀，可见蜂窝状改变，有时可显示液气平面，病变边缘模糊；增强扫描多出现不均匀强化，并可显示来自体循环的弯曲供血动脉。

（2）肺叶外型肺隔离症　大部分位于左下叶后基底段，表现为边缘清晰的软组织密度影，多数病灶密度均匀；增强扫描仅少数强化，有时可见供血动脉来自腹主动脉（图4-24）。

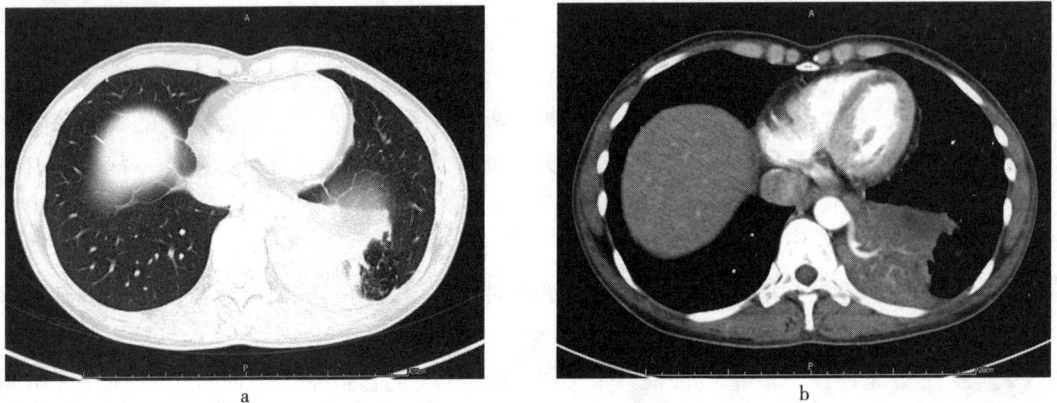

图4-24　肺隔离症CT表现

a.横断位肺窗，左肺下叶近脊柱旁一肿块；b.横断位增强，显示肿块由腹主动脉供血

3.MRI表现　肺隔离症的MRI信号表现与病灶结构与成分有关，病灶中囊变区T_1WI呈低信号，T_2WI呈高信号，实性区T_1WI呈中等信号，T_2WI亦呈高信号；MRI还可以显示病灶供血动脉的起源与静脉回流情况，有助于该病的诊断并进行肺叶内型与肺叶外型肺隔离症的鉴别。

【诊断与鉴别诊断】

根据胸片示下肺脊柱旁团块状密度增高影，需考虑本病的可能；行胸部增强CT或MRI明确显示来自体循环供血动脉的征象，即可诊断为本病。

二、肺动-静脉瘘

肺动-静脉瘘（pulmonary arterio-venous fistula）也称肺动-静脉畸形，是一种先天性的由肺部动脉和静脉直接相通而引起的血流短路，其中30%~40%有家族遗传性毛细血管扩张症。

【疾病概要】

1.病理病因　该病基本的病理变化是肺动脉经过囊壁菲薄的动脉瘤囊腔直接通入扩大迂曲的静脉。根据肺动静脉瘘输入血管的来源可分为两型：①肺动脉与肺静脉直接交通；②体循环与肺循环的直接交通。

2.临床表现 病人临床上多无症状，在胸部影像学检查时偶然发现。较大的肺动-静脉瘘可以表现为活动后呼吸困难、心悸、发绀、胸痛及红细胞增多等，如肺动-静脉瘘破裂则出现咯血等症状。

【 影像学表现 】

1.X线表现 为单发或多发结节状阴影，边缘可出现不同程度分叶状改变，直径为1~3cm，大小不等，密度均匀，少数可见钙化，常可见一支或多支粗大扭曲的血管影引向肺门，为供血血管。

2.CT表现

（1）肺动-静脉瘘的病灶 表现为圆形或轻分叶状致密阴影，边缘光滑，多位于内带近肺门处。

（2）输入与输出血管 增强扫描，病灶强化明显，可见输入动脉血管多较细、较直，与病灶相连；输出静脉血管多较粗、扭曲，引向肺门或左心房（图4-25）。

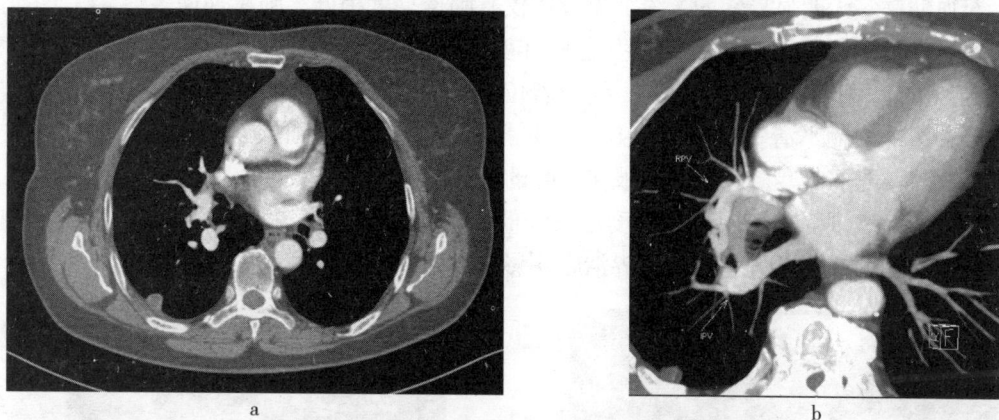

图4-25 肺动-静脉瘘CT表现

a.右肺下叶密度均匀的圆形瘤囊，明显强化；b.可见细小的动脉及粗大扭曲的静脉

3.MRI表现 肺动-静脉瘘的MRI形态表现与CT相同，但瘤囊及粗大的引流静脉在MRI上多表现为低信号（流空效应）；MRI的多方位成像有助于显示该病的输入动脉与引流静脉。

【 诊断与鉴别诊断 】

1.诊断要点 根据胸片显示肺内结节灶伴有粗大扭曲的血管影引向肺门，需考虑本病的可能；增强CT或MRI显示病灶强化呈血管样，且有与之相连的增粗的动脉、静脉，即可诊断本病。需与结核球、周围型肺癌等鉴别。

2.鉴别诊断

（1）结核球 易出现钙化及小空洞等改变，周边卫星病灶较多见，CT增强扫描一般无明显强化。

（2）周围型肺癌 病灶边缘多出现分叶征，同时多伴有短细毛刺征，CT增强扫描一般为轻中度强化，与肺动-静脉瘘的明显强化不同。

第六节 肺部炎症

一、大叶性肺炎

大叶性肺炎（lobar pneumonia）是细菌引起的急性肺部炎症，也是最常见的细菌性肺炎，肺炎链球菌为主要致病菌。多见于青壮年，冬、春季节发病较多。

【疾病概要】

1.病理病因　根据病理改变可分为四期。①充血期：发病后1~2天，此时肺部毛细血管扩张、充血，肺泡内有液体渗出，渗出液中细胞不多，肺泡内仍可含气体。②红色肝样变期：发病3~4天后，肺泡内充满大量纤维蛋白、红细胞等渗出物，使肺组织切面呈红色肝样改变。③灰色肝样变期：发病5~6天，肺泡内红细胞减少，白细胞大量增多，使肺组织切面呈灰色肝样改变。④消散期：发病1周后，肺泡内的纤维性渗出物开始溶解而被吸收、消失，肺泡重新充气。

2.临床表现　临床起病急，以突发寒战、高热、胸痛、咳嗽、咳铁锈色痰为典型临床特征。不同病理改变期间体征不同。出现的阳性体征可有触诊语颤增强、叩诊浊音、听诊呼吸音减低和肺部啰音。实验室检查出现白细胞总数和中性粒细胞计数明显增加。

【影像学表现】

1.X线表现　X线表现与病理分期密切相关，通常X线征象较临床症状出现要晚。炎症多累及整个肺叶或多个肺段，基本X线表现为不同形状及范围的渗出与实变。

（1）充血期　多无明显异常的X线征象，或仅有肺透亮度稍低，肺纹理增多。

（2）实变期（包括红色肝样变期及灰色肝样变期）　表现为大片状均匀的致密阴影，形态与肺叶或肺段的轮廓相符合（图4-26）。病变若位于叶间裂的一侧，则常可见平直的界限，而在其他部分的边缘模糊不清。近年来，由于抗生素的广泛应用，往往使大叶性肺炎的发展被抑制，临床及X线表现不典型，病变多局限在肺叶的一部分或某一肺段。

（3）消散期　表现为实变阴影的密度逐渐降低，病变呈散在的、大小不一的斑片状影。多数病例多完全吸收，或为少量条索状边界清晰阴影。少数病例可演变为机化性肺炎。

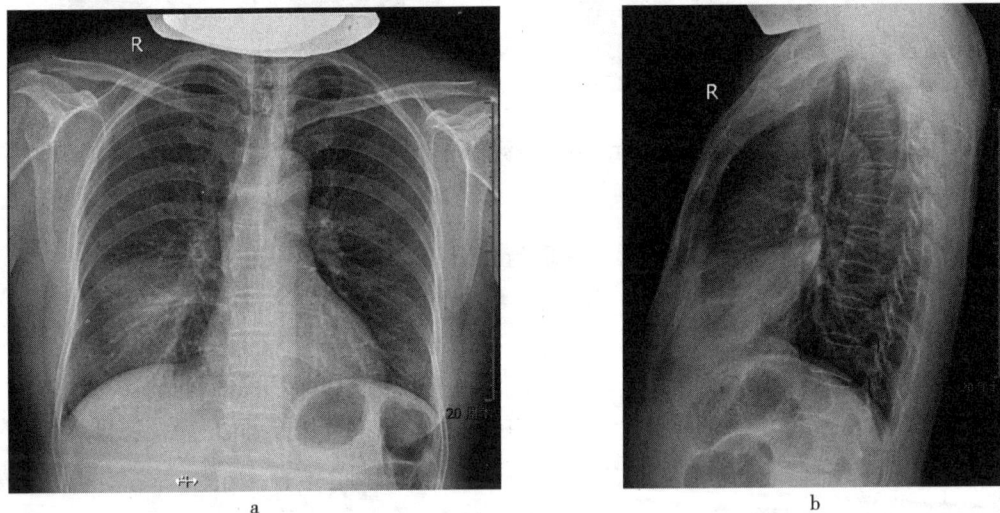

a　　　　　　　　　　　　　　　　　　b

图4-26　大叶性肺炎X线片

a.胸部正位片，右肺中叶大片状致密影；b.胸部侧位片，由于水平裂和斜裂胸膜显示边缘清晰

2.CT表现

（1）充血期　病变区可见磨玻璃样阴影，边界不清。

（2）实变期（包括红色肝样变期及灰色肝样变期）　呈肺叶性或肺段性分布的致密阴影，由于实变肺组织与含气的支气管相衬托，其内有时可见透亮的支气管影，即空气支气管征或支气管气像（图4-27）。

（3）消散期　呈散在的、大小不一的斑片状影，进一步吸收仅见条索状阴影或病灶完全消失。

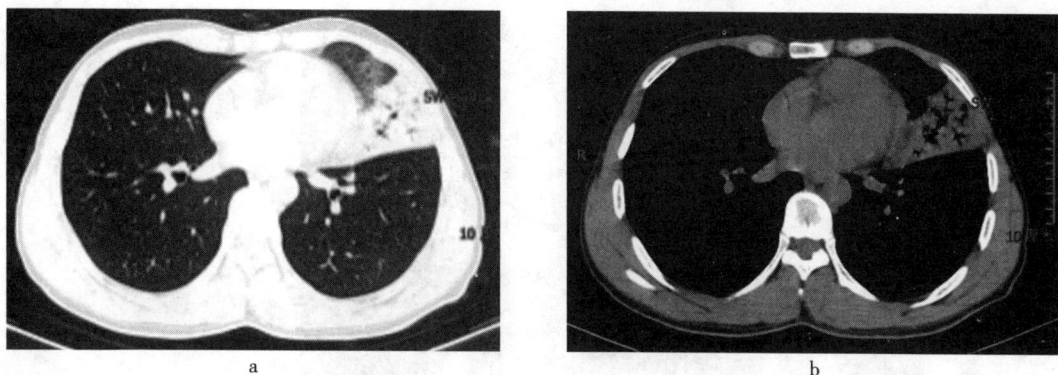

图4-27 大叶性肺炎CT表现

a.肺窗；b.纵隔窗

左肺下叶舌段大片状致密影，密度不均匀，内见空气支气管征，后缘斜裂分隔更清晰

【诊断与鉴别诊断】

1.诊断要点 青壮年，冬春季节发病，临床典型的突发寒战、高热、胸痛、咳嗽、咳铁锈色痰等症状；实验室检查白细胞总数和中性粒细胞计数明显增加；X线或CT示呈肺叶或肺段分布的大片状致密阴影；即可明确诊断。

2.鉴别诊断

（1）干酪性肺炎 大叶性肺炎多为典型大片状致密阴影，多在2周内吸收；干酪性肺炎密度多不均匀，可见虫蚀状透亮影，结合临床肺结核病史即可鉴别。

（2）继发性肺结核 大叶性肺炎消散期与继发性肺结核影像学表现较类似，继发性肺结核病灶多在双肺中上肺野，可有渗出、纤维化钙化等多种性质病变，结合患者临床症状、体征、实验室检查即可鉴别。

（3）肺不张 大叶性肺炎实变期有大片状致密阴影，病灶体积不改变；而肺不张会出现不张肺叶体积缩小，牵拉叶间裂凹陷移位，肺门、纵隔向患侧移位。

二、支气管肺炎

支气管肺炎（bronchopneumonia），又称小叶性肺炎（lobular pneumonia）。以细菌性感染比较常见，也可由病毒和真菌感染引起。常见的致病菌为链球菌、葡萄球菌和肺炎链球菌等。多见于婴幼儿、老年人、极度衰弱的患者、手术后以及长期卧床患者等。

【疾病概要】

1.病理病因 支气管肺炎多由支气管炎和细支气管炎发展而来，病变以小叶支气管为中心，经过终末细支气管延及肺泡，在支气管和肺泡内产生炎性渗出物。病变范围多为小叶性，呈散在性两侧分布，也可融合成大片状。由于细支气管炎性充血水肿及渗出，易导致细支气管不同程度的阻塞，可出现小叶性肺气肿或肺不张。

2.临床表现 临床以发热为主要症状，常伴有咳嗽、胸痛、咳泡沫样黏痰或脓痰，严重者可伴发呼吸困难、发绀等。听诊可有中、小水泡音。实验室检查白细胞计数可轻度增多或不增多。

【影像学表现】

1.X线表现 病变多在两肺中下肺野的内、中带，沿肺纹理分布，呈多发斑片状阴影，大小不一，边界不清，密度不均（图4-28）。病变可融合成片状或大片状。支气管炎性阻塞时，可见三角形肺不张的致密影。合并肺气肿时可有肺野透亮度增高、膈肌低平、肋间隙增宽等表现。支气管肺炎经治疗后可完全吸收消散，肺部病灶消失。若长时间内病灶未消散，可引起支气管扩张，融合成片的炎症长期不吸收可演变为机化性肺炎。

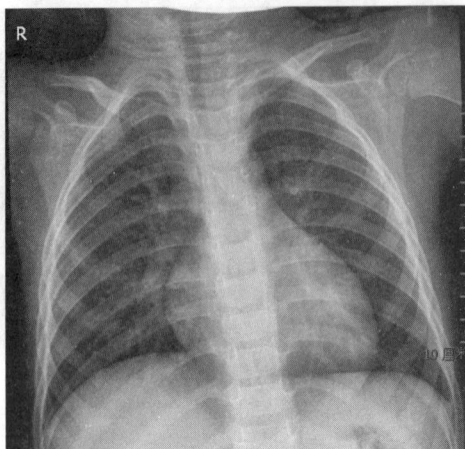

图4-28　支气管肺炎X线片

胸片显示双肺见多发斑片状模糊阴影，以中下肺野内、中带明显。

2.CT表现　病灶呈弥漫散在斑片影，以两肺中下肺野内、中带明显；典型者呈腺泡样形态，边缘较模糊，或呈分散的小片状实变影，或融合成大片状（图4-29）。小片状实变阴影的周围，可伴阻塞性肺气肿或肺不张。CT显示病灶中的小空洞、胸腔积液等清晰。

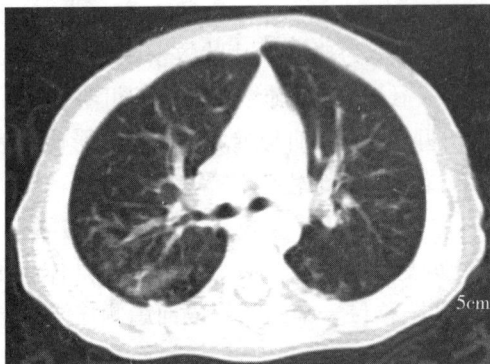

图4-29　支气管肺炎CT表现

肺窗显示见沿肺纹理分布的多发小斑片状密度增高影，边界模糊，密度不均匀

【诊断与鉴别诊断】

1.诊断要点　特殊好发人群（婴幼儿、老年人、极度衰弱的患者、手术后以及长期卧床患者等），临床以发热为主要症状；X线或CT示两肺中下肺野的内、中带见沿肺纹理分布的多发斑片状阴影，边界不清，密度不均，即可诊断本病。

2.鉴别诊断

（1）支气管扩张伴感染　病程较长，反复发作，好发于儿童和青少年，影像学表现有"印戒征""双轨征"等改变，HRCT更明显。

（2）慢性支气管炎并感染　多见于老年人，临床有多年的咳嗽、咳痰史，且呈进行性咳嗽；CT可见肺纹理粗多、紊乱，支气管壁增厚，合并感染多为双下肺斑片状阴影。

三、间质性肺炎

间质性肺炎（interstitial pneumonia）是以肺间质为主的肺部炎症，常见于病毒或细菌感染引起，其中以病毒感染者较多。多见于小儿等抵抗力、免疫力低下者。常继发于麻疹、百日咳或流行性感冒等急性传染病。

【疾病概要】

1.病理病因　炎症主要累及支气管壁、血管、肺泡壁、肺泡间隔、小叶间隔等肺间质；常继发于支气管炎，累及支气管壁并扩展到支气管周围组织肺间质内，引起肺间质水肿和淋巴细胞的浸润，炎症可沿间质内的淋巴管蔓延扩散引起局部淋巴管炎和淋巴结炎；终末细支气管炎可引起细支气管部分或完全性阻塞，导致肺气肿或肺不张。慢性者多为纤维增殖性病变。

2.临床表现　临床主要有原发病的症状，可有发热、咳嗽、气促、发绀等症状。

【影像学表现】

1.X线表现　肺纹理增多、增粗；两肺广泛分布网状或网状结节影，边缘清晰或略模糊，病变分布较广泛，以两肺门区附近及两肺中、下肺野明显（图4-30）。肺门周围炎性浸润时可见肺门影密度增高、轮廓不清晰。如支气管炎引起细支气管炎部分或完全阻塞时，可见肺气肿或肺不张。

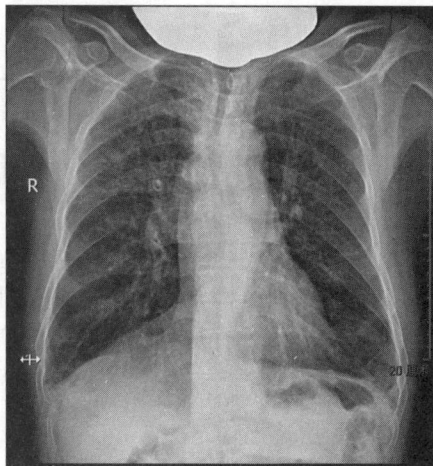

图4-30　间质性肺炎X线片

胸片示双肺见广泛分布的网状、网状结节影，部分边界欠清楚

2.CT表现　HRCT能清晰显示肺间质炎性浸润的影像学特点。可见肺内斑片状、片状磨玻璃样密度影，小叶间隔增厚（图4-31）。随着病程进展，可见小叶间隔和支气管血管束增粗，双肺见多发弥漫分布的网状或网状结节影，边界清晰或模糊；如有支气管阻塞，可见肺气肿或肺不张改变。可有肺门、纵隔淋巴结增大。可伴有小叶性肺实变。

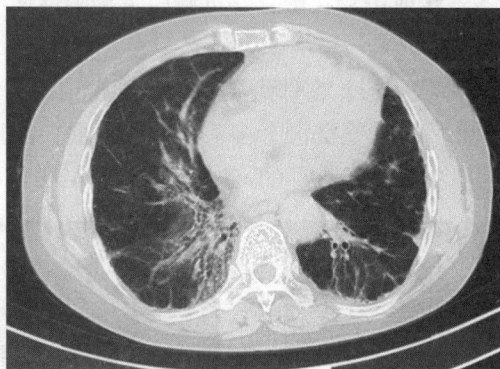

图4-31　间质性肺炎CT表现

肺窗显示双肺弥漫分布网状密度增高影，右肺下叶可见肺实变和空气支气管征，双侧胸膜增厚粘连

【诊断与鉴别诊断】

1.诊断要点　特殊好发人群（小儿等抵抗力、免疫力低下者），有麻疹、百日咳或流行性感冒等急性传染病病史；X线见双肺广泛分布的网状或网状结节影，CT示小叶间隔增厚，可合并肺气肿或肺不张等表现，即可诊断本病。

2.鉴别诊断　间质性肺炎的病因较多，如结缔组织病、尘肺、结节病、朗格汉斯细胞组织细胞增生症等，而影像学表现较相似，应注意与临床表现相结合进行鉴别。当间质性肺炎表现为多发结节影时应注意与血行播散型肺结核相鉴别，血行播散型肺结核影像学表现为"三均匀"或"三不均匀"，结合典型临床症状，即可鉴别。

四、肺脓肿

肺脓肿（lung abscess）是化脓性细菌引起的肺组织坏死性炎性疾病，以金黄色葡萄球菌、肺炎双球菌及厌氧菌感染多见，早期呈化脓性肺炎，后液化、坏死形成肺脓肿。感染途径可为吸入性、血源性和邻近器官感染直接蔓延所致，其中以吸入性最常见。根据病程和疾病演变可将其分为急性肺脓肿和慢性肺脓肿。

【疾病概要】

1.病理病因 化脓性细菌随分泌物或异物进入终末细支气管或呼吸性支气管，引起肺组织化脓性炎症，随着病变发展，化脓性肺炎发生坏死、液化形成脓肿，坏死液化物经支气管排出，空气重新进入形成空洞。部分脓肿邻近胸膜，破溃到胸腔形成脓胸。急性肺脓肿经及时有效治疗后，脓腔可缩小而消失；部分脓肿因脓液引流不畅、治疗不及时，脓肿壁大量肉芽组织和纤维组织增生而转变为慢性肺脓肿。

2.临床表现 急性肺脓肿临床起病急，以高热、寒战、咳嗽、咳脓臭痰、胸痛等为主要症状，可有咯血，全身中毒症状较明显，实验室检查白细胞总数增加明显。慢性肺脓肿主要表现为咳嗽、咳脓痰、胸痛、咯血等症状，部分可有贫血、消瘦等，实验室检查白细胞总数可无明显变化。

【影像学表现】

1.X线表现

（1）化脓性肺炎期 见大片状致密阴影，密度较均匀，边界较模糊，多位于双侧中上肺野。

（2）空洞形成期 大片状阴影发生液化、坏死形成空洞，内可见气-液平面，空洞的壁较厚，多数内壁较光滑，外缘模糊；此为急性肺脓肿的典型X线表现。部分脓肿采取及时有效的治疗措施，病灶可逐渐吸收或仅可见少量边界清晰的条索状影。若脓肿向胸腔破溃可形成局限性脓胸或脓气胸。

（3）慢性期 脓肿空洞周围纤维结缔组织增生，形成外缘清晰的厚壁空洞，洞内可有或无气-液平面，空洞周围可见条索状或斑片状影，邻近胸膜见局限性增厚粘连。

2.CT表现

（1）化脓性肺炎期 见大片状阴影，在邻近胸膜侧密度较均匀，邻近肺门侧密度不均匀。

（2）空洞形成期 为类圆形的厚壁空洞，多有气-液平面，洞壁内壁多光滑，外壁多模糊，周围见片状渗出性模糊阴影（图4-32）；CT增强示脓肿壁呈明显环形强化。

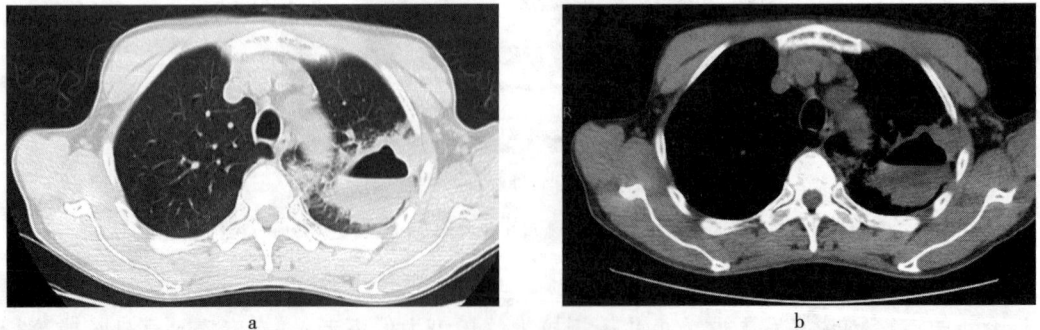

图4-32 肺脓肿

a.肺窗；b.纵隔窗

左肺上叶见一厚壁空洞，内有气-液平面，空洞内壁光滑，外缘模糊，见小斑片状阴影

（3）慢性期　为外壁清晰的厚壁空洞，内壁清晰光滑，洞内可有气-液平面，空洞周围见广泛条索状影，邻近胸膜增厚；CT增强示脓肿壁呈环形强化，洞壁周围病灶呈不同程度强化。

【诊断与鉴别诊断】

1.诊断要点　临床急性发病，出现高热、寒战、咳嗽、咳脓臭痰、胸痛等典型症状，X线和CT见肺内厚壁空洞，有气-液平面，壁内缘光滑，外缘模糊，CT增强显示脓肿壁明显环形强化；实验室检查白细胞总数明显增加，即可提示本病。

2.鉴别诊断

（1）大叶性肺炎　化脓性肺炎期需与大叶性肺炎相鉴别，大叶性肺炎主要是累及肺叶或肺段，一般不会发生液化、坏死形成空洞；化脓性肺炎不按肺叶或肺段分布，会发生液化、坏死形成空洞。

（2）空洞性肺结核　空洞性肺结核好发于双肺上叶和下叶背段，空洞壁较薄，其内多无气-液平面，周围常有卫星病灶，结合临床肺结核的症状即可鉴别。

（3）癌性空洞　肺癌形成的空洞多为呈偏心性，空洞壁厚薄不均匀，内缘凹凸不平，外缘多见分叶、毛刺、胸膜凹陷征等征象；结合临床肺癌多见于老年人，有咯血、消瘦等症状。

五、肺炎性假瘤

肺炎性假瘤是由多种细胞组成、纤维化增生的组织形成的瘤样肿块，其本质是慢性非特异性增生性炎症，并非真正的肿瘤。发病年龄以30~40岁多见，男性多于女性。

【疾病概要】

1.病理病因　肺炎性假瘤为成纤维细胞、淋巴细胞、浆细胞、异物巨细胞、组织细胞等组成的肉芽肿，多呈圆形、类圆形或椭圆形，少数呈不规则形，直径多为2~4cm，少数可大于10cm；如有假包膜形成，病灶与正常肺组织分界清晰；不清晰者假瘤周围无假包膜，可见增殖性和渗出性炎症。

2.临床表现　临床主要症状为咳嗽、咳痰、发热等，也可无明显临床症状；部分患者曾有急性炎症病史，但多数患者可无炎症既往史；随访观察见肺炎性假瘤在数年之内多无明显增大，少数炎性假瘤可发生恶变。

【影像学表现】

1.X线表现　肺炎性假瘤多位于肺野周边，形态不一，多为圆形、椭圆形；大多边缘光滑，密度均匀；少数边缘模糊，内见斑点状钙化影；部分假瘤周围可见毛刺样改变；假瘤邻近胸膜可见局限性粘连增厚。

2.CT表现　表现为平扫见肺内圆形或类圆形高密度影，多位于肺野周边，大多边缘光滑，密度均匀；少数边缘模糊，内可见低密度空洞或高密度钙化（图4-33）。"桃尖征"是肺炎性假瘤较常见的一种征象，指肿块上方、侧上方边缘的尖角状突起，形似桃尖。病灶邻近胸膜可见局限性增厚粘连。CT增强扫描可为无强化、周边强化或明显均匀强化，其强化程度与瘤体的组成成分密切相关。

【诊断与鉴别诊断】

1.诊断要点　30~40岁，男性多见，临床可有明确急性炎症病史；影像学表现见肺野周边结节或肿块，多为2~4cm，边界多清晰，密度多均匀，可见"桃尖征"，排除其他疾病，即可提示本病，随访观察肺炎性假瘤数年内无明显增大。

2.鉴别诊断

（1）周围型肺癌　周围型肺癌也可见毛刺，胸膜凹陷征，临床症状不典型或仅有咯血；而肺炎性假瘤可有明确急性炎症病史，有"桃尖征"，鉴别困难时可进行穿刺病理活检。

（2）结核球　结核球常位于双上肺野，多为圆形，边界清晰，部分内见片状钙化，周围有卫星病灶，结合临床可有结核症状。

（3）叶间积液　叶间积液密度均匀、边缘光滑、轮廓规则，CT增强扫描可清楚显示叶间积液为液体密度，无强化。

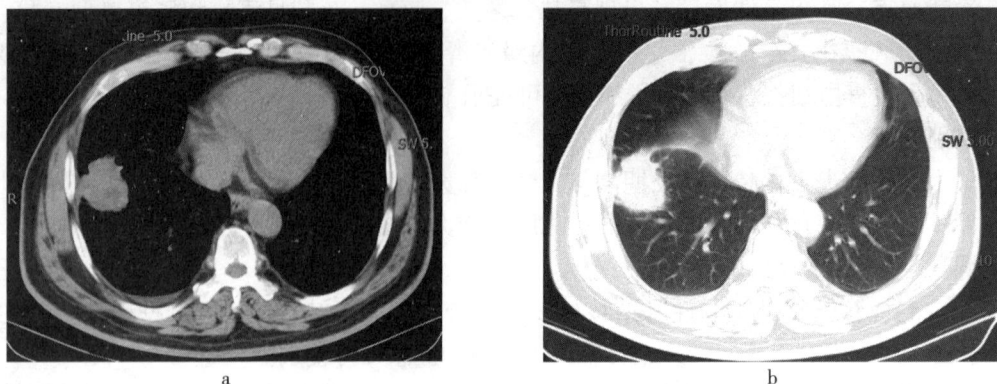

图4-33　肺炎性假瘤

a.纵隔窗；b.肺窗

右肺下叶近叶间裂、侧胸壁处见一软组织密度结节，形态不规则，边缘模糊，见毛刺，密度不均匀，内见低密度区

第七节　肺结核

肺结核（pulmonary tuberculosis）是由结核分枝杆菌在肺内引起的一种慢性传染性疾病。基本病理改变为渗出性病变、增殖性病变及变质性病变，三者常同时存在于同一个病灶内，而以其中某一种为主。临床症状和体征缺乏特异性，可无任何症状，可仅有咳嗽、咯血、胸痛，也有部分患者有低热、盗汗、乏力、纳差、消瘦等较明显的全身症状。肺结核的确诊依据主要是痰检找到结核分枝杆菌或痰培养阳性及纤维支气管镜检见结核性病变。1998年中华结核病学会制定了我国新的结核病分类法，如下。

1.原发型肺结核（Ⅰ型） 为初次结核感染所致的临床病症，包括原发综合征和胸内淋巴结结核。

2.血行播散型肺结核（Ⅱ型） 包括急性粟粒型肺结核和亚急性或慢性血行播散型肺结核。

3.继发性肺结核（Ⅲ型） 为肺结核中的一个主要类型，包括以渗出浸润为主型、以干酪为主型和以空洞为主型肺结核。

4.结核性胸膜炎（Ⅳ型） 为临床上已排除其他原因引起的胸膜炎，包括结核性干性胸膜炎、结核性渗出性胸膜炎和结核性脓胸。

5.其他肺外结核（Ⅴ型） 按部位及脏器命名，如骨结核、肾结核、肠结核及结核性脑膜炎等。

一、原发型肺结核

原发型肺结核（primary pulmonary tuberculosis）是人体初次感染结核分枝杆菌所引起的肺结核病，最常见于儿童，少数可见于青年。包括原发综合征和胸内淋巴结结核。

【**疾病概要**】

1.病理病因 人体初次吸入结核分枝杆菌后，在肺泡里产生急性渗出性炎症改变，范围较局限，大小为0.5~2.0cm，即为原发病灶；同时原发病灶内的结核分枝杆菌经淋巴管向淋巴结蔓延，引起局部淋巴管炎和淋巴结炎。肺部原发病灶、局部淋巴管炎和淋巴结炎三者合称为原发综合征，邻近可有胸膜反应。而原发病灶一般病理反应较轻，易被机体吸收，当原发病灶被完全吸收时，纵隔和（或）肺门淋巴结肿大即为胸内淋巴结结核（tuberculosis of intrathoracic lymph node）。当肿大的纵隔或肺门淋巴结压迫支气管时可引起肺不张。

2.临床表现 临床多无明显症状，部分可有低热、咳嗽、乏力、消瘦等症状；当支气管受肿大的纵隔或肺门淋巴结压迫时，可出现呼吸困难、刺激性咳嗽等症状。

【影像学表现】

1.X线表现

（1）原发综合征 肺内原发病灶表现为云絮状或斑片状模糊阴影，边界模糊，多见于双上肺野近胸膜处；肺门或纵隔淋巴结肿大表现为向一侧肺野突出的高密度结节影。自原发病灶引向肺门或纵隔淋巴结的淋巴管炎则为条索状密度增高影。当肺部原发病灶、局部淋巴管炎和淋巴结炎同时出现时，呈典型哑铃状改变。

（2）胸内淋巴结结核 肺门或纵隔向同侧肺野突出的高密度影，可呈结节状，边缘模糊或清晰。

2.CT表现

（1）原发综合征 可清楚显示肺部原发病灶、局部淋巴管炎和淋巴结炎，如肿大淋巴结压迫支气管引起肺不张，可见片状致密影。

（2）胸内淋巴结结核 可清晰显示肺门或纵隔肿大的淋巴结数量、形状、分布、密度及边界等情况（图4-34）。增强扫描可见肿大淋巴结有均匀或不均匀强化。

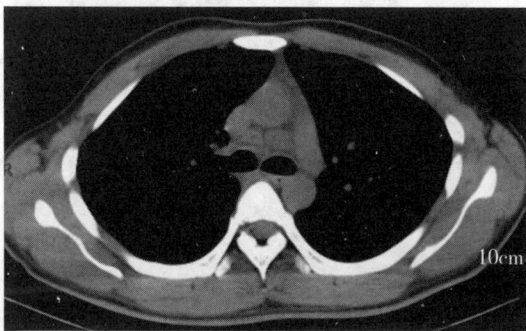

图4-34 胸内淋巴结结核

纵隔窗显示气管分叉前方、主动脉后方见肿大淋巴结，边界清晰，密度均匀

【诊断与鉴别诊断】

1.诊断要点 儿童多见，临床症状不典型或仅有不规则发热、咳嗽、乏力等症状，X线或CT见肺部原发病灶、局部淋巴管炎和淋巴结炎连接形成的哑铃状改变，或仅见肺门、纵隔淋巴结肿大即可诊断本病。

2.鉴别诊断

（1）大叶性肺炎 大叶性肺炎病灶呈大片状致密影，按肺叶或肺段分布，边界清晰，肺门或纵隔淋巴结一般不肿大；肺部原发病灶呈云絮状阴影，边界多模糊，可伴有肺门或纵隔淋巴结肿大，出现哑铃状改变时更易鉴别。

（2）支气管肺癌 支气管肺癌特别是中央型肺癌主要表现为肺门区肿块，可有分叶征；当发生转移时可见血管内瘤栓、邻近淋巴结肿大并融合等征象，压迫支气管或血管时可有呼吸困难等征象；且支气管肺癌多见于中老年人，年龄偏大。而胸内淋巴结结核则为向同侧肺野突出的高密度影，边界清晰或模糊，多见于儿童或青少年。

二、血行播散型肺结核

【疾病概要】

1.病理病因 血行播散型肺结核（hematogenous disseminated pulmonary tuberculosis）为结核分枝杆菌进入血液循环所致的双肺弥漫分布病灶的肺结核。包括急性粟粒型肺结核和亚急性或慢性血行播散型肺结核。当大量结核分枝杆菌一次或短时间内数次侵入血液循环，引起双肺弥漫分布的1~2mm米粒样病灶，即为急性粟粒型肺结核（acute military pulmonary tuberculosis）。当少量结核分枝杆菌较长时间内反复多次侵入血液循环，引起双肺弥漫分布、大小不等的病灶，即为亚急性或慢性血行播散型肺结核（subacute or chronic hematogenous disseminated pulmonary tuberculosis）

2.临床表现　急性粟粒型肺结核起病多急骤，全身中毒症状明显，表现为高热、寒战、盗汗、乏力；有咳嗽、咳痰、胸痛等呼吸道症状。亚急性或慢性血行播散型肺结核发病较缓，表现为不同程度的畏寒、低热、盗汗、乏力、消瘦等全身症状，伴有咳嗽、咳痰等症状。反复痰涂片或结核分枝杆菌培养找到结核分枝杆菌，可确诊本病。

【影像学表现】

1.X线表现

（1）急性粟粒型肺结核　发病2周后出现广泛均匀分布于两肺的粟粒大小的结节状密度增高影，表现为病灶分布均匀、大小均匀和密度均匀，即典型的"三均匀"征象（图4-35）。粟粒样结节多为1~2mm，边界清晰；双肺多发的粟粒样结节可使肺纹理显示不清。

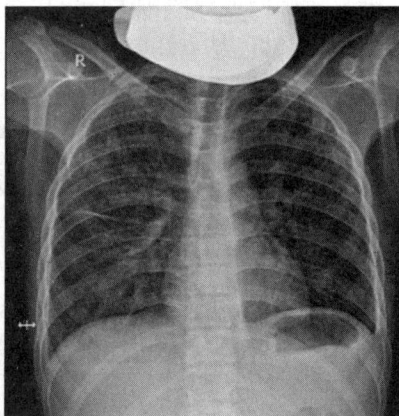

图4-35　急性粟粒型肺结核

双肺见大小均匀、密度均匀、分布均匀的弥漫粟粒样结节，即"三均匀"征象

（2）亚急性或慢性血行播散型肺结核　两肺弥漫分布大小不均匀、密度不均匀、分布不均匀的病灶，即典型的"三不均匀"征象（图4-36）。病灶大小不均匀，从1~2mm粟粒样结节至1cm左右；密度不均匀，有增高渗出增殖性病变，边界较清晰，也有更高密度钙化灶；分布不均匀，以两肺中上肺野多见，如有新鲜渗出增殖性病变，多位于下方。

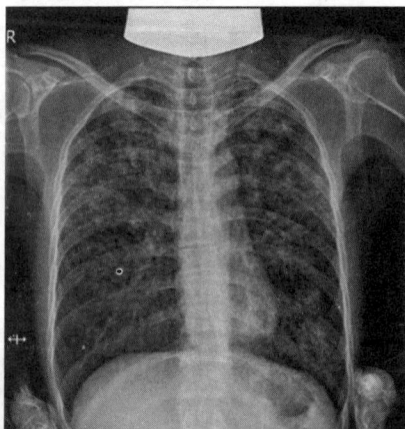

图4-36　亚急性或慢性血行播散型肺结核（X线表现）

双肺见大小不均匀、密度不均匀、分布不均匀的弥漫粟粒样结节，即"三不均匀"征象，以中上肺野明显

2.CT表现 CT更易清晰显示病灶的分布、大小、密度，且较X线更敏感；如亚急性或慢性血行播散型肺结核病灶内发生钙化则更清晰（图4-37）。

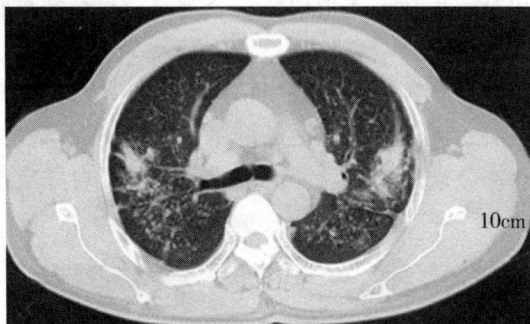

图4-37 亚急性或慢性血行播散型肺结核（CT表现）

双肺见多发粟粒样、斑片状阴影，密度不均匀，分布不均匀

【诊断与鉴别诊断】

1.诊断要点 临床有高热、寒战、盗汗、乏力等全身中毒症状，有咳嗽、咳痰、胸痛等呼吸道症状；X线或CT见两肺弥漫分布的病灶，呈典型的"三均匀"或"三不均匀"即可确诊本病。

2.鉴别诊断

（1）弥漫性肺转移癌 有原发肿瘤病史，临床有原发肿瘤症状，可出现消瘦、乏力等症状；影像学表现为双肺病灶大小不一，或呈棉花团样，以双侧中下肺野多见，病灶可随着病程进展逐渐增大。

（2）矽肺 有明确的矽尘接触史，以中肺野病灶居多，且病灶大小不一，边缘清晰，双肺门增大、增浓，结构显示不清；多伴有较严重的肺气肿表现。

三、继发性肺结核

继发性肺结核（secondary pulmonary tuberculosis）是指肺内已静止的原发病灶重新活动（内源性），或外界结核分枝杆菌再次吸入肺部（外源性）而发生的肺结核病。此是肺结核病中最常见的类型，多位于双肺上叶和下叶背段。

【疾病概要】

1.病理病因 继发性肺结核病理改变有渗出性、增殖性和变质性病变三种，以上三种基本病变常同时存在，但病变性质可以一种为主，但在治疗和发展过程中可以互相转化。

2.临床表现 该病多见于成年人，临床起病缓慢，多数病人表现为午后低热、盗汗、乏力、咳嗽、咳痰等症状，也可无症状或仅有轻微症状。干酪性肺炎起病常急骤，见高热和明显结核中毒症状。体征因肺部病变性质不一样、程度不一样等差异较大。结核分枝杆菌检查阳性是确诊的主要依据。

【影像学表现】

1.X线表现 继发性肺结核的X线无特异性，但有以下特点：①病变多位于双肺上叶尖段、后段、下叶背段，常见多肺段受累。②X线表现呈多形性，即可同时呈现渗出、增殖、纤维化、干酪性坏死、钙化、空洞等病变，常伴有同侧或对侧支气管播散灶。

（1）以渗出浸润为主型 见多发斑片状、云絮状模糊阴影，边界不清、大小不等（图4-38）；如有密度减低区，为病灶溶解或形成空洞表现；空洞可播散至其他肺野形成广泛散在的斑点状、斑片状阴影。

（2）以干酪为主型 包括干酪性肺炎和结核球。干酪性肺炎表现为肺叶或肺段的大片状实变影，密度可均匀亦可不均匀，内可见虫蚀状空洞；有时可见经支气管播散至其他肺野的斑片状模糊阴影。结核球是肺内干酪性病变被纤维组织包围而形成的球形病灶，呈圆形或椭圆形，大小多为2~3cm，大多单发，多位于上叶尖后段和下叶的背段，密度较高，内可见片状钙化；也可液化经支气管排出空气重新进入形成厚壁空洞。结核球邻近肺野可见散在增殖纤维化病灶，称为卫星病灶。

（3）以空洞为主型　因此型患者痰中可查出结核分枝杆菌，是结核病的主要传染源。表现为不规则的慢性纤维厚壁空洞、周围伴有广泛的纤维条索状影以及在其他肺野经支气管播散形成的斑点状、斑片状阴影。部分病灶由于广泛的纤维收缩，可合并支气管扩张。邻近胸膜增厚粘连。

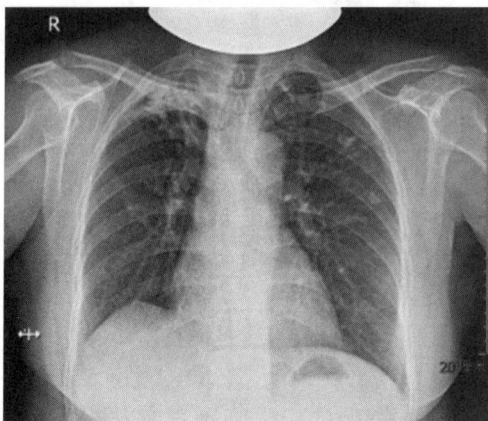

图4-38　继发性肺结核

双上肺野见多发斑片状密度增高影，边界模糊，密度不均匀

2.CT表现　CT更清晰显示病灶的性质、形态、分布、范围等情况，较X线更有优势；更易发现位于肺尖、肺底、心脏后等胸片隐匿区的病灶；CT检查对肺结核的发现、活动性确定、治疗复查随访等作用越来越大（图4-39）。

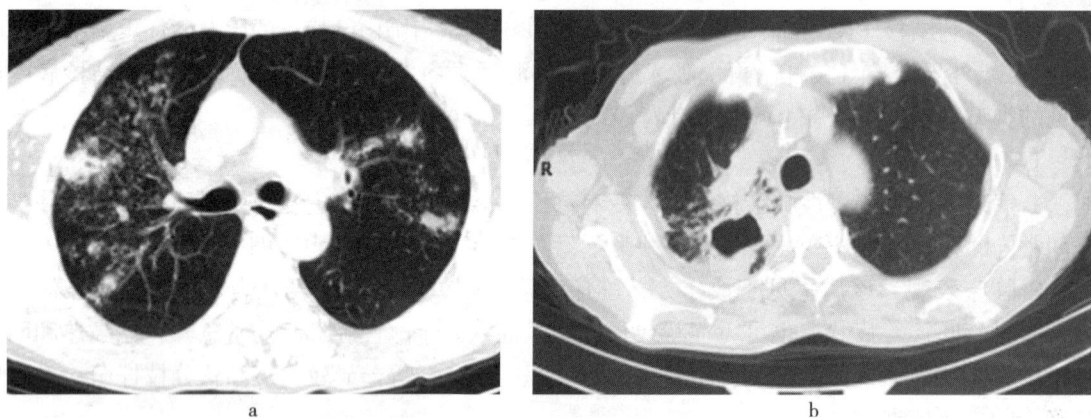

图4-39　继发性肺结核

a.肺窗见双肺多发斑点状、斑片状密度增高影，部分边界模糊，密度不均匀，右肺明显；b.肺窗见右肺上叶后段薄壁空洞，无气-液平面，内壁光滑，外缘模糊，周围见斑片状、条索状密度增高影

【诊断与鉴别诊断】

1.诊断要点　多见于成年人，好发于双肺上叶尖后段和下叶背段，病变性质呈多形性，结合临床午后低热、盗汗、乏力、咳嗽、咳痰等症状，结合实验室检查结核分枝杆菌阳性即可确诊本病。

2.鉴别诊断

（1）大叶性肺炎　大叶性肺炎为按肺叶或肺段分布的大片状致密影，密度均匀，可见空气支气管征，无肺野其他播散病灶，临床表现为突发高热、寒战、胸痛和咳铁锈色痰。而干酪性肺炎实变影中可见虫蚀样空洞，在肺野其他部位可见播散病灶。

（2）周围型肺癌 周围型肺癌病灶周围可见分叶、毛刺及胸膜凹陷征；内可见空泡征，直径一般不超过5mm，薄层扫描或HRCT显示更清晰。而结核球形态多规则，呈圆形或椭圆形，内可见片状钙化，周围可有卫星病灶。

（3）肺脓肿 肺脓肿常急性起病，临床见高热、寒战、咳大量脓臭痰，实验室检查可见白细胞数目明显增加；X线或CT见空洞多为厚壁，内见气液平面，外缘模糊，无支气管播散病灶。而以空洞为主型肺结核，常为多发空洞，周围见广泛纤维条索状影，以及其他肺野可见支气管播散灶，结合临床肺结核午后低热、盗汗、乏力、咳嗽、咳痰等症状即可鉴别。

四、结核性胸膜炎

结核性胸膜炎（tuberculosis pleuritis）是结核分枝杆菌及其代谢产物进入超敏感反应的胸膜腔引起的胸膜炎症反应。可由原发型肺结核、血行播散型肺结核、继发性肺结核等引起。

【疾病概要】

1.病理病因 该型包括干性和渗出性结核性胸膜炎，干性结核性胸膜炎一般不产生明显渗液，影像学表现不典型或为阴性。渗出性结核性胸膜炎患者机体对结核分枝杆菌过敏反应高，形成明显胸腔内渗液，液体一般为浆液性，血性少见，病灶多为单侧；渗出液可为游离性胸腔积液，也可局限于胸腔某一部位，即包裹性胸腔积液。

2.临床表现 该型多见于儿童与青少年，干性结核性胸膜炎症状不典型，主要表现为不同程度的发热和胸痛。渗出性结核性胸膜炎表现为急性发病，包括高热、乏力、盗汗、食欲减退等结核中毒症状和胸痛、呼吸困难等胸腔积液引起的局部症状。胸痛可随深呼吸或咳嗽而加重；随着胸腔积液量的增多，胸痛可逐渐减轻或消失。

【影像学表现】

1.X线表现 干性结核性胸膜炎胸片表现上阳性征象少，其临床诊断不依靠影像学。渗出性结核性胸膜炎表现为不同程度的胸腔积液。游离性胸腔积液量超过250ml时，在立位胸片上能被发现。也可见包裹性胸腔积液。

2.CT表现 主要表现为不同程度的胸腔积液（图4-40）。少量胸腔积液时可在一侧或双侧后胸壁见弧形或新月形液体密度影；随着液体量的增多，液体密度影范围扩大；大量胸腔积液时，肺部受压可引起不同程度的肺不张。局限性包裹性积液在CT上显示其部位、形态、密度较X线更清晰准确。

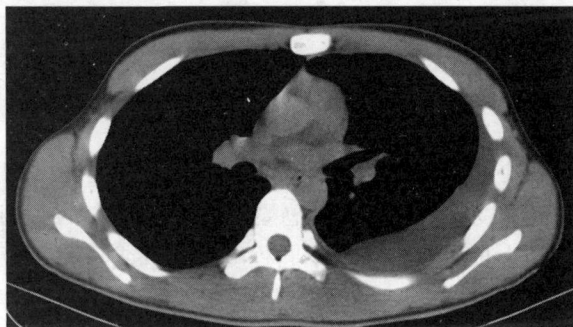

图4-40 结核性胸膜炎
纵隔窗见左侧胸腔少量积液

【诊断与鉴别诊断】

1.诊断要点 多见于儿童或青少年，临床症状包括明显的结核中毒症状和呼吸困难、咳嗽等压迫症状，影像学表现见不同程度的胸腔积液，则考虑为渗出性结核性胸膜炎所致。

2.鉴别诊断 当肺癌、乳腺癌、淋巴瘤等恶性肿瘤直接侵犯或转移到胸膜形成胸腔积液时，也称癌性或恶性胸腔积液，需与渗出性结核性胸膜炎相鉴别；恶性胸腔积液多为中老年患者，积液量可在短时间内迅速增多，有原发肿瘤病史者更能明确诊断。胸膜的恶性肿瘤多为大量积液，肋胸膜及纵隔胸膜呈环形增厚，有胸膜肿块或结节，CT增强可有强化。

第八节　肺肿瘤

一、肺癌

肺癌是指原发于支气管的上皮、腺体上皮或肺泡上皮的恶性肿瘤，也称支气管肺癌（bronchogenic carcinoma of lung），是肺内最常见的恶性肿瘤。病因尚不明确，认为与吸烟、空气污染、遗传及长期接触铀、镭等放射性物质等密切相关。近年来发病率逐渐增高，发病年龄趋向年轻化，特别是吸烟年龄越早的人群，严重危害着人们的健康。

【疾病概要】

1.病理病因 根据肺癌的组织类型，分为鳞状上皮癌（鳞癌）、腺癌、鳞腺癌、大细胞癌、小细胞癌、类癌、细支气管肺泡癌。

根据肺癌的发生部位，分为中央型、周围型和弥漫型肺癌。

（1）中央型肺癌　是指肺癌发生于肺段或肺段以上支气管，主要为鳞状上皮癌、小细胞癌、大细胞癌等，少数为腺癌。其生长方式有管内型、管壁型、管外型三种，肿瘤的生长使支气管腔狭窄或阻塞，可引起阻塞性肺气肿、阻塞性肺炎及阻塞性肺不张。

（2）周围型肺癌　是指肺癌发生于肺段以下支气管的，可见于各种组织学类型，主要是细支气管肺泡癌和腺癌。基本大体病理形态为肺内结节或肿块，多为浸润性生长。当肿瘤增大时发生坏死，空气重新进入形成癌性空洞或空洞型肺癌。

（3）弥漫型肺癌　是指肺内弥漫性生长分布的肺癌，一般为细支气管肺泡癌。肺内见多发弥漫分布的结节；部分肿瘤病灶沿肺泡壁蔓延，形成肺内大片状实变，又称肺炎型肺癌。

肺癌转移主要有淋巴转移、血行转移和胸膜转移等三种。淋巴转移主要引起肺门及纵隔淋巴结肿大。血行转移主要为肺内多发转移结节和肝、脑、肾等其他转移病灶。胸膜转移主要引起癌性胸腔积液、胸膜结节、不同程度胸膜增厚等。

2.临床表现 肺癌的早期多无症状，或在胸部CT检查时偶然发现。肺癌发展到一定阶段，可出现咯血、刺激性咳嗽、胸痛等临床表现。间断性痰中带血是肺癌的重要临床表现。当肿瘤发生转移后，出现相应的临床症状和体征。

【影像学表现】

（一）中央型肺癌

1.X线表现

（1）直接征象　癌灶较小时胸片可无异常表现，或仅有肺门轻度增大或结构模糊。肿瘤进展增大后见肺门区不规则高密度肿块影，为肺癌瘤体的直接征象，肿块边界多清晰。

（2）间接征象　当肿瘤生长引起支气管不同程度的狭窄或阻塞，导致阻塞性肺气肿、阻塞性肺炎和阻塞性肺不张（图4-41）。阻塞性肺气肿是支气管壁增厚或狭窄时出现的最早的间接征象；表现为相应肺叶或肺段体积增大，透亮度增加，肺纹理稀疏，纵隔、横膈及叶间裂受压移位等征象。阻塞性肺炎表现为局限性斑片状影或肺段、肺叶实变影，反复发作，不易吸收。支气管完全阻塞时发生肺不张，表现为不张肺叶或肺段体积缩小、密度增高，牵拉周围结构向病变处移位。右肺上叶不张时，肺叶体积缩小并向上移位，水平叶间裂上移，呈凹面向下，与肺门肿块的下缘相连，形成反置的或横置的S状，称为反S征或横S征（图4-42）。

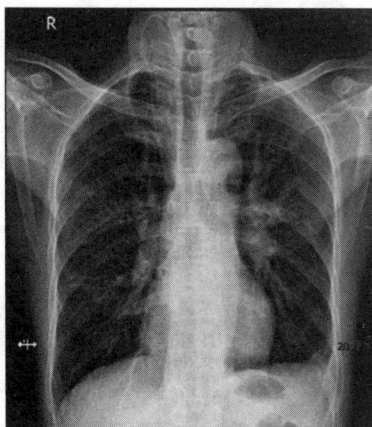

图4-41 中央型肺癌

左侧肺门区肿块并左侧肺门周围斑片状

模糊阴影

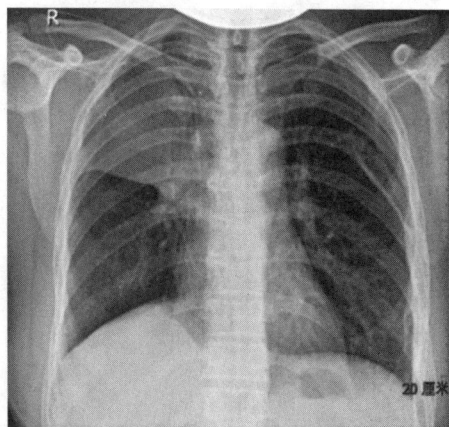

图4-42 中央型肺癌

右肺上叶不张，水平裂上移，与右肺门

肿块相连呈横S状

（3）转移征象 淋巴结转移可引起肺门、纵隔淋巴结肿大，表现为肺门增大、纵隔增宽。血行转移可见肺内多发结节，肋骨、胸椎骨质破坏等。胸膜转移可引起胸腔积液。

2.CT表现

（1）直接征象 薄层扫描或HRCT可见段以上支气管管壁不规则增厚，管腔内、外癌性结节，引起支气管腔不同程度狭窄或截断。随病变进展可见肺门区肿块，CT扫描更清晰显示肿块形态、部位、密度等情况。

（2）间接征象 支气管腔狭窄或阻塞，引起阻塞性肺气肿、阻塞性肺炎和阻塞性肺不张（图4-43）。阻塞性肺气肿是表现为相应肺叶或肺段体积增大，透亮度增加，肺纹理稀疏等改变。阻塞性肺炎表现为局限性斑片状、肺段、肺叶实变影。阻塞性肺不张表现为不张肺叶或肺段体积缩小、密度增高。增强扫描时因肺门区肿块有强化，与局限性肺不张可区分开来。当阻塞远端支气管扩张充满黏液时，因不强化而呈低密度，称为黏液支气管征。

（3）转移征象 胸内淋巴结转移可引起肺门及纵隔淋巴结肿大，以气管分叉下、主动脉弓旁、上腔静脉后、主肺动脉窗、气管旁及两肺门组淋巴结多见。其他转移征象可有肋骨骨质破坏、心包腔积液、胸膜腔积液等。

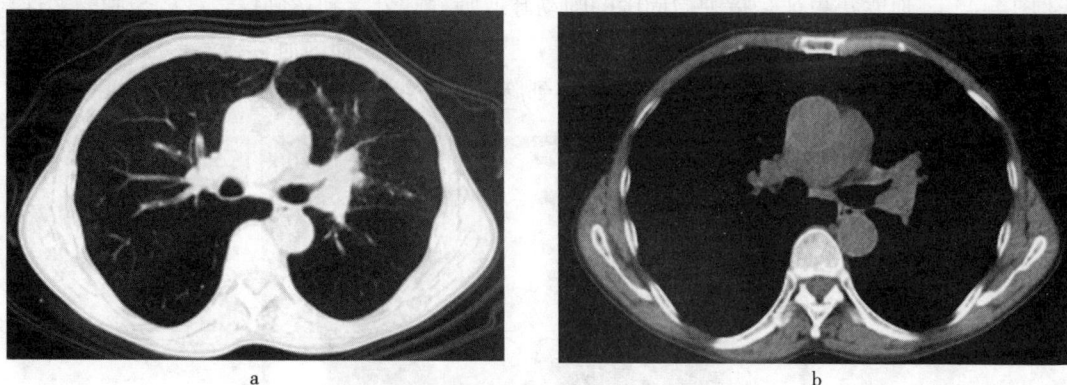

图4-43 中央型肺癌

a.肺窗；b.纵隔窗

左肺门可见不规则软组织密度，上叶支气管狭窄，上叶可见片状稍高密度影，左侧斜裂向前移位

3.MRI表现 MR平扫不仅可清晰显示肿块形态、大小，T_1WI不均匀稍低信号，T_2WI不均匀高信号；可见支气管壁增厚，管腔狭窄；还可清晰显示肿块对邻近支气管、血管、胸膜的侵袭及肺门、纵隔淋巴结肿大等征象。

（二）周围型肺癌

1.X线表现　直径2cm以下的肺癌多为小结节状影，边缘稍模糊，也可为小斑片状磨玻璃样密度影。较大者的边缘多呈分叶状，见长短不一的毛刺征，密度较均匀，也可形成不规则厚壁偏心空洞，壁厚薄不均，内壁不光滑，气-液平面较少出现；侵犯胸膜可引起胸膜凹陷征。出现转移时可表现为肺内多发结节影、肺门和纵隔淋巴结肿大、胸腔积液、心包积液、肋骨骨质破坏等。

2.CT表现

（1）形态　较小者为圆形、椭圆形或不规则形，较大者呈分叶征，表现为肿块边缘凹凸不平（图4-44）。

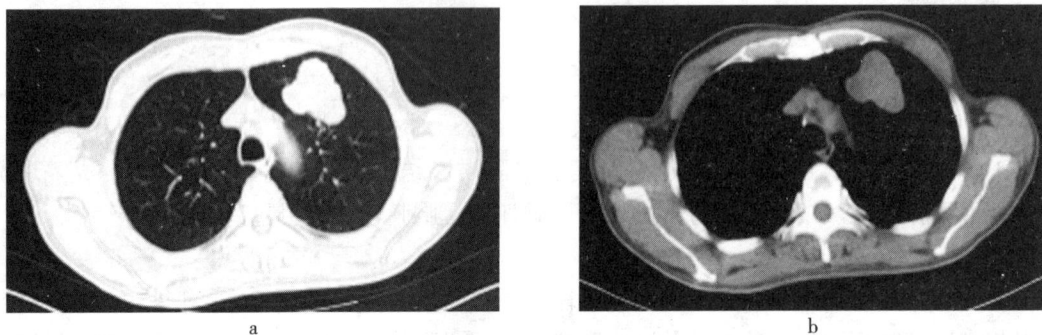

图4-44　周围型肺癌

a.肺窗；b.纵隔窗

显示左肺上叶见一软组织密度肿块，形态不规则，呈分叶状

（2）密度　直径小于2cm者表现为实性结节、磨玻璃样密度影或混合密度影；边缘多较清晰；部分结节病灶内可见直径小于5mm的小透亮区，称为空泡征。CT更易显示肿瘤的空洞及钙化，空洞多为不规则、不均匀厚壁，内壁凹凸不平，可见壁结节，钙化多为斑片状或结节状。增强扫描呈不同程度的均匀或不均匀强化。

（3）边缘与邻近结构　多数肿瘤边缘毛糙有毛刺，表现为结节或肿块边缘细短僵直的放射状细线影，又叫毛刺征。胸膜凹陷征是肿瘤与胸膜之间的线形或三角形阴影，其尖端与肿瘤相连（图4-45）。血管集束征是指肿瘤周围的肺动脉或肺静脉分支到达肿瘤边缘或与肿瘤相连。

（4）转移　可直接侵及胸膜引起胸膜增厚、胸腔积液；在肺内血行转移形成多发结节或粟粒状；可引起邻近胸椎及肋骨骨质破坏；转移到胸内淋巴结引起肺门及纵隔淋巴结肿大等。

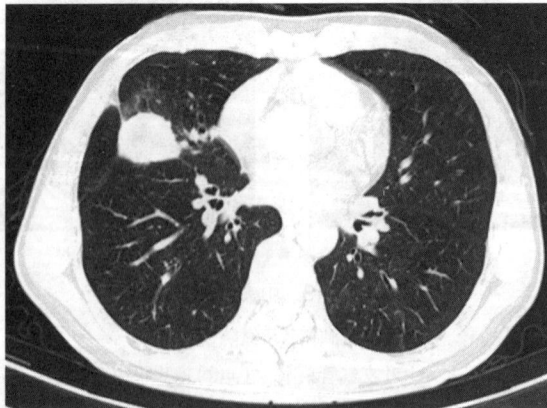

图4-45　周围型肺癌

肺窗显示右肺中叶结节，边缘毛糙，见毛刺和胸膜凹陷征

3.MRI表现 T_1WI上呈稍低或等信号，T_2WI上呈不均匀高信号。MRI对肿瘤的显示效果不如CT；但对于肺尖区等病灶显示较清晰；在显示纵隔淋巴结、心脏、血管是否受侵犯时，MRI定位更准确。

（三）弥漫型肺癌

X线表现为两肺弥漫分布结节影，直径一般不超过1cm，以两肺中下肺野明显。CT表现为两肺弥漫分布大小不等的结节影或小斑片状影，内可见空泡征，为支气管内气体进入所致。有的可见肺叶、肺段分布的多发实变影，内可见空气支气管征，其支气管表现为不规则狭窄，管壁扭曲僵硬呈枯树枝状或蜂窝状；增强扫描可见实变的病灶中出现血管强化影，称"血管造影征"。

【 诊断与鉴别诊断 】

1.诊断要点 临床可有咯血、刺激性咳嗽、胸痛等表现。结合胸片表现为肺门区肿块，以及引起的阻塞性肺气肿、阻塞性肺炎、阻塞性肺不张；CT可见支气管壁增厚见腔内、外肿块等可提示中央型肺癌。胸片或CT表现见肺内结节或肿块，不规则呈分叶状，可见毛刺、癌性空洞、胸膜凹陷征、空泡征等可提示周围型肺癌。胸片或CT表现见两肺多发结节影或肺段、肺叶实变影，可提示弥漫型肺癌。

2.鉴别诊断 中央型肺癌与支气管内膜结核相鉴别，支气管内膜结核可有狭窄后再扩张的表现，其他部位可见支气管播散灶。中央型肺癌引起的阻塞性肺炎、肺不张需与其他病因导致的肺炎或肺不张相鉴别。周围型肺癌与结核球鉴别，结核球多为2~3cm，内可见片状钙化，周围可有卫星病灶。周围型肺癌与肺炎性假瘤鉴别，肺炎性假瘤多位于肺部边缘，密度均匀，有"桃尖征"，结合临床有明确的急性炎症病史。弥漫型肺癌需与血行播散型肺结核向鉴别，血行播散型肺结核可有典型的"三均匀"或"三不均匀"，临床有结核中毒症状。弥漫型肺癌还需与肺炎相鉴别，肺炎一般经积极有效治疗，病灶可消失，且一般无淋巴结肿大。

二、肺转移瘤

肺转移瘤（pulmonary metastasis）是原发恶性肿瘤向肺内转移引起的肺部恶性肿瘤。

【 疾病概要 】

1.病理病因 转移途径有血行转移、淋巴道转移和肿瘤直接侵犯，其中以血行转移最常见，瘤栓到达肺小动脉及毛细血管后，可浸润并穿过血管壁，在周围肺间质及肺泡内生长，形成肺转移瘤。淋巴道转移是肿瘤细胞穿过血管壁侵入周围淋巴管，形成多发的小结节病灶，并通过淋巴管在肺内播散。胸膜、胸壁及纵隔的恶性肿瘤向肺内直接转移形成肺转移瘤。

2.临床表现 患者初期可无任何症状。也可表现为咳嗽、呼吸困难、胸痛、咯血和消瘦等症状。多数患者有原发肿瘤病史，伴有较典型原发肿瘤临床症状及体征。

【 影像学表现 】

1.X线表现 血行转移表现为两肺多发弥漫分布、大小不等的结节及肿块影，边界清晰，以两肺中下肺野常见（图4-46）。少数为单发的结节和肿块，内可见空洞、钙化影。有的可见弥漫分布的小结节及粟粒样结节影，边界模糊。淋巴道转移表现为网状及多发细小结节影。

2.CT表现 血行转移表现为两肺多发或单发结节或肿块影，随机分布，大小不一，多为球形，边缘清晰，以中下肺野多见（图4-47）。少数出现空洞或钙化，钙化多与原发肿瘤相关，如成骨性骨肉瘤。淋巴道转移表现为沿淋巴管分布的结节，HRCT显示更清晰，并可见支气管血管束增粗，小叶间隔增厚呈串珠状，可见胸膜下结节；常合并胸腔积液、肺门或纵隔淋巴结肿大。

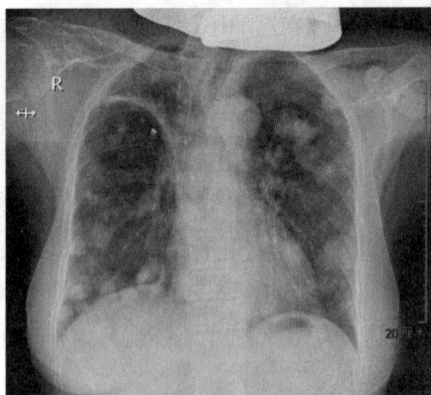

图4-46 肺转移瘤X线表现
双肺多发棉花团样密度增高影，边界多清晰

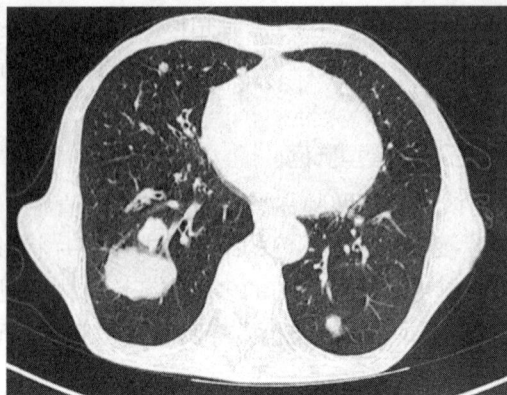

图4-47 肺转移瘤CT表现
肺窗示双肺多发大小不等的结节，
边界清晰，密度均匀

【诊断与鉴别诊断】

1.诊断要点 临床有原发肿瘤病史，胸片或CT表现两肺多发弥漫分布、大小不等的结节及肿块影，多见于双侧中下肺野。

2.鉴别诊断 肺转移瘤形成多发结节时与尘肺鉴别，尘肺有明确的矽尘接触病史，以中肺野病灶居多，多伴有较严重的肺气肿表现。还需与血行播散型肺结核相鉴别，血行播散型肺结核有典型的"三均匀"或"三不均匀"表现，临床结核中毒症状较典型。

三、肺良性肿瘤

（一）肺错构瘤

肺错构瘤（hamartoma）是因内胚层与间胚层发育异常而形成的肺部良性肿瘤。

【疾病概要】

1.病理病因 根据发生的部位可分为周围型和中央型。周围型肺错构瘤是位于肺段以下支气管和肺内的错构瘤；中央型肺错构瘤是发生在肺段和肺段以上支气管内的错构瘤。周围型肺错构瘤较多见，在组织学上主要由软骨混有纤维结缔组织、平滑肌和脂肪等组织构成，在肺内形成结节及肿块。中央型肺错构瘤内脂肪组织较多，易阻塞支气管引起阻塞性肺炎和阻塞性肺不张。

2.临床表现 周围型肺错构瘤较小时可无任何症状，逐渐增大时可引起咳嗽、咳痰、咯血、气短压迫症状；中央型肺错构瘤则主要表现为咳嗽、咳痰、发热及胸痛等支气管阻塞症状。

【影像学表现】

1.X线表现 周围型肺错构瘤多见肺内孤立结节影，形态规则呈圆形或类圆形，边缘清晰，无明显分叶，但可有浅弧状表现；部分病变内有钙化，典型者呈"爆米花样"改变。中央型肺错构瘤引起的阻塞性肺炎表现为斑片状模糊阴影，阻塞性肺不张为不张肺叶密度增高，体积缩小。

2.CT表现 周围型肺错构瘤直径低于2.5cm，少数较大可达5cm以上，形态多规则，边缘多清晰光滑，部分可见浅压迹，病灶内见"爆米花状"钙化和脂肪密度则更典型（图4-48）。CT增强多无明显强化。中央型肺错构瘤可见支气管腔内光滑结节影。

【诊断与鉴别诊断】

1.诊断要点 胸片或CT见肺内单发圆形或类圆形结节，边缘清晰，内见"爆米花样"钙化和脂肪密度，则需考虑肺错构瘤。

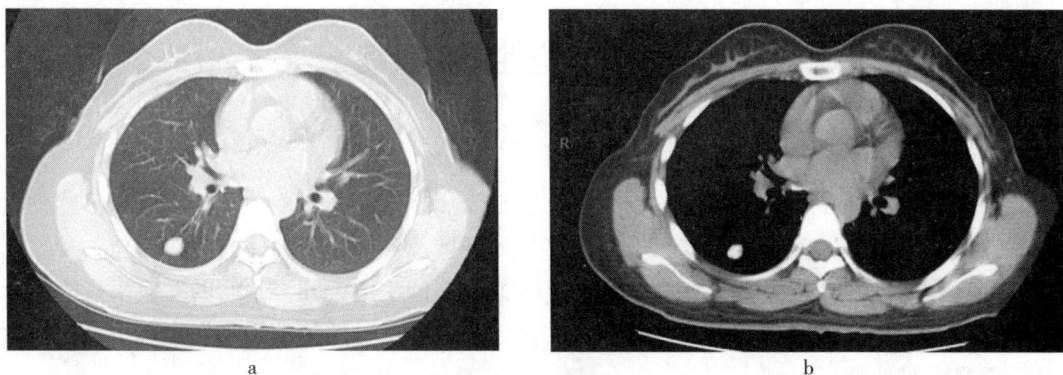

图4-48　肺错构瘤

a.肺窗；b.纵隔窗

右肺下叶上段见一小圆形结节，边界清晰，密度不均匀，内见爆米花样钙化

2.鉴别诊断　周围型肺错构瘤与肺炎性假瘤鉴别，肺炎性假瘤多位于肺部边缘，密度均匀，有"桃尖征"，结合临床有明确的急性炎症病史。周围型肺错构瘤与周围型肺癌鉴别，周围型肺癌也可见分叶、毛刺、胸膜凹陷征、空泡征等，临床症状不典型，鉴别困难时可进行穿刺病理活检。周围型肺错构瘤与结核球鉴别，结核球可见空洞，周围见卫星病灶，结合临床结核症状进行鉴别。中央型肺错构瘤需与中央型肺癌鉴别，错构瘤一般不发生淋巴结转移，不引起支气管壁增厚。

（二）肺血管瘤

【疾病概要】

1.病理病因　硬化性肺泡细胞瘤（sclerosing pneumocytoma，SP）是肺部的一种良性肿瘤，临床发病率不高。其病因不明确，多见于中青年女性。PSH可发生在各个肺叶，组织来源可能是不成熟的肺泡上皮细胞，且具有向肺泡细胞、Clara细胞及支气管上皮分化的能力。大体形态是一个边界清楚的实性肿块，有包膜，可见出血。

2.临床表现　临床常无明显临床症状，少部分有咳嗽、咳痰、痰中带血、胸痛等症状。

【影像学表现】

1.X线表现　肺内单发结节或肿块，形态多规则，呈圆形或类圆形，边缘光整，境界清晰，多无明显分叶和切迹，无毛刺，其内密度均匀，少数可有钙化灶。

2.CT表现　肺内单发类圆形结节或肿块影，边缘光整，密度均匀，偶有钙化，形态规则。"空气新月征"被认为是SP的特殊征象，即肿瘤的某一周边呈现弧形含气空腔。由于SP是一种富血管的良性肿瘤，增强扫描时病灶一般呈中等均匀强化，可见"贴边血管征"，即肿瘤周边明显强化的点线状血管影，先于病灶早期强化并与肺动脉增强程度相近。

【诊断与鉴别诊断】

1.诊断要点　胸片或CT见肺内单发形态规则结节或肿块，边缘清晰，密度均匀，CT增强见病灶明显强化，伴有空气新月征、贴边血管征，排除周围型肺癌、结核球、肺错构瘤、肺炎性假瘤等疾病可诊断为硬化性肺泡细胞瘤。

2.鉴别诊断　需与周围型肺癌、结核球、肺错构瘤、肺炎性假瘤等疾病鉴别。周围型肺癌中结节或肿块病灶边缘毛糙，常有分叶、毛刺、空泡征和胸膜凹陷征；结核球内可见片状钙化，周围常伴有卫星病灶；肺错构瘤边缘多光整，可有"爆米花"样钙化及脂肪密度等典型征象可进行鉴别。

第九节　其他肺部疾病

一、肺真菌病

肺真菌病（pulmonary fungal disease）又称肺霉菌病，是人体免疫力下降所致真菌感染性肺部疾病。近年来随着造血干细胞移植、器官移植的开展及各种导管的体内留置、介入及呼吸机等侵入性操作的增多，以及各种化疗药物及免疫抑制剂的使用，肺真菌病的发病率有逐年上升的趋势。肺真菌病包括肺曲菌病、隐球菌病、白色念珠菌病、放线菌病和奴卡菌病等。肺曲菌病是肺部最常见的肺真菌病。

（一）肺曲菌病

【疾病概要】

1.病理病因　肺曲菌病（pulmonary aspergillosis），肺部最常见的真菌病，致病菌主要为烟曲菌，少见者为黑曲菌或黄曲菌。根据感染方式不同可分为腐生型、变态反应性支气管肺型和侵袭型。其中腐生型和变态反应性支气管肺型曲菌病多发生于免疫功能正常人群，而侵袭型多发生于免疫功能受损患者如急性白血病、恶性肿瘤、肾移植术后、艾滋病等。腐生型主要改变是曲菌寄生于肺内原有的空洞或空腔内，由菌体、菌丝、黏液和纤维素构成的曲菌球游离于空洞或空腔内，患者一般无临床症状或症状轻微；变态反应性支气管肺型曲菌病以机体对寄生于支气管内的烟曲菌发生变态反应为特点，支气管分泌黏液增多且合并霉菌菌丝，使黏稠度增加，分泌物不易咳出，形成支气管黏液栓，患者常有哮喘病史，症状反复；侵袭型主要病理改变为支气管肺炎、出血性肺栓塞。

2.临床表现　患者有高热、咳嗽、呼吸困难及咳血等症状。

【影像学表现】

1.X线表现

（1）腐生型　以曲菌球最具特征性。表现为肺部空洞或空腔内圆形或类圆形高密度阴影，边缘光滑锐利，其特点是可在空洞或空腔内自由移动，由于重力的关系常位于近地侧。立位及卧位可观察其位置的改变。曲菌球与洞壁间可见"空气半月征"，即曲菌球与洞壁间形成的新月形透亮气体影。

（2）变态反应性支气管肺型　特点是支气管黏液嵌塞。多发于两上肺，表现为指套状、"Y"形、"V"形或结节状高密度影。

（3）侵袭型　表现为两肺多发的结节状肿块，周围环绕一圈磨玻璃样密度环，称为"晕轮征"，也可表现为多发的斑片状小叶实变影或小叶融合的片状影。

2.CT表现

（1）腐生型　特征性表现为肺内空洞或空腔内软组织密度结节影。可见结节与洞壁间新月形透亮影。仰卧位及俯卧位扫描可见结节的游离性和位于近地侧的特征（图4-49）。

（2）变态反应性支气管肺型　支气管黏液嵌塞的CT表现为条状致密影，两上肺多见。影像上呈指套状、"Y"形、"V"形或结节状致密影，其周围有时可见管状、囊状扩张的支气管影（图4-50）。

（3）侵袭型　可表现为单侧或双侧肺内多发或单发的结节或肿块状实变，其周围可见"晕轮征"，即结节或肿块周围磨玻璃样密度阴影，类似月晕样改变，其实质是病变周围出血所致。也可表现为多发的斑片状阴影，边界模糊，有时可形成空洞（图4-51）。

【诊断与鉴别诊断】

1.诊断要点　曲菌球、空气半月征、晕轮征及小叶实变，可出现空洞，恶性肿瘤等消耗性体质病患易感。

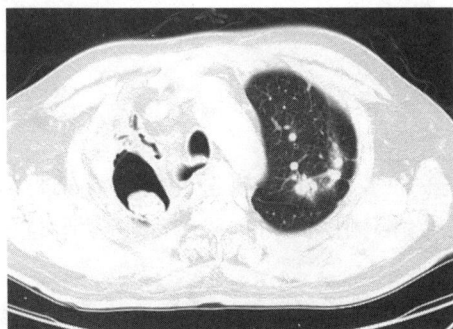

图4-49　肺曲菌病（腐生型）
右上肺空洞内可见类圆形曲菌球及
"空气半月征"

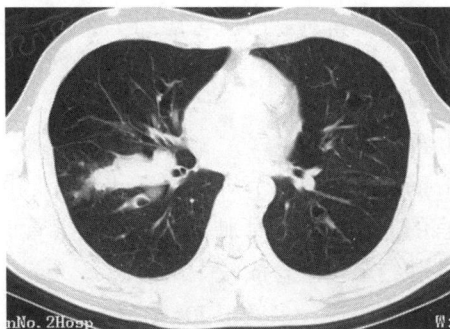

图4-50　肺曲菌病（变态反应性支气管肺型）
两肺支气管扩张，右肺可见指套样高密度影

2.鉴别诊断　腐生型曲菌病的曲菌球及空气半月征需与肺癌空洞进行鉴别，肺癌的恶性空洞洞壁可出现结节状改变，但多不规则，而曲菌球边缘光滑，形态规则；变态反应性支气管肺型曲菌病的黏液嵌塞多发生于两上肺，且多位于支气管的近端；侵袭型曲菌病的多发结节状或球形病变伴有"晕轮征"者需与血源性肺脓肿鉴别，多发小叶实变及空洞则需要与普通肺部机遇性感染及肺结核鉴别。

（二）肺隐球菌病

【疾病概要】

1.病理病因　肺隐球菌病（pulmonary cryptococcosis）是新型隐球菌感染所引起的疾病。该菌为广泛分布的带有荚膜的酵母菌，常存在于鸟粪、牛乳及土壤、水果中，感染途径为吸入性。

2.临床表现　临床症状多较轻微，或没有明显临床症状。发病年龄以40~60岁多见。

【影像学表现】

1.X线表现　表现为肺内单发或多发的斑片状、结节状阴影，病变常呈圆形，常位于两下肺，胸膜下常见，部分病灶内可见空洞。免疫功能低下患者可出现支气管播散，表现为肺内多发粟粒状阴影。

2.CT表现　单发或多发，常呈球形，病灶周围多无明显浸润性改变，类似肿瘤。也可表现为片状或斑片状阴影或弥漫性粟粒状阴影。部分病灶内可见空洞（图4-52）。

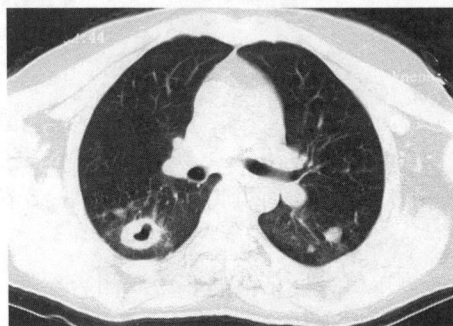

图4-51　肺曲菌病（侵袭型）
两肺多发结节及肿块样阴影，部分病灶内
可见空洞，周围可见月晕样改变

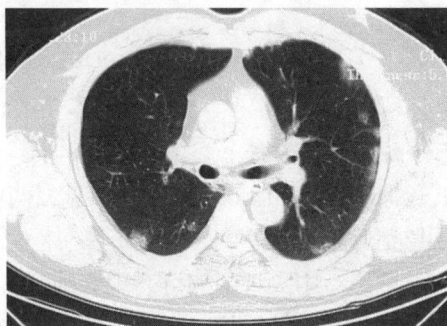

图4-52　肺隐球菌病
肺内多发结节状或球形病变，多位于
胸膜下，病变周围无明显浸润

【诊断与鉴别诊断】

隐球菌肺炎表现常与肺部肿瘤或其他肺部炎性病变相似，诊断中可注意以下三点：①病变的"隐"，表现为临床症状的隐匿性和发病部位的隐匿性，临床症状轻微，发病部位多位于两下肺、胸膜下这些隐匿性部位；②病变常呈球形是其特征；③隐球菌常发生于脑部，因此当肺部病变合并脑部症状时应考虑到本病的可能。

二、肺结节病

【疾病概要】

1.病理病因 结节病（sarcoidosis）病因不明，是一种多系统的肉芽肿性疾病。病理特征为多器官的非干酪性肉芽肿。病变沿支气管血管周围结缔组织鞘及小叶间隔的间质蔓延发展，小的肉芽肿结节可融合成较大结节。

2.临床表现 多见于20~40岁，女性多见。症状轻微或无明显症状，常见症状主要为咳嗽、低热、盗汗、乏力或关节酸痛。可有皮肤结节、外周淋巴结肿大、脾大或眼部疾病。

【影像学表现】

1.X线表现 结节病的X线表现多样，两侧肺门淋巴结肿大是肺结节病的常见表现，两侧肺门对称性肿大呈土豆样改变是其特征性改变。肺部改变主要表现为两肺弥漫性大小不一结节状阴影，大小多在1~3mm不等，特点是沿肺纹理分布，或多发的片状、斑片状阴影，类似肺部炎症性病变。可为肺门淋巴结肿大与肺部病变同时存在，或仅肺门淋巴结肿大而无肺部病变，也可仅肺部病变而无肺门淋巴结肿大改变。

2.CT表现 肺门及纵隔淋巴结肿大多在1~3cm，增强扫描均匀强化，一般不融合。肺部可见多发斑片状、粟粒状及结节状阴影，沿肺纹理分布，肺纹理增多、增粗，小叶间隔及叶间胸膜增厚。HRCT可见肺内支气管血管束增粗，周围可见多发大小不等小结节状影，小叶间隔增厚，晚期可出现明显纤维化（图4-53）。

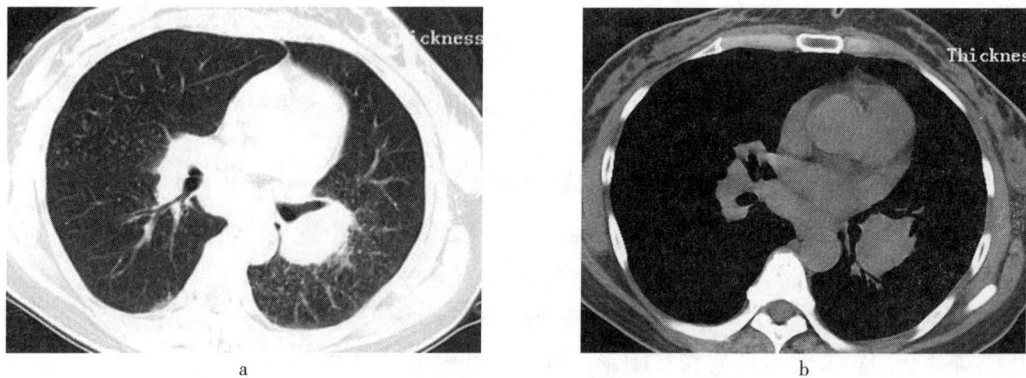

图4-53 肺结节病

a.肺窗；b.纵隔窗

两肺见多发粟粒状结节影，两肺门及纵隔可见明显肿大的淋巴结

【诊断与鉴别诊断】

1.诊断要点 20~40岁，女性多见，两肺门土豆样肿大淋巴结，两肺多发大小不一结节。

2.鉴别诊断

（1）肺癌 中央型肺癌可表现为肺门影增大，但多为单侧，而结节病多为双侧。

（2）肺门淋巴结结核 多为小儿，增强扫描可见轻度环形强化。

（3）纵隔淋巴瘤 以纵隔淋巴结肿大为主，两肺门相对较少。

（4）淋巴结转移 常有原发病史，纵隔内肿大淋巴结常融合。

三、特发性肺间质纤维化

【疾病概要】

1.病理病因 特发性肺间质纤维化（idiopathic pulmonary fibrosis，IPF）是指肺的不明原因的以弥漫性肺泡炎和肺泡结构紊乱最终导致肺间质纤维化为特征的疾病。早期为肺泡壁弥漫性损伤所致非感染性肺泡炎性反应，造成肺泡间隔的广泛性增厚，最终导致肺泡壁的破坏和广泛的纤维化，肺体积缩小，在肺内可出现数毫米至数厘米不等的囊状含气腔隙，为终末气道的代偿性扩张，即形成蜂窝肺。近年的研究认为其系免疫系统性疾病，可能与遗传因素有关。

2.**临床表现**　临床上早期可无明显临床症状，随着病情的发展，会出现进行性呼吸困难和咳嗽、乏力等症状，可伴随发热及体重减轻。

【影像学表现】

1.**X线表现**　早期可正常或仅有肺纹理的增多、增粗，随着病情的不断发展，可出现两肺野网格状、条索状及小结节状改变，以两下肺及近胸膜侧明显。晚期条索状影增厚，可见多发囊状透光区，形似蜂窝，称蜂窝肺。

2.**CT表现**

（1）磨玻璃样密度影及实变影　主要发生在两下肺，其内有时可见空气支气管征。

（2）线状影　主要发生在两侧胸膜下，两下肺明显，宽约1毫米，长约数毫米至2厘米，在HRCT上显示更加清晰。

（3）胸膜下线　为胸膜下0.5cm以内的与胸壁内面弧线平行的长5~10cm线状影。

（4）蜂窝状影　为肺内大小不一的囊状透光区，壁薄，多位于两下肺及胸膜下区域。

（5）小结节影　在线状、条索状影及蜂窝肺基础上的小结节状影，边界清晰。

（6）肺气肿　以小叶性肺气肿为主，表现为肺内大小2~4mm含气透亮区，肺的外周部明显。

（7）支气管扩张　主要是发生在远端的中小支气管，以柱状扩张为主，可伴有支气管的牵拉、扭曲变形（图4-54）。

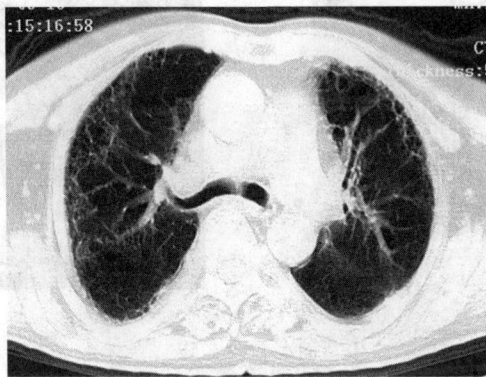

图4-54　特发性肺间质纤维化

两肺多发线状影及蜂窝样影，呈网格状改变，病变以两侧胸膜下明显

【诊断与鉴别诊断】

1.**诊断要点**　特发性肺间质纤维化影像表现无特异性，影像表现与其他原因的肺纤维化相似，但病变分布的特点有助于提示本病的可能性，即以两下肺明显和肺的外围部分明显的特点。

2.**鉴别诊断**　特发性肺间质纤维化需与以下几种疾病鉴别。

（1）间质性肺炎　多见于小儿，也可继发于恶性肿瘤的化疗后，病变以肺门部及两下肺多见，需结合临床。

（2）类风湿关节炎肺部改变　有类风湿关节炎病史，肺部广泛纤维化，但无外围病变明显的特征，胸腔积液常见。

四、肺尘埃沉着症

【疾病概要】

1.**病理病因**　肺尘埃沉着症（pneumoconiosis）简称尘肺，是指在职业活动过程中长期吸入矿物性粉尘并在肺内沉着、潴留从而引起肺的弥漫性纤维化的一类疾病。多见于开采、冶炼、铸造、石英加工等粉尘作业工人。吸入的粉尘由巨噬细胞吞噬,在肺间质内粉尘引起纤维化反应,形成胶原纤维结节,部分结节可钙化。根据我国《职业病名单》的规定,尘肺包括硅沉着病、煤工尘肺、石墨尘肺、石棉肺等。

2.临床表现 临床上最常见的尘肺主要是硅沉着病(silicosis),也称矽肺。尘肺临床上早期可无任何临床症状,晚期可出现咳嗽、气短、胸闷、呼吸困难等症状。

【影像学表现】

不同类型尘肺的影像学表现有所差异,但总体上大致包括以下特点。

1.肺纹理改变 肺纹理可增多、增粗、紊乱,呈网格状。

2.肺结节影 肺部结节影典型的表现为矽结节影,为直径约3mm左右的结节影,轮廓清楚,是诊断硅沉着病、煤工尘肺的主要依据(图4-55)。

3.团块状影 随着病情发展,矽结节逐渐融合成团块状,边界清楚,多位于两上肺的中、外带,呈"八"字形高密度影。

4.肺门改变 肺门淋巴结肿大,表现为肺门影增大,密度增高,有时可见蛋壳样钙化的淋巴结。

5.胸膜改变 可出现胸膜增厚和胸膜斑。所谓的胸膜斑是指除了肺尖和两侧肋膈角以外的厚度大于5mm的局限性胸膜增厚或胸膜钙化斑块,多见于石棉肺或滑石肺等硅酸盐肺。

6.合并肺结核 肺结核是硅沉着病的主要并发症。硅沉着病易合并肺结核,两种疾病是一种相互促进的关系,会加重病情的发展。

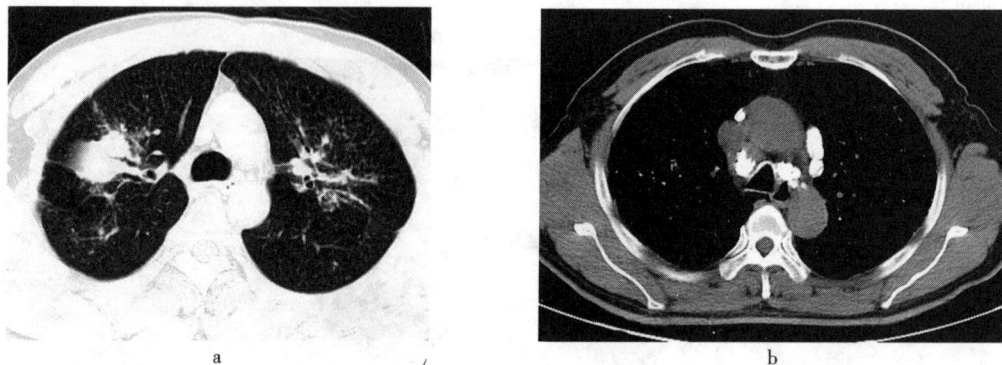

图4-55 矽肺

a.肺窗;b.纵隔窗

两肺多发小结节影,两上肺可见团块状高密度影,呈"八"字形,纵隔淋巴结钙化

【诊断与鉴别诊断】

1.诊断要点 肺尘埃沉着症的诊断必须根据可靠的生产性粉尘接触史、质量合格的X线高千伏或数字化摄影(DR)后前位胸片、胸部CT为主要依据,结合流行病学资料、临床资料和实验室检查,排除其他肺部类似疾病方可诊断。

2.鉴别诊断 影像上需与血行播散型肺结核、弥漫性浸润型腺癌和转移瘤鉴别。

(1)急性粟粒型肺结核 典型征象为"三均匀",即大小一致、密度均匀、分布均匀。

(2)亚急性或慢性血行播散型肺结核 表现为"三不均匀"征象。急性粟粒型结核、亚急性或慢性血行播散型结核有不同程度的结核中毒症状。

(3)弥漫性浸润型腺癌 可表现为两肺多发结节影,结节影通常大小不一,边界不及矽结节清楚。

(4)转移瘤 也可出现两肺多发结节影,结节多为随机分布,大小不一,多有明确的原发肿瘤病史。

📖 **知识拓展**   新型冠状病毒肺炎

【疾病概要】

1.病理病因 新型冠状病毒肺炎（2019-nCoV肺炎）是新型冠状病毒感染导致的肺部炎症，WHO将新型冠状病毒命名为2019-nCoV。作为急性呼吸道传染病已纳入我国乙类传染病，并按甲类传染病管理。人群普遍易感，有基础疾病患者、老年人感染后病情较重，儿童及婴幼儿也可发病。呼吸道传播、直接接触为主要传播途径，也可通过消化道传播。

新冠病毒侵入细支气管上皮细胞引起细支气管炎及其周围炎症。首先表现为肺小叶间隔、小叶内间质、胸膜下间质、小叶中心间质等肺间质区域的水肿、增厚；病变继续进展，细支气管炎广泛累及肺泡。部分病变吸收后可留有不同程度的肺间质纤维化。

2.临床表现 潜伏期一般为1~14天，多为3~7天，以发热、乏力、干咳为主要表现，少部分患者出现鼻塞、流涕、咽痛、肌痛、腹泻等症状，重症患者多在发病一周后出现呼吸困难和低氧血症，严重者急速进展为急性呼吸窘迫综合征（ARDS）、脓毒症、肾衰竭、难以纠正的代谢性酸中毒和出凝血功能障碍。多数患者预后较好，少数患者、基础疾病患者、老年人预后较差。

【影像学表现】

1.X线表现 X线平片漏诊率高，且大多数病变初期在胸片上可无异常表现；少部分可见支气管炎或细支气管炎表现。严重病例表现为双肺弥漫性多发实变阴影。

2.CT表现 HRCT是主要筛查和诊断手段；根据病变范围与类型，可将CT表现分为早期、进展期与重症期。早期病变较局限，主要为斑片状、亚段或阶段性磨玻璃样密度影，沿胸膜下分布为主，合并或不合并小叶间隔增厚。进展期病灶数目增多、范围扩大，累及多个肺叶，见双肺多发磨玻璃样影、实变影及纤维条索影，部分可见网格状改变（铺路石征）和空气支气管征，少数出现少量胸腔积液。重症期双肺弥漫性病变，其内可见空气支气管征和支气管扩张，双肺大部分受累时呈"白肺"表现，叶间胸膜和双侧胸膜增厚，见少量胸腔积液。

【诊断与鉴别诊断】

1.诊断要点 发热、乏力、干咳等临床表现，CT表现双肺胸膜下见多发磨玻璃样密度影、实变影，即可考虑新型冠状病毒肺炎，确诊需依靠病毒核酸检测。

2.鉴别诊断 需与其他病毒性感染（流感病毒、腺病毒、呼吸道合胞病毒等）相鉴别，其他病毒感染影像学表现与新冠肺炎相似度较多，但结合患者接触史、旅游史、首发症状及实验室检查可进行鉴别。与SARS等相比，新冠肺炎患者如无合并感染与并发症，病程进展相对缓慢，且SARS患者多在早期胸片可见斑片状或网格状改变，且肺部阴影吸收、消散较慢。

第十节　纵隔疾病

纵隔疾病为来源于纵隔本身的疾病或其他邻近器官疾病累及纵隔内部结构。纵隔结构复杂，疾病及病理类型多样，主要为肿瘤病变和瘤样病变。

一、纵隔肿瘤

（一）胸内甲状腺肿

【疾病概要】

1.病理病因 胸内甲状腺肿（intrathoracic goiter）分为两类。一类是胸骨后甲状腺肿，为颈部甲状腺肿大并沿胸骨后向下延伸，较多见；另一类是迷走甲状腺肿，与颈部甲状腺没有联系，少见。胸内甲状腺肿病理上为甲状腺增生肿大，可合并甲状腺囊肿或腺瘤，多为良性。

2.临床表现 临床上以女性多见，可无明显临床症状。当肿块较大压迫气管、食管或血

PPT

管、神经时则可产生相应的压迫症状。体检时可见肿块随吞咽动作上下移动。

【影像学表现】

1.X线表现　上纵隔向两侧或一侧增宽，肿块与颈部肿块相延续是其特征，透视下可见肿块随吞咽动作上下移动。

2.CT表现　肿块位于前纵隔，气管前方或侧方，与颈部软组织肿块影相延续，密度通常较周围软组织高，密度可均匀或不均匀，可有囊变或钙化。增强扫描可见肿块呈持续性明显强化（图4-56）。

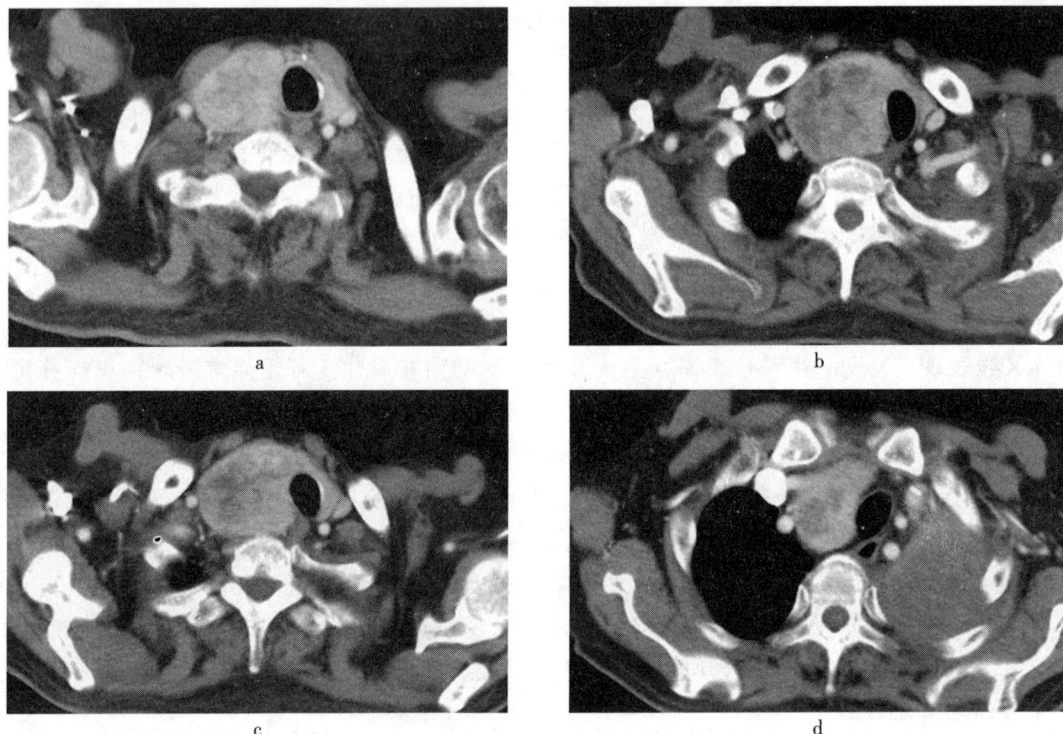

图4-56　胸内甲状腺肿CT增强扫描

a、b、c、d.CT增强扫描连续层面

颈部肿块由延续至胸部，增强扫描呈明显强化

3.MRI表现　肿块在T_1WI上呈低信号，在T_2WI上呈高信号，信号多不均匀，增强扫描除囊变、钙化区外呈明显均匀强化。

【诊断与鉴别诊断】

1.诊断要点　胸骨后甲状腺肿表现为胸骨后肿块，密度高，肿块与颈部肿块延续，随吞咽动作上下移动；迷走甲状腺肿少见，密度较周围组织高。

2.鉴别诊断　需与纵隔畸胎瘤鉴别，畸胎瘤常位于前中纵隔偏下，密度多不均匀，可见脂肪、牙齿及骨骼等成分。

（二）胸腺瘤

【疾病概要】

1.病理病因　胸腺瘤（thymoma），发病率仅次于神经源性肿瘤，居于纵隔常见肿瘤的第二位，是前纵隔最常见的肿瘤，约占前纵隔肿瘤的50%。通常认为是起源于未退化的胸腺组织，多见于成人。胸腺瘤可分为侵袭性与非侵袭性两类。侵袭性胸腺瘤边缘不规则，对周围结构有侵犯，具恶性特征；非侵袭性胸腺瘤边缘光滑整齐，有完整包膜，具良性特征。WHO根据胸腺瘤的上皮细胞形态及其与淋巴细胞比例关系分为A型、AB型、B型（B_1、B_2、B_3）和C型，该分型可做为胸腺瘤的预后分析依据，并与肿瘤的侵袭性与复发有关。目前国际上胸腺瘤的分期使用了Masaoka-Koga分期，分为Ⅰ、Ⅱ（Ⅱa、Ⅱb）、Ⅲ、Ⅳ（Ⅳa、Ⅳb）期。其中Ⅰ期有完整包膜，对周围组织无侵犯，称为非侵袭性胸腺瘤，其余几期对周围结构有不同程度侵犯，称为侵袭性胸腺瘤。

2.临床表现　临床上胸腺瘤多偶然发现，当肿块较大压迫周围结构时可产生胸闷、胸痛、咳嗽等临床症状。30%~50%胸腺瘤患者合并重症肌无力，而在重症肌无力患者中，15%合并胸腺瘤。

【影像学表现】

1.X线表现　普通X线检查对于胸腺瘤的诊断价值有限，肿块较小时可无明显异常，肿块较大时可见前中上纵隔影增宽。

2.CT表现　表现为前中纵隔或中纵隔偏上类圆形肿块，可有分叶，部分可见囊变及钙化。非侵袭性胸腺瘤边缘清楚、光整，侵袭性胸腺瘤边缘不整，与邻近结构分界不清。增强扫描呈均匀中等度强化（图4-57）。

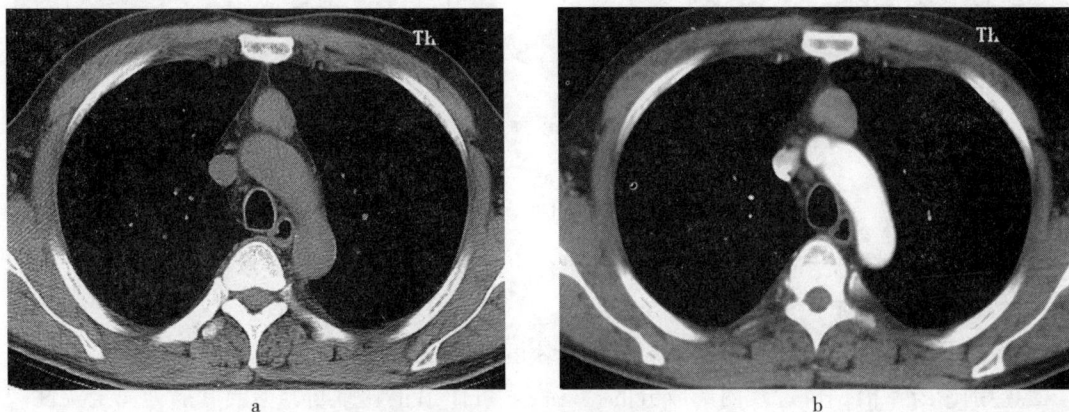

图4-57　胸腺瘤

a.CT平扫；b.CT增强扫描

前上纵隔类圆形软组织肿块，密度均匀，边界清晰，增强扫描中等度强化

3.MRI表现　T_1WI呈中等或稍低信号，T_2WI呈中等或稍高信号，囊变部分呈长T_1长T_2信号，增强扫描呈中等均匀强化。

【诊断与鉴别诊断】

1.诊断要点　前中纵隔或偏上，常合并重症肌无力。

2.鉴别诊断　需与胸腺增生鉴别。后者虽有胸腺体积的增大，但密度均匀，形态保持正常。

（三）畸胎瘤

【疾病概要】

1.病理病因　畸胎瘤（teratoma）起源于胚胎发育过程中残留于纵隔内的原始生殖细胞，由来自两个或三个胚层的多潜能成熟或不成熟组织构成，为常见的纵隔肿瘤。根据组织的分化程度不同可分为成熟型和未成熟型。成熟型常为囊性，主要为皮样囊肿。未成熟型可为囊性、实性或囊实性，成熟型和大部分未成熟型畸胎瘤均为良性，只有少部分畸胎瘤为恶性。

2.临床表现　较小的畸胎瘤临床上可无明显临床症状，肿瘤较大时主要表现为相应压迫性症状。

【影像学表现】

1.X线表现　多位于前中纵隔，正位胸片可见中纵隔局限性突出的软组织密度影，密度可不均匀。侧位片多位于前纵隔，可呈分叶状，瘤体内可有不规则钙化，若在瘤体内发现牙齿、骨骼影则有诊断意义。

2.CT表现　皮样囊肿表现为厚壁囊性影，可为单囊或多囊，囊内为水样密度，囊壁可见钙化。未成熟型畸胎瘤影像表现复杂，可为囊性、实性或囊实性，瘤体内可有脂肪、钙化、牙齿或骨骼成分，有时可见脂-液平面影。增强扫描呈不同程度强化（图4-58）。

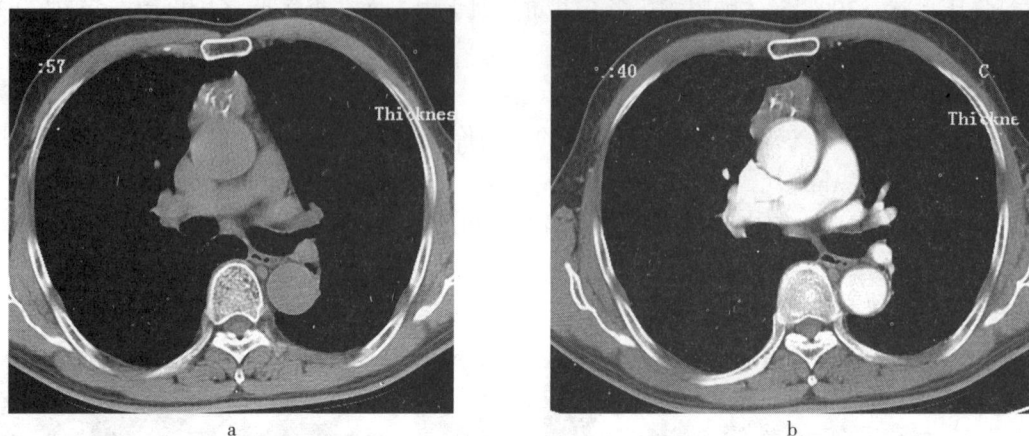

图4-58　畸胎瘤

a.CT平扫；b.CT增强扫描

中纵隔混杂密度肿块，其内可见多发钙化，增强扫描轻微强化

3.MRI表现　在显示瘤体内脂肪成分方面有明显优势，但在钙化显示方面不及CT。

【诊断与鉴别诊断】

1.诊断要点　前、中纵隔，瘤体内脂肪、牙齿及骨骼成分。

2.鉴别诊断　根据位置及内部成分的特殊性多可作出正确诊断，但当肿瘤为完全实性、其内成分不确定或位于后纵隔时需与其他纵隔肿瘤鉴别。

（四）淋巴瘤

【疾病概要】

1.病理病因　淋巴瘤（lymphoma）为起源于淋巴结或结外淋巴组织的恶性肿瘤。病理上分为霍奇金淋巴瘤（Hodgkin disease，HD）和非霍奇金淋巴瘤（non-Hodgkin lymphoma，NHL）。

2.临床表现　临床上以前者多见，多见于青年，早期常无明显临床症状，或仅触及表浅淋巴结肿大，中晚期可有发热、疲劳、贫血及消瘦等全身症状。HD以侵犯淋巴结为主，常从颈部淋巴结开始，逐渐向周围蔓延、扩散；NHL常为跳跃式发展，病变广泛，结外器官易受累。

【影像学表现】

1.X线表现　胸片上可见纵隔增宽，特别是中纵隔，可为两侧或一侧，边缘呈波浪状。

2.CT表现　纵隔内可见多发肿大淋巴结影，以前纵隔和支气管旁组淋巴结最常见，可融合成团块状，也可分散存在，密度多均匀。增强扫描可见轻中度强化。淋巴瘤侵犯胸膜及心包较常见，引起胸腔及心包积液（图4-59）。

3.MRI表现　肿大淋巴结在T_1WI上呈等信号，T_2WI呈等或稍高信号，增强扫描呈轻中度强化。

【诊断与鉴别诊断】

1.诊断要点　青年，发热，X线见纵隔波浪状增宽，CT示纵隔多发肿大淋巴结，胸腔及心包积液。

2.鉴别诊断　需与结节病、淋巴结结核和转移瘤鉴别。结节病的肿大淋巴结以两肺门为主；淋巴结结核肿大淋巴结多为单侧性，肺部可有结核灶，增强扫描可见环形强化；转移性肿大淋巴结多有原发病灶，老年人多见。

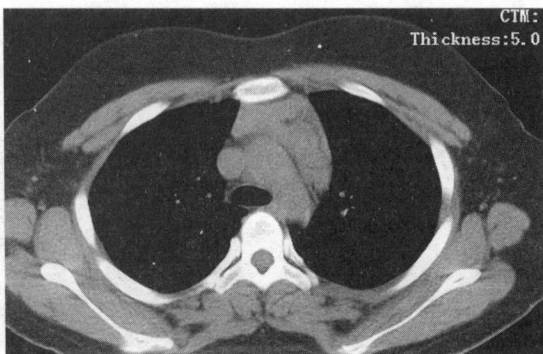

图4-59　淋巴瘤

中上纵隔不规则肿块，边界清晰

（五）神经源性肿瘤

【疾病概要】

1.病理病因　神经源性肿瘤（neurogenic tumor）是纵隔内常见肿瘤，占纵隔肿瘤的14%~25%，其中90%位于后纵隔的脊柱旁沟区。根据来源可分为交感神经源性和周围神经源性两类，交感神经源性主要有节神经细胞瘤、节神经母细胞瘤和交感神经母细胞瘤，前者为良性，较常见，后两种为恶性，少见；周围神经源性主要有神经鞘瘤、神经纤维瘤和恶性神经鞘瘤。

2.临床表现　临床上神经源性肿瘤多无明显临床症状，当肿瘤较大时可出现胸背疼痛等压迫症状。

【影像学表现】

1.X线表现　脊柱旁沟区可见圆形、类圆形软组织肿块突向一侧，边缘光滑。侧位片见肿块与脊柱重叠，相应椎间孔可见扩大。

2.CT表现　显示后纵隔脊柱旁沟圆形或类圆形肿块，边缘光滑，密度可均匀或不均匀，侵及椎管内外时可呈现典型的哑铃状改变，相应椎间孔扩大，邻近骨质可见吸收，边缘光整。增强扫描可见肿瘤呈中度或明显强化（图4-60）。

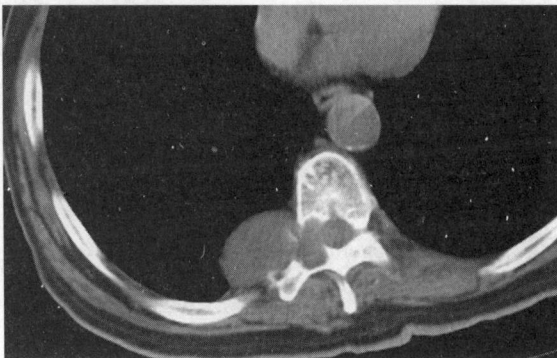

图4-60　神经源性肿瘤

后纵隔脊柱旁沟区哑铃状肿块，相应椎间孔扩大

3.MRI表现　肿瘤呈长T_1长T_2信号，增强扫描呈明显强化。显示肿瘤与椎管、脊髓及其他周围结构关系较CT有优势（图4-61）。

【诊断与鉴别诊断】

1.诊断要点　后纵隔，脊柱旁沟，哑铃状，椎间孔扩大，中度或明显强化。

2.鉴别诊断　主要应与椎旁脓肿鉴别。后者多为椎体结核所致，呈梭形，中心液化坏死，邻近椎体可见骨质破坏。

139

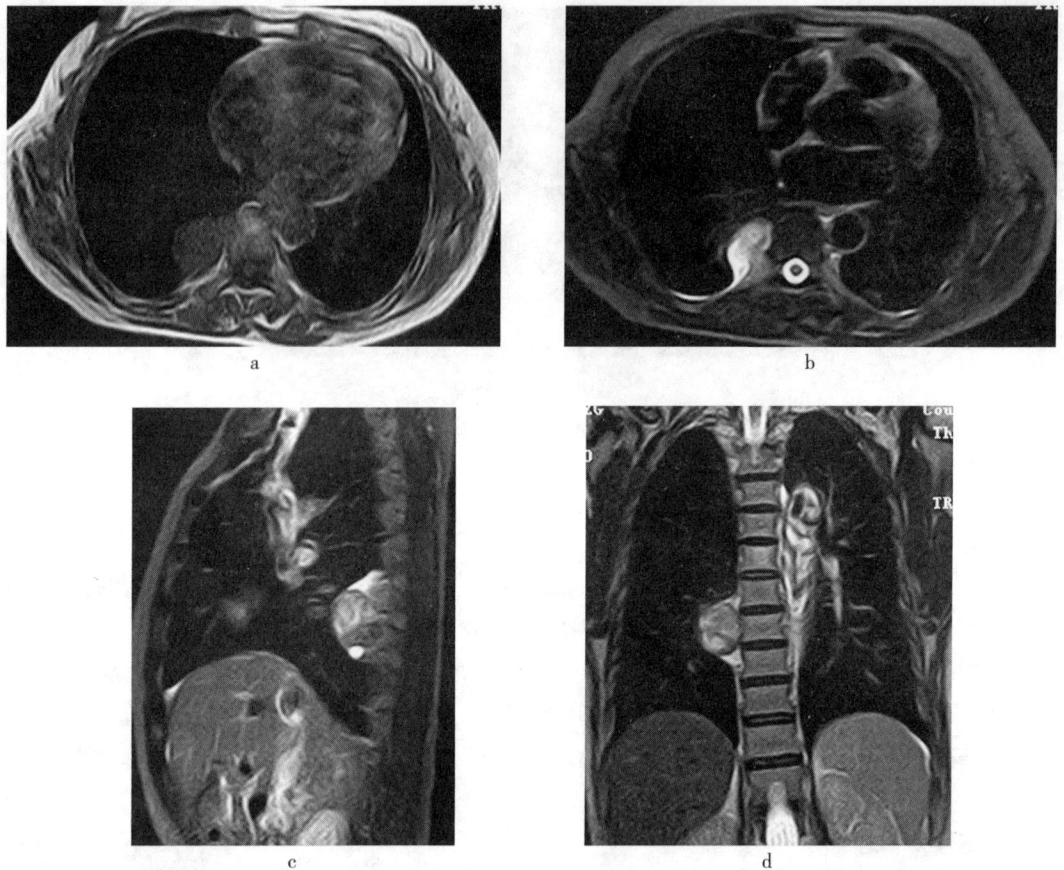

图4-61　神经源性肿瘤

a.横断面T1WI；b.横断面T_2WI；c.矢状面T_2WI；d.冠状面T_2WI

后纵隔脊柱旁沟区长T_1、长T_2信号肿块，边界清晰

二、纵隔其他疾病

纵隔其他疾病包括纵隔炎、纵隔气肿、囊肿等。其中囊肿为纵隔内较常见病变。主要包括支气管囊肿、食管囊肿及心包囊肿等。临床上以支气管囊肿及心包囊肿较常见，多无明显临床症状，常在体检中发现。

（一）支气管囊肿

【疾病概要】

1.病理病因　支气管囊肿（bronchogenic cyst）为先天性发育异常。系胚胎时期支气管芽迷走于纵隔内伴发育异常所致。病理上囊壁与支气管壁相似。

2.临床表现　临床上多无明显临床症状，常为体检时偶然发现。

【影像学表现】

1.X线表现　较小的囊肿X线可无明显异常改变。较大囊肿可表现为中上纵隔影增宽，多偏向一侧，边界清晰，密度均匀。病变多贴近气管或一侧主支气管。

2.CT表现　中上纵隔内圆形或类圆形软组织密度影，多贴近气管或主支气管，液性密度，CT值一般在30Hu左右，增强扫描无明显强化（图4-62）。

3.MRI表现　纵隔内圆形或类圆形长T_1、长T_2信号，少部分囊液内蛋白含量较高时T_1WI可呈高信号改变，增强扫描无强化。

【诊断与鉴别诊断】

1.诊断要点　无临床症状，圆形或类圆形，边缘光滑，紧贴气管或主支气管，液体密度或信号。

2.鉴别诊断 需与食管囊肿及心包囊肿鉴别。食管囊肿多位于后纵隔,多紧贴食管;心包囊肿多位于中下纵隔的心膈角区。

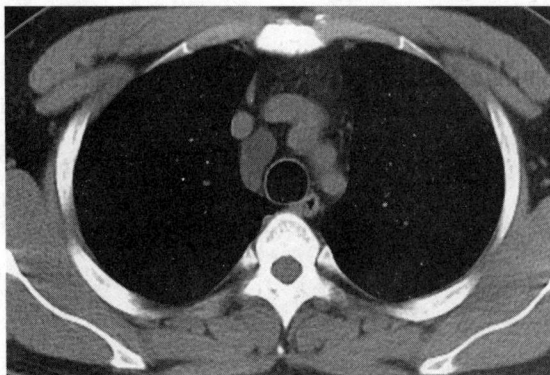

图4-62 支气管囊肿

上纵隔气管右侧、右侧头臂静脉后方囊状液性密度影,形态略不规则,边界清楚

(二)心包囊肿

【疾病概要】

1.病理病因 心包囊肿(pericardial cyst)为中胚层组织发育异常所致。属于间皮囊肿,内壁为间皮细胞,囊液清亮。

2.临床表现 临床上多无临床症状,常为体检发现。

【影像学表现】

1.X线表现 好发于右侧心膈角区,多为椭圆形或水滴样高密度肿块,密度均匀,边界清晰、光滑。

2.CT表现 心包前缘多见,紧贴于心包,形态规则,边界清楚,边缘光滑,呈液性密度,增强扫描囊内无强化,囊壁可有轻度强化(图4-63)。

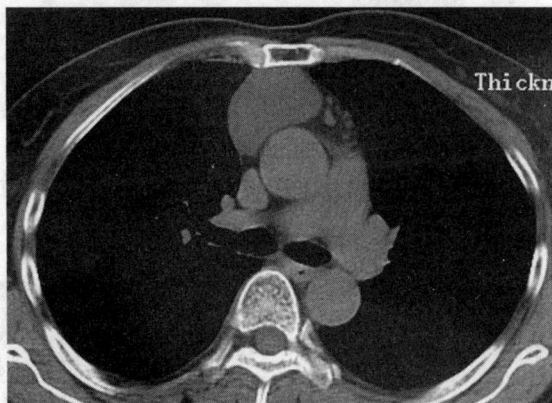

图4-63 心包囊肿

升主动脉前囊性密度影,边界清晰

3.MRI表现 呈长T_1、长T_2信号,部分囊液蛋白含量较高者T_1WI信号可增高。

【诊断与鉴别诊断】

1.诊断要点 无症状,紧贴心包,液性密度或信号特征。

2.鉴别诊断 根据特征性的位置、密度和信号特征诊断多无困难。位于心包上方者需与支气管囊肿或食管囊肿鉴别,囊肿与气管、支气管或食管的亲疏关系可作为鉴别依据之一。

第十一节　胸部创伤

一、肋骨骨折

【疾病概要】

1.病理病因　肋骨骨折（fracture of rib）在胸部外伤中十分常见，可为直接暴力或间接暴力所致。直接暴力所致骨折一般断端向内而间接暴力骨折断端向外。骨折多发生于第3~10肋骨，可为完全性或不完全性，可为单发或多发，有时单一肋骨可有多处骨折。

2.临床表现　临床症状与暴力的作用方式、部位、骨折数量、移位程度及合并其他损伤等因素有关。

【影像学表现】

1.X线表现　完全性骨折表现为肋骨的骨皮质连续性中断，可有不同程度错位，可继发气胸、液气胸、纵隔气肿、皮下气肿等改变。不完全性骨折表现为肋骨的骨皮质欠连续或局部的褶皱、扭曲，断端无移位，易漏诊（图4-64）。

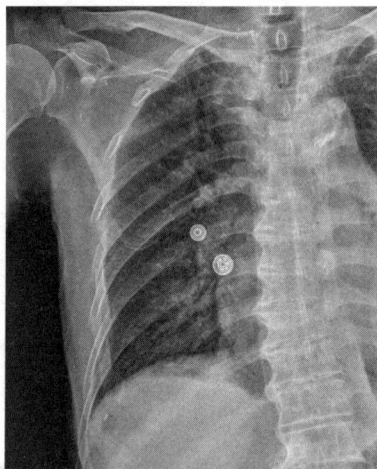

图4-64　肋骨骨折

右侧多根肋骨骨质中断，断端错位

2.CT表现　对骨折的发现较X线平片敏感，并可显示肋软骨骨折。对肺、胸膜腔及软组织的外伤性改变亦较X线平片有明显优势。CT三维重建可清楚显示肋骨骨折的类型及部位，更加直观、立体（图4-65、图4-66）。

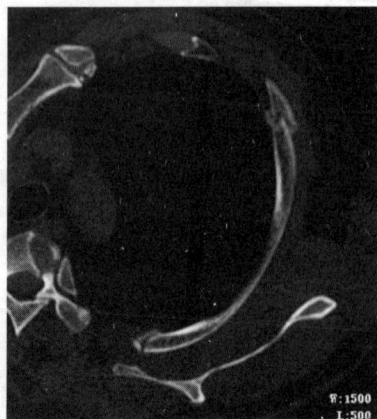

图4-65　肋骨骨折

左侧肋骨骨皮质中断，断端轻度错位

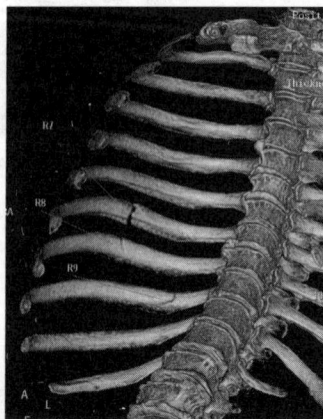

图4-66　肋骨骨折

三维重建显示肋骨骨折更加立体、直观

【诊断与鉴别诊断】

根据明确的外伤病史、体征和典型的影像学表现多可作出正确诊断。但诊断中需注意的是以下几点。

（1）普通X线平片对于骨折的显示多不及CT检查，CT常可显示平片不能发现的骨折，三维重建可更加立体、直观地观察骨折的位置、形态、错位及骨痂形成等信息。

（2）骨折的不同阶段影像学可有一定差异。早期部分骨折影像学表现可不明显，随着时间的推移，断端扩大或骨痂形成有助于发现隐匿性骨折；但对于轻微的不完全性骨折，随着时间的进一步延长，骨折愈合和骨痂的修复，早期的骨折线可变得不明显。因此在病程的不同阶段，骨折的发现与确定需密切结合前期影像学表现。

（3）部分肋骨的骨岛、变异等异常改变与骨痂的形成及骨折引起的肋骨走行异常有相似之处，需与早期X线及CT片结合作出正确诊断。

二、肺部创伤

（一）肺挫伤

【疾病概要】

1.病理病因 肺挫伤（contusion of lung）是由于直接撞击或爆炸气浪的冲击传导所致的肺组织损伤。受损的肺组织肺泡破裂或（和）肺内血管破裂引起血液和血浆渗入肺间质和肺泡内。

2.临床表现 临床上根据挫伤的程度可有不同临床症状，可症状轻微或有胸痛、咯血或（和）呼吸困难等症状。

【影像学表现】

1.X线表现 表现为肺内斑片状或片状阴影，边界不清，与肺叶或肺段不一致。多在伤后4~6小时内出现，24~48小时内吸收，若病变3~4天后不吸收反而进展，则应提示继发性感染的可能。

2.CT表现 表现为非段性分布的边缘模糊的磨玻璃样密度阴影，常可见邻近肋骨骨折、气胸、液气胸及皮下气肿等改变（图4-67）。

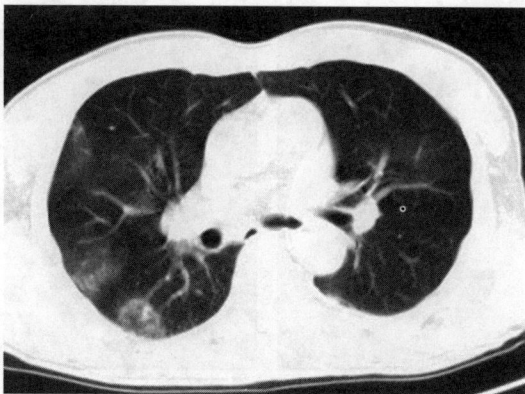

图4-67 肺挫伤

外伤患者两肺见多发斑片状密度增高影，边界不清

【诊断与鉴别诊断】

结合明确外伤病史及典型影像学表现诊断多无困难，需与肺部感染性病变鉴别，肺挫伤一般动态观察吸收快速，有助于鉴别。

（二）肺撕裂伤

【疾病概要】

肺撕裂伤（laceration of lung）见于肺部重度钝性损伤，较肺挫伤严重，是暴力作用于肺部后致肺组织破裂，撕裂的肺组织边缘回缩，形成含气囊腔。当气体与血液同时存在时可形成气液平面，当血液完全充盈囊腔时则形成血肿。多见于两下肺，常伴有肋骨骨折、液气胸等改变。

【影像学表现】

1.X线表现 表现为片状高密度影，其内可见囊状透光区或气液平面影，如有血肿形成则表现为类圆形或梭形高密度影。

2.CT表现 表现为肺内类圆形或梭形高密度影，边界模糊，高密度影内可见囊状透光区、气液平面（图4-68）。

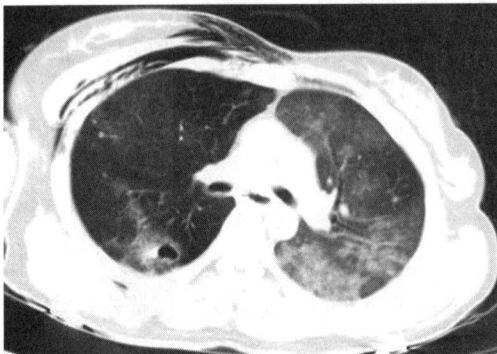

图4-68 肺撕裂伤

两肺透光度降低，呈磨玻璃样改变（创伤性湿肺），右下肺见含气囊腔（撕裂伤），右侧胸壁皮下气肿

【诊断与鉴别诊断】

根据明确的胸部重度钝性损伤病史和平片或CT上表现为类圆形或梭形含气、气-液平面或高密度影，诊断多无困难，吸收期肺内血肿需与肺部肿瘤性病变鉴别，结合既往影像学资料，不难作出正确判断。

案例讨论

案例 患者，男，58岁。咳嗽、咳痰、咯血1个月余，伴胸痛。胸部CT检查如图。

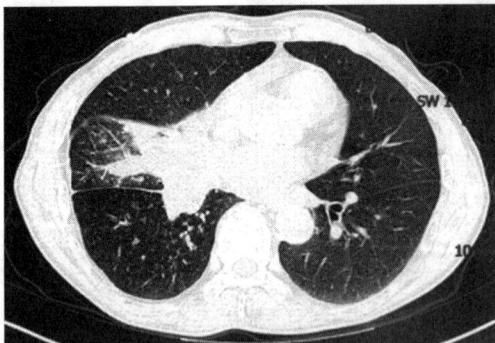

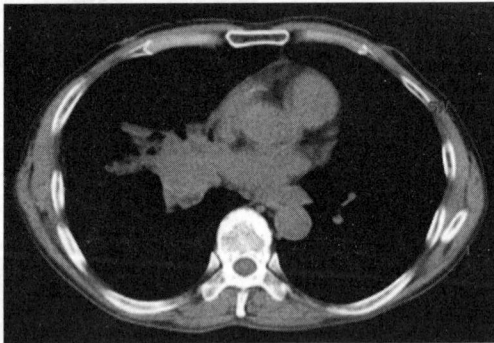

讨论 1.请描述影像学表现。

2.结合临床，该患者诊断什么疾病？

3.需要与哪些疾病进行鉴别诊断？

本章小结

呼吸系统医学影像学检查应首选X线平片和CT，MRI检查可作为重要补充，CT对重叠部位及肺内详细解剖细节显示清楚，特别是增强扫描。同时，对许多疾病定性诊断非常重要。肺癌是目前临床中发病率第一位的恶性肿瘤，早发现、早治疗对于预后非常重要，所以临床积极

主张40岁以后人群查体直接行胸部CT检查。MRI对肺门、纵隔结构显示良好。呼吸系统正常影像学解剖和基本病变影像学表现，是发现和诊断疾病的基础，通过对病变详细观察，理解征象出现的病理学基础，才能对病变作出恰当诊断。

本章要求重点掌握临床常见病及多发病的影像学表现，包括支气管扩张、肺癌（中央型肺癌和周围型肺癌）、肺炎、肺结核和胸部外伤；掌握基本病变的观察、病理学基础和形成原因；掌握纵隔分区，因纵隔内肿瘤的定位对于定性诊断非常重要。要求了解肺真菌病、肺结节病、特发性肺间质纤维化、肺尘埃沉着症。本章中加入新型冠状病毒肺炎，希望学习中重视传染性疾病。

习 题

习题

一、单项选择题

1.下列关于慢性阻塞性肺气肿的X线表现，描述错误的是（　　）。

A.胸廓呈桶状，前后径增宽，肋间隙变宽

B.两侧膈肌低平，呼吸气时活动度明显减弱

C.两肺的透明度明显减低，呼吸气时肺野的透明度变化很大

D.肺纹理分布稀疏变细、变直

E.心影居中并变得狭长，呈垂位型心

2.下列X线表现描述中，多见于肺良性肿块的是（　　）。

A.呈球形，边缘较多毛刺与分叶　　　　　　B.呈球形，边缘光滑锐利、清晰

C.形态不规则，边缘不清晰，可见空泡征　　D.直径大于4cm不规则肿块

E.类圆形磨玻璃样密度影，伴有毛刺及胸膜凹陷征

3.下列属于空腔病变的是（　　）。

A.大叶干酪性肺炎中不规则透亮区　　　　　B.弥漫性支气管肺泡癌中蜂窝影

C.壁的厚度小于3mm的继发性肺结核中的透亮区　　D.肺脓肿出现的壁菲薄的透亮区

E.胸膜下肺大疱及含气的肺囊肿

4.下列病变中不引起纵隔向健侧移位的是（　　）。

A.双肺肺广泛纤维化　　　　　　　　　　　B.一侧大量液气胸

C.一侧张力性气胸　　　　　　　　　　　　D.主支气管活瓣性狭窄

E.一侧大量胸腔积液

5.下列关于大叶性肺炎的描述，错误的是（　　）。

A.主要致病菌为肺炎双球菌

B.病理改变可分为4期

C.多见于青壮年，冬春季节发病多见

D.X线表现与病理分期密切相关，并早于临床症状出现

E.起病急，突然高热、恶寒、胸痛、咳铁锈色痰

6.患者，男，7岁。低热、盗汗、咳嗽2周。X线胸片显示右肺门增大模糊，右上肺可见片絮状影，边缘模糊，与肺门间数条线状模糊影。则可能诊断为（　　）。

A.原发型肺结核　　　　　　　　　　　　　B.干酪性肺炎

C.胸内淋巴结结核　　　　　　　　　　　　D.化脓性肺炎

E.继发性肺结核

7.肺内最常见的良性肿瘤是（　　）。

A.结核球　　　　B.支气管腺瘤　　　C.胸膜间皮瘤　　D.脂肪瘤　　　　E.肺错构瘤

8.支气管气像多见于（　　）。

A.大叶性肺炎　　B.小叶性肺炎　　C.化脓性肺炎　　D.间质性肺炎　　E.中央型肺癌

9.肺内肿块，周围有小斑点状或小结节状高密度卫星灶，常见于（　　）。

A.肺炎　　　　　B.小叶性肺炎　　C.肺脓肿　　　　D.肺癌　　　　　E.肺结核

10.患者，女，40岁。呼吸急促，胸闷不适1周。CT检查发现前上纵隔类圆形肿块影，有完整包膜。MRI提示病灶与甲状腺相连，则最可能诊断为（　　）。

A.甲状腺肿　　　B.神经源性肿瘤　C.胸腺瘤　　　　D.淋巴瘤　　　　E.畸胎瘤

二、简答题

1.什么是厚壁空洞？常见疾病有哪些？如何鉴别？

2.周围型肺癌影像学表现有哪些？

3.纵隔内常见肿瘤有哪些？如何做到医学影像定性诊断？

（齐春华　潘炳灿　谭利娟　彭泽标）

第五章　循环系统

🔬📖 **知识目标**

1.**掌握**　循环系统正常和异常影像学表现；常见疾病的影像学表现。

2.**熟悉**　循环系统影像学检查方法。

3.**了解**　常见疾病的病因、病理。

🔬📖 **技能目标**

1.**学会**　循环系统影像检查技术方法的选择和综合应用；常见疾病影像学诊断。

2.**具备**　循环系统常见疾病的诊断思维和鉴别能力。

第一节　影像检查方法

熟悉和掌握心脏解剖与生理是学习心血管影像学的关键。循环系统包括心脏、大血管和周围血管。循环系统一直处于运动状态中，影像检查技术和方法应具备较高的时间和空间分辨力，不仅能显示心脏、血管的外部轮廓和内部结构，而且能观察心脏的运动和功能，还可对血流进行定量分析。心血管的影像检查技术有普通X线、多层螺旋CT（MSCT）、MRI、心血管造影、超声、核医学。

PPT

一、普通X线检查

1.**透视检查**　因辐射剂量大，应用很少，可作为一种补充手段。

2.**普通X线平片**　心肺兼顾，可以反映心脏各房室及大血管的大小、形态及位置变化，对具有典型或比较典型X线征象的瓣膜性心脏病或先天性心脏病，多可做出诊断或提示诊断。观察肺内病变及肺循环情况，特别对肺循环高压的判断最为简便、实用，肺循环状态反映心脏血流动力学及功能状态，尤其对肺血判断，其他诊断手段无法替代。简便易行，可重复使用，用于心脏病的随访和观察治疗后肺循环改善情况。常规体位为心脏正侧位，正位（后前位）要求靶片距离为2米。

二、CT检查

随着多层螺旋CT（multi-slice computed tomography，MSCT）和后处理技术的发展，为心脏及大血管病变提供了更多的检查方法。

常用方法有平扫、增强及CT血管成像检查（computed tomography angiography，CTA）。增强及CTA检查需要使用含碘对比剂。

1.**平扫**　评价心脏大小、瓣膜及血管钙化等，心腔及心肌显示效果不佳。

2.**增强及CTA**　均需经外周静脉团注入对比剂，增强检查多用于心脏检查，可显示心脏的解剖结构和运动情况；CTA不仅能显示管腔内结构，而且可以显示血管壁及管腔外周边的情况，还能评价治疗疗效和手术后随访。在评价冠状动脉起源、狭窄、支架开放、桥血管通畅性、定性和定量检测冠状动脉斑块方面都有较高的临床应用价值，已成为冠心病主要的无创性检查方法之一。对于主动脉夹层、急性冠脉综合征、肺栓塞等危及生命的疾病，也能快速、准确地做出诊断，是急性胸痛患者鉴别诊断的首选检查方法。对于诊断其他大血管及周围血管疾病，MSCT检查也有很高的临床应用价值。

三、MRI检查

MRI检查的软组织对比良好，可通过不同的序列来显示心脏及大血管结构，评价血流、心功能及心肌活性等。心脏MRI检查要求在1.5T及以上的MRI设备上进行，检查时需采用心电门控技术、呼吸门控技术或屏气扫描，以减少心脏搏动和呼吸运动伪影。

常规体位：①按心轴方向扫描更有利于心脏的显示，分为短轴位、长轴位、二腔心和四腔心；②体轴方向包括横轴位、冠状位及斜矢状位。

常用扫描方法有平扫及增强检查、心肌灌注成像和MR血管成像（magnetic resonance angiography，MRA）。

1.平扫 采用常规序列及动态电影MRI（cineMRI），通过多序列、多方位成像提供心脏形态、运动、功能信息。常用的检查序列有：①自旋回波序列（spin-echo sequence，SE序列），为常规序列，能显示心脏的解剖结构、心肌和心包病变、心脏肿瘤等；②快速自旋回波序列（fast spin-echo sequence，FSE序列），与SE序列相比成像速度更快；③梯度回波序列（gradin-echo sequence，GRE序列），成像速度最快，用于心脏功能评价、增强MRA、血流测量、心脏瓣膜病与心内分流疾病的电影观察。

2.增强 需经外周静脉注入顺磁性对比剂（Gd-DTPA）。心肌灌注成像是在对比剂通过心肌的不同时期采集信息，可判断心肌灌注和心肌活性。一般采集首过期及延迟期。①首过期：采集对比剂首次通过心肌时的动态信号，评价心肌缺血情况；②延迟期：采集注入对比剂后5~30min时的心肌信号，评价心肌的活性。

3.MR血管成像 分为普通MRA和增强MRA检查，但是对于血管病变的检出与诊断，仍不及CTA检查。临床常用于脑血管、主动脉、颈动脉等，对冠状动脉应用较少。

四、心血管造影检查

数字减影血管造影（digital subtraction angiography，DSA）是诊断心脏、大血管病变的"金标准"。心血管造影是经动脉插管将含碘对比剂注入心腔或靶血管内，以观察心脏、血管的内部结构、运动情况及血流状态，但不能显示血管壁的结构，不能提供微小血管的形态与功能信息。

心血管造影虽为有创性检查，但多与治疗同时进行，创伤小、疗程短，近年来得到迅猛发展。

第二节　正常影像学表现

一、正常X线表现

（一）心脏大血管的投影

心脏与胸部大血管的投影相互重叠，仅可显示各个心腔及大血管的部分轮廓。

1.后前位 左心缘自上而下分别为主动脉结、肺动脉段（心腰）、左心室段。右心缘上段为主动脉和（或）上腔静脉，下段为右心房缘。心缘与膈肌的交角称为心膈角，体型肥胖者，左侧心膈角可见稍低于心影密度的心包脂肪垫影（图5-1）。

2.左侧位 心前缘上段为升主动脉、肺动脉主干与右心室漏斗部，下段为右心室前壁。心后缘上段小部分为左心房，下段为左心室，后心膈角处三角形阴影为下腔静脉（图5-2）。

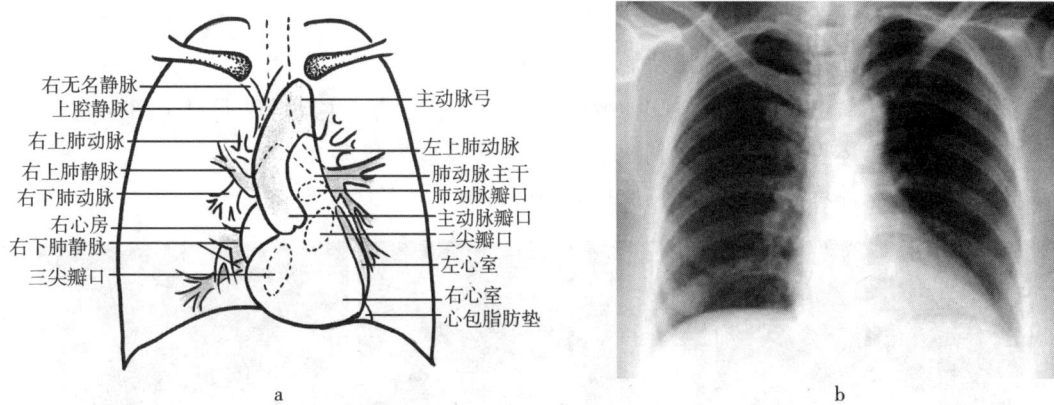

图5-1　正常心影（后前位）

a.心缘各段组成示意图；b.胸部正位片

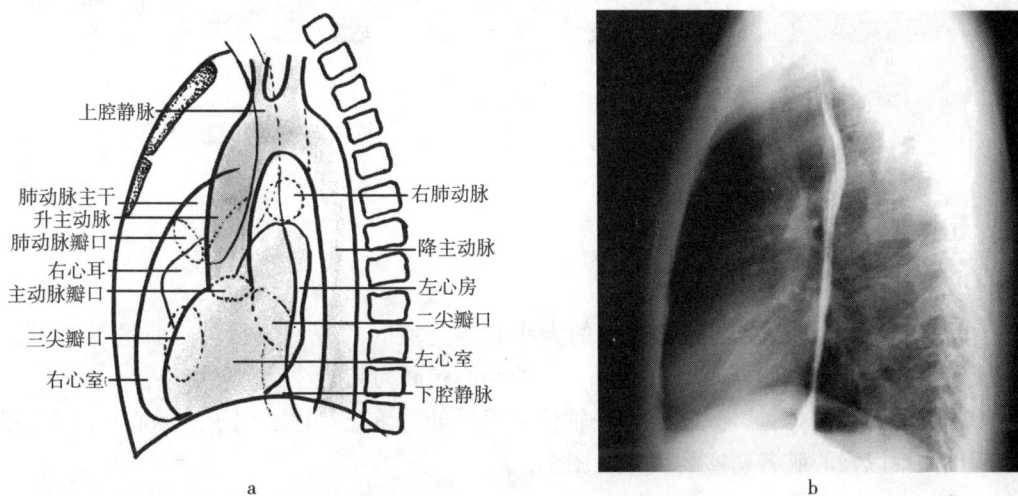

图5-2　正常心影（左侧位）

a.心缘各段组成示意图；b.吞钡左侧位片

（二）心胸比率

心胸比率是测量心脏大小最简单的方法，即心影最大横径（左、右心缘最突点距中线的垂直距离之和）与胸廓最大横径（右膈顶水平两侧肋骨内缘间的距离）之比（图5-3），正常成人心胸比率≤0.5。

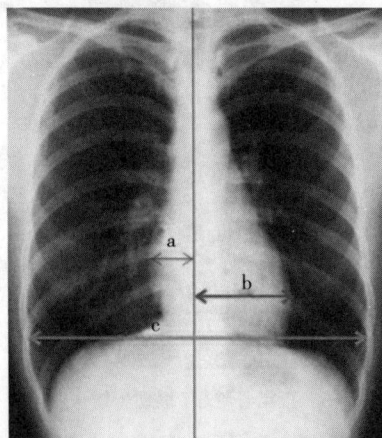

图5-3　心胸比率的测量示意图

心胸比率=a+b/c，a+b为右、左心缘最突点距胸廓中线的垂直距离之和，c为右膈顶水平胸廓两侧肋骨内缘间的距离

（三）心脏的形态

后前位像正常心脏的形态分为横位心、斜位心和垂位心。

1. 横位心 见于体型短胖者，心胸比率略>0.5，心腰凹陷，主动脉结明显（图5-4a）。

2. 斜位心 见于体型适中者，心胸比率0.5，心腰平直（图5-4b）。

3. 垂位心 见于体型狭长者，心胸比率略<0.5，胸廓狭长（图5-4c）。

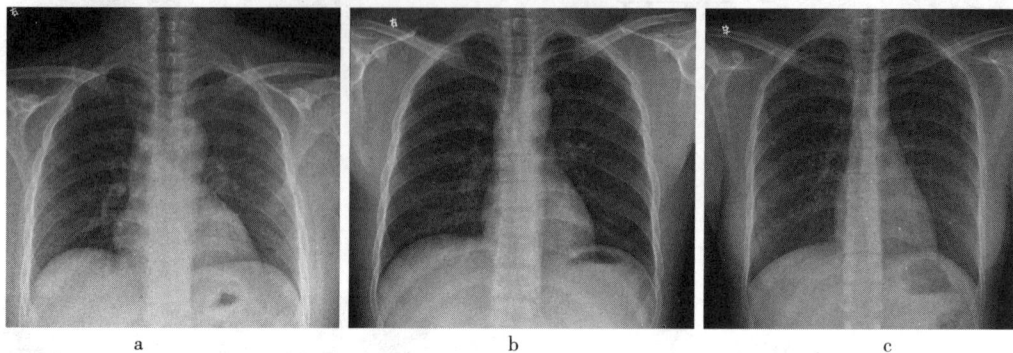

图5-4 正常心脏形态

a.横位心；b.斜位心；c.垂位心

二、正常CT表现

（一）心脏的正常CT表现

CT可清楚显示心脏的结构、各房室的大小和各房室间的解剖关系。心肌呈等肌肉密度，心包为弧线状软组织密度影，厚度1~2mm，心肌与心包间为脂肪性低密度影。

1. 横轴位 为标准体位，短轴位及长轴位需经后处理重建获得。用于显示心脏的形态结构和房室解剖关系以及心脏各房室的大小（图5-5）。

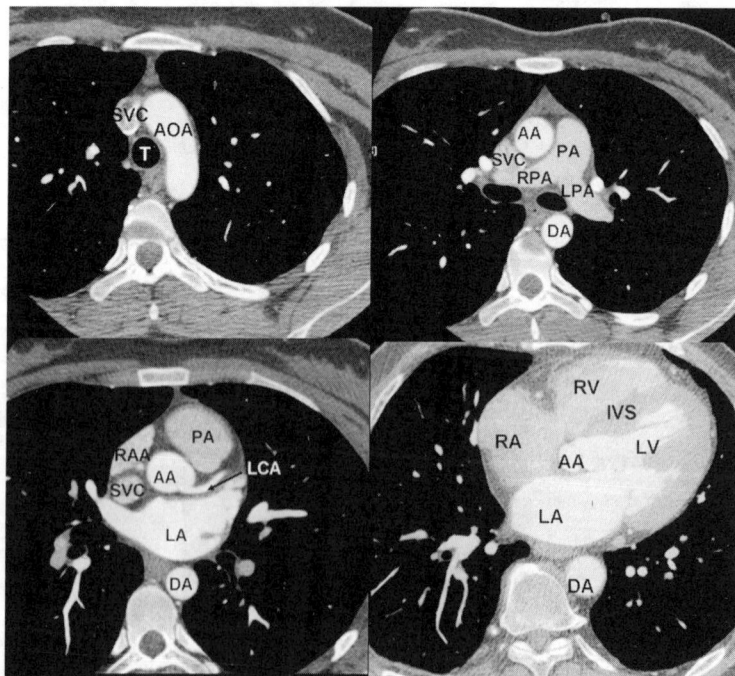

图5-5 正常心脏CT表现（增强扫描）

AOA：主动脉弓；SVC：上腔静脉；T：气管；AA：升主动脉；DA：降主动脉；PA：肺动脉；RPA：右肺动脉
LPA：左肺动脉；LCA：左冠状动脉；RAA：右心耳；LA：左心房；LV：左心室
RA：右心房；RV：右心室；IVS：室间隔

2.短轴位 用于观察左心室壁心肌,结合电影软件可以动态了解心肌收缩运动和各室壁厚度。左室体部层面是心脏短轴位一个重要层面,左室占据纵隔左缘大部,呈椭圆形,可显示左心室前间隔壁、侧壁、侧后壁、后壁及室间隔;左室腔内一些小的类圆形充盈缺损为前、后乳头肌影。

3.长轴位 用于显示瓣膜、左室流出道和心尖部,左心室流出道层面可清楚显示左室流出道、主动脉瓣及升主动脉根部。左心室腔内可见乳头肌影,并可见左房、室间的二尖瓣。左室前缘相当接近心尖部,常借此层面了解心尖部病变。

三维容积重建能立体、直观地显示心脏和大血管的解剖毗邻关系(图5-6)。冠状动脉血管重建通过曲面重建技术,沿冠状动脉长轴显示不同角度的剖面,了解管壁及管腔内结构(图5-7)。

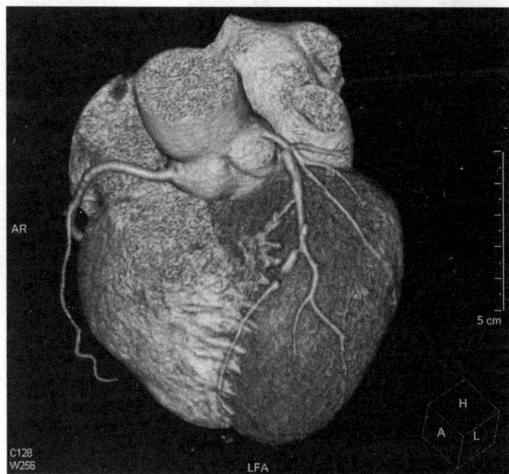

图5-6　心脏三维容积重建

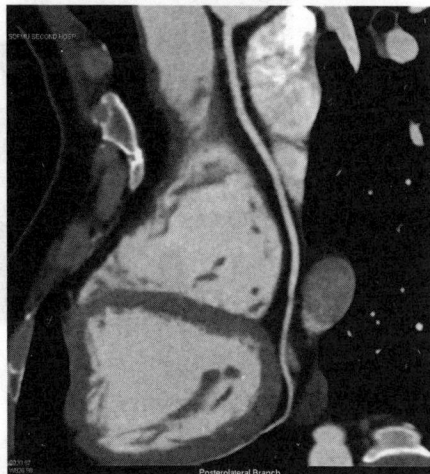

图5-7　右冠状动脉曲面重建

右冠状动脉管壁光滑,密度均匀,管径正常

(二)大血管的正常CT表现

1.平扫 正常血管表现为圆形、椭圆形或带状中等均匀密度影。

2.增强 表现为均匀性高密度影,边缘光滑,连续层面观察可清楚显示血管的位置、形态、走行、管腔结构及毗邻关系等。

3.CTA 可三维立体显示血管的走行、位置及连接情况,以及血管腔内、血管壁及外周的情况。

三、正常MRI表现

(一)心脏的正常MRI表现

心脏各房室和大血管解剖结构所见与CT检查相同。

MRI检查可以获得任意层面的图像,能清楚显示心、大血管的解剖结构,常用扫描体位及图像(图5-8、图5-9);横断位、冠状位、矢状位为其他心脏MRI检查体位提供定位图像;短轴位与心脏长轴垂直的短轴位主要用于观察左室壁心肌,结合电影序列还可以动态了解心肌收缩运动和各室壁厚度。长轴位主要用于观察瓣膜(主动脉及二尖瓣),左室流出道及心尖部。左室流出道扫描用于观察主动脉反流情况、室间隔膜部缺损、测EF值等。右室流出道扫描用于观察肺动脉反流情况、右室流出道的狭窄情况。

1.心肌 呈中等肌肉信号,左心室壁明显厚于右心室壁,约为右心室壁厚度的3倍。心肌厚度应在舒张末期长轴位或短轴位上测量。正常左室心肌厚度在收缩期比舒张期至少增加30%。

2.心内膜 呈略高于心肌的细线状影。

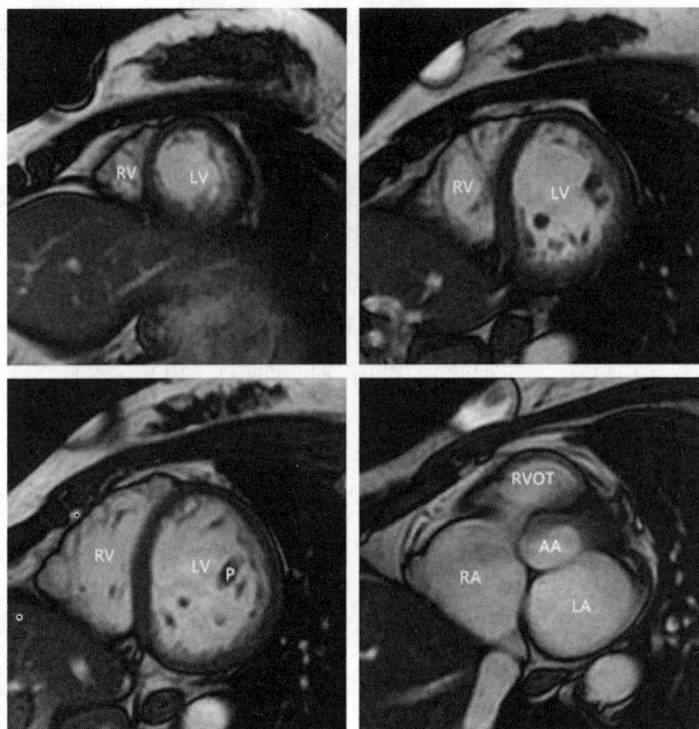

图5-8　亮血序列正常心脏短轴

RV：右心室；RA：右心房；LV：左心室；LA：左心房；P：乳头肌；AA：升主动脉；RVOT：右心室流出道

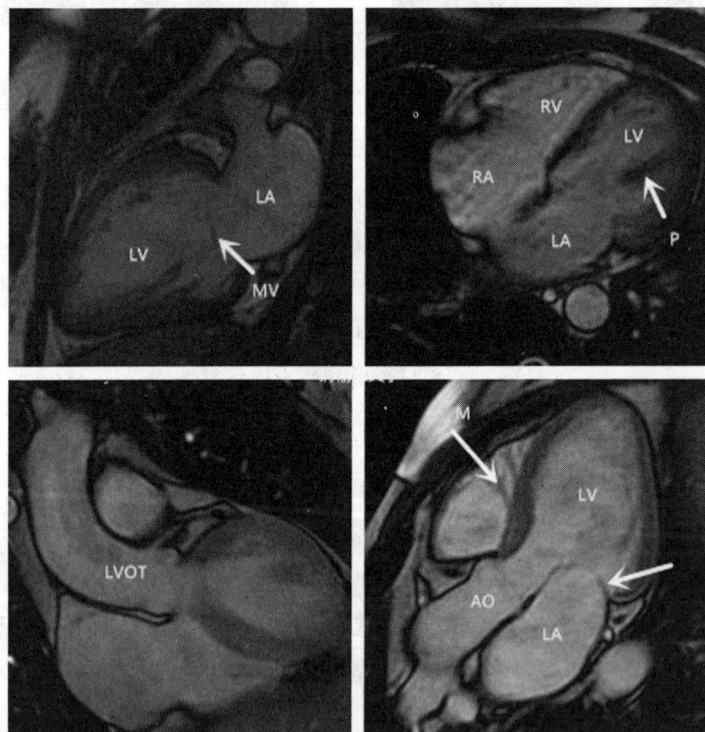

图5-9　亮血序列正常心脏两腔心

RV：右心室；RA：右心房；LV：左心室；LA：左心房；P：乳头肌；AA：升主动脉；

MV：二尖瓣；AO：主动脉；LVOT：左心室流出道

　　3.心瓣膜　一般为中等信号，略高于心肌信号，二尖瓣、三尖瓣和主动脉瓣可清晰显示，利用电影序列还可观察其形态和运动情况。

4.心包　在自旋回波序列上呈线状低信号，内侧为高信号脂肪组织，正常厚度不超过4mm。

5.冠状动脉　由于心脏、呼吸运动等干扰，在MRI上显示不稳定，目前虽已能显示冠状动脉各主干的中近段，尚需进一步研究开发。

（二）大血管的正常MRI表现

MRI平扫血管内血流信号与血流速度、方向有关，动脉血管及大的静脉血管因其血流速度快，多呈低信号，血管壁呈中等信号，增强扫描为高信号。MRI可以清晰地显示正常血管解剖结构、形态、管腔大小、位置及毗邻关系，MRA的表现类似CTA检查。

第三节　基本病变影像学表现

一、心脏及大血管位置、形态异常

（一）心脏及大血管位置异常

心脏及大血管位置的异常分为移位及异位。移位为邻近组织器官的病变或畸形所致心脏大血管位置异常。异位为心脏及大血管的胚胎发育异常，常合并其他畸形：如心脏异位、右位主动脉弓、迷走锁骨下动脉等。

（二）心脏形态异常

心脏各房室大小的改变会导致心脏失去正常形态，常见的异常形态有二尖瓣型（也称梨形心）、主动脉瓣型（也称靴形心）和普大型（也称球形心）等（图5-10）。

1.二尖瓣型　表现为主动脉结较小，肺动脉段突出，左心缘下段圆钝，右心缘下段膨隆，心影呈梨形，主要见于二尖瓣病变、房间隔缺损及各种原因所致的肺动脉高压等。

2.主动脉瓣型　表现为主动脉结增宽，肺动脉段内陷，左心缘下段向左延长，常见于主动脉瓣病变、高血压性心脏病等。

3.普大型　心影较对称性向两侧增大，常见于全心衰竭、大量心包积液等。

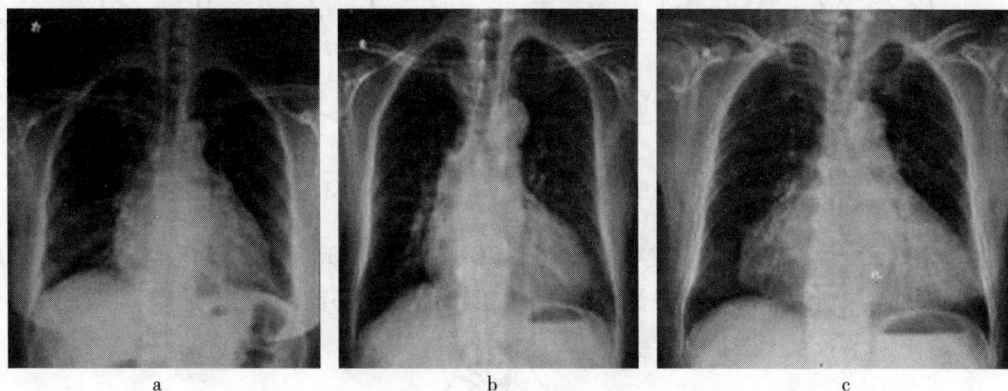

图5-10　心脏常见的形态异常

a.二尖瓣型心；b.主动脉瓣型心；c.普大型心

二、心脏大小异常

心脏大小异常主要指心脏增大，包括心肌增厚和心腔增大，也可两者并存，X线平片不能分辨，CT、MRI和超声检查可以区分。测量心胸比率是判断心脏有无增大最简单的方法，心胸比率在0.5~0.55为轻度增大，0.55~0.60为中度增大，0.60以上为重度增大。

引起房室增大的因素有容量负荷加重、阻力负荷加重和心肌病变。

1.左心房增大　常见于二尖瓣狭窄或关闭不全、左心衰和部分先心病。轻度增大后前位像

显示心腰段消失，重度增大右心缘出现双边影；气管隆嵴角度开大；左心缘左心耳段突出。左侧位像显示食管中下段局限性向后方移位（图5-11）。

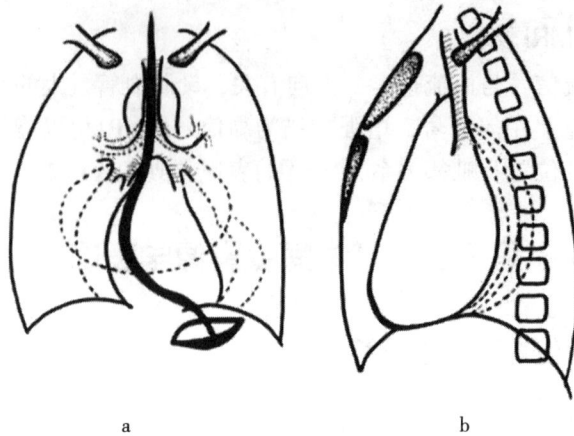

图5-11　左心房增大示意图

a.后前位像；b.左侧位像

2.左心室增大　常见于高血压病、主动脉瓣病变、二尖瓣关闭不全和动脉导管未闭等先心病。后前位像显示左心缘下段向左侧膨隆，心尖下移。左侧位像显示心后缘向后下膨隆（图5-12）。

3.右心房增大　常见于右心衰、心肌病、心包炎等。后前位像显示右心缘向右上膨隆，右心房段与心影高度的比值>0.5，上、下腔静脉扩张（图5-13）。

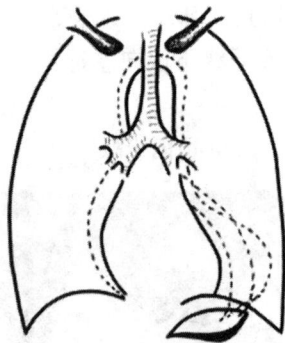

图5-12　左心室增大后前位示意图

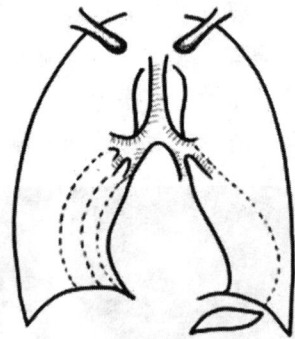

图5-13　右心房增大后前位示意图

4.右心室增大　常见于二尖瓣狭窄、慢性肺源性心脏病、肺动脉高压和法洛四联症等。后前位像显示心尖圆隆、上翘，肺动脉段饱满平直。左侧位像显示心前缘下段向前膨隆（图5-14）。

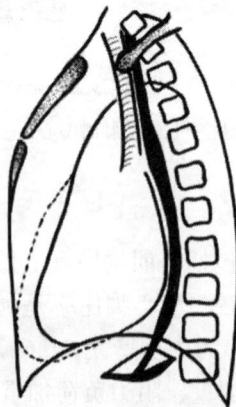

图5-14　右心室增大左侧位示意图

三、肺循环异常

（一）肺动脉异常

1.肺血减少　即肺动脉血流量减少，为肺动脉压力升高或肺动脉及分支阻塞的体现，常见疾病有法洛四联症、肺动脉闭锁等。主要表现为肺动脉血管稀疏、变细，肺野透过度增加，严重者肺门动脉影消失、体循环侧支循环建立。

2.肺血增多　即肺充血，是左向右分流或双向分流畸形及心排血量增加等情况的基本征象。主要表现为肺动脉血管分支成比例的增多、增粗，肺野透过度正常，晚期可出现肺动脉段突出。

3.肺动脉高压　右心排血量和肺动脉阻力为肺动脉压力的主要影响因素，常见疾病有肺源性心脏病、肺栓塞和肺血流量增多的先天性心脏病等。主要表现为肺门截断或残根样表现，即肺动脉段突出，肺动脉段及肺门动脉扩张而外周分支骤然变细、扭曲，两者分界截然（图5-15）。肺门动脉扩张的标准为成人右下肺动脉直径>1.5cm，儿童右下肺动脉直径超过同侧胸锁关节水平气管的横径。

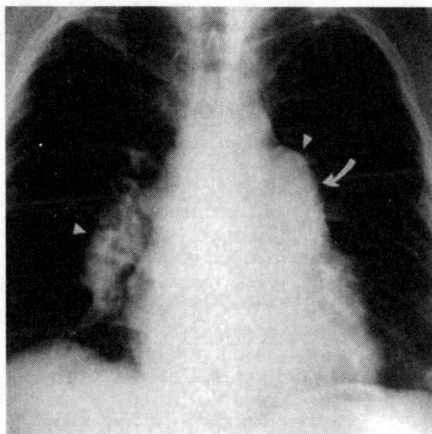

图5-15　肺动脉高压

左心缘肺动脉段突出（左肺箭头及弯箭处），
右下肺动脉宽约2.9cm（右肺箭头），肺野
边缘动脉变细，两者分界清晰

4.肺静脉高压　导致肺静脉高压的主要病因为肺静脉–左心阻力增高、主动脉瓣狭窄所致的左心室阻力增加、肺静脉狭窄所致的静脉阻力增加等。根据肺静脉压力升高的程度不同表现也有所不同，主要征象：①肺淤血表现为肺纹理增多、增粗、模糊；肺野透明度减低；肺门影增大；上下肺静脉管径比例失调，即上肺静脉扩张，下肺静脉及小静脉管径正常或变细。②间质性肺水肿表现为不同部位的间隔线，即 Kerley A、Kerley B、Kerley C线。间隔线为不同部位肺泡间隔的水肿改变，常见的是 Kerley B线，为肋膈角区出现的长2~3cm、宽约1~3mm的水平细线样致密影。间质性肺水肿常伴胸膜下或胸腔积液。③肺泡性肺水肿表现为肺野内边缘模糊的斑片影，重者大片影聚集在肺门周围，形成"蝶翼状"阴影，肺泡性肺水肿的特点为短期内变化迅速（图5-16）。以上三种征象可同时存在，相互演变。

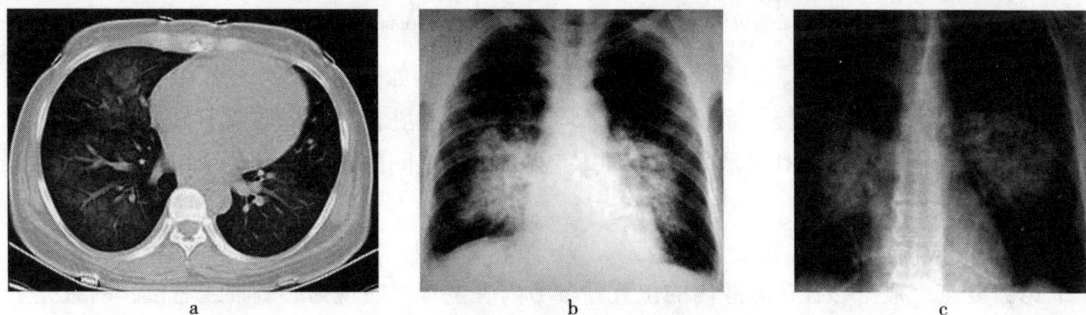

图5-16　肺泡性肺水肿

a.胸部CT肺窗；b.胸部后前位；c.肺门局部放大
双肺内磨玻璃样密度增高影，以肺门为中心，呈对称性、蝶翼样分布

四、体循环大血管基本病变

（一）管径异常

包括扩张或狭窄，主动脉扩张性病变最常见于动脉粥样硬化导致的主动脉瘤，马方综合

征（Marfan syndrome）多引起主动脉根部瘤样扩张。主动脉狭窄的病因有先天性和后天获得性（如大动脉炎）。

（二）管壁异常

包括钙化、增厚及溃疡形成，钙化是动脉粥样硬化的病理改变，主动脉管壁增厚是动脉粥样硬化最早的表现，随着粥样硬化程度的家中，管壁增厚更为弥漫，可见多发溃疡和钙化。

第四节　先天性心脏、大血管位置和连接异常

一、镜面右位心

【疾病概要】

镜面右位心（mirror dextrocardia）是先天性因素导致，主要是由于心脏在胚胎发育过程中发生转位，心脏及其他内脏犹如照镜子一样，全部反转。除心尖指向右侧以外，胃与脾也从左转向右，肝右叶在左，左右肺也相反。这类变异多无症状，并发心内畸形较正常位心脏者稍多。

【影像学表现】

1.X线表现　平片显示心尖指向右，心脏的2/3在右，1/3在左。水平裂胸膜在左侧胸腔，主支气管左侧部位比正常短，胃泡在右侧（图5-17）。

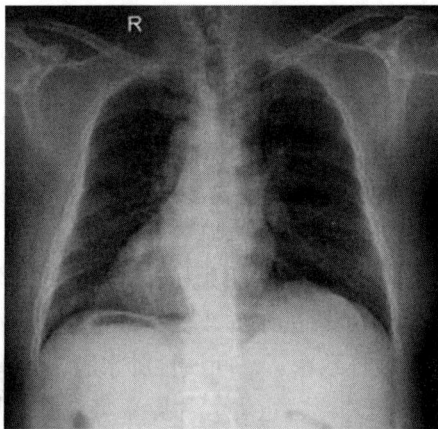

图5-17　镜面右位心

胸部正位片，心尖位于右侧，房室连接关系正常，胃泡在右侧，肝脏位于左侧

2.CT和MRI　心脏各房、室和大血管的位置完全反转，如同在镜面上的影像，多合并内脏反位。各房室与大血管的连接关系及血液循环均属正常。心脏长轴指向右前下方，心影大部在中线右侧。GRE序列电影MRI可清楚显示房、室及大血管之间的血液循环关系，不难与大动脉转位等其他畸形鉴别。

【诊断与鉴别诊断】

1.诊断要点　根据心脏在胸腔内的位置并参考内脏位置，表现为心脏轴线右位，内脏完全转位。心尖位于右侧，心轴向右，房室连接关系正常，主动脉弓、降主动脉及胃泡在右侧，肝脏位于左侧，其伴发先天性心脏病的概率与正常心脏相似。

2.鉴别诊断　需与正常左位心、单发右位心或右旋心、单发左位心或左旋心、中位心等进行鉴别。

二、右位主动脉弓

【疾病概要】

1.病理病因　右位主动脉弓（right-sided aortic arch，RAA），简称右弓，是最常见的主动

脉弓畸形，可单独存在或合并其他先天性心脏病，如法洛四联症。右弓本身并不引起血流动力学改变。结合头臂动脉分支和并发的心脏畸形情况，右位主动脉弓有以下三种类型：镜面型右弓、右弓+迷走左锁骨下动脉、右弓+左锁骨下动脉分离。

2.临床表现 部分右弓因形成部分血管环压迫食管可引起吞咽障碍。

【影像学表现】

MSCT和MRI均可显示主动脉和头臂动脉分支的解剖形态，明确右位主动脉弓和降主动脉的位置及其与气管、食管的相互空间关系，多方位图像有助于观察各型右弓和头臂动脉的起始部（图5-18），准确做出本病的诊断。

【诊断与鉴别诊断】

1.诊断要点 食管服钡普通胸部X线检查是本病普遍应选影像学检查方法，可对各种主动脉弓畸形及做出初步诊断。MSCT和MRI能直接显示本畸形的解剖改变达到确诊的目的。X线血管造影检查正在逐步被MSCT和MRI所替代。

2.鉴别诊断 与其他类型的主动脉弓和头臂动脉畸形进行鉴别，包括双主动脉弓、左位主动脉弓及伴发畸形。

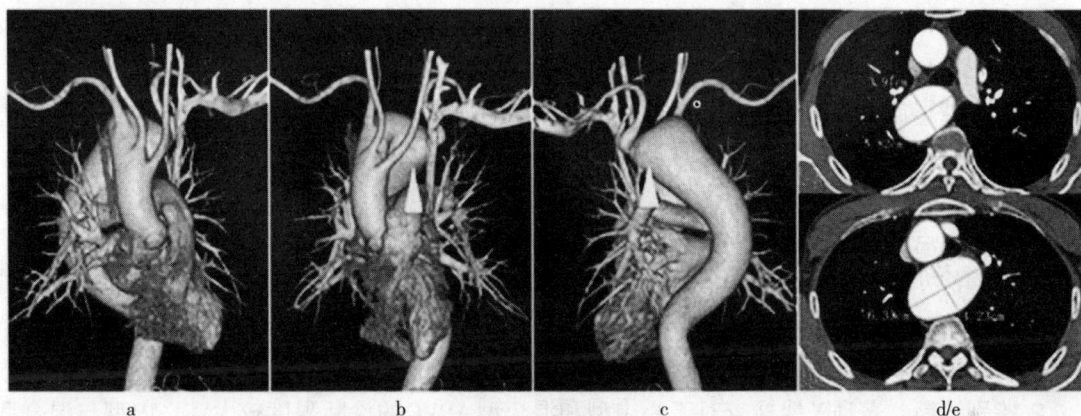

图5-18 右位主动脉弓

a：主动脉弓上分支自近端至远端依次为左颈总动脉、右颈总动脉、右锁骨下动脉、畸形左锁骨下动脉；
b：Kommerell憩室侧面观（黄色三角处）；c：Kommerell憩室背面观（黄色三角处）；d：邻近的
胸降主动脉的大小为3.91cm×5.82cm；e：Kommerell憩室大小为6.33cm×4.23cm

三、肺静脉畸形引流

【疾病概要】

肺静脉畸形引流（anomalous pulmonary venous connection，APVC）发病率在存活新生儿中占（5.8~8.8）/10万，在先心病中占0.6%~1.0%。肺静脉畸形引流是指单支、多支或全部肺静脉未引入解剖学左心房，而是直接引流入腔静脉–右心房系统的先天畸形。根据异位引流肺静脉支数的不同，APVC可分为部分性肺静脉畸形引流（PAPVC）和完全性肺静畸形引流（TAPVC）。依据异位引流部位的不同，又可进一步分为心上型（引流入垂直静脉、无名静脉及上腔静脉）、心内型（直接引流至右心房或冠状静脉窦）、心下型（引流入下腔静脉、门静脉或肝静脉）及混合型（以上种或两种以上引流畸形的组合）。

【影像学表现】

（一）部分性肺静脉畸形引流

X线所见自上肺野或肺门下部见镰刀状或弯月状阴影沿右心缘通向膈肌下，为右侧肺静脉或右下肺静脉引流至下腔静脉的特征性表现。前者常并存右肺或右肺动脉的发育不全，共同构成所谓的镰刀综合征。

（二）完全性肺静脉畸形引流

其随引流部位及有无肺静脉回流受阻而有所不同。

1.心内型　因引流静脉与心影相重，仅表现为二尖瓣型心影，主动脉结缩小，肺动脉段突出，右心房室增大及肺血增多，所见与房间隔缺损无异，诊断限度较大。

2.心上型　心上型TAPVC的X线平片有如下三种典型表现。①"雪人"征或"8"字征，大部分心上型 TAPVC具此征象，此类肺静脉的引流方式为右上、下肺静脉汇成一共干与左肺静脉（部分或全部）汇集引流入左侧的垂直静脉，再经左无名静脉、右上腔静脉引流入右心房。②右半"雪人"征，少数心上型TAPVC先由左上、下肺静脉汇成共干与右肺静脉（部分或全部）汇集引流入右侧的引流静脉，经右上腔静脉引流入右心房；或左右肺静脉汇合后经一短引流静脉直接引流入右上腔静脉。以上两种情况常常造成右上腔静脉显著扩张而引起右上纵隔影增宽，其与心影共同构成右半"雪人"征。③"纺锤状征"，心上型 TAPVC在侧位片上于气管前缘多可见"纺锤"状或"宽带"状阴影，与紧贴前胸壁的胸腺影不同，也具有一定的特征性。CT或MRI血管成像显示更清晰。

3.心下型　文献报道该型几乎均有肺静脉回流受阻，后者限制了左向右分流，致肺血不多，心影不大，代之以肺淤血、间质肺水肿甚至肺泡性肺水肿等系列肺静脉高压的征象，以及肺过度膨胀。

4.混合型　多为心内型和心上型的组合。根据引流入上腔静脉系统血流的多少，上纵隔阴影可有不同程度增宽，其基本征象同心内型。

【诊断与鉴别诊断】

1.诊断要点　普通X线检查若正位像显示心上型的"雪人"征或"8"字征，右半"雪人"征，心下型的"镰刀征"和侧位像显示"纺锤状征"等具有诊断意义的特征性征象，则可初步做出本病的诊断。X线心血管造影曾经是本病的确诊检查方法，但是近年来逐步被CTA和MRA替代。

2.鉴别诊断　普通X线检查对于心内型和混合型APVC的诊断限度较大。心内型与混合型APVC征象相似，且与房间隔缺损无异，需要进一步鉴别诊断。

第五节　先天性心脏病

一、房间隔缺损

【疾病概要】

1.病理病因　房间隔缺损（atrial septal defect，ASD）仅次于室间隔缺损，发病率居先天性心脏病第二位（15%~20%），系胚胎发育时期房间隔发育缺陷所致。房间隔缺损绝大多数为单孔型，少数为多孔型、筛孔状。男女发病比例为1.6：1，单纯ASD常常成年期才发现。影像学检查可为临床提供房间隔缺损的位置、数目、大小以及合并的其他常见畸形，为临床掌握手术指征及禁忌证、评估预后提供较全面的诊断信息。

按病变部位ASD可分为一般分为原发孔型（一孔型）和继发孔型（二孔型）。

（1）原发孔型　因心内膜垫发育障碍所致，位于房间隔的下部，缺损常较大，常伴有二尖瓣或三尖瓣裂，引起关闭不全。

（2）继发孔型　最多见，包括中央型、下腔型、上腔型、混合型房间隔缺损，其中中央型最多见。继发孔型房间隔缺损多单发，也可合并其他心血管畸形，如肺动脉瓣狭窄、二尖瓣狭窄等。①中央型：又名卵圆窝型，缺损位于房间隔中心卵圆窝，四周房间隔组织基本完整。②下腔型：缺损位于房间隔后下方下腔静脉入口，下缘完全缺如，与下腔静脉入口相连或残留

PPT

少许边缘，主要由左心房后壁构成缺损后缘。③上腔型：又名静脉窦型，缺损位于房间隔后上方上腔静脉入口下方，没有后缘，与上腔静脉口界限不清，上腔静脉血直接流入双侧心房，常合并右上肺静脉畸形引流。④混合型：上述两种以上缺损同时存在，缺损常很大。

无论哪种类型的房间隔缺损，所造成的血流动力学变化是一致的，其分流量主要取决于缺损的大小、两侧心房压力差以及心室的顺应性。一般情况下，左房压力高于右房，左心房的血液经房间隔缺损进入右心房，引起右心房、右心室及肺血流量增加，导致右心房、右心室扩张、肥厚，晚期可出现肺动脉高压，使左向右分流减少，出现双向分流甚至右向左分流（艾森曼格综合征）。

2.临床表现　根据缺损大小不同而有所区别，缺损小时可无症状，常在体格检查时发现胸骨左缘第2~3肋间收缩期吹风样杂音而引起注意；缺损大、分流量大时，可引起肺充血、体循环血流量不足，主要表现为活动后气促、气短等。因肺循环血流量增多，常容易发生呼吸道感染。

【影像学表现】

1.X线表现　肺血增多，心脏呈"二尖瓣"型，右心房、右心室扩大，肺动脉段隆凸，主动脉结偏小或正常（图5-19）。

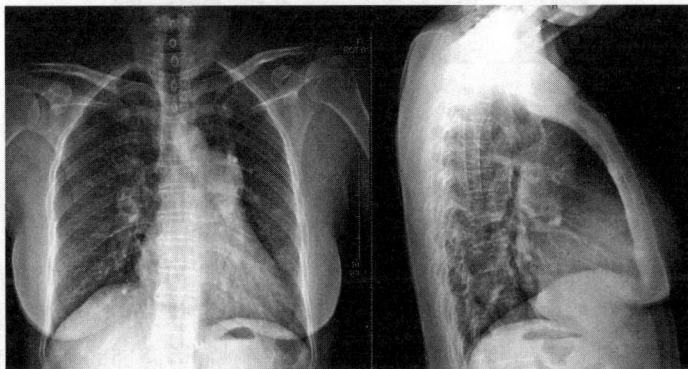

图5-19　房间隔缺损

胸部正侧位片，右心房、右心室增大，肺动脉段膨隆，双肺动脉扩张，主动脉结缩小

2.CT表现

（1）直接征象　房间隔不连续，左、右心房间可见有对比剂相通（图5-20），可在轴位图像上测量房间隔缺损的前后径，在冠状位图像上测量上下径，同时对其进行分型，从而为房间隔修补提供影像学信息。

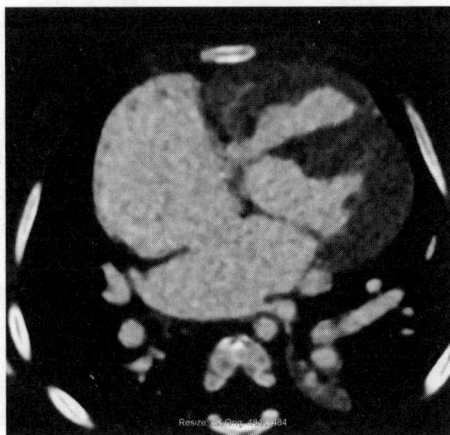

图5-20　房间隔缺损

心脏CT增强扫描，房间隔连续性中断，可见血流通过

（2）间接征象 右心室扩大、室壁肥厚，右心房扩大，肺动脉高压，即表现为主肺动脉横径超过同水平升主动脉横径。观察房间隔缺损的同时，还应观察房-室连接及心室-大动脉连接关系，同时应注意合并冠状动脉起源和走行异常，有无合并肺静脉异位引流，主动脉弓、主动脉降部有无缩窄，气管发育情况。

3.MRI表现 可以从不同方向及不同序列显示房间隔信号缺失（图5-21）；增强序列显示左、右心房间的异常沟通；可直观显示肺动脉增粗、中心肺动脉扩张、右室增大等。

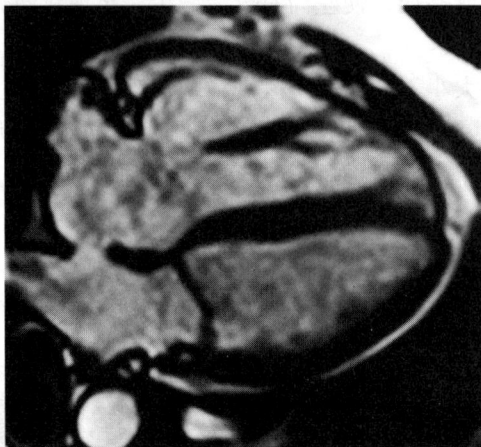

图5-21 房间隔缺损MRI表现

【诊断与鉴别诊断】

1.诊断要点 房间隔连续性中断、右心室及右心房扩大；若收缩期和舒张期都能见到房间隔连续性中断，诊断可信度大，若仅一期可见，则需要结合间接征象共同判断。

2.鉴别诊断 小的房间隔缺损应与卵圆孔未闭相鉴别。小的房间隔缺损是房间隔组织的真实缺损；卵圆孔未闭在超声上表现为原发隔与继发隔两层结构未完全闭合，之间见一缝隙，导致原发隔上端的继发孔与继发隔下端的卵圆孔借此缝隙相通，此缝隙即卵圆孔未闭，故卵圆孔未闭不是房间隔组织的缺损，而是原发隔与继发隔之间的潜在缝隙，是连接继发孔与卵圆孔的通道。

二、室间隔缺损

【疾病概要】

1.病理病因 室间隔缺损（ventricular septal defect，VSD）在先天性心脏病发病率中居第一位，约占25%，是因胚胎时期心室间隔各部分发育不全或互相融合不良而引起的心室间血流交通，常常单独存在，也可同时存在于其他复杂的先天性心脏病中，例如法洛四联症、大动脉转位等。

室间隔任何部位均可发生缺损，根据2010欧洲心脏协会（ESC）成年人先心病治疗指南，VSD分为以下四型。

（1）膜周部室间隔缺损 最多见，位于室间隔膜部及其周边肌部，缺损可扩展至流入部、小梁部或流出部；又分为单纯膜部型、嵴下型、隔瓣下型；缺损与三尖瓣和主动脉瓣毗邻；室间隔膜部瘤较多见，膜部瘤顶端可为盲端亦可见缺损。

（2）肌部室间隔缺损 占15%~20%，位于肌部间隔，大多靠近心尖，缺损边缘均为肌肉组织，常多发，自然闭合发生率较高。

（3）双动脉下室间隔缺损 又称为漏斗部缺损、干下型、嵴上型、主动脉下型、肺动脉下型等，缺损位于主动脉及肺动脉下方，缺损顶部由主动脉瓣与肺动脉瓣之间的纤维连续组成；由于合并主动脉瓣脱垂（尤其是右冠瓣），此型多伴有主动脉瓣反流。

（4）房室通道型室间隔缺损 又称为隔瓣下、非膜周室间隔缺损，房室间隔缺损型室间隔缺损，缺损位于三尖瓣隔瓣下方并以三尖瓣环为界，通常发生在唐氏综合征。

当室间隔缺损时，左心室的血可通过缺损进入右心室，其分流量及方向主要取决于缺损的大小、左、右心室压力差和肺血管的阻力。缺损直径小于5mm者，分流量小，通常不引起肺动脉压升高；缺损直径为5~10mm者，分流量较大，肺循环血量超过体循环血量，通过肺循环进入左心血量明显增加，引起左心房、左心室扩张；缺损直径大于10mm者，由于肺循环血流量过高，肺血管内阻力增大，肺小动脉管壁内膜增厚，部分管腔变窄，右心室压力增大，当右心室压力等于或者超过左心室压力时，可出现右向左分流，出现艾森曼格综合征（Eisenmenger syndrome）。

2.临床表现 缺损小者一般无明显症状；缺损大者左向右分流量多，体循环血流量减少，患者活动乏力、气急、多汗、气短、活动受限，易反复发生呼吸道感染，甚至导致充血性心力衰竭。一旦发生右向左分流，可出现发绀，此时说明已到病变晚期。

课堂互动

学生思考：1.室间隔缺损导致哪个心房、心室大？
2.室间隔缺损导致肺血液循环出现什么改变？
3.主动脉会出现什么样的改变？

教师解答：1.根据缺损处分流量的大小，可以导致心脏不出现明显改变，随着分流量的增大可以导致左心房、左心室扩张，缺损再大时肺血管阻力增大出现右心室增大。
2.室间隔缺损由于左向右分流，会导致肺充血，随着分流量的增大出现肺动脉高压，甚至右向左的分流。
3.主动脉内血流量减少，主动脉变细或相对变细。

【影像学表现】

1.X线表现 小的室间隔缺损胸部X线片大致正常；中至大量分流者可见心影增大，呈梨形心，肺血增多、肺动脉段凸起，主动脉结正常或缩小等。

2.CT表现

（1）直接征象 可见室间隔不连续，左、右心室间可见对比剂通过（图5-22）；CTA可通过多方位重建准确地对室间隔进行分型。

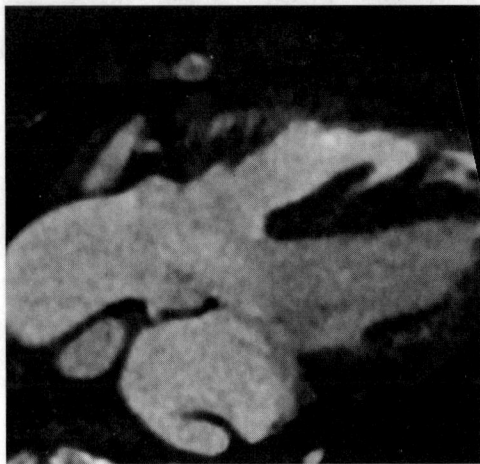

图5-22 室间隔缺损

（2）间接征象 左心室增大或者双心室增大，肺动脉增宽，即表现为主肺动脉直径超过同层面升主动脉直径，提示可能存在肺动脉高压可能。晚期发生艾森曼格综合征时，则左心室缩小、右心室肥厚。

3.MRI表现 横轴位和短轴位自旋回波序列上，可见室间隔连续性中断，电影序列可见穿室间隔血流，电影序列准确性更高。

【诊断与鉴别诊断】

1.诊断要点 室间隔连续性中断，可见穿室间隔血流；影像学检查方法需要明确缺损的部位、大小与邻近瓣膜的位置关系等。小的室间隔缺损，需要结合超声检查判断。

2.鉴别诊断 主动脉右冠窦瘤破入右室流出道，典型病例不难鉴别，但当窦瘤较大或破口显示不清时，两者表现类似，鉴别点在于主动脉前壁下方不连续，受累主动脉窦扩张呈囊袋状。

三、动脉导管未闭

【疾病概要】

1.病理病因 动脉导管未闭（patent ductus arteriosus，PDA）占先天性心脏病的20%，女多于男，比例约3∶1。动脉导管是胎儿时期主动脉与肺动脉间的生理性血流通道，出生后因失用而发生自然闭合，一般在出生后约48小时便可发生功能性关闭，80%在出生后3个月解剖学关闭，退化成动脉导管韧带，如果出生后1年仍然持续开放则形成动脉导管未闭。

动脉导管未闭大致分为五型，即管型、漏斗型、窗型、哑铃型、动脉瘤型。

分流量与导管粗细、主肺动脉压力差有关。一般主动脉压力高于肺动脉，血液经未闭的动脉导管自主动脉向肺动脉分流，肺动脉同时接受主动脉及右心室的血流，导致肺动脉血流量增加，左心负荷增加，使左心扩张、心肌肥厚。长期大量的肺血流量使肺动脉压进行性增高，当肺动脉压力等于或高于主动脉时，可产生双向或以右向左分流为主的分流，此时患儿常常出现差异性发绀（下肢比上肢重）。

2.临床表现 导管细小者可无明显症状；当导管较粗大时可出现心悸、气短、反复呼吸道感染，严重者可出现左心衰竭；重度肺动脉高压时，患者可出现差异性发绀。

【影像学表现】

1.X线表现 分流量较大时，X线可见肺动脉增粗，主动脉弓部呈漏斗状膨出，下方降主动脉开始处骤然内缩（"漏斗征"），左心室增大等（图5-23）。

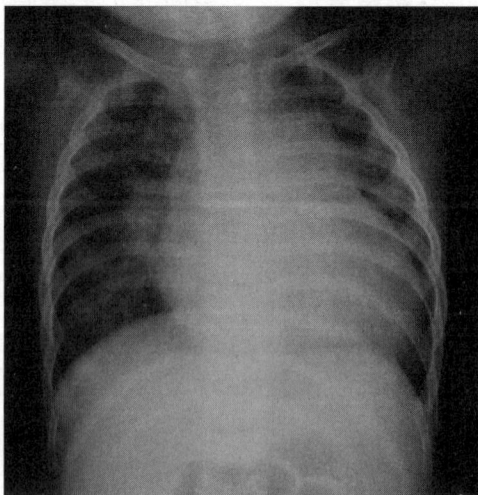

图5-23 动脉导管未闭

胸部正位片，心影增大，心胸比率0.65，心尖向左下移位，肺动脉段膨隆，双肺动脉扩张，主动脉结显示不清

2.心血管造影 主动脉显影的同时肺动脉也显影，还可显出动脉导管和主动脉弓局部漏斗状膨出、降主动脉骤然内缩征象。心血管造影合并导管检查是目前确诊PDA的"金标准"。

3.CT表现 直接征象为降主动脉与肺动脉间可见管道相通。CT可分析动脉导管的类型、直径及长度。矢状位是显示导管的最佳体位（图5-24）。间接征象为左心增大，肺动脉扩张。常合并室间隔缺损及主动脉缩窄、离断等。

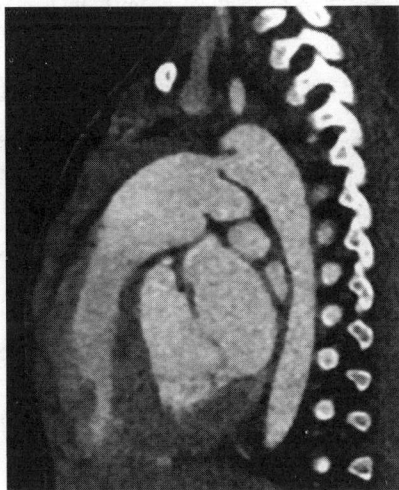

图5-24　漏斗型动脉导管未闭

心脏CT增强扫描，矢状位重组图像，主动脉和肺动脉间可见异常通道

4.MRI表现　横轴位、冠状位和矢状位自旋回波序列均可显示位于主动脉弓降部的未闭动脉导管，表现为降主动脉上段内下壁连续性中断，与主肺动脉或左肺动脉近段之间有管状低或无信号相连。电影序列上可见降主动脉和肺动脉间可见异常连接的高速血流信号。沿主动脉长轴的斜矢状位是显示动脉导管的最佳位置，对比增强的MRA（CE-MRA）能够更准确和清楚地显示动脉导管未闭。

【诊断与鉴别诊断】

1.诊断要点　主动脉弓降部或降主动脉上段与主肺动脉或左肺动脉近段间的异常管道连接。

2.鉴别诊断　窗型动脉导管未闭与主-肺动脉间隔缺损的鉴别，前者窗型动脉导管的位置多位于弓降部或降主动脉近段，而后者位于升主动脉，且肺动脉高压较重。

四、法洛四联症

【疾病概要】

1.病理病因　法洛四联症（tetralogy of Fallot）是包括肺动脉狭窄、室间隔缺损、主动脉骑跨和右心室肥厚四种病理改变为特征的先天性心脏病。其发病率约占先天性心脏病的10%，占发绀型先天性心脏病的50%，是肺少血型先天性心脏病中最多见的一种。男、女发病比例约为1:3。本病诊断需靠影像检查，关键在于右室流出道-肺动脉梗阻和室间隔缺损的判断。治疗上，根据肺动脉发育情况，选择根治性外科矫正畸形或姑息治疗。

基本病理改变包括肺动脉狭窄、室间隔缺损、主动脉骑跨、右心室肥厚。其中肺动脉狭窄和室间隔缺损为法洛四联症主要畸形基础。

（1）肺动脉狭窄　其范围自肺动脉瓣下右心室漏斗入口至左、右肺动脉分支的任何一个部位，其中以漏斗部狭窄最为常见，占30%以上。室上嵴肌肥厚、移位、发育异常也参与漏斗部狭窄。狭窄可较局限，或呈管状。于狭窄和瓣口之间所形成的漏斗部心腔被称为第三心室。单纯肺动脉瓣狭窄少见，但漏斗部狭窄合并肺动脉瓣狭窄较多见，约占75%。狭窄按类型分为局限性狭窄、管状狭窄、肺动脉闭锁。

（2）室间隔缺损　法洛四联症的室间隔缺损分为三种类型，即膜周部型、漏斗肌部型及双动脉下型。其中膜周部型约占80%，其缺损的上缘为主动脉瓣，前上缘为漏斗，前下缘及下缘为隔缘小叉，后下缘为中央纤维体。典型的法洛四联症的室间隔缺损为大型、非限制型缺损，紧靠主动脉根部。

（3）主动脉骑跨　法洛四联症通常有不同程度的升主动脉骑跨和主动脉根部扩张、前移。骑跨程度在25%~75%之间，常为50%左右。

（4）右心室肥厚　右心室肥厚与肺动脉狭窄及心室水平分流有关。其增厚的程度一般不会超过左室厚度，表现为心肌壁增厚，肌小梁肥大凸出。心脏轮廓向外扩大，右侧心室腔未见缩小，室间隔向左侧推移，左心室位置后移。

血流动力学改变主要决定于肺动脉狭窄的程度、室间隔缺损的大小。肺动脉狭窄越重，室间隔缺损越大，则右向左分流越重。肺动脉重度狭窄时，肺血减少，右心室血经室间隔流入骑跨的主动脉，使动脉血氧饱和度明显下降，患者发绀严重。肺动脉中度狭窄或病情发展，肺动脉循环阻力与体循环阻力相等时，分流少，发绀轻。肺动脉轻度狭窄时，则左向右分流为主，肺血增多，发绀轻。因此，肺动脉狭窄的程度决定了血液分流的方向、分流量及临床症状。

2.临床表现　主要与肺动脉狭窄程度、缺氧程度有关。一般均存在不同程度的发绀，活动后心慌、气促及杵状指（趾），喜蹲踞；肺动脉狭窄严重者，可出现生长发育迟缓，但智力正常。心脏听诊于胸骨左缘3~4肋间可闻及粗糙收缩期杂音，伴震颤；肺动脉区第二心音减弱。

【影像学表现】

1.X线表现　右室流出道狭窄引起梗阻程度不同，决定了法洛四联症的X线平片表现（图5-25）。右室流出道狭窄很轻时，表现为肺血正常，心脏大小基本正常，肺动脉段平直；右室流出道狭窄较明显时，典型表现为肺血较少，心脏不大，肺动脉段平直或轻度凹陷；右室流出道狭窄严重或闭锁时，表现为心脏轻度增大，心影呈靴形，肺动脉段凹陷，心尖上翘，肺血减少。

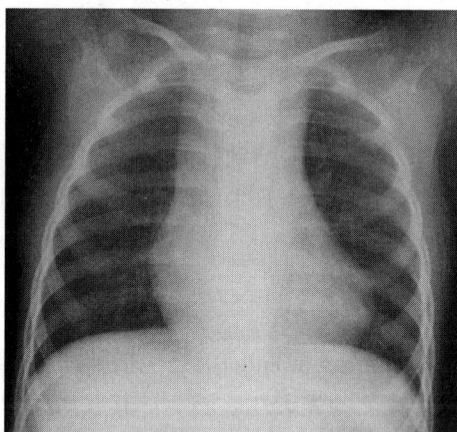

图5-25　法洛四联症

胸部正位片，靴形心脏，心尖上翘，双肺纹理减少，双肺野透光度增加，主动脉增宽，向右侧移位

2.CT表现　心脏CTA检查结合三维重建，可提供包括肺动脉狭窄、室间隔缺损、主动脉骑跨和右室肥厚及并存畸形等直接征象，是一种较好的无创检查手段。

3.MRI表现　MRI其优势在于其能以轴位、矢位、冠位和其他任意角度对心脏进行成像，可以清楚地显示解剖结构的异常。

【诊断与鉴别诊断】

1.诊断要点　应明确以下内容：右室流出道及肺动脉形态，狭窄部位、范围及程度；室间隔缺损大小、部位；主动脉形态、骑跨程度、体肺侧支情况；左、右心室发育状况；冠状动脉起源及走行；合并的其他心脏畸形。

2.鉴别诊断　本病需与右室双出口相鉴别，后者主动脉起自右心室。

PPT

第六节　后天性心脏病

一、冠状动脉粥样硬化性心脏病

【疾病概要】

1.病理病因　冠状动脉粥样硬化性心脏病，简称冠心病（coronary artery disease，CAD），是冠状动脉血管的任何一处发现由动脉粥样硬化病变导致的≥50%的狭窄，或（和）冠状动脉功能性改变（痉挛）导致心肌缺血缺氧或坏死而引起的心脏病。由于病理解剖与病理生理变化的不同，冠心病有不同的临床类型。

冠状动脉粥样硬化的重要病理改变是冠状动脉内膜下脂质沉积，继而形成粥样和纤维粥样斑块，或复合病变。动脉粥样硬化斑块分为稳定斑块及不稳定斑块，向管腔内突出，管腔狭窄。当冠脉狭窄超过50%~75%时，剧烈运动或耗氧量增加时，心肌供血不足，引起心绞痛。不稳定斑块易发生破裂、糜烂及出血，继发血栓形成，或冠状动脉痉挛，使得管腔进一步狭窄甚至阻塞，持续的心肌供血不足引起心肌梗死。

2.临床表现　心绞痛、心肌梗死、梗死后并发症、心力衰竭等。

【影像学表现】

1.X线表现　大部分冠心病X线平片可完全正常，少数患者（主要为心肌梗死患者）可有下列表现：心影呈主动脉型或普大型；心影以左室增大为重，左心衰竭时伴有左房和右室增大，伴肺淤血及肺水肿；心肌梗死后综合征，包括心包积液、胸腔积液及双肺广泛渗出性改变（左下肺常见）；室壁瘤形成者左心缘局限性膨突。

2.CT表现

（1）平扫　显示的冠脉钙化，表现为沿房室沟及室间沟走行的斑点状、条索状高密度影。

（2）CTA　结合三维重建技术，包括冠状动脉粥样硬化的部位、形态特征、管腔狭窄的程度评价（图5-26）。

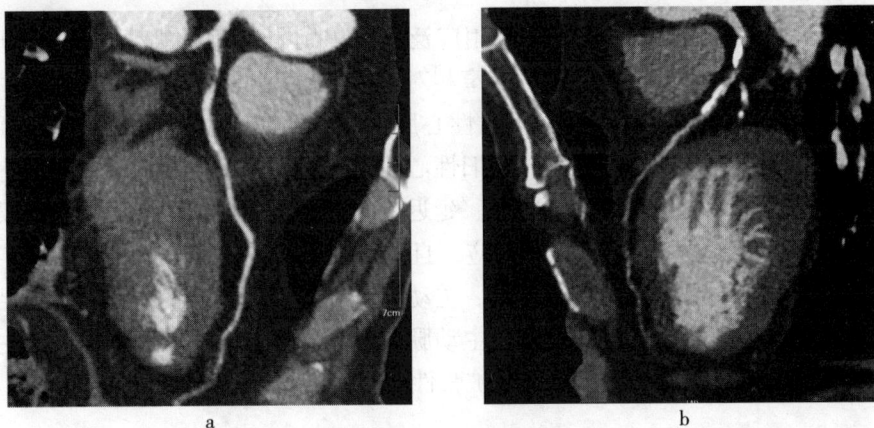

图5-26　冠状动脉狭窄

a.左冠状动脉前降支近段局限性非钙化斑块形成，管腔狭窄70%~90%；

b.右冠状动脉近段多发钙化斑块，管腔狭窄50%~70%

冠状动脉狭窄的形态特征主要有向心性狭窄、偏心性狭窄、局限性狭窄、管状狭窄、弥漫性狭窄、不规则狭窄、管腔闭塞。①向心性狭窄指狭窄部位的冠状动脉粥样斑块以冠状动脉管腔中心线为中心均匀的向内缩窄，真正意义上的称向心性狭窄极少见。严格地说，向心性狭窄是没有明显偏心的狭窄。②偏心性狭窄指狭窄部位的冠状动脉粥样硬化斑块向冠状动脉管腔中心线不均匀缩窄，确定偏心性狭窄的狭窄程度以不同投照角度中显示的最重狭窄为标准。个别

医药大学堂
WWW.YIYAODXT.COM

偏心性狭窄在某些投照角度上显示狭窄无或很轻，而在某一投照角度却很重。因此，对于偏心性狭窄需要从不同角度进行重建评价（包括CRP、MIP），选择最重的图像进行评价。③局限性狭窄指狭窄长度小于10mm的狭窄。④管状狭窄指狭窄长度介于10~20mm的狭窄。⑤弥漫性狭窄指狭窄长度大于20mm的狭窄，该狭窄多见于高龄或伴发糖尿病的冠心病患者，常伴有较明显的钙化，其对冠状动脉血流动力学的影响比局限性狭窄和管状狭窄严重。⑥不规则狭窄指狭窄程度小于25%的弥漫性狭窄。⑦管腔闭塞是指冠状动脉完全闭塞，显示冠状动脉在某一部位突然截断，无造影剂通过。

3.MRI表现

（1）MRI平扫及增强扫描　良好的显示心室壁的形态、厚度及信号特征。在急性缺血期，显示心肌局部T_2WI上信号强度增加，室壁运动减弱；心肌梗死后可见心室腔扩大或室壁瘤形成。MRI的一次检查可得到形态、功能、心肌灌注和心肌活性等多项综合信息。在心肌缺血时，可根据心室壁的运动减弱、每搏输出量、射血分数及心室壁压力参数的测定做出诊断。利用MRI评估心肌活性，包括延迟增强法和小剂量多巴酚丁胺负荷试验。坏死心肌会出现显著延迟强化，而且小剂量巴酚丁胺不会恢复其正常的收缩运动；而顿抑或冬眠心肌不出现延迟强化，特别是在多巴酚丁胺的刺激下，其心肌功能障碍可短暂恢复。因而，MRI心肌活性评估可为临床治疗提供指导。

（2）冠状动脉MRA　由于冠状动脉管腔较细，走行迂曲，需要较高的时间分辨率和空间分辨率，一直是MRA成像的难点。近年来冠状动脉MRA的效果明显提高，能较好地显示左主干、右冠状动脉和前降支及左旋支等较大的分支。冠状动脉血流较慢，几乎无湍流，MRA上表现为线状高信号；在局限性冠状动脉狭窄时可表现为信号缺失区、血流信号减弱或血管壁不规则，但在有侧支血流的情况下，梗阻或狭窄远端出现慢血流或正常血流。

4.冠状动脉造影　冠状动脉造影仍是目前冠心病诊断的"金标准"，可以明确冠脉有无狭窄及狭窄的部位、形态、程度和范围；受累支数、侧支循环及左室形态和功能情况，并可采取相应的治疗措施。

【诊断与鉴别诊断】

1.诊断要点　心脏CT成像目前临床应用广泛，可识别与判断冠状动脉狭窄、斑块性质。缺血性心肌MRI心肌灌注表现为冠状动脉狭窄相对应的供血区域则可出现节段性运动障碍，延迟增强可逆性损害的心肌信号均无异常。急性心肌梗死在T_2WI像呈高信号，梗死区表现为灌注缺损区域，延迟强化呈现高信号强化。陈旧性心肌梗死表现为室壁区域性变薄，室壁节段性运动异常，瘢痕组织大多数表现为灌注减低、延迟或缺损，延迟强化表现为从心内膜下向心外膜方向扩散，与"肇事血管"供血区域相对应，且沿血管纵轴方向延伸。

2.鉴别诊断　心绞痛要与急性心肌梗死、主动脉瓣病变引起的冠状动脉供血不足、气胸等鉴别；心肌梗死要与心绞痛、急性肺栓塞、主动脉夹层等进行鉴别；以心脏增大为主的冠心病应注意与心包炎、心肌炎、心肌病（特别是扩张性心肌病）、心力衰竭相鉴别。

二、高血压性心脏病

【疾病概要】

1.病理病因　高血压性心脏病为继发于长期高血压所引起的心脏病变。原发性高血压的发病基础是全身小动脉广泛性痉挛，造成周围血流阻力增高，动脉血压因而升高。左心为维持正常供血承担压力的过负荷，致使心肌肥厚，心肌耗氧量增加，心肌缺氧，从而导致心肌收缩力差，不能排空，造成容量增加、左心衰竭。

2.临床表现　高血压引起头晕、头痛、耳鸣、乏力、心悸、失眠等。左心衰竭时发生呼吸困难、端坐呼吸、咯血和心绞痛等。

【影像学表现】

1.X线表现 心脏改变以左心室增大肥厚及主动脉增宽延长为主。早期，高血压不引起心脏增大，长期血压升高才使左心室肥厚、左心室段圆隆；当左心衰竭时，流出道先延长，继而流入道增大。

2.CT表现 CT显示左心室径线增大及升主动脉扩张。

3.MRI表现 MRI可采用横轴位及右前斜位心长轴位扫描。可见左心室壁包括室间隔普遍均匀性增厚，左心室腔较小，但心室壁心肌信号无异常；升主动脉扩张，但不累及主动脉窦。左心室腔增大时则提示病变已至晚期。左心室功能代偿不全，此时电影MRI可见左心室壁运动减弱，二尖瓣收缩期有反流，提示有相对性二尖瓣关闭不全。

【诊断与鉴别诊断】

临床诊断较容易。X线平片为左心增大，主动脉增宽延长，甚至有左心衰表现。超声对评估左心室肥厚、功能及血流动力学变化等方面有作用。CT与MRI也能显示左心室与主动脉情况，但无特殊意义。

三、风湿性心脏病

【疾病概要】

风湿性心脏病（rheumatic heart disease，RHD）多发生在20~40岁，女性略多；包括急性或亚急性风湿性心肌炎及慢性风湿性瓣膜病。前者为风湿热累及心脏，包括心包、心肌和心内膜，以心肌受累较重，影像学无特异性改变；后者是风湿性瓣膜炎的后遗改变，可发生于任何瓣膜，以二尖瓣最常见，其次为主动脉瓣。二尖瓣狭窄最为常见，并常伴有关闭不全。

1.病理病因 基本病理改变为瓣叶不同程度增厚、卷曲，可伴钙化，瓣叶交界粘连开放受阻，造成瓣口狭窄，瓣口变形，乳头肌和腱索缩短、粘连，使瓣膜关闭不全。本病的血流动力学改变因受累瓣膜不同和受累部位不同而异。

2.临床表现 瓣膜损害较轻或心功能代偿期，临床可无明显症状，或仅有活动后心慌。二尖瓣狭窄时，表现为劳力性呼吸困难、咯血等。二尖瓣关闭不全时，表现为心悸、气短、左心衰竭症状。主动脉瓣病变表现为呼吸困难、心绞痛及晕厥。

【影像学表现】

1.X线表现

（1）二尖瓣狭窄 心影呈二尖瓣型，肺动脉段突出，左房及右室增大，肺淤血时表现为间质性肺水肿（图5-27）。

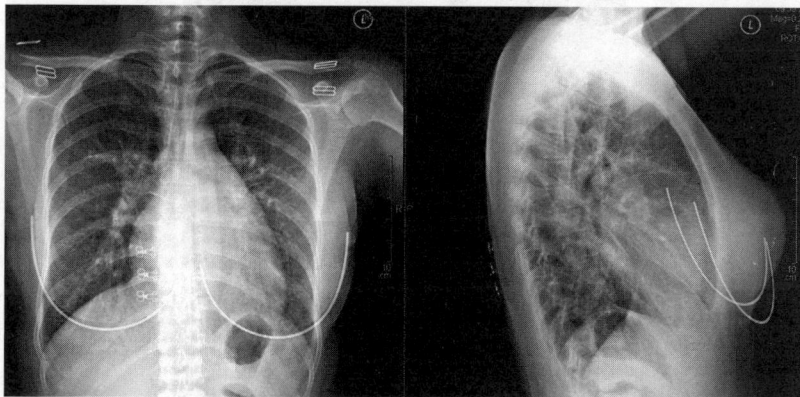

图5-27 二尖瓣狭窄

胸部正侧位片，左房、右室增大，双肺门增大，肺动脉段突出，双肺中上野纹理增多

（2）二尖瓣关闭不全 轻度反流时，左室可轻度增大，肺静脉高压表现不明显；中度以上

返流时，左心房和左心室明显增大，出现肺淤血等肺静脉高压表现。

（3）主动脉瓣狭窄　心影正常或主动脉型，左室不同程度增大，左房增大但较左室增大轻，多数患者升主动脉中段局限性扩张，主动脉瓣区可见钙化。

（4）主动脉瓣关闭不全　左室增大，升主动脉、主动脉弓普遍扩张（图5-28）。联合瓣膜损伤时，心脏常明显增大，当瓣膜受累程度不同时，X线常仅显示受累较重的瓣膜病变的征象。

2.CT表现　平扫仅能显示风湿性心脏病所致的继发性心脏房室大小的改变，增强CT通过多期相重建，可多角度、动态观察瓣膜形态。

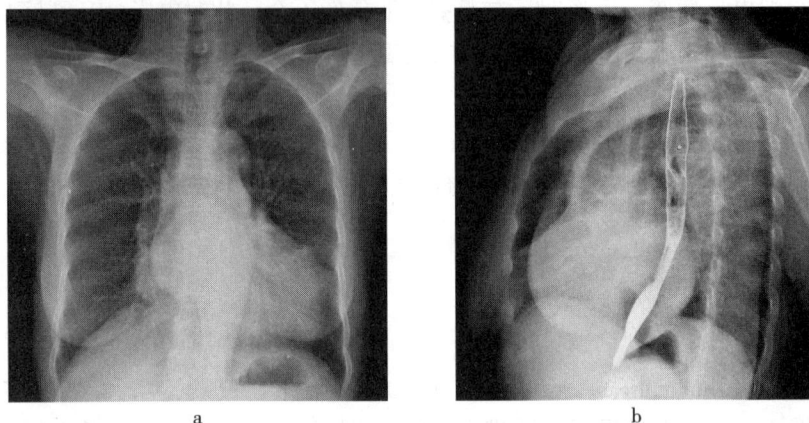

图5-28　主动脉瓣关闭不全

a.胸部正位片；b.心脏斜位片

左室增大，主动脉扩张、迂曲

3.MRI表现　以心长轴位像的四腔心切层显示最佳，SE序列可显示左心房增大，内有缓慢血流的高信号，左心室不大；主动脉扩张，右心室壁肥厚，右心室腔亦见扩大。MRI电影可显示二尖瓣狭窄的形态及严重程度，收缩期见左心室的低信号血流束，在继发二尖瓣关闭不全时可见收缩期的反流血流信号。另外，在左心房壁处可有中低信号的附壁血栓。二尖瓣狭窄合并关闭不全时，SE序列可见左心房、室均扩大，左心室壁厚度在正常范围。MRI电影示收缩期自左心室经二尖瓣口，向左心房内喷射的低信号血流束，可评估其反流量（图5-29）。

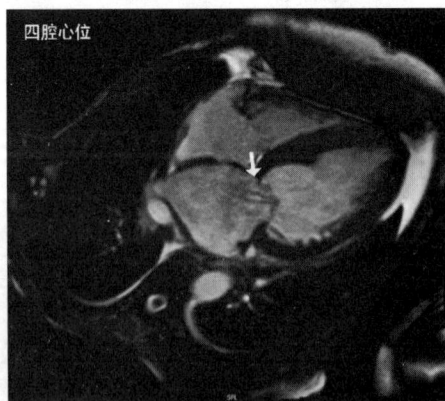

图5-29　二尖瓣反流

MRI四腔心位，收缩期二尖瓣心房侧可见低信号反流束影（箭头）

【诊断与鉴别诊断】

本病为后天性，表现劳累后气喘，乃至发生右心衰竭症状，二尖瓣狭窄者有舒张期隆隆样杂音。X线平片肺淤血，左心房、右心室增大。MRI可显示房室大小情况，MRI电影可见二尖瓣的形态及狭窄程度。应注意是否伴有关闭不全及多瓣膜病变。

四、肺源性心脏病

【疾病概要】

1.病理病因 肺源性心脏病（pulmonary heart disease，PHD）是指由于支气管-肺组织、胸廓或肺血管病变引起的肺血管阻力增加，产生肺动脉高压、右心室增大或右心功能不全的疾病。

以慢性阻塞性肺疾病、支气管哮喘、支气管扩张等肺疾病多见，或胸廓畸形等引起的通气障碍。肺血管病变特征为肺动脉硬化伴肺动脉主支管腔扩张和管壁增厚，心脏病变特征是肺动脉高压导致的右心室肥厚。

2.临床表现 患者多有慢性咳嗽、咳痰、气短、心悸等肺气肿和慢性支气管炎的症状和体征。病史多在10年以上，每当天气转冷时，上呼吸道感染和肺部炎症常导致呼吸与心力衰竭，出现心悸、气急、呼吸困难、发绀、颈静脉怒张、肝大、腹水、下肢水肿及肺部啰音等。

【影像学表现】

1.X线表现 胸部慢性病变、肺动脉高压、肺气肿和右心室增大。肺部改变为肺纤维化与支气管改变。肺动脉高压表现为肺动脉段凸出，肺动脉主、分支明显增大，右下肺动脉扩张>15mm，周围肺野动脉骤然变细，形成残根状。肺气肿表现为胸廓横径增大和膈肌低平，肺内除纤维化外，明显透亮，其中80%为中度以上肺气肿。右心室增大以肥厚为主，心影不大，因同时有肺气肿，故心胸比不大（图5-30）。

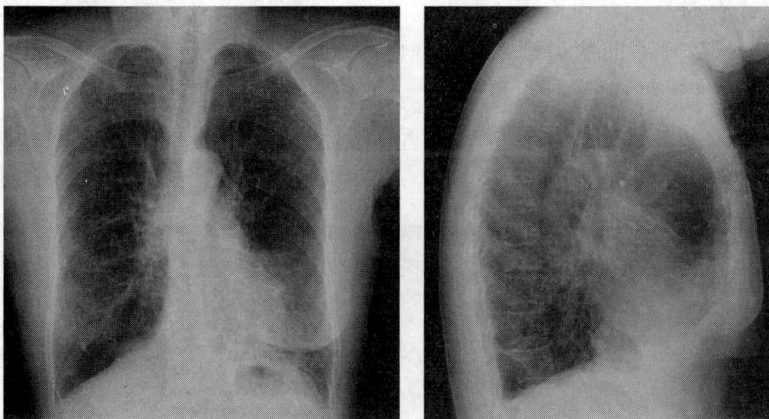

图5-30 肺源性心脏病

胸部正侧位片，慢性支气管炎，胸廓呈桶状，肺动脉增粗，肺动脉高压，可见肺门截断征象

2.CT表现 急性肺源性心脏病，较为少见，主要原因是肺动脉栓塞。CTA显示肺动脉的扩张，肺动脉主干和（或）各级分支内的充盈缺损。

3.MRI表现 磁共振肺血管成像（magnetic resonance pulmonary angiography，MRPA）能显示主肺动脉或左、右肺动脉干明显扩张，管腔扩大（主肺动脉内径>30mm）。SE序列T_1WI序列主肺动脉内出现血流高信号，提示肺动脉高压；右心室壁增厚，可等于或超过左心室壁厚度，室间隔向左心室侧凸出，右心室亦可扩大，上、下腔静脉扩张，晚期左心房室可扩大。MRI的缺点是显示肺实质结构和病变有较大的限制，掩盖了部分原发性疾病。

【诊断与鉴别诊断】

临床上慢性肺源性心脏病患者的年龄较大，有长期慢性支气管炎和肺气肿病史，可有反复右心衰表现。X线平片常见双肺纹理增多，且透亮度增大，胸廓呈桶状，心影相对小。对于急性肺源性心脏病，CT和MRI对肺动脉栓塞的诊断有重要价值。

五、心肌病

【疾病概要】

1.病理病因　心肌病指主要侵犯心肌的病变，它不包括由其他类型的心脏疾患引起的心肌损害，如高血压、冠心病、瓣膜病或先天性心脏引起的心肌疾患。分为原发性心肌病和继发性心肌病。

（1）原发性心肌病　又称特发性或原因不明性心肌病，分为三类：肥厚型、扩张（充血）型和限制（闭塞）型。①肥厚型心肌病发病率最高，以左心室肥厚为主，左心室容量减少。②其次为扩张（充血）型心肌病，左心或右心或双心室严重扩张，伴心肌肥厚及心室收缩功能减退。③限制（闭塞）型最少见，是以原发性心肌和（或）心内膜纤维化，或是心肌浸润性病变，导致心室壁僵硬度增加，心室舒张充盈受损为主要特征的心肌病。

（2）继发性心肌病　为全身疾病的一部分，可见于浸润性疾病（如淀粉样变性）、贮积性疾病（如血色病、Fabry病等）、中毒、心内膜疾病（心内膜心肌纤维化、嗜酸性粒细胞性心内膜炎）、炎症性（结节病）、内分泌性疾病（糖尿病、甲状腺功能亢进症等）、心面综合征、神经肌肉病（Friedreich运动失调等）、营养不良（脚气病等）、自身免疫病（系统性红斑狼疮等），由于心肌及其间质的退行性或炎性变化，造成心肌收缩力减退，心腔内残留血量增加，从而导致被波及的房室扩大。

2.临床表现　起病隐匿，早期可无症状；可表现为心悸、气短、胸痛、眩晕、心律失常及心力衰竭等症状，有时有胸部压迫感，腹胀、咯血、肺部啰音及心衰征象如肝大、颈静脉怒张等。以上体征主要决定于心肌病类型，无特异性病。

【影像学表现】

1.X线表现　心影多呈普大型或主动脉型。各房室均有增大，以左室增大最显著。（图5-31）半数有肺淤血、间质性肺水肿，提示左心功能不全。

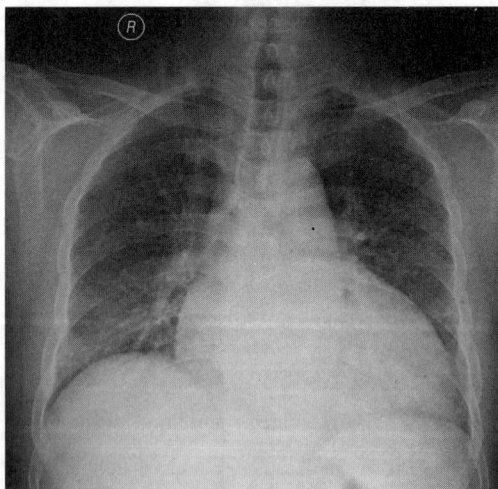

图5-31　扩张型心肌病

胸部正位片，普大型心脏，左心室增大明显，双肺纹理增多，边缘模糊

2.CT和MRI表现

（1）肥厚型心肌病　心电门控多排CT可以显示清晰的心脏室壁形态改变，室壁厚度以及形态特征（图5-32）。

MRI黑血序列和亮血序列均可显示肥厚性心肌病的解剖形态改变。通常采用稳态平衡自由进动序列心脏电影成像判断心脏形态和功能。通常表现为在心室肌不同部位的肥厚。根据肥厚的形态可分为不同的类型，包括S型肥厚（即基底部室间隔肥厚，常伴梗阻）、反S型（室间隔中远段肥厚，一般没有梗阻）、左室中段梗阻型、心尖肥厚型以及对称型。部分肥厚性心肌病可在肥厚心肌部位出现T_2WI高信号，机制不明，可能同肥厚心肌内缺血损伤有关。延迟强化成像可显示肥厚心肌内出现异质性强化，表现为不均匀斑片状。延迟强化提示心肌内纤维化瘢痕或坏死（图5-33）。肥厚性心肌病左心室腔大小可正常或缩小，晚期患者可出现心腔扩大。左心室流出道狭窄时，MRI电影可见流出道内收缩期有低信号的喷射血流。

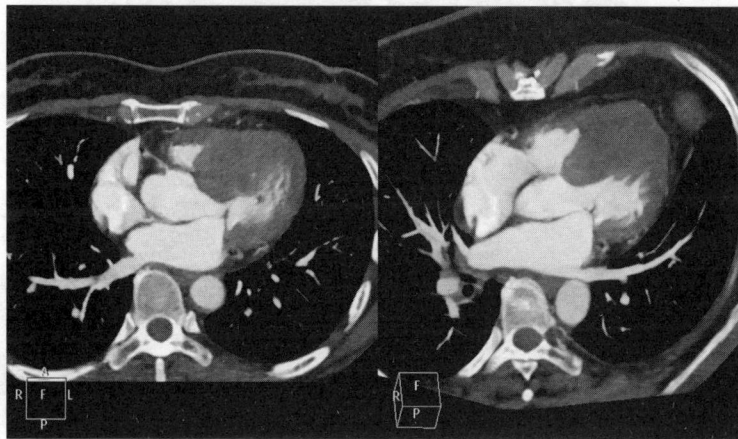

图5-32　肥厚型心肌病

心电门控多排CT显示心脏室壁形态改变，室壁厚度以及形态特征

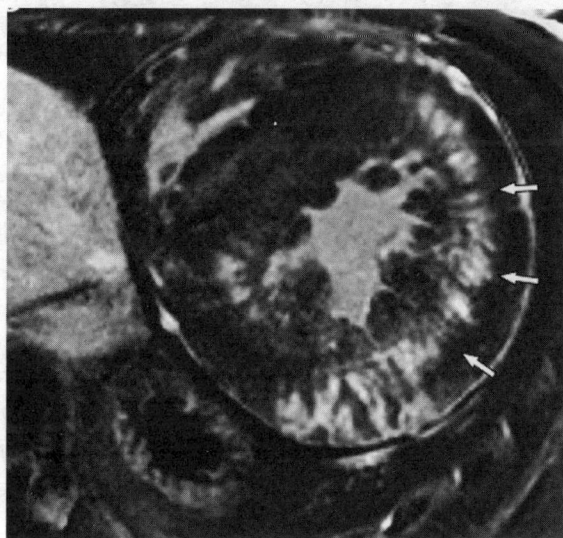

图5-33　肥厚型心肌病的心肌纤维化

左心室游离壁不典型片状强化（箭头）

（2）扩张型心肌病　CT增强扫描显示左心室或右心室、双心室扩大，常伴心房扩大，心功能不全较重时合并心包、胸腔积液等征象（图5-34）。

MRI表现为：①左心室或右心室、双心室扩大，当左心室增大，室间隔呈弧形凸向右心室（图5-35）；②心室壁早期可轻度增厚，晚期室壁变薄或薄厚不均，左心室肌小梁增粗；③心脏电影能够显示出弥漫性室壁运动功能异常，左心室或双心室收缩功能下降，收缩期室壁增厚率明显减低，射血分数大多<50%；④心肌T_1WI、T_2WI表现为较均匀等信号，延迟增强可见心肌中层条状、斑块状延迟强化（心肌纤维化），以室间隔常见，与冠状动脉供血范围不一致的延迟强化表现。

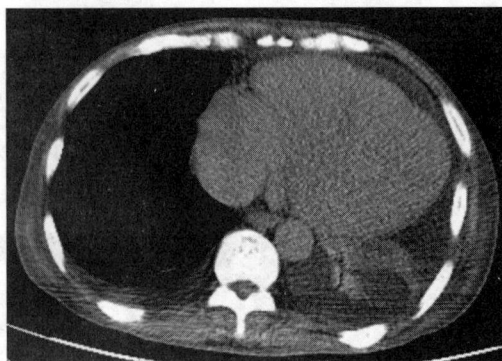

图5-34　扩张型心肌病CT表现

CT平扫，双心室及右心房增大，心包积液，双侧胸腔积液并左肺下叶膨胀不全

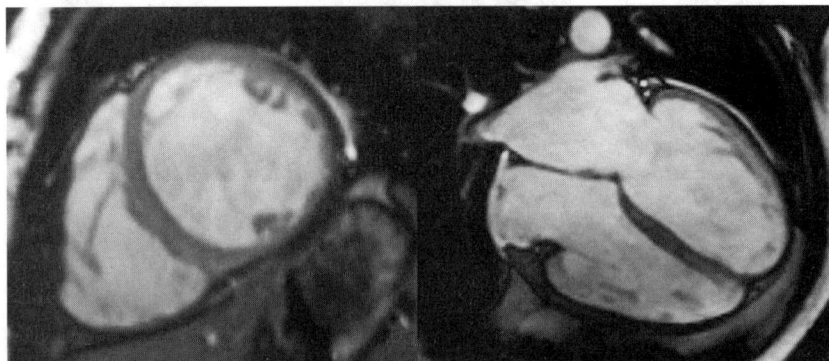

图5-35　扩张型心肌病MRI表现

左心室内径明显扩大，室壁不均匀变薄

（3）限制型心肌病　CT扫描显示原发性限制型心肌病右心房或双心房明显增大；心室大小基本正常，伴不等量心包积液和（或）胸腔积液。继发性限制型心肌病可表现相应的征象，如心肌淀粉样变见左心室壁不同程度增厚，心肌心内膜炎表现为右心室流入道变短，心尖部心肌壁增厚。

MRI显示原发性限制型心肌病心室大小、室壁厚度一般正常，心房明显增大。电影序列见心肌舒张运动减弱，继发性限制型心肌病可见相应的征象，如心肌淀粉样变见左心室壁不同程度增厚，伴心内膜下环形和（或）广泛心肌强化，心肌心内膜炎表现为右心室流入道变短，心尖部心肌壁"增厚"。心肌灌注心内膜下低信号区，延迟增强可见心内膜环形强化灶。

【诊断与鉴别诊断】

1.诊断要点　依据现有指南，肥厚型心肌病的临床诊断标准为影像技术测定的左心室舒张末期室壁厚度超过15mm，或在有明确肥厚型心肌病家族史患者中室壁厚度大于13mm，同时需排除可导致相应心肌肥厚的病因如主动脉瓣狭窄，持续高血压等。

左心室或双心室扩大，心功能减低，应该考虑到扩张型心肌病。如果心脏磁共振延迟增强可见心肌中层强化，与冠状动脉分布不匹配，基本上可以诊断为扩张型心肌病。

影像学检查显示心室没有明显扩大，室壁厚度基本正常。而心房扩大明显，是原发性限制型心肌病特点。右心室流入道变短，心尖壁增厚或闭塞伴右心房扩大高度提示心肌心内膜炎。

2.鉴别诊断

（1）运动员心脏　室壁厚度一般男性小于16mm，女性小于14mm，同时伴随左心室舒张末期内径增加，收缩功能正常。磁共振延迟强化显像阴性。

（2）高血压病左室肥厚　通常室壁厚度小于18mm，很少有替代性纤维化形成。但需考虑高血压合并肥厚型心肌病。

（3）缩窄性心包炎　最重要的鉴别要点是心包膜有无增厚、钙化。

（4）冠心病　多见于中老年，根据典型症状、心肌酶谱、心电图检查及相应影像学检查做出诊断。

（5）风湿性心脏病　尤其二尖瓣关闭不全者，表现为瓣叶增厚、粘连、钙化，开放受限，而心肌病则无上述改变。

第七节　心包疾病

心包包裹在心脏和大血管根部，固定心脏于纵隔内，减少心脏活动时与周围组织的摩擦，并阻挡周围器官的病变向心脏播散。

心包疾病可为孤立的疾病，也可为全身疾病的一部分。心包疾病可简单分为感染性和非感染性两类。感染引起的心包炎在发达国家以病毒感染为主，发展中国家和欠发达地区则以结核分枝杆菌为主。非感染性心包疾病的常见病因包括自身免疫、肿瘤、创伤、代谢性和医源性因素。

一、心包炎与心包积液

【疾病概要】

1.病理病因　心包炎（pericarditis）是由多种因素引起的心包炎性病变，通常由于心脏、胸部或其他系统性病变引起，可分为急性和慢性两种，形态学上包括心包积液、缩窄性心包炎或两者并存。①急性心包炎以病毒性、结核性和自身免疫性较为常见。慢性心包炎大多都是急性心包炎迁延所致，在我国最主要病因是结核。急性心包炎常伴有心包积液，慢性心包炎可继发心包缩窄。急性心包炎为一种炎症性心包综合征，伴或不伴心包积液，积液量多较大，常引起广泛粘连导致缩窄性心包炎。②慢性心包炎导致心包粘连、缩窄，增厚的心包可呈盔甲样包绕心脏，此时常伴有钙化，称为"盔甲心"，可限制心脏舒张–收缩功能。恶性肿瘤心包转移所致的心包积液量最多，积液内可找到癌细胞。

2.临床表现　急性心包积液由于短时间心包内压力急剧升高，引起心包填塞，静脉回流受阻，体、肺静脉淤血，患者可出现呼吸困难、休克，甚至猝死。慢性者心包内积液缓慢增多，心包内压力可不升高或缓慢升高，直至大量积液会出现严重心包填塞的临床表现。患者可有乏力、发热、心前区疼痛等症状，疼痛仰卧时加重，坐位或侧卧时减轻，严重者出现呼吸困难和心包填塞的其他症状，如面色苍白或发绀、腹胀、水肿或端坐呼吸。查体可见心界向两侧扩大，心音遥远，颈静脉怒张，静脉压升高，血压和脉压均降低。

【影像学表现】

1.急性心包炎

（1）X线表现　干性或积液较少的心包炎X线可无异常发现。当积液量增加时，心影向两侧增大，至呈球形；部分患者可伴有上腔静脉扩张。心包积液可分布不均，主要在左侧或右侧，形成包裹，心影可呈非对称增大。

（2）CT表现　心包内液体宽度>4mm被认为是异常时的液体，不同性质积液CT密度（Hu）值不同。一般将心包积液分为三度，Ⅰ度为少量积液，积液量小于100ml；Ⅱ度为中等量积液，积液量100~500ml；Ⅲ度为大量积液，积液量>500ml。少量积液仰卧位主要集中在左室背侧，中量积液对扩展至心脏腹侧，大量积液时可包裹所有心脏及大血管根部，心包壁层、脏层间距明显增宽。

（3）MRI表现　仰卧位检查时不同量心包积液的分布部位、形态表现与CT部分所述相同。积液的信号强度则与所用的扫描序列和积液性质有关。在SE序列的T_1WI上浆液性积液多呈均匀低信号，渗出性积液多呈不均匀高信号，血性积液呈中或高信号。在T_2WI上，积液多为均

PPT

匀高信号。

2.缩窄性心包炎

（1）X线表现　由于心包增厚粘连，两侧或一侧心缘僵直，典型心影外形呈三角形或近似三角形，亦可呈三尖瓣型、主动脉型、球型或心缘局限性膨凸、成角等各种形态。心包钙化是缩窄性心包炎的特征性表现，表现为高密度影，可呈蛋壳状累及整个心缘，或包绕大部分心脏；也可累及局部呈线状、条索状或小片状。钙化的好发部位为右室前缘和隔面，少数主要位于房室沟区。由于静脉压升高，致使上腔静脉扩张，左房压力增高时，出现肺淤血现象。

（2）CT表现　缩窄性心包炎表现为心包层增厚伴或不伴心包钙化，在心室底部、房室沟和心房处最显著，可表现双室受压（图5-36），邻近心肌可出现纤维化钙化过程。

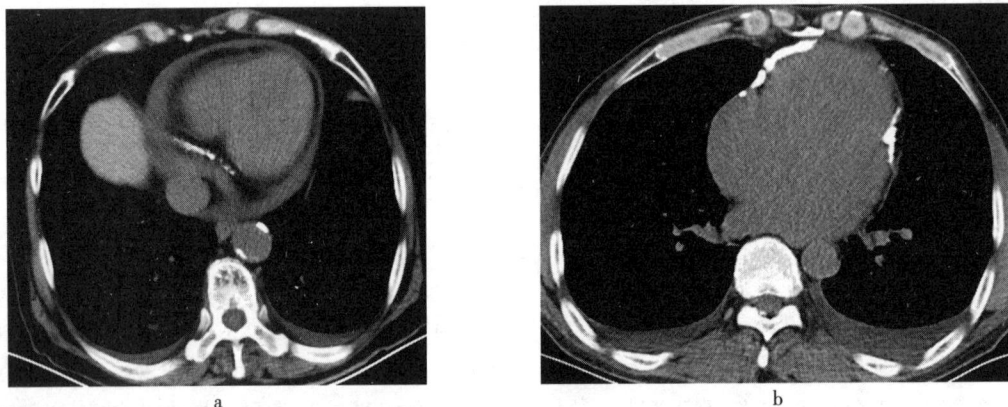

图5-36　缩窄性心包炎

a.心包积液；b.心包增厚伴钙化，双侧心室受压，右房增大

（3）MRI表现　对于缩窄性心包炎诊断，MRI不如CT，在MRI增厚心包呈中或低信号，如有钙化灶，则表现为线状或斑片状低至无信号。MRI对心脏各房室大小、形态和心脏收缩、舒张功能评价有较高的价值。

【诊断与鉴别诊断】

1.诊断要点　影像学检查可以观察心包病变的直接征象，以及心包积液或者心包缩窄导致的心脏功能学改变的间接征象。对心包炎和心包积液的病因和性质判断仍有局限性，需结合临床、实验室检查（包括积液的细菌学和细胞学检查等）。

2.鉴别诊断　心包积液和缩窄性心包炎表现典型，临床和影像学表现诊断并不困难；注意缩窄性心包炎与限制性心肌病的鉴别（见心肌病节）。

二、心包囊肿

【疾病概要】

1.病理病因　心包囊肿（pericardial cyst）是指发生于心包的一种先天性纵隔囊肿，亦称为心包间皮囊肿、心包旁囊肿、胸膜心包囊肿或纵隔单纯性囊肿等。一般好发于中纵隔，最常位于前心膈角。其次，位于左前心膈角，偶尔位于一侧的心膈角，发病率为1/10万，占纵隔囊肿的33%。心包囊肿多为单房，囊壁菲薄透明，外壁为疏松结缔组织，内壁为单层间皮细胞，内含澄清或淡黄色液体，量大多不超过30ml，少数可达1000ml。

2.临床表现　心包囊肿大多数无症状，常被偶然发现，也可存在胸部不适、心脏受压所致的呼吸困难或心悸。

【影像学表现】

1.X线表现　侧位上80%在前纵隔，正位呈圆形或椭圆形致密影紧贴心影上，呈"泪滴状"，光滑整齐，有传导性搏动，较大囊肿可随呼吸与体位改变而稍变形，感染可突然增大或出现钙化。

2.CT表现　常见于右心膈角，呈单房、均质类圆形囊性密度影，边缘光滑锐利，CT值多为0~18Hu（含有蛋白或出血时CT值增高），囊壁薄，钙化者更能清楚显示，增强后无强化，个别囊壁见蛋壳状钙化对定性诊断很有价值（图5-37a、b）。

3.MRI表现　紧贴心包的"泪滴状"异常信号影，右侧较左侧多见，大小3~8cm，多呈长T_1长T_2信号，含蛋白多时呈短T_1、中等T_2信号，伴有出血时呈动态演变的短T_1信号。a、c、d图有助于鉴别诊断，囊肿内呈高信号（图5-37c、d）。

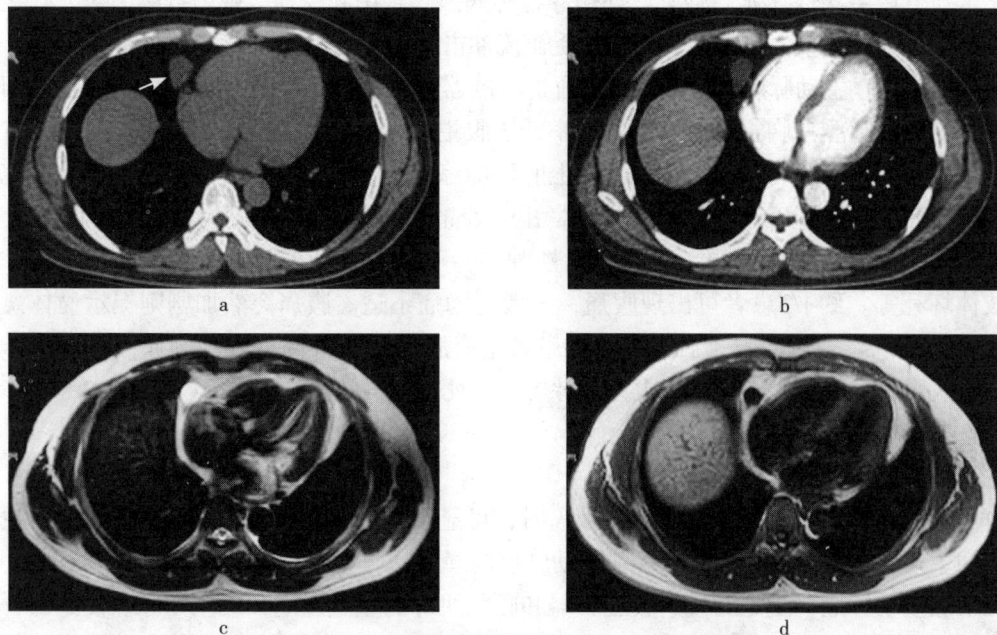

图5-37　心包囊肿

a.CT平扫；b.CT增强扫描；c.MRI T_1WI；d.MRI T_2WI

右心膈角区类圆形囊性低密度影（CT值约18Hu）（白箭头），密度较均匀，边缘光滑，未见分叶及钙化征象。

增强扫描未见强化。MRI呈水样信号

【诊断与鉴别诊断】

1.诊断要点　心包囊肿多表现为心膈角区、心缘旁的圆形或椭圆形影突向肺野，边缘光滑，密度低而均匀，无分叶，少数可有蛋壳状钙化。侧位与心影重叠或凸向后侧。增强CT需注意病变是否强化。MRI检查可判断心脏是否受压。

2.鉴别诊断

（1）表皮样囊肿　多位于前中纵隔，密度常不均匀，部分可见钙化。

（2）支气管囊肿　好发于支气管和支气管周围，水样密度，边缘光滑锐利。部分含有气体影。MRI检查时因支气管囊肿等含蛋白成分多，常表现出中等以上T_1信号强度。

（3）食道囊肿　位于后纵隔前部，食道旁圆形或椭圆形囊性肿块，轮廓光滑，囊壁较厚。

第八节　大血管疾病

一、主动脉瘤

【疾病概要】

1.病理病因　主动脉瘤（aortic aneurysm），即主动脉真性动脉瘤，是指主动脉壁局限性或弥漫性的异常扩张，扩张形态可呈梭形或囊状。诊断标准为扩张主动脉最大内径超过正常主动

PPT

医药大学堂
www.YIYaoDXT.com

脉内径的1.5倍，或胸部主动脉瘤样扩张>5cm，腹主动脉扩张>3cm。主动脉瘤是继主动脉粥样硬化后的主动脉第二常见疾病。升主动脉、主动脉弓、胸主动脉和腹主动脉均可受累，腹主动脉瘤几乎总是位于肾动脉下方的腹主动脉。主动脉瘤多为局限性单发，也可弥漫性或多处并发，如胸主动脉瘤可延伸到腹主动脉形成胸腹主动脉瘤。为方便诊断与治疗，通常将主动脉瘤人为分成胸主动脉瘤和腹主动脉瘤。升主动脉瘤（包括valsalva窦瘤）、弓部主动脉瘤和胸部降主动脉（左锁骨下和膈肌之间的降主动脉）瘤统称为胸主动脉瘤。正常主动脉壁有内膜、中膜和外膜三层结构，中膜富有弹力纤维，随每次心脏搏动进行舒张和收缩而传送血液。当动脉粥样硬化、血管中层囊性坏死、感染、外伤等各种病因导致中膜受损，弹力纤维断裂，代之以纤维瘢痕组织，则动脉壁失去弹性，不能耐受血流冲击，病变管壁逐渐膨大形成动脉瘤。

2.临床表现　主动脉瘤持续增大后可压迫周围器官而引起症状，瘤体破裂为其主要危险。

（1）胸主动脉瘤　胸主动脉瘤的发病率低于腹主动脉瘤，患者通常无症状。出现症状和体征与胸主动脉瘤的大小和部位有关，导致上腔静脉综合征、主动脉瓣关闭不全、反流并充血性心衰、脑梗死、肢体坏死等。胸主动脉瘤常引起疼痛，疼痛突然加剧则提示破裂的可能。

（2）腹主动脉瘤　常在腹部扪及搏动性肿块，可以导致肠梗阻、肾积水、肾梗死、肠坏死、肢体坏死等。约1/3患者可出现腹痛，一般为隐痛不适。腹痛突然加剧则提示瘤体急剧增大、趋向破裂。破裂后局限于后腹膜，则患者常有腹部或腰背部持续性剧痛，并伴有休克表现；如破入腹腔，则可发生猝死，腹主动脉瘤破裂死亡率高达50~80%。

【影像学表现】

1.X线表现

（1）胸主动脉瘤　当瘤体扩张超出纵隔时，可显示升主动脉瘤的纵隔右侧缘增宽、主动脉弓部瘤的主动脉结向左侧异常凸出、胸主动脉瘤的降主动脉影向左侧膨凸。

（2）腹主动脉瘤　受到肠气、腹腔脏器和腰大肌等的重叠影响，腹主动脉即使凸出脊柱的两侧，也很难在腹部X线平片显示。但当动脉瘤的管壁钙化严重时，可经钙化的轮廓提示腹主动脉瘤（图5-38）。

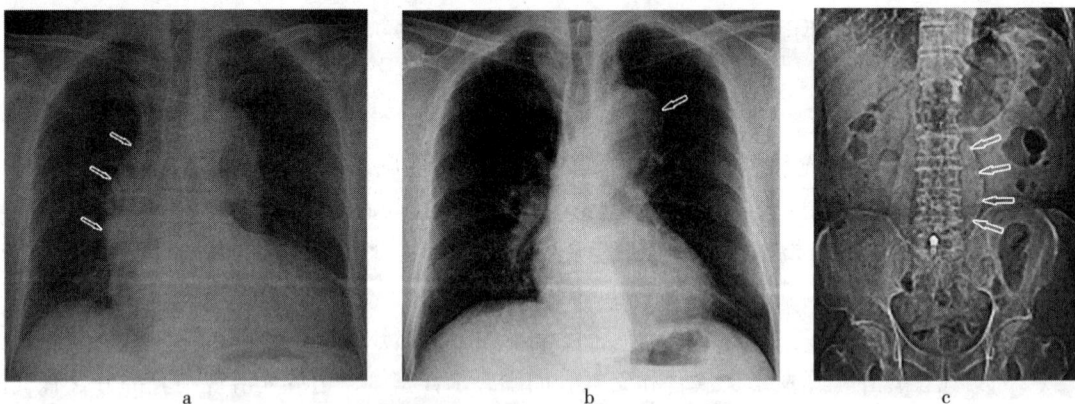

图5-38　胸、腹主动脉瘤X线征象

a.胸主动脉瘤，示纵隔明显增宽，向右侧缘扩展（白箭），提示升主动脉瘤样扩张；b.弓部主动脉瘤，示纵隔左上缘主动脉结明显凸出（白箭），提示主动脉弓部瘤样扩张；c.腹部立位平片示脊柱左旁弧形高密度影（白箭），提示腹主动脉瘤样扩张并瘤体壁重度钙化

2.CT表现　CT轴位图像可显示主动脉瘤体的扩张，并测量瘤体及正常主动脉的管径，还可显示瘤体内的附壁血栓，提示主动脉瘤破裂的征象（图5-39）。

（1）胸主动脉瘤　可显示升主动脉、主动脉弓及胸主动脉的异常扩张，显示管壁有无钙化及瘤腔内有无附壁血栓，并测量最大宽径和长径以及正常段主动脉直径。三维重建图像则可全面立体地显示弥漫或多发胸腹主动脉瘤。

（2）腹主动脉瘤　肾下段腹主动脉最好发，可显示腹主动脉局限性异常扩张，瘤体管壁有无钙化及瘤腔内有无附壁血栓。重要的是，可在轴位及三维重建图像上精确测量瘤体的最大宽径和长径、瘤体两端正常主动脉管径、瘤体上端距双侧肾动脉的距离、瘤体与主动脉的角度、主动脉迂曲等与手术相关的重要数值。此外，还可显示髂动脉瘤、髂动脉或肾动脉闭塞病变等。

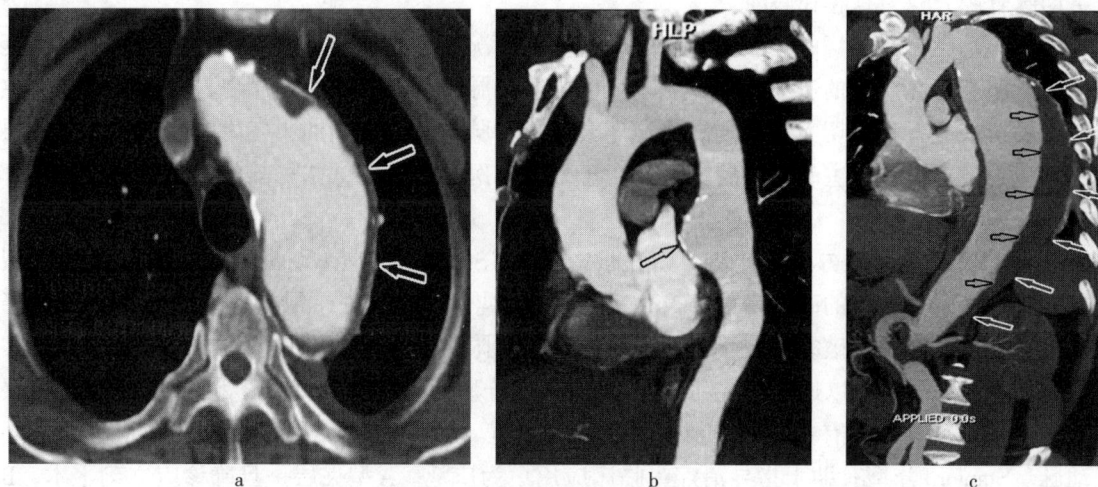

图5-39　不同胸主动脉瘤CT征象

a.弓部主动脉瘤，轴位图像示主动脉弓部大弯侧瘤样扩张（白箭），弓部管壁散在高密度钙化，腔内见少许低密度附壁血栓；b.降胸主动脉瘤，斜矢状位MIP图像示胸主动脉局限性瘤样扩张（黑箭），瘤体壁可见钙化；c.弥漫性胸腹主动脉瘤，降胸主动脉及腹主动脉肾上段弥漫性瘤样扩张（白箭），瘤腔内可见大量低密度附壁血栓形成（黑箭）

3.MRI表现　快速自旋回波的T_1和T_2加权成像序列主要用于形态学诊断，主动脉的瘤样扩张及其瘤腔内的附壁血栓等均能显示，还可测量扩张管腔的直径。三维增强磁共振血管成像能准确显示病变的部位、大小、形态及邻近分支血管受累等情况，还可鉴别慢血流和血栓，对指导治疗和判断预后具有重要价值。

【诊断与鉴别诊断】

1.诊断要点　主动脉瘤通常无症状，多因查体时偶然发现，诊断需依据影像学。动脉瘤濒临破裂时，临床表现可有腹痛、背痛，可扪及搏动性腹部包块。腹主动脉瘤破裂时，可突发剧烈腹痛和休克。主动脉瘤诊断标准为主动脉管壁瘤样扩张，最大宽径超过正常主动脉管径的1.5倍。因瘤样扩张血管与正常血管之间的界限有时不明显，升主动脉瘤样扩张最大宽径>5cm或腹主动脉扩张>3cm也可诊断。

2.鉴别诊断

（1）假性动脉瘤　临床少见，通常继发于钝性的胸腹部外伤，医源性病因主要是主动脉外科和介入手术，也可继发于主动脉感染和穿透性溃疡。与真性动脉瘤的本质区别是凸起的瘤腔是血肿而非管腔，瘤壁是包裹血肿的纤维结缔组织而不是真正的动脉管壁。CT表现通常可见明确的破口，血肿的囊腔多偏向破口侧，边缘与管壁成锐角不出现真性动脉瘤的梭形膨凸，结合好发部位如主动脉峡部、升主动脉根部以及明确的外伤史、手术史等，均可做出明确诊断。

（2）穿透性溃疡　临床表现与典型主动脉夹层或壁内血肿很相似，主要为胸痛，也可无症状。较大的PAU常局限性凸出管壁，需与主动脉瘤鉴别。CT平扫轴位图可显示新月形略高密度血肿影。增强后特征性的CT表现是穿透性溃疡，穿透内膜进入管壁，也可以表现为管壁的局限性外凸。局限性增厚或邻近主动脉壁密度增高提示合并壁内血肿。

二、主动脉夹层

【疾病概要】

1.病理病因　主动脉夹层是主动脉内膜撕裂，血液进入并蓄积于主动脉中膜，使中膜发生分离，主动脉出现环形扩张，撕裂的内膜和部分中膜向腔内移位形成内膜片（intimal flip），并将主动脉管腔分隔为真腔和假腔。

急性主动脉夹层的病因尚不完全清楚，大多数情况下与主动脉退变有关，尤其是中膜病变伴随平滑肌和弹性纤维的退变更为常见。大多数主动脉夹层有高血压的病史，高血压增加了主动脉壁的机械应力和剪切力。长期高血压还会使主动脉内膜硬度增加，使内膜和中膜之间的层间剪切应力随之增加。主动脉夹层也可发生于外伤和医源性创伤，如先前的主动脉切口、导管插入处等。

主动脉夹层的分型方法有两种：DeBakey分型和Stanford分型（图5-40）。①DeBakey分型包括三型。Ⅰ型：内膜的破裂口位于升主动脉，夹层累及升主动脉、主动脉弓、不同长度的降主动脉。Ⅱ型：内膜的破裂口位于升主动脉，夹层局限于升主动脉。Ⅲ型：内膜的破裂口和夹层均位于左锁骨下动脉以远的降主动脉。②Stanford分型则将主动脉夹层分为两型。A型指夹层累及升主动脉，有或没有主动脉弓及降主动脉的受累。B型指夹层位于左锁骨下动脉以远的降主动脉。Stanford分型有助于指导治疗，临床应用更为广泛。A型夹层一旦确诊应立刻手术，B型夹层则多采用覆膜支架腔内修复术或药物保守治疗。

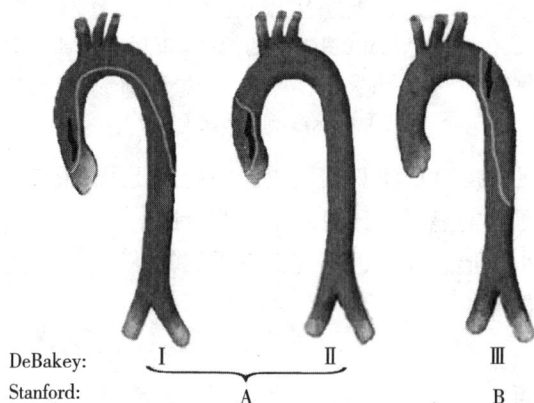

图5-40　主动脉夹层的分型

2.临床表现　突然剧烈的胸背痛，持续不缓解，晕厥，肢体血压、脉搏不对称，休克甚至猝死。

【影像学表现】

1.X线表现　急性期大部分患者无明显异常；部分上纵隔阴影增宽或主动脉影增宽。

2.CT表现　CT目前是评价急性主动脉夹层应用最广泛的、首选的影像学检查方法。CT平扫可发现向腔内移位的钙化，一般认为移位超过5mm的钙化具有诊断价值。对于严重贫血的患者，有时可能因血液密度的降低而直接显示内膜片。CT平扫还可显示一些间接征象，包括主动脉增宽、纵隔血肿、心包积液、胸腔积液等，但均不具特异性。CT平扫诊断主动脉夹层的敏感性差，阴性结果不能排除诊断。

CT血管成像（CT angiography，CTA）是诊断主动脉夹层的重要方法，特征性表现是内膜片将主动脉管腔分为真腔和假腔；破裂口表现为内膜片的连续性中断。通过观察主动脉夹层的累及范围及破裂口的位置，可对主动脉夹层进行分型（图5-41）。CTA对Stanford B型夹层破裂口的显示率可达100%，对Stanford A型夹层破裂口的显示则受心脏搏动和主动脉瓣运动伪影影响大，心电门控扫描非常有帮助。CTA检查还可以对主动脉直径、真腔和假腔直径、重要血管分支是否受累、破裂口与重要血管分支的关系等，提供准确的测量和分析，以指导治疗计划的制定。分支血管受累表现为内膜片延伸至血管的开口或进入其管腔内，引起血管的狭窄和（或）闭塞；对于起自假腔的分支血管，其血流也会减少。如果血管支配的相应脏器在扫描范围内，则还可观察到相应脏器或组织的灌注减低，提示脏器或组织的缺血、梗死（图5-42）。主动脉夹层的内膜片可顺行撕裂，延续至双侧髂动脉和股动脉，也可逆行撕裂累及冠状动脉，因此所有主动脉分支均可能受累。

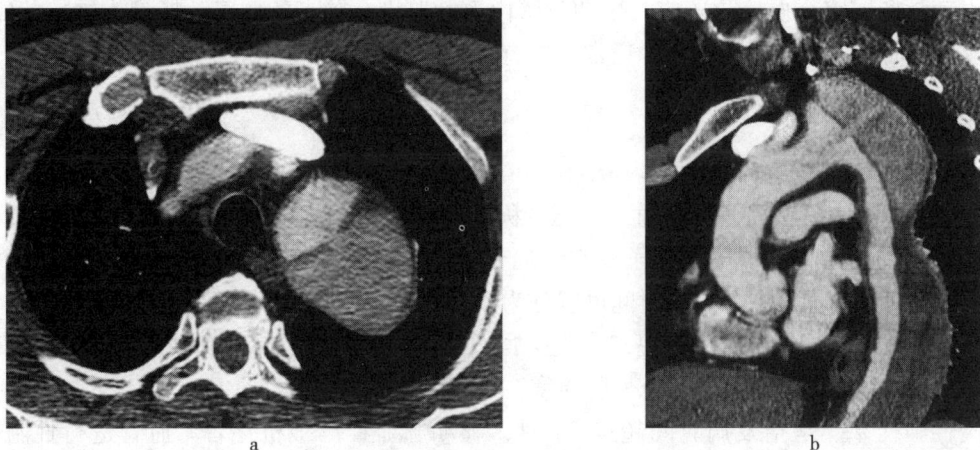

图5-41　主动脉夹层

a.轴位图像；b.斜矢状位MPR图像

降主动脉增宽，内膜片将管腔分为真腔和假腔，真腔密度较高，假腔密度较低。内膜片中断处即为破裂口，位于降主动脉。内膜片的范围和破裂口的位置表明分型为Stanford B型

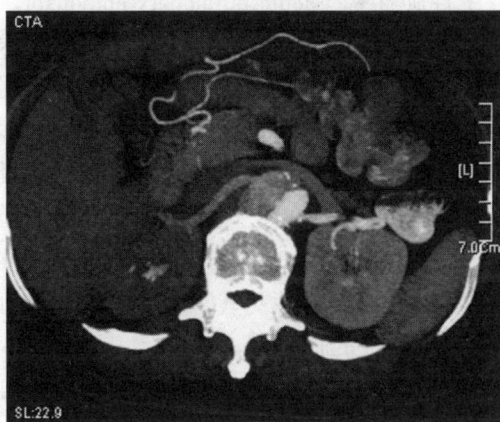

图5-42　主动脉夹层累及右侧肾

右肾动脉起自假腔，左肾动脉起自真腔。右肾实质的强化程度明显低于左肾，提示灌注减低

3.MRI表现　影像学表现基本同CT所见。MRI采集时间明显长于CT，检查过程中对于病情不稳定的患者监测困难，在急性主动脉夹层诊断中的应用较CT少，多用于病情稳定患者的系列随访或碘对比剂过敏的患者。

【诊断与鉴别诊断】

1.诊断要点　内膜片将主动脉管腔分为真腔和假腔，这是主动脉夹层的特征性表现，CTA诊断不难。CTA更为重要的作用是能够定位破裂口、识别真腔和假腔、精确测量夹层的范围（包括其长度和直径）、观察主要分支血管受累情况、主要血管分支与破裂口的距离、显示并发症等，为临床评估病情、制定正确的治疗方案提供依据。

2.鉴别诊断

（1）主动脉夹层在X线平片上表现为纵隔增宽时，需要与纵隔肿瘤鉴别，CT和MRI可做出鉴别诊断。

（2）主动脉夹层假腔完全血栓化时，需要与梭形动脉瘤附壁血栓形成相鉴别。前者范围长，后者范围较为局限；前者内膜片位于腔内，造成钙化内移。而后者的内膜仍位于主动脉壁，即钙化位于附壁血栓外缘。

（3）主动脉夹层完全血栓化还应与主动脉壁内血肿鉴别。前者的内膜片撕裂为螺旋状的，伴有管腔变形；而后者则为纵向延伸，通常不伴有管腔变形，且分支一般不受累。

三、肺动脉栓塞

肺动脉栓塞简称肺栓塞，是由于内源性或外源性栓子堵塞肺动脉，引起肺循环障碍的临床和病理生理综合征，其中发生肺缺血或坏死者称为肺梗死。栓子包括内源性栓子和外源性栓子，如血栓栓子、脂肪栓子、羊水栓子及空气栓子等。肺动脉栓塞是第三位常见的心血管疾病，仅次于冠心病和高血压。按发病时间可以分为以下几种类型。

（1）急性肺栓塞 指发病时间较短，一般在14日以内，新鲜血栓堵塞肺动脉者。若发病时间超过14天，在3个月以内者，为亚急性肺栓塞。

（2）慢性肺栓塞 是指发病时间超过3个月，肺动脉血栓已被机化者。血管进行性阻塞导致血管阻力不断增加致使慢性血栓栓塞性肺动脉高压（chronic thromboembolic pulmonary hypertension，CTEPH）形成。

（一）急性肺栓塞

【疾病概要】

1.病理病因 绝大多数急性肺栓塞（acute pulmonary embolism，APE）患者都有诱因，如下肢或盆腔静脉血栓形成、长期卧床或不活动、慢性心肺疾病、手术、创伤、恶性肿瘤、妊娠及口服避孕药等。血流淤滞静脉损伤和血液高凝状态等因素综合作用易引起血栓形成，血栓脱落后可导致肺栓塞。栓子的脱落常与血流状态突然改变有关，如久病术后卧床者突然活动或用力排便。肺动脉栓塞的病理生理变化主要包括血流动力学改变和呼吸功能改变。血流动力学改变取决于栓塞血管的多少和心肺功能状态。栓子栓塞后肺循环阻力增加，肺动脉压升高，肺血管床堵塞50%以上，肺动脉平均压大于30~40mmHg，可发生右心衰竭，继发左心排血量降低，血压下降。呼吸功能的改变主要是引起反射性支气管痉挛，气道阻力增加，肺通气量减少，肺泡上皮通透性增加，引起局部和弥漫性的肺水肿。

2.临床表现 肺栓塞的症状缺乏特异性，取决于栓子的大小、数量、栓塞的部位及患者是否存在心、肺等器官的基础疾病。多数患者因呼吸困难、胸痛、先兆晕厥、晕厥和（或）咯血而被疑诊为肺栓塞。

【影像学表现】

1.X线表现

（1）X线平片 可出现肺缺血征象，如肺纹理稀疏、纤细，肺动脉段突出或瘤样扩张，右下肺动脉干增宽或伴截断征，右心室扩大征。也可出现肺野局部浸润阴影、尖端指向肺门的楔形阴影、盘状肺不张、患侧膈肌抬高、少量胸腔积液、胸膜增厚粘连等。胸片虽缺乏特异性，但有助于排除其他原因导致的呼吸困难和胸痛。

（2）肺动脉造影 是诊断肺栓塞的"金标准"。肺栓塞的直接征象有肺动脉内对比剂充盈缺损，伴或不伴"轨道征"的血流阻断；间接征象有肺动脉对比剂流动缓慢，局部低灌注，静脉回流延迟。

2.CT表现

（1）CT平扫　①管腔局限性密度增高，可见于主肺动脉及左右肺动脉。肺动脉血栓栓子数天至数周内可发生机化，使血栓成为致密CT影；②局限性密度减低，此征象较高密度影少见，表现为血栓的密度较周围肺动脉内血液密度低，提示血栓形成时间短，含水分较多，为新鲜血；③接近栓子近侧肺血管增粗，而远段肺纹理变细或缺如；④肺组织密度呈"马赛克"样改变，局限性的血管纹理分布不均或稀疏，在肺窗内能观察到肺内密度不均匀；⑤肺梗死灶形成，以胸膜为基底的楔形实变，尖端与供血肺动脉相连，周围为磨玻璃样渗出，有时可见支气管充气征；⑥胸膜增厚、胸腔积液以及肺动脉高压等。

（2）CT增强扫描　显示肺动脉内完全或部分充盈缺损（图5-43）；当肺栓塞患者出现右心室功能障碍时，舒张期横轴位测量左、右心室腔最宽处内径，RV/LV>1。

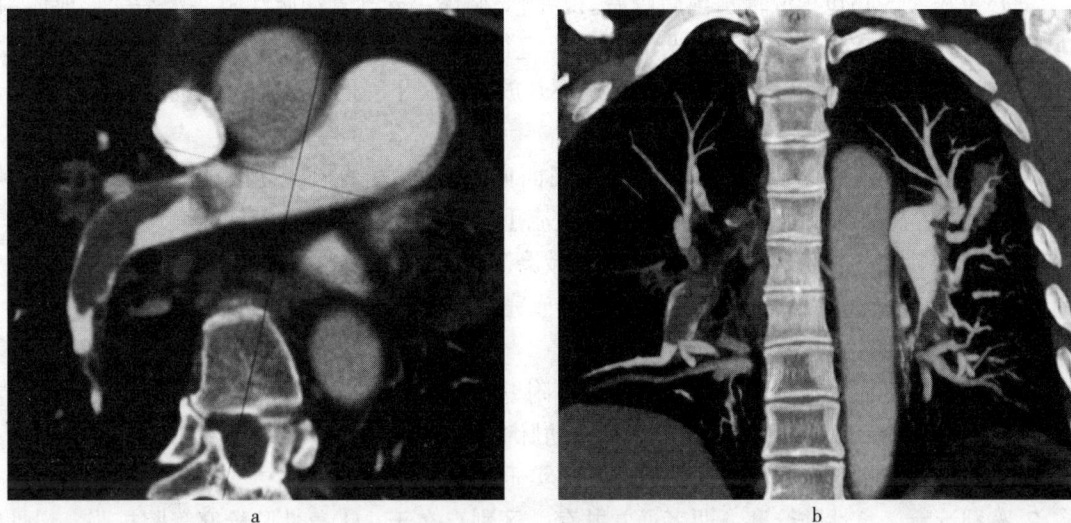

图5-43　肺动脉栓塞

a.肺动脉CTA：MPR重建，右肺动脉及右肺下叶肺动脉内见充盈缺损。b.冠状位MIP
重建示双肺动脉分支内多发栓塞，伴肺动脉高压，呈残根样改变

3.MRI表现

近年来，随着设备性能的提高，MRI不仅能显示肺动脉血栓的情况，还能显示肺灌注状态和右心功能情况。

【诊断与鉴别诊断】

1.诊断要点　有肺栓塞危险因素存在；平扫见管腔局限性密度增高、肺梗死灶、胸腔积液等；CT增强扫描显示肺动脉内完全或部分充盈缺损。

2.鉴别诊断　单靠临床表现及实验室检查诊断APE较困难，但CT平扫及增强扫描可以直观显示肺栓塞，诊断不难。有时需要与肺动脉内对比剂充盈不均匀造成的假象和原发肺动脉肉瘤鉴别。肺动脉对比剂充盈不均匀主要是表现在肺动脉远段，与扫描技术有关，通常结合肺静脉期或随访可以与肺动脉栓塞鉴别。

（二）慢性肺栓塞及慢性血栓栓塞性肺动脉高压

【疾病概要】

1.病理病因　CTEPH的诊断需满足以下3条：①至少已行3个月的有效抗凝治疗以除外亚急性肺栓塞；②右心导管测量平均肺动脉压≥25mmHg（1mmHg=0.133kPa），同时肺小动脉楔压≤15mmHg；③影像学检查结果支持肺栓塞的诊断。

2.临床表现　根据是否伴发急性肺栓塞，CTEPH患者的临床表现主要分为伴有和不伴有急性肺栓塞两大类。伴有急性肺栓塞的患者主要表现为因肺栓塞发生或复发引起的进行性加重的劳累性呼吸困难、咯血、伴或不伴右心功能障碍的体征，如疲劳、面色苍白、晕厥或水肿。病程进展到下一次发病之间的"蜜月期"可持续数月至数年。约63%的患者没有急性肺栓塞的病史，进行性劳累性呼吸困难和迅速进展的疲劳是最常见的症状。这与其他类型重度肺动脉高压，尤其是与原发性肺动脉高压难以区分。

【影像学表现】

CT表现

（1）肺动脉征象 ①完全闭塞：带状充盈缺损、血管突然变细和远端血管充盈。②部分闭塞：管腔狭窄、内壁不光滑、带状或网状影。血管狭窄，大血栓内部再通或见附着于动脉壁的机化血栓。偏心性、新月状充盈缺损，与血管壁呈钝角。③血栓钙化：但少见，慢性血栓是管样形状钙化，且局限分布在动脉分叉处。④肺动脉高压征象：肺动脉主干直径宽于同层主动脉，且>29mm；近段肺动脉不均匀增粗；肺动脉壁钙化、肺血管扭曲；右心室增大；心包增厚或少量心包积液。心包积液提示预后较差。⑤侧支循环：支气管动脉在阻塞水平旁形成体-肺动脉的侧支循环。支气管动脉近段异常膨大（直径大于2mm），血管弯曲；支气管动脉扩张能够支持慢性或再次栓塞的诊断；其他侧支循环开放，如膈下、肋间和胸廓内动脉，这些患者的咯血与这些侧支循环的形成有关。

（2）肺实质征象 ①肺梗死表现为基底面向胸膜的楔形影，逐渐缩小被条索影取代。②"马赛克"灌注征象，因血管远端闭塞及血流重新分配到开放的血管床而表现为高低密度不均匀。③外周肺动脉血流灌注引起的局部区域磨玻璃样改变。④柱状支气管扩张，占2/3，发生于段及段以下支气管，邻近肺动脉严重狭窄或完全阻塞、收缩。

【诊断与鉴别诊断】

1.诊断要点 临床常有常年肺栓塞病史；附壁性充盈缺损，管腔狭窄、内壁不光滑、带状或网状影；肺动脉壁钙化、肺血管扭曲；肺动脉高压征象；"马赛克"灌注征象；其他辅助征象，如右心室增大、心包增厚、侧支循环及肺实质征象。

2.鉴别诊断 急性肺栓塞，两者通常共存，区别点在于：①急性肺栓塞管腔扩张，慢性肺栓塞阻塞远端血管直径明显狭窄，支气管动脉扩张支持慢性肺栓塞；②急性肺栓塞中心性或偏心性充盈缺损，与血管壁夹角呈锐角；慢性肺栓塞新月形充盈缺损，与血管壁夹角成钝角；③慢性肺栓塞患者血栓CT值较高，慢性肺栓塞为87±30Hu，急性肺栓塞为33±15Hu。

案例讨论1

案例 患者，男，50岁。突发剧烈胸痛，CTA检查如下图。

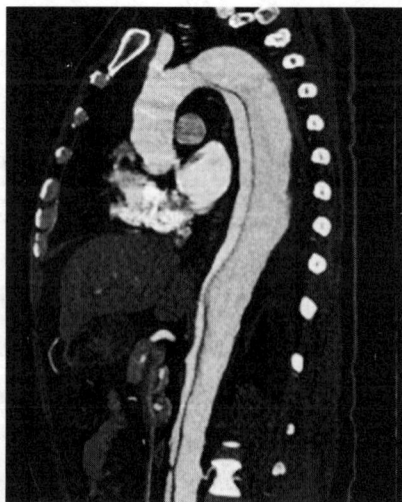

讨论 1.请描述影像学表现。

2.该患者诊断为什么疾病？鉴别诊断有哪些？

案例讨论2

案例 患儿，男，3岁。生后即出现发绀，患儿常有活动后气急，行走后有蹲踞。查体：杵状指，胸骨左缘收缩期震颤，胸骨左缘下方及心尖可闻及收缩早期喷射杂音。胸片如下。

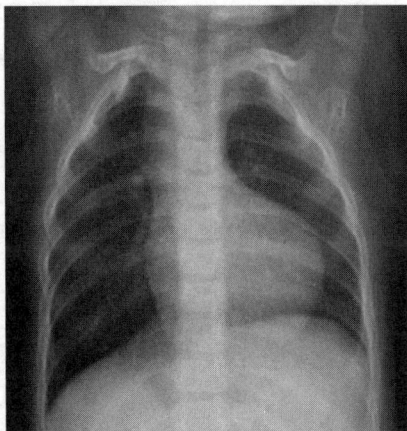

讨论 1.请描述影像学表现。

2.该患者诊断为什么疾病？鉴别诊断有哪些？

本章小结

普通X线片在循环系统的应用明显受限。但是，对于肺血液循环的整体显示良好，因此诊断要求具有良好的胸部阅片的基本功。CT冠状动脉成像对于冠状动脉显示具有一定的优势，并且CT一次扫描显示冠状动脉的同时也可以显示肺动脉和主动脉。随着技术的发展，MRI在循环系统的应用越来越广泛，特别是随着快速序列的应用，优势越来越明显。

本章要求重点掌握①正常影像表现：正常心型，心胸比率；②异常影像表现：常见异常心型，各房室增大，肺循环异常；③常见疾病影像表现：冠心病、风心病、房间隔缺损、心包病变、主动脉夹层、肺栓塞。

在学习过程中树立整体的阅片诊断观念，即阅片过程中同时要观察心脏、肺血液循环和主动脉各方面异常，同时非常熟悉血流动力学改变对循环系统的影响。

习 题

一、单项选择题

1.双肺门增大、模糊，双肺上野血管影扩张，透光度减低呈遮纱样改变，最可能为（　　）。

A.肺充血　　　　　B.肺缺血　　　　　C.肺淤血　　　　　D.肺气肿　　　　　E.肺水肿

2.左心房增大不出现的X线征象是（　　）。

A.双心房影　　　　　　　　　B.气管分叉受压抬高

C.食管受压向后移位　　　　　D.左心缘四弧段

E.肺门明显缩小

3.肺门舞蹈见于（　　）。

A.主动脉瘤　　　B.房间隔缺损　　　C.冠心病　　　　D.法洛四联症　　　E.二尖瓣狭窄

4.房间隔缺损不出现的X线征象的是（　　）。

A.右心室增大　　　　　　　　　　B.右心房增大

习题

C.左心室增大   D.肺动脉充血扩张

E.主动脉正常或细小

5.不是二尖瓣狭窄血流动力学导致的征象是（   ）。

A.左心室增大   B.右心室增大   C.左心房增大   D.肺淤血   E.肺动脉高压

6.对冠心病诊断最可靠的方法是（   ）。

A.X线平片   B.MRI   C.左心室造影   D.冠状动脉造影   E.CT

7.在正位胸部X线片上年轻人右心缘上部一般构成是（   ）。

A.上腔静脉   B.无名动脉   C.升主动脉   D.右心房   E.奇静脉

8.MRI不能显示的心脏结构是（   ）。

A.房、室间隔   B.心肌壁厚度   C.心腔大小   D.人工生物瓣膜   E.金属瓣膜

9.下列不表现为左心房增大的疾病是（   ）。

A.室间隔缺损   B.动脉导管未闭

C.二尖瓣狭窄   D.二尖瓣关闭不全

E.肺动脉瓣狭窄

10.正常成人右下肺动脉主干直径一般为（   ）。

A.≤5mm   B.≤8mm   C.≤10mm   D.≤15mm   E.≤20mm

二、简答题

1.简述风湿性心脏病二尖瓣狭窄影像学表现（考虑心脏、肺血液循环和主动脉三方面内容）。

2.室间隔缺损血流动力学改变是什么？导致心脏、肺血液循环和主动脉出现什么改变？

3.简述急性肺动脉栓塞影像学表现。

（朴成浩　时　强）

第六章　消化系统

消化系统器官在X线投照下，其与周围软组织之间密度无明显差别，缺乏天然对比，不能直接显示。腹部平片检查存在很大的局限性，目前仅用于消化道穿孔、肠梗阻、腹部异物等疾病的检查。目前消化道的疾病放射性学检查主要用硫酸钡造影。近年来CT、MRI因其快速、薄层扫描和强大的后处理功能，在临床消化道特别是小肠检查中得到广泛应用。其对了解消化道肿瘤内部结构、管壁的浸润程度和转移情况有较大的价值。肝、胆、胰等实质性器官疾病目前的检查方法则主要以USG、CT、MRI为主。急腹症的影像学检查以CT为主，特别是增强扫描有重要的诊断价值。

第一节　消化道

一、影像检查方法

目前内镜在消化道黏膜病变的发现和诊断有极其重要的价值，但对于器官形态结构改变和以功能改变为主的病变则不如X线造影及CT、MRI检查，所以内镜与影像学检查应互为补充。消化道造影在临床运用较为广泛，包括消化道钡餐造影和钡灌肠造影检查。

（一）钡餐造影

用于观察咽、食道、胃、小肠的形态、位置及功能的改变。对有严重胃肠道狭窄、急性消化道出血和胃肠道穿孔者应禁做钡餐造影，必要时可用水溶性碘造影剂造影。

1. 钡餐造影前准备

（1）患者的准备　空腹，一般应禁食6小时以上，3日前停用不透X线的药物（如含铋剂、钙剂的药物）以及能改变胃肠道蠕动功能的药物。检查食管虽可不必禁食，但在空腹检查为好，尤其在贲门失弛缓症、食管裂孔疝或疑为食管下端贲门部肿瘤的患者，以免食物残留影响检查和诊断。如果有幽门梗阻患者，应在洗胃后抽净胃内液体检查。

（2）造影剂配制　消化道造影一般用医用硫酸钡，口服硫酸钡制剂根据检查部位不同可调制成不同的浓度：①稠钡剂用于检查食管、胃以及十二指肠球部黏膜相，钡水比例为3:1~4:1，调成糊状，要求挑起能成丝；②稀钡剂用于检查胃和小肠充盈相，钡水比例1:1~1:1.5，钡剂要求现用现配，溶剂和调钡用具必须严格消毒，防止交叉感染。

2. 钡餐造影方法

（1）食管钡餐造影　被检者先采用站立右前斜位，在透视观察下开始吞咽钡餐，自上而下逐段观察食管扩张充盈和收缩排空情况，直达贲门部，再以左前斜位和正位进行检查，透视过程中选择病变显示最清楚的位置摄取点片，卧位和头低脚高位可减慢钡剂通过速度，有利于病

PPT

医药大学堂
www.yiyaodxt.com

变的显示，容易发现管壁的轻度扩张受限。

（2）胃及十二指肠钡餐造影　造影前行胸、腹部透视，观察有无胃肠道穿孔、肠梗阻。若发现，钡餐检查则为禁忌。①显示黏膜纹吞咽产气粉（发泡剂）后，口服少量钡剂（15~30ml），指导患者在摄影床翻身打滚再进行透视就可以获得满意的黏膜纹图像，显示黏膜纹时最好不要加压。②立位检查：最大的优点为便于转动患者和观察更大范围的胃部，有利于观察胃体大小弯和前后壁，并可以了解胃部的软硬程度。立位时胃泡内常常充以气体，应注意观察胃泡气体内有无软组织块影，并转动体位以了解软组织块影是胃内阴影还是胃外重叠影。③卧位检查：服少量钡餐观察黏膜纹的方法如前所述。患者还需要服用中等量钡餐（100~150ml）分别进行各种体位的观察，有时可以显示立位检查不能发现的病变。④压迫检查：显示黏膜纹、龛影和充盈缺损，往往必须进行压迫检查，服用中等量钡餐后，用不同大小和形态压迫器，透视下以不同压力在病灶部位压迫进行观察。

十二指肠钡餐造影检查前准备、钡剂配制与胃钡餐检查相同。做检查时一般同时进行立位和卧位检查，立位的优点在于十二指肠球部不易与胃窦重叠。仰卧位检查有利于十二指肠其他各段的显示。

（3）小肠钡餐造影　为了使造影剂容易进入小肠，通常建议口服50%钡剂400~500ml后，向右侧卧位，如患者不能一次性服完，可分次服下，随后每隔半小时检查一次，必须观察到钡剂充盈到回盲部检查才算结束。每次检查应辅以压迫法。为了增加肠蠕动，使造影剂快速达到回盲部，在服用钡剂后可加服冰冻生理盐水或肌内注射新斯的明、甲氧氯普胺等药物。本法的缺点为费时、间隙检查、肠袢重叠，难免会遗漏病灶。

（二）钡灌肠造影

钡灌肠大肠造影是诊断大肠病变基本影像学检查，除疑有大肠坏死、穿孔以及肛裂疼痛不能做灌肠外，一般无禁忌证。

1.钡灌肠前准备

（1）患者的准备　在检查的前1~3天用低渣饮食，检查前当晚用开水冲服番泻叶5~10g（约500ml）或口服30ml蓖麻油，造影前6小时禁食，钡灌肠前做清洁灌肠，清洁灌肠距离钡灌肠时间不能太近，洗肠后应让患者多排便几次，然后开始检查。

（2）造影剂配制　普通钡灌肠一般用较稀薄的钡剂，钡、水比例通常以1：4为合适。

2.钡灌肠造影方法　钡剂的温度以微温为宜，检查时病人取俯卧位，倾斜检查台面，使头位低10°~15°，在肛管顶端擦拭少量润滑油后，先有肛管放出少量钡剂，观察钡剂注入是否通畅，排出管内气体，夹住管子，将肛管轻轻插入直肠7~10cm注入钡剂，一般在钡头过肝曲达横结肠中部时即可停止注钡，然后注气，注入气体应缓慢，通过气体的压力将钡头向左半结肠推进，至左半结肠扩张约5cm即可停止注气，然后拔出肛管，让患者做俯卧-仰卧-俯卧翻转数次，刚翻转时右侧向下，注入钡剂和气体经数次翻转后见钡剂在结肠表面形成良好的涂布时，即可摄片。

3.小肠CT和MR成像　小肠在消化道中最长，走行迂曲重叠，活动度大。传统的口服钡剂小肠造影和小肠插管灌肠，能较好地显示肠壁黏膜和肠管形态，但有很大的局限性，其病变检出率低，灵敏度不高。小肠灌肠患者比较痛苦，需要在透视下进行插管及灌肠摄片，患者需要接受较多剂量X照，而且不能显示肠壁结构及周围器官的情况。近年来迅速发展的多层螺旋CT和MRI，以其快速、薄层扫描和强大的后处理功能，在临床上得到了广泛的应用。对小肠疾病而言，MDCT和MRI能够清晰显示小肠壁和肠管外病变，能够对病变范围、性质和分期做出全面准确评价，将小肠疾病的诊断提高到一个新水平。口服法MDCT小肠造影（MDCT enterography，MDCTE）和磁共振小肠造影（MR enterography，MRE）作为小肠病变新的检查方法由此产生，并在临床上得到更为广泛的应用。

（1）小肠CT成像的扫描技术　小肠CT成像的关键是小肠肠管得以充分扩张，只有小肠肠腔扩张良好，才能明显增加小肠壁和肠腔的对比，使小肠壁显示更加清晰。检查前一晚口服导泻剂清洁肠道。①检查前准备：检查前4~8h禁食固体食物，病人可以自行喝水，以保持肠道的水化状态。扫描前间隔15~20min分3次口服2.5%甘露醇溶液1500~2000ml。扫描前，病人喝完最后一杯2.5%甘露醇溶液（约150ml），以便充盈胃及十二指肠。儿童或既往有小肠切除史的病人可适当减少总量，以能适应病人的耐受为标准。如无禁忌，扫描前5~10min可静脉注射盐酸山莨菪碱20mg以减少肠道蠕动。②扫描参数及影像后处理：目前MSCT小肠成像多采用16层以上的多层螺旋CT扫描设备，尤其是64层以上扫描设备能够获得满意的效果，扫描范围需要包括所有的小肠及结肠，一般从膈顶扫到耻骨联合，平扫一次屏气完成。增强扫描一般行双期（动脉期和静脉期）。对比剂可根据情况选择非离子型含碘对比剂1.5~2.0ml/kg，注射流率一般为3.0~3.5ml/s，静脉团注。动脉期延迟25~30s，静脉期延迟50~70s。扫描完成后原始数据进行1~2mm薄层重建。图像后处理可采用多平面重组（MPR）获得矢状面、冠状面或任意角度影像，依据胃肠道走行分节段显示胃至回盲部各段肠管，肠系膜动、静脉的显示可采用最大密度投影（MIP）或容积再现（VR）的方法进行。

（2）小肠MR成像的扫描技术　随着影像技术的快速发展，腹部MRI已经得到广泛的应用，肠腔内对比采用黑腔技术，该技术类似于CT口服法造影，采用甘露醇溶液及甲基纤维素充盈及扩张肠管。采用静脉注射钆对比剂，在对比剂注射后约60s肠壁开始强化，T_1WI增强扫描时，肠腔内水性溶液呈低信号，肠壁强化，因此称之为黑腔技术。MRI冠状面平扫T_2WI可以较清晰的显示高信号充满造影剂的肠管走行、形态以及周围结构。另外，利用MR水成像技术可以直接得到肠道的三维成像，尤其在患者年龄较轻时，该检查方法较好。

（3）小肠CT和MR成像优缺点　CT检查优点是检查时间段短、费用低、空间分辨率高，且患者依从性较好。MRI优点在于软组织分辨率高、增强扫描后有利于小肠病变的检出，特别是能更好地反映肿瘤内部成分，另外无辐射检查也是MRI的优势之一。MRI较CT的缺点是空间分辨率低，检查时间较长，对于幽闭恐惧症、装有心脏起搏器和部分植入金属装置的患者则为禁忌。

二、正常影像学表现

（一）X线表现

1.咽部　咽部是消化道的起始部分，是含气空腔，吞钡正位观察，上方正中透亮区是会厌，两旁充钡小囊状结构为会厌谿。会厌谿外下方较大的充钡空腔是梨状窝，近似菱形两侧对称，梨状窝中间的透亮区为喉头，勿当作肿物充盈缺损。侧位观察会厌谿在上方偏前，梨状窝在下方靠后。吞咽时梨状窝收缩上移且变小，静止时较宽大。梨状窝内钡剂多为暂时充盈，片刻即排入食管（图6-1）。

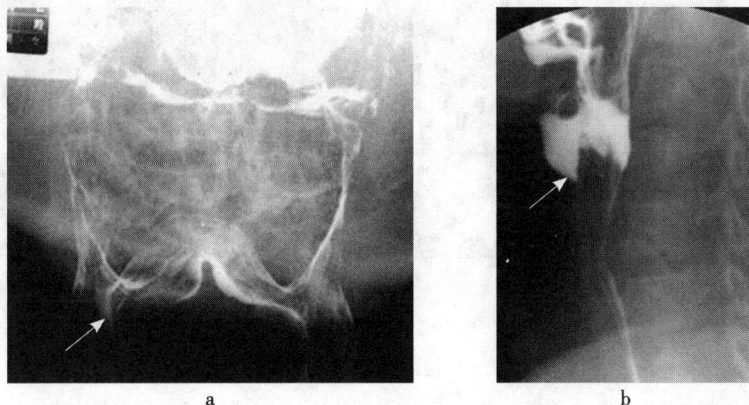

图6-1　正常咽部X线表现

a.正位；b.侧位：梨状窝（↑）

食管充盈相表现为食管吞钡充盈，轮廓光滑整齐。正位观察位于中线偏左，管壁柔软，蠕动自如。右前斜位是观察食管的常规位置，其前缘可见3个压迹，从上至下为主动脉压迹、左主支气管压迹和左心房压迹。透视下食管第一蠕动为原发蠕动，由下咽部动作激发，使钡剂迅速下行到达胃内。第二蠕动又称继发蠕动波，由食物团对食管壁的压力引起，始于主动脉弓水平，向下推进。第三蠕动波是食管环状肌局限性不规则收缩运动，形成波浪状或锯齿状边缘，出现突然，消失迅速，多发于食管下段，常见于老年人和食管贲门失弛缓症者。

食管黏膜相表现为少量充钡，黏膜皱襞表现为数条纵行、相互平行的细条状透亮影，黏膜皱襞通过膈食管裂孔时聚拢，经贲门与胃小弯黏膜皱襞相连续（图6-2）。

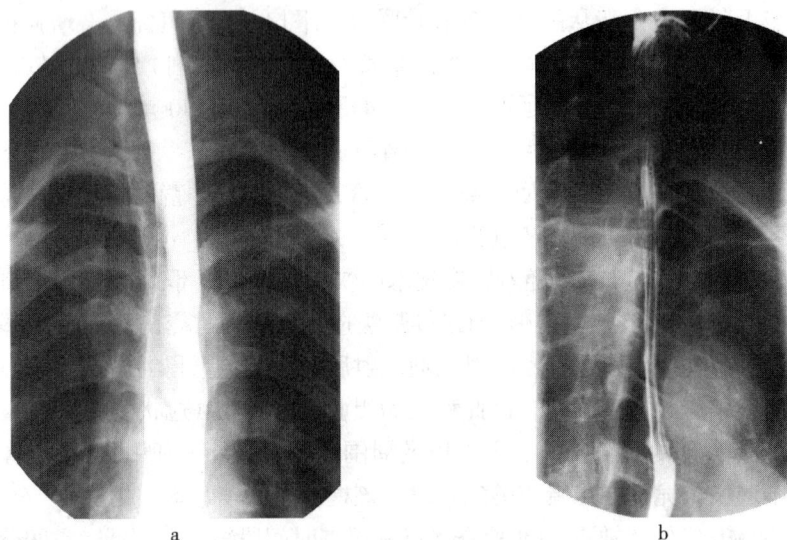

图6-2　正常食管X线表现

a.充盈相；b.黏膜相

2.胃　食管进入胃部的开口部位称贲门，胃底为贲门水平线以上部分，立位时含气，称为胃泡。胃轮廓的右缘为胃小弯，左缘是胃大弯，胃小弯向下行，然后转向右上或略呈水平转向右方，转角处叫作胃角或角切迹。贲门至胃角的一段称胃体。胃部通向十二指肠的细、短管状结构称为幽门，角切迹与胃大弯最低点连线，此线与幽门之间的区域叫作胃窦。幽门近端大约2~3cm一段胃窦又叫作幽门前区。胃的形状与体型、张力及神经系统的功能状态有关，一般可分为以下4种类型（图6-3）。

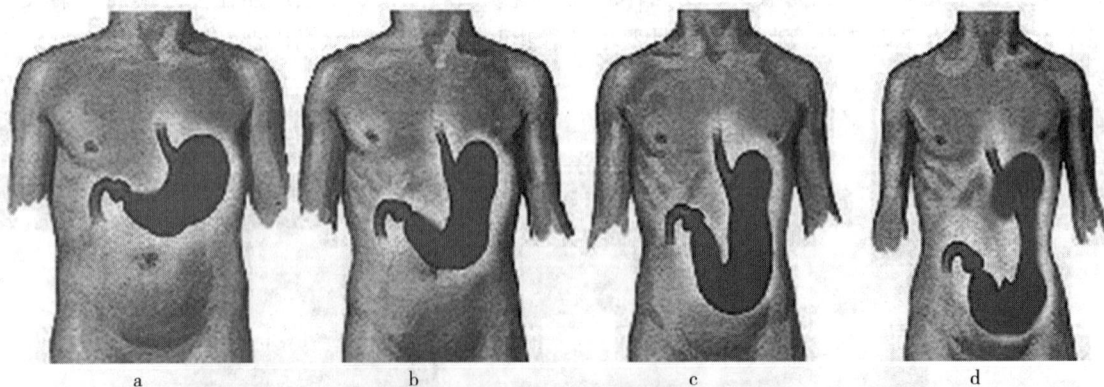

图6-3　胃的分型

a.牛角型；b.钩型；c.无力型；d.瀑布型

（1）牛角型：位置、张力均高，呈横位，上宽下窄，胃角不明显，形如牛角。多见矮胖体型的人群。

（2）钩型：位置、张力中等，胃角明显，胃的下极大致位于髂棘水平，形如鱼钩。常见于中等体型的人群。

（3）无力型：位置与张力均较低，胃腔上窄下宽如水袋状，胃下极位于髂棘水平以下，常见于瘦长体型人群。

（4）瀑布型：胃底呈囊袋状向后倾，胃泡大，胃体小，张力高。充钡时，钡剂先进入后倾的胃底，充满后再溢入胃体，犹如瀑布。

胃的黏膜皱襞像，可见皱襞间沟内充以钡剂，呈致密的条纹状影。黏膜皱襞显示为条状透亮影。胃小弯侧的皱襞平行整齐，一般可见3~5条。角切迹以后，一部分皱襞沿着胃小弯走向胃窦，一部分呈扇形分布，斜向大弯。胃体大弯侧的黏膜皱襞为斜行、横行而呈不规则的锯齿状，胃体部黏膜一般不超过5mm。胃底部黏膜皱襞排列不规则，相互交错呈网状。胃窦部的黏膜皱襞可表现为纵行、斜行和横行，收缩时为纵行，舒张时以横行为主。胃的双对比造影显示胃整体的边缘形成了光滑连续的线条状应，其粗细、密度在任何部位均相同，无明显的突出与凹陷。双重对比造影能显示黏膜皱襞的微细结构及胃小区、胃小沟。正常胃小区为呈圆形、椭圆形或多角形大小相似的小隆起，其由于留在周围浅细的胃小沟而显突出，呈细网眼状。正常的胃小沟粗细一致，轮廓整齐，密度淡而均匀（图6-4）。

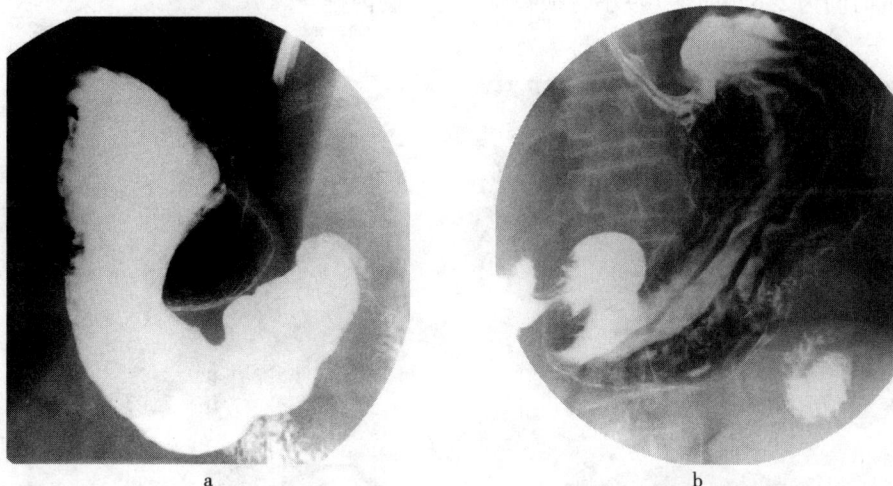

图6-4 正常胃X线表现

a.充盈相；b.气钡双重相

胃的蠕动来源于肌层的波浪状收缩，胃体上部开始，有节律地向幽门方向推进，波形逐渐加深，一般同时可见2~3个蠕动波。胃窦没有蠕动波，是整体向心性收缩，使胃窦呈一细管状，将钡剂排入十二指肠，之后胃窦又整体舒张，恢复原来状态，但不是每次胃窦收缩都有钡剂排入十二指肠。胃的排空受胃的张力、蠕动、幽门功能和精神因素影响，一般于服钡2~4小时后排空。

3.十二指肠　十二指肠全程呈C形，上与幽门连接，下与空肠连接，一般分为球部、降部、水平部及升部。球部呈锥形，两缘对称，尖部指向右后方、底部平整，球底两侧称为隐窝或穹窿，幽门开口于底部中央。球后轮廓光滑整齐，黏膜皱襞为纵行、彼此平行的条纹。球部的运动为整体性收缩，可一次将钡剂排入降部。降部以下黏膜皱襞的形态与空肠相似，呈羽毛状。低张力双重对比造影时，黏膜皱襞呈横行排列的环状或龟背状花纹。降部的外侧缘形成光滑的曲线。内缘中部可见一肩状突起，称为岬部，为乳头所在处，十二指肠乳头易于显示，位于降部中段的内缘附近，呈圆形或椭圆形透明区，一般直径不超过1.5cm（图6-5）。

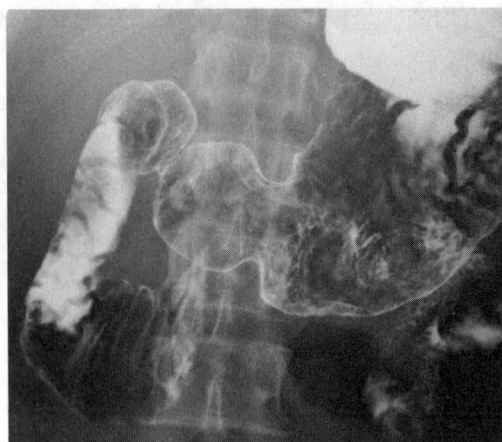

图6-5　正常十二指肠X线表现

4.空肠和回肠　空肠与回肠之间没有明显的分界，空肠大多数位于左中上腹，多见于环状皱襞，蠕动活跃，常显示为羽毛状影像。如肠腔内钡剂少则表现为雪花状影像。回肠肠腔稍小，皱襞少而浅，蠕动不活跃，充盈像轮廓光滑。当肠管内钡剂较少，收缩或加压时可以显示黏膜皱襞像，呈纵行或斜行。末端回肠自盆腔向右上行与盲肠相接。回盲瓣的上下缘呈唇状突起，在充钡的盲肠中形成透明影（图6-6）。空肠蠕动迅速有力，回肠慢而弱。一般钡餐先端到达回盲部的时间为2~6小时，7~9小时钡餐应该在小肠内排空。

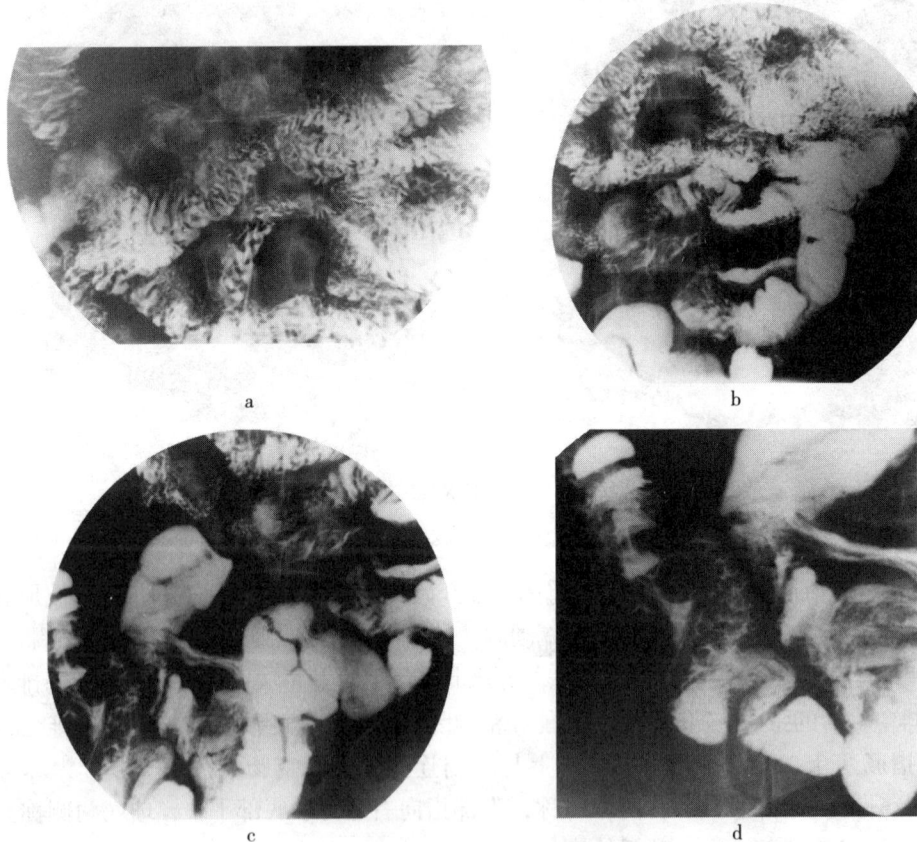

图6-6　正常小肠X线表现
a.上段空肠；b.空、回肠；c.下段回肠；d.末端回肠及回盲部

5.大肠　当钡剂充盈结、直肠时，结肠呈粗大的管道状，边缘光滑，直肠以上的肠管很快出现结肠袋。袋状是结肠充盈时的特征性表现。结肠袋之间由半月襞形成不完全的间隔。结肠袋的数目、大小、深浅因人而异，横结肠以上比较明显，降结肠以下逐渐变浅，至乙状结肠接

近消失，直肠则没有结肠袋。

钡剂排空后，大肠黏膜皱襞为纵行、横行、斜行三种方向交错综合状表现，盲、升和横结肠的黏膜纹较远端结肠为显著，以斜行和横行为主。纵行黏膜纹多见于左半结肠。总之，正常黏膜纹都是连贯完整、粗细相仿和边缘较清晰的。

正常结肠在双对比造影时由于黏膜表面涂有钡层和结肠内气体的衬托，可使结肠轮廓清晰显示，肠腔壁线完整、连续、形态自然。在质量良好的双重对比造影中，常可在结肠的某些区域显示结肠表面的黏膜细节，即结肠的无名沟和无名小区，也称结肠间沟和结肠小区，是结肠病变早期诊断的基础（图6-7）。

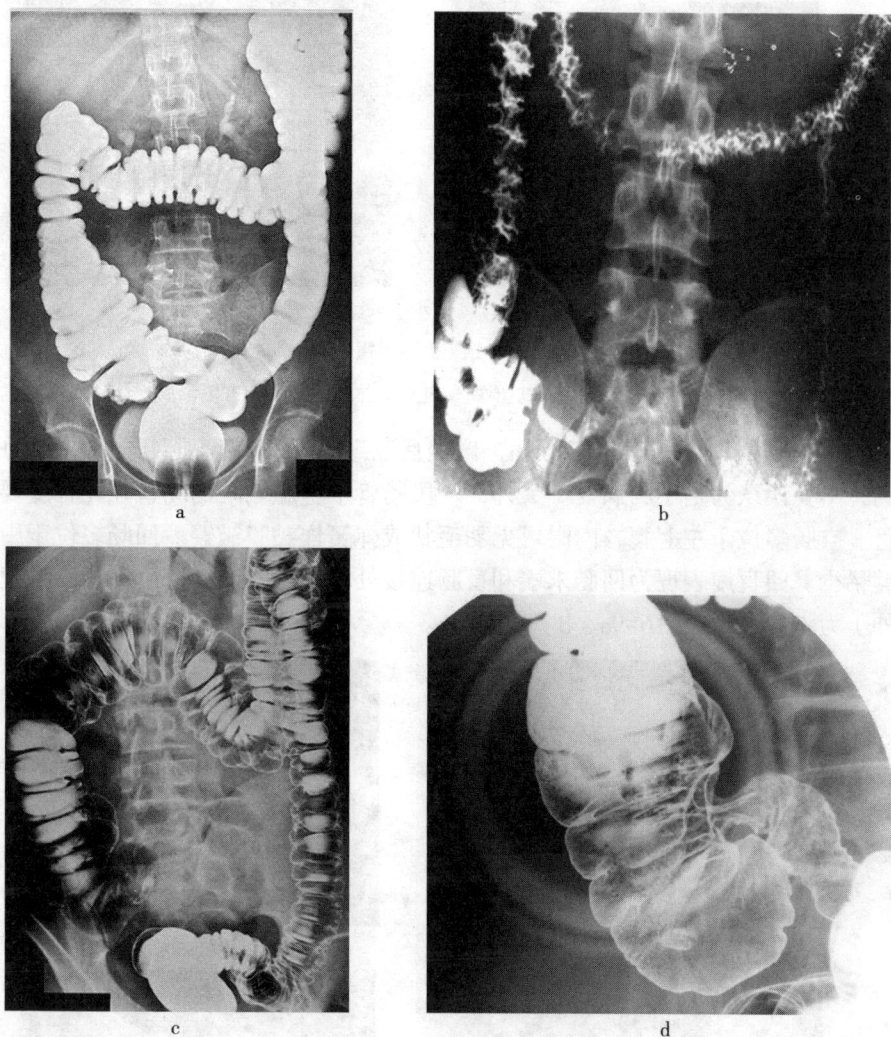

图6-7 正常大肠X线表现

a.充盈相；b.黏膜相；c.气钡双重相；d.回盲部

（二）CT表现

1.食管 食管壁呈软组织密度，因其周围有一层脂肪组织包绕，因而CT能清晰显示食管断面的形态与其邻近结构的关系，因扩张的程度不同，管壁的厚薄也不同，一般而言，食管壁厚度为3mm左右。部分人在CT检查时可见食管充气，正常情况下管腔内气体居中（图6-8a）。

2.胃 胃腔充盈后，胃壁的厚度正常在2~5mm。胃底常见气-液面，能产生线状伪影。胃体垂直部断面呈圆形，与肝左叶、空肠、胰尾及脾的关系密切。连续层面观察可见胃体从左向右与胃窦部相连，胃窦部与十二指肠共同包绕胰腺头部（图6-8b、c、d）。

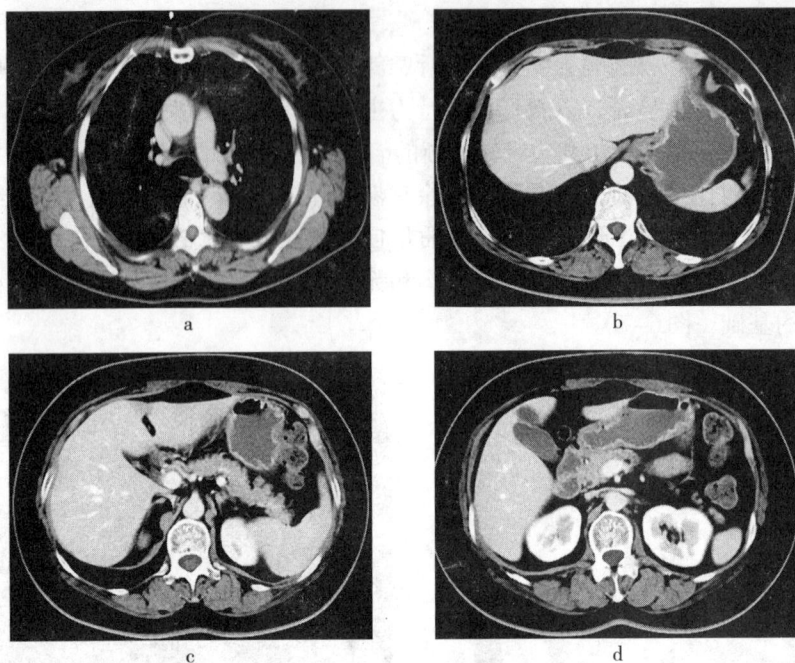

图6-8　正常食管、胃CT表现

a.正常食道轴位CT图像；b.正常胃底轴位CT图像；c.正常胃体垂直部轴位CT图像；d.正常胃窦部轴位CT图像

3.小肠　小肠壁厚度一般小于4mm，增强后肠壁在肠壁期增强明显。空肠的强化程度要高于回肠，不要误认为是小肠病变。另外，一段肠管中空虚塌陷的肠管强化程度要高于充盈扩张的肠管。空肠多位于左上腹，肉眼可见羽毛状或弹簧样黏膜皱襞。回肠多位于中腹部及右下腹，皱襞稀少。回盲瓣表现为回肠末端和盲肠连接处均匀的含脂肪密度影，肠系膜（淋巴结及血管除外）为脂肪密度（图6-9a、b）。

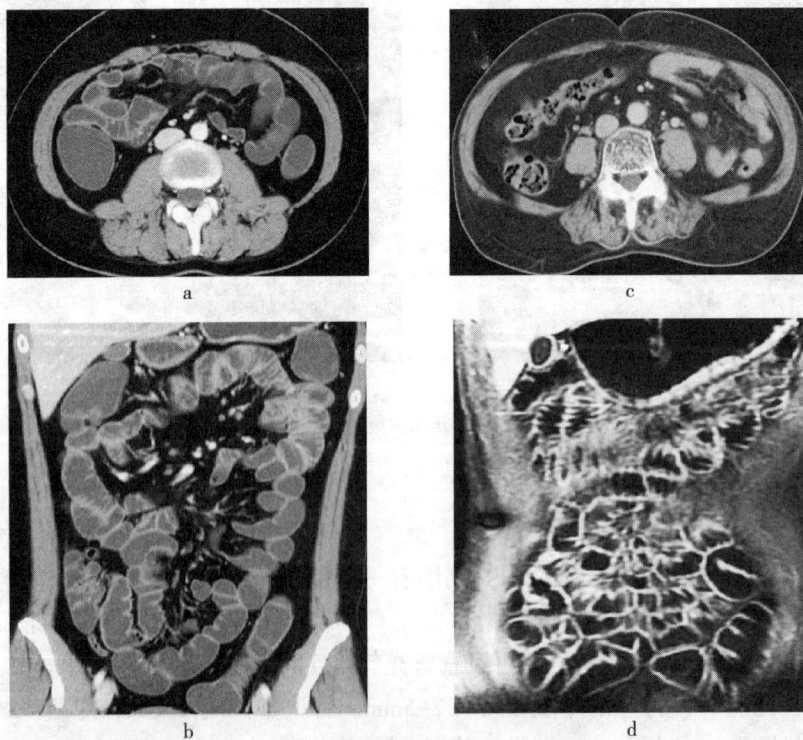

图6-9　正常肠道CT表现

a.正常小肠轴位CT图像；b.正常小肠冠状位CT图像；c.正常结肠轴位CT图像；d.正常小肠冠状位MR图像

4.大肠 大肠壁外脂肪层较厚，CT图像能清晰地显示肠道轮廓及边缘。正常结肠壁厚为3~5mm。肠腔内常有气体和粪便，结肠肝曲和脾曲的位置一般较固定（图6-9c）。

（三）MRI表现

MRI能较好地显示肠壁各层组织结构，增强扫描能够观察胃肠道壁及其病变强化表现，有助于病变的检查和诊断，能够同时观察肠道其他脏器如肝脏等的病变，尤其是肠道肿瘤出现转移时，更突显优势（图6-9d）。

三、基本病变影像学表现

消化道病变的病理变化及其X线表现多种多样，不同的病理改变可以有以下的基本X线表现，能识别这些消化道病变的基本X线表现，对消化道病变的影像诊断非常重要。

（一）管壁改变

1.龛影（niche） 龛影是由充钡的胃肠轮廓某局部向外突出的含钡影像。主要来自胃肠道溃疡，切线位时易于显示，呈局限性向消化道轮廓外突出的钡影，称龛影。如果X线从溃疡的正面通过，则在钡层减薄时见到一个存钡区，称为钡斑，钡斑与消化道重叠（图6-10a、b）。

2.充盈缺损（filling defect） 充盈缺损是指充钡的胃轮廓某局部向内突入未被钡剂充盈的影像。其大小、形态、位置常常与肿块一致（图6-10c）。

3.憩室（diverticulum） 憩室为消化道黏膜经过管壁的薄弱处向外膨出，或因邻近病变牵拉而使管壁各层向外形成袋状突出所致。主要X线征象为消化道管壁之局限性袋状突出影，憩室具有收缩功能，大小与形态可变，其内有黏膜皱襞通入，这两点是与龛影的主要不同点（图6-10d）。

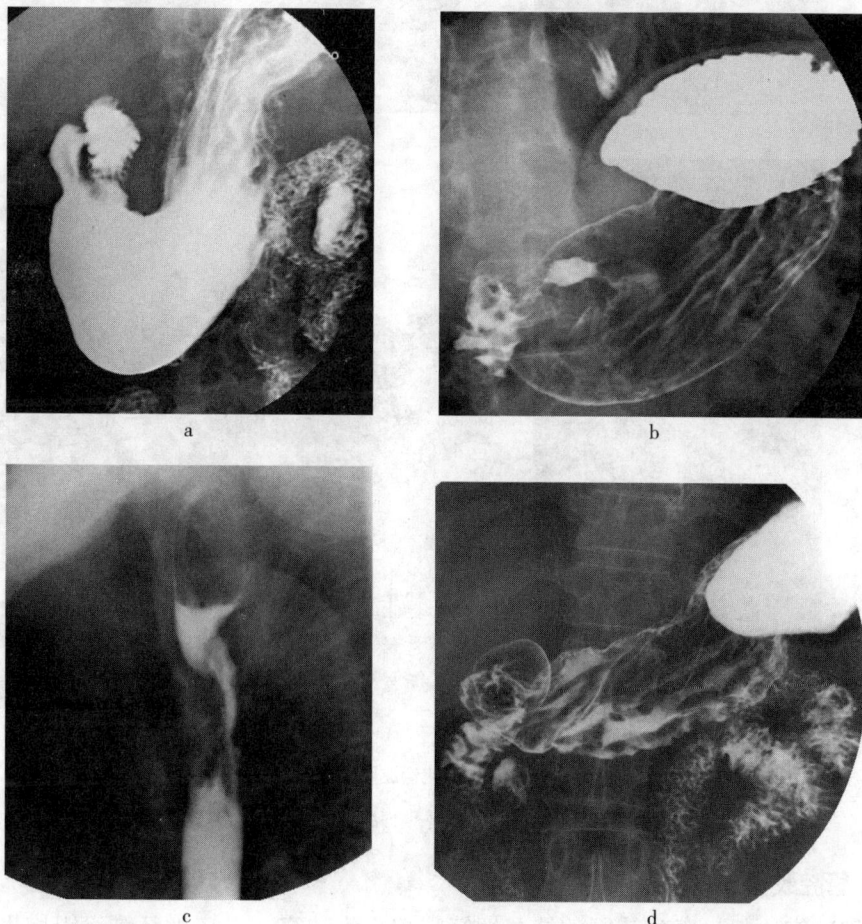

图6-10 消化道轮廓改变

a.龛影切线位；b.钡斑；c.充盈缺损；d.憩室

（二）黏膜皱襞改变

1.黏膜破坏 表现为黏膜皱襞影像消失，取代之为杂乱无章的钡影，大都由于恶性肿瘤侵蚀所致。黏膜破坏与正常黏膜一般有明确的分界，常表现为黏膜中断（图6-11a）。

2.黏膜皱襞平坦 表现为黏膜皱襞的条纹影变得不明显甚至消失，一般有两种原因可以造成这种表现：一是黏膜与黏膜下层被恶性肿瘤浸润，其特点是形态较为固定而僵硬，与正常黏膜有明显的分界，常出现在肿瘤破坏区周围。二是由于黏膜和黏膜下炎性水肿引起，与正常黏膜皱襞无锐利的分界而逐渐移行，常见于溃疡龛影的周围（图6-11b）。

3.黏膜皱襞增宽迂曲 表现为透明条纹状影的增宽，也称为黏膜皱襞肥厚或肥大，常伴有黏膜皱襞迂曲、紊乱。这种表现主要是由于黏膜及黏膜下层的炎性浸润、肿胀和结缔组织增生引起（图6-11c）。

4.黏膜皱襞集中 表现为黏膜皱襞从四周向病变区集中，呈放射状。常由于慢性溃疡产生纤维组织增生、瘢痕收缩而造成。有时浸润型肿瘤的收缩作用也可造成类似的改变，但较僵硬且不均匀（图6-11d）。

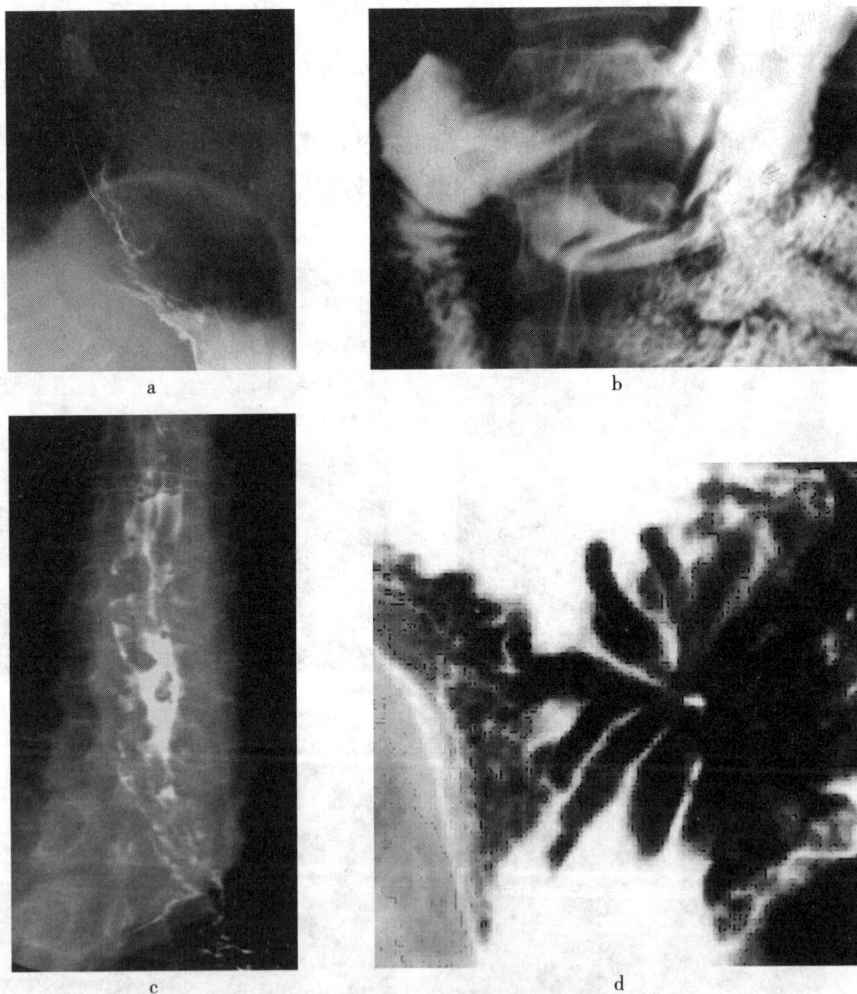

图6-11 消化道黏膜皱襞改变

a.黏膜皱襞破坏；b.黏膜皱襞平坦；c.黏膜皱襞迂曲；d.黏膜皱襞纠集

（三）管腔改变

1.管腔狭窄 超过正常范围的持久性管腔缩小为狭窄。炎症性纤维组织增生所造成的狭窄，范围多较广泛或具分段性，边缘较整齐。恶性肿瘤造成的狭窄范围多较局限，边缘多不整齐，且管壁僵硬，局部常触及包块。外在压迫引起的狭窄多在管腔一侧，可见整齐的压迹或伴有移位。先天性狭窄边缘多光滑而较局限。肠粘连引起的狭窄形状较不规则，肠管的移动度受限或相互聚拢。痉挛造成的狭窄，形状可以改变，痉挛消除后即恢复正常。

2.管腔扩张 正常限度的管腔持续性增大为管腔扩张。常由管壁紧张度低下或梗阻性病变所引起。各种原因所致胃肠道狭窄或梗阻性病变的近端肠腔常扩张，如贲门失弛缓症、肠梗阻等。胃肠道肌紧张力低下如无力型胃也可造成管腔扩张。

（四）位置和移动度改变

消化道的位置比较固定，如果消化道的位置发生显著改变则为异常。引起消化道位置改变的原因有：①先天性消化道异位为胚胎发育异常所致，包括全内脏异物、部分内脏异位和旋转不良等；②后天性消化道移位为后天获得性位置改变，包括推压移位、牵拉移位、胃肠下垂和瘢痕收缩等。

（五）功能性改变

1.张力的改变 胃肠道有一定的张力，由神经系统调节和平衡，以保持管腔的正常大小，张力增高时使管腔缩窄、变小，张力降低时使管腔扩大并常伴运动减弱。

2.蠕动的改变 可为蠕动波的多少、深浅、运行速度和方向的改变，蠕动增强表现为蠕动波增多、加深和运行加快，蠕动减弱变小为蠕动波减少变浅和运行缓慢，与正常运行方向相反的蠕动为逆蠕动，可能出现在梗阻区的上方。胃肠的麻痹可使蠕动消失，肿瘤浸润使局部蠕动消失。

3.运动力的改变 运动力为胃肠道输送食物的能力，具体表现为钡剂到达或离开某部的时间，与胃肠道的张力和蠕动有关。

4.分泌功能的改变 胃肠道分泌增多时，表现为钡剂黏附不良，黏膜皱襞显示不清。如胃分泌增多时，胃内可见空腹潴留液和钡剂黏附不良，呈斑片状分散于分泌液中，立位可见气、液、钡分层。

四、胃肠道炎症、感染与消化性溃疡

（一）胃炎

胃炎（gastritis）是指各种致病因素，如物理、化学、药物、生物等所致的胃壁炎症的总称，病变多局限于黏膜层，但也可见累及胃壁深层组织。按发病急缓和病程的长短分为急性胃炎（acute gastritis）和慢性胃炎（chronic gastritis）两大类。

1.急性胃炎

【疾病概要】

急性胃炎是指各种原因引起的急性广泛性或局限性胃黏膜炎症反应。临床上一般分为单纯性、糜烂性、化脓性与腐蚀性胃炎，以前两种多见。病因病理不同的临床表现轻重不等，患者常有上腹疼痛、恶心、嗳气、拒食和呕吐等症状。病理改变轻重不一，可有充血、水肿、糜烂、黏膜剥脱甚至溃疡和出血等变化，胃壁可增厚变硬，晚期引起纤维增生，胃腔狭窄。

【影像学表现】

本病根据临床症状和病史大多可做出诊断，一般不依赖影像学检查。轻微者X线造影可无阳性表现。较重者可有胃内潴留液增多，胃黏膜增粗、模糊等非特异性征象。

2.慢性胃炎

【疾病概要】

（1）病理病因 慢性胃炎病因迄今尚未完全阐明，一般认为幽门螺杆菌感染为慢性胃炎最主要病因，物理性、化学性和生物有害性因素持续反复作用于易感人体也可引发此病。由于临床症状不典型，所以诊断主要靠胃镜和活体组织检查。根据胃黏膜的组织学改变，一般分为浅表性胃炎、萎缩性胃炎与肥厚性胃炎，前两者多见。

病理改变①浅表型胃炎：病变仅局限于黏膜表面，不累及腺管，有炎症细胞浸润，病变严重者上皮层脱落。②萎缩性胃炎：炎症范围扩展到黏膜全层，主要表现为腺体数目减少甚至消失，有时发生肠上皮化生。③肥厚性胃炎：黏膜及黏膜下层肥厚，腺管发生破坏、修复，最终导致纤维增生及囊性变。

（2）临床表现　临床表现不一致，部分患者可无症状，有些则非常明显，表现为上腹痛和饱胀感。

【影像学表现】

X线气钡双重对比造影检查时，慢性胃炎根据病理改变可有不同的表现。

（1）浅表型胃炎　胃炎较轻时常无X线异常表现，中度以上才有黏膜皱襞的增粗、紊乱，局部有压痛，胃壁柔软，胃小区、胃小沟改变轻微。

（2）萎缩性胃炎　表现为胃黏膜稀少，甚至消失，气钡双重相显示胃小沟浅而细，胃小区显示不清或形态不规则。有时胃腺体萎缩后，腺窝上皮增生替代表现为胃黏膜皱襞增粗，胃小沟增宽（>1.0mm），粗细不一，胃小区增大（3.0~4.0mm），数目减少。

（3）肥厚性胃炎　黏膜相可见黏膜皱襞增粗、迂曲、紊乱，走行异常，胃体部黏膜宽度可达1cm以上，胃体小弯侧黏膜呈弯曲、交叉状。

【诊断与鉴别诊断】

以上X线表现只能诊断为慢性胃炎，很难做出与病理一致的诊断，需结合胃镜检查与活检，方能明确病理分类与程度。

（二）胃肠道溃疡

1. 胃溃疡（ulcer of the stomach）

【疾病概要】

（1）病理病因　胃溃疡常单发，好发于小弯侧胃角和胃窦部，其他部位少见。若胃内同时发生2个或2个以上溃疡时，称为多发溃疡，以胃体部多见，呈圆形或不规则形。病理改变主要为胃壁溃烂缺损，形成壁龛。溃疡从黏膜开始并侵及黏膜下层，常深达肌层，其直径多为5~20mm，深5~10mm。溃疡口部周围呈炎性水肿。慢性溃疡如深达浆膜层时，称穿透性溃疡，如浆膜层被穿破且穿入游离腹膜腔者为急性穿孔。胃后壁溃疡易导致慢性穿孔。

（2）临床表现　胃溃疡是常见疾病，好发年龄在20~50岁。本病的临床表现主要是上腹部疼痛，具有反复性、周期性和节律性的特点。此外尚有恶心、呕吐、嗳气与反酸等症状，严重者可以继发大出血和幽门梗阻，胃溃疡可恶变。

【影像学表现】

胃溃疡X线表现因溃疡的形状、大小、部位、病理改变不同而异，归纳起来可分为两类，直接征象代表溃疡本身的改变，间接征象为溃疡所致的功能性与瘢痕性改变。

（1）胃溃疡的直接征象是龛影（niche），是钡剂充填胃壁缺损处的直接投影，多见小弯侧，切线位呈乳头状、锥状或其他形状，其边缘光滑整齐，密度均匀，底部平整或略不平。龛影口部常有一圈黏膜水肿所造成的透明带，这种透明带是良性溃疡的特征，依其范围与不同位置的不同，而有如下表现：①黏膜线（图6-12a），为龛影口部一条1~2mm的光滑整齐的透明线。②项圈征（图6-12b），龛影口部的透明带宽0.5~1cm，如一个项圈。③狭颈征（图6-12c），龛影口部明显狭小，使龛影如同一个狭长的颈。慢性溃疡周围的瘢痕收缩，造成黏膜皱襞如同车轮状向龛影口部集中，到达口部边缘并逐渐狭窄，称为黏膜纠集，是良性溃疡的又一特征，以上这些征象经双重造影和加压法较易显示。

（2）胃溃疡引起的功能性改变可有如下表现：①痉挛性改变，表现为胃壁上的凹陷（切迹），小弯龛影时，在大弯的相对处可见深的痉挛切迹，犹如一个手指指向龛影（图6-12d）；

胃窦和幽门也常有痉挛性改变。②胃液分泌增加：在无幽门梗阻的情况下，出现少至中量胃内空腹潴留液，使钡剂不易附着于胃壁而难以显示黏膜皱襞。③胃蠕动增强或减弱，张力增高或减低，排空加速或延缓。此外，龛影有不同程度的压痛，溃疡好转或愈合时，功能性改变也随之减轻或消失。胃溃疡引起的瘢痕性改变可导致胃变形与狭窄，小弯侧的溃疡可以使小弯短缩，使幽门与贲门靠近，也可使胃体呈环状狭窄而形成"葫芦样"胃或"哑铃"胃，而发生在幽门处的溃疡则可引起幽门狭窄或梗阻。

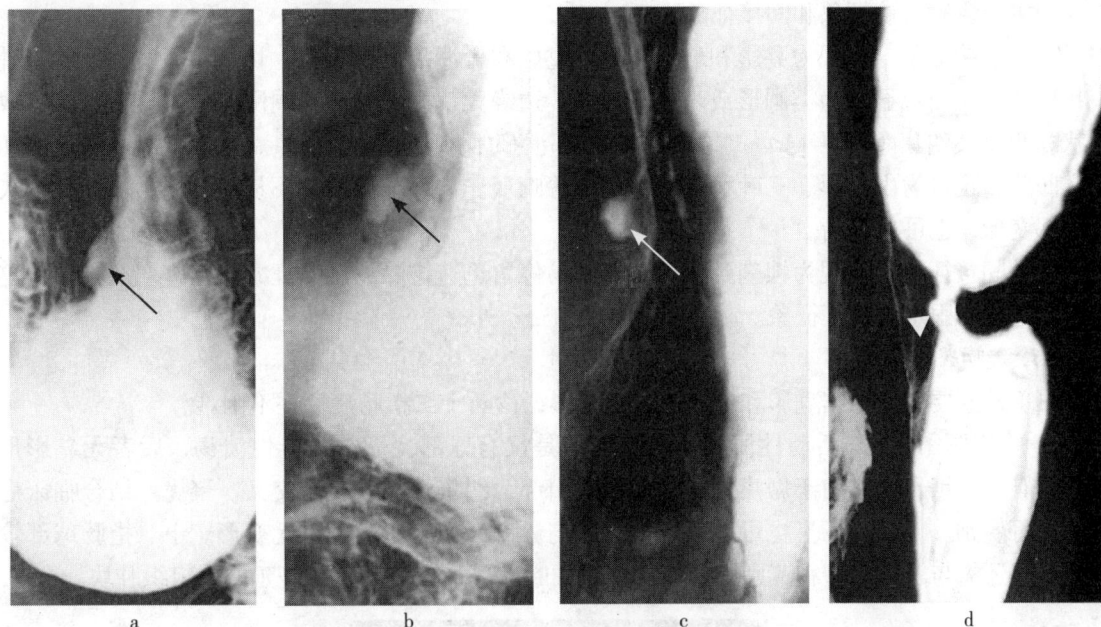

图6-12　胃溃疡X线表现

a.黏膜线（↑）；b.项圈征（↑）；c.狭颈征（↑）；d.胃大弯痉挛切迹，小弯侧龛影（△）

【诊断与鉴别诊断】

胃溃疡根据上述典型表现，一般不难诊断，但有时因瘢痕组织的不规则增生或溃疡比较扁平容易与恶性溃疡混淆。胃良、恶性溃疡的影像学鉴别诊断，应从龛影的形状、龛影口部的充钡状态以及周围黏膜皱襞情况、邻近胃壁的柔软度与蠕动情况等方面进行综合分析，详见表6-1。

表6-1　胃良性溃疡与恶性溃疡X线鉴别诊断

鉴别要点	良性	恶性
龛影形状	边缘光滑整齐，呈圆形或椭圆形	呈不规则形或扁平半月形
龛影位置	突出于胃轮廓外	位于胃轮廓之内
龛影口部	黏膜线、狭颈征或项圈征	指压迹征、环堤征
龛影周围	黏膜皱襞纠集达龛影口部	黏膜皱襞中断，杵状融合
邻近胃壁	柔软有蠕动	僵硬、蠕动消失

2.十二指肠溃疡

【疾病概要】

（1）病理病因　十二指肠溃疡（duodenal ulcer）为常见病，较胃溃疡更为多见。最好发于十二指肠球部，其次为十二指肠降部。十二指肠溃疡多发生在球部后壁或前壁，常呈圆形或椭圆形，直径多在4~12mm，溃疡周围有炎性浸润、水肿及纤维组织增生，溃疡可多发，呈2~3个小溃疡分布于前壁或后壁，也可毗邻在一起。前、后壁同时发生相对应的溃疡称作对吻溃疡，若与胃溃疡同时存在称为复合溃疡。十二指肠溃疡愈合时，溃疡变浅、变小，若原溃疡浅小，黏膜可恢复正常，若原溃疡较深大，可遗留瘢痕、肠壁增厚或球部变形。溃疡易于复发，可以在原部位，也可在新的部位发生。

（2）临床表现　好发于青壮年。临床症状多为慢性周期性、节律性上腹痛，多在两餐之间，进食可缓解，伴有反酸、嗳气。当有并发症时可以出现呕吐咖啡样物、黑便、梗阻、穿孔等相应的临床表现。

【影像学表现】

钡餐造影有直接征象和间接征象。

（1）直接征象　表现为龛影和球部变形。龛影和胃溃疡表现相似，切线位一般为锥状或乳头状改变，正面观显示为类圆形或米粒状钡斑，边缘大都光滑整齐，周围有一圈透明带或有放射状黏膜皱襞纠集（图6-13）。球部变形是球部溃疡常见而重要的征象。常为球部一侧壁的切迹样凹陷，也可为山字形、三叶草形或葫芦形等畸变。许多球部溃疡不易显示龛影，如有恒久的球部变形，也可见诊断。

（2）间接征象　表现为钡剂到达球部后不易停留迅速排除的激惹征，幽门痉挛及胃液分泌增多，球部有固定压痛等征象。

【诊断和鉴别诊断】

（1）诊断要点　依据龛影和恒定的球部变形，诊断十二指肠溃疡并不困难。

（2）鉴别诊断　与活动性溃疡不易鉴别的是仅有球部变形的愈合性溃疡，后者无龛影形成，如有点状钡斑也多由于瘢痕形成的浅凹陷引起，纠集至黏膜相互交叉、聚拢，结合临床症状消失可鉴别。十二指肠炎也可由球部的痉挛与激惹，但无龛影，也无变形。十二指肠球部较大的溃疡还需与恶性肿瘤相鉴别，前者无黏膜中断破坏，也无向腔外蔓延的软组织肿块。

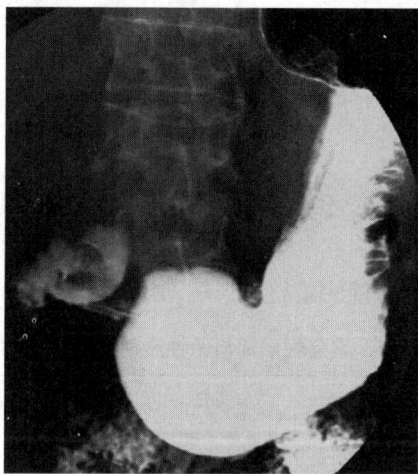

图6-13　十二指肠球部溃疡X线表现

（三）肠结核

【疾病概要】

1.病理病因　肠结核（tuberculosis of intestine）好发部位为回肠末端及回盲部，多继发于肺结核。感染途径可为：①肠源性，吞食含有结核菌的痰液或污染物，为肠结核的主要感染方式。②血源性，肺结核的血行播散。③周围脏器结核的蔓延。

肠结核病理可分为溃疡型与增殖型两种，临床上多见两者合并存在。

（1）溃疡型　多发生于回肠末端，病变始于黏膜和黏膜下层的淋巴滤泡内，继而发生干酪样坏死，肠黏膜脱落而形成溃疡，病变沿肠壁内的淋巴管浸润，使溃疡面扩大。在修复过程中可形成瘢痕狭窄、炎性息肉等继发改变。

（2）增殖型　多局限在回盲部，黏膜下结核性肉芽组织和纤维组织增生，黏膜隆起形成腔内大小不等的结节或肿块，肠壁增厚变硬，肠腔狭窄，与周围组织粘连。

2.临床表现　肠结核常见症状有腹痛、腹泻、发热。腹痛多在右下腹，少数患者可有肠梗阻与腹腔感染的症状。实验室检查共有的表现为血沉增快、结核菌素试验阳性。

【影像学表现】

1.X线表现

（1）溃疡性肠结核X线表现　病变区肠管由于炎症与溃疡的刺激而痉挛收缩，黏膜皱襞紊乱，钡剂抵达病变区时呈激惹征，导致盲肠、回肠末端或升结肠的一部分不充盈，或仅有少量钡剂呈细线状，而其上下段肠管则充盈正常，即所谓"跳跃征"，为溃疡性肠结核的典型表现。钡剂灌肠时可见回盲部并无器质性狭窄，钡剂可使肠管扩张而充盈，此时尚可见黏膜及黏膜下淋巴组织干酪病灶破溃而形成多数小溃疡的表现，呈小点状或小刺状突出腔外的龛影。病变发展至后期，由于瘢痕组织收缩，纤维组织增生、管壁增厚，可见管腔变窄、变形，近端肠管淤积。

（2）增殖型肠结核X线表现　病变区肠管表现为以不规则变形狭窄为主，以及肠腔缩短、变形、僵直，可伴有黏膜粗糙紊乱以及多发小息肉样或占位样充盈缺损（图6-14），较少有龛影和激惹征表现。此外，回肠结核多伴有局限性腹膜炎与周围肠管粘连，致肠管分布紊乱，盲肠也牵拉变形移位。另一特征为肠结核的病变多为移行性病变，因而与正常部分之间无明显界限。回盲瓣常受累，表现为增生肥厚，使盲肠内侧壁凹陷变形。

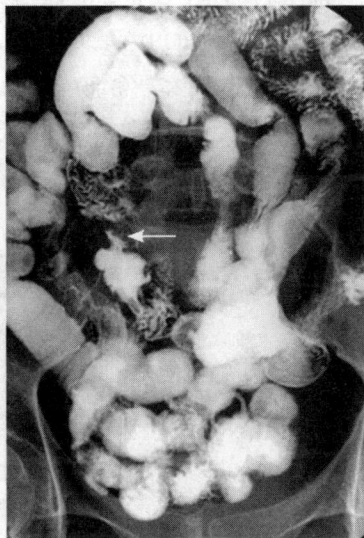

图6-14　回肠末端增生型肠结核（↑）

2.CT表现　常见病变以回盲部为中心，肠壁多为轻度增厚，病变累计的范围多较长；也可见增生型肠结核形成的肿块，其中心可见肠内气体，也可显示肠系膜淋巴结增大、钙化等腹腔内结核征象。

（四）小肠克罗恩病

【疾病概要】

1.病理病因　克罗恩病（Crohn disease）是一种病因不明的主要侵犯全身消化管的肉芽肿性炎症病变，可发生在消化管的任何部位，尤以回肠末端好发。近年来认为本病属于系统性疾病，可同时引起消化道以外的病变，特别是皮肤。

Crohn病病理上急性期肠壁水肿、炎症细胞浸润、黏膜层可出现溃疡，早期为微小溃疡，继而有纵行线状溃疡，好发于肠的系膜缘，病变处系膜血管增多、扩张。慢性期黏膜下层为炎症细胞浸润、淋巴细胞增殖、淋巴管阻塞和结缔组织增生而使得管壁变厚僵直。黏膜面溃疡加深，溃疡间黏膜呈息肉样或鹅卵石样增生，并可形成瘘管或窦道，肠壁本身病变与周围病变共同形成炎性肿块。晚期纤维组织增生致肠腔高度狭窄，狭窄近端肠管扩张，表现为不全梗阻。

2.临床表现　多见于青壮年，急性期主要为小肠炎症性改变，如发热、腹泻、下腹痛伴腹肌紧张，慢性期主要表现为腹痛、腹泻及渐进性肠梗阻、腹部包块，晚期表现为乏力、消瘦贫血等全身症状。

【影像学表现】

1.X线表现　X线检查主要靠X线钡餐造影，尤其是小肠双对比造影检查，根据病程早晚与受累部位的不同，可有不同的表现。

（1）早期　仅有黏膜紊乱，钡剂涂抹不良，肠壁边缘尖刺样溃疡，正位像呈1~2mm周围透亮的钡点影。发展到一定阶段，可出现特征性表现：①肠管由于水肿及痉挛而狭窄，呈长短不一、狭窄不等的线样征。②深而长的纵行线状溃疡，与肠纵轴一致。多位于肠管的系膜侧，常常合并横行的溃疡。③卵石征，为纵横交错的裂隙形溃疡围绕水肿的黏膜形成，弥漫分布于病变肠段。④正常肠段与病变肠段相间，呈节段性或跳跃性分布。⑤病变轮廓不对称，肠系膜侧常呈僵硬凹陷，而对侧肠轮廓向外膨出，呈假憩室样变形。

（2）晚期　瘘管和窦道形成，可见肠间瘘管、肠壁瘘管或通向腹腔或腹膜外的窦道形成的钡剂分流表现。X线的缺点是无法显示肠壁的厚度及肠壁外的改变（图6-15a）。

2.CT表现　节段性肠壁增厚为CT的主要表现，一般厚度在15mm以内。急性期：肠壁可以显示分层现象，表现为"靶征"或"双晕征"。低密度环为黏膜下水肿所致，增强扫描处于炎症活动区的黏膜和浆膜可强化。本病肠系膜可以有多种改变：①脂肪增生时肠系膜变厚，肠间距扩大。②炎性浸润时，肠系膜脂肪密度增高。③肠系膜蜂窝织炎，表现为混杂密度肿块影，界线模糊。④肠系膜内局部淋巴结肿大，一般在3~8mm。⑤增强扫描肠系膜血管增多、增粗、扭曲、直小动脉拉长，间隔增宽，沿肠壁呈梳状排列，称为"梳样征"（comb sign），常常代表克罗恩病是活动期（图6-15b、c）。

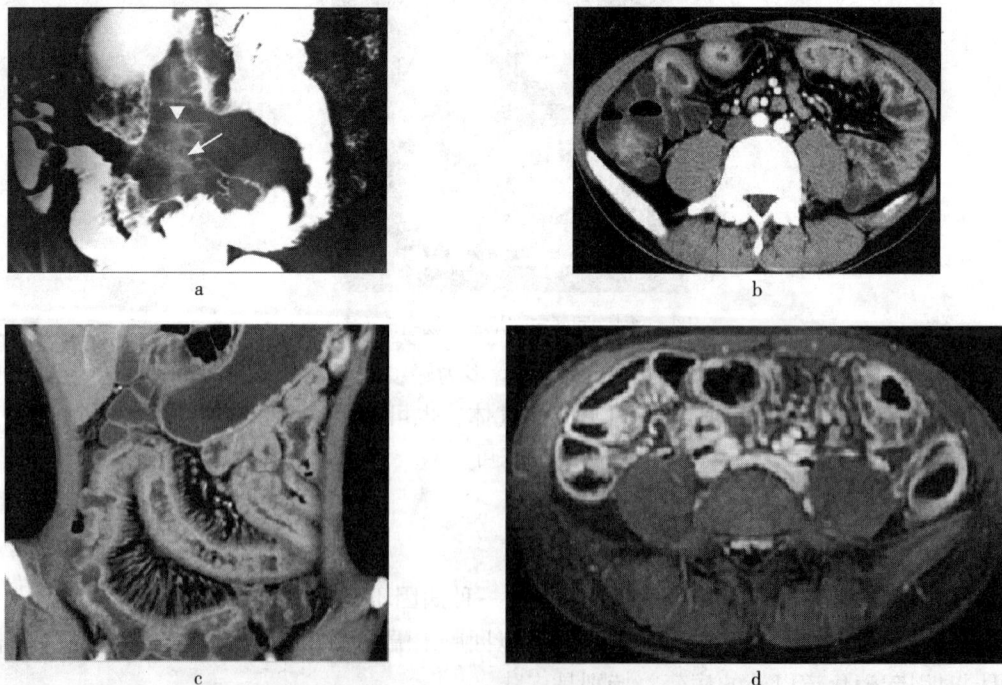

图6-15　Crohn病影像表现

a.小肠X线造影，局部肠管表现为线样征（↑），肠壁可见尖角样溃疡（△）；b.CT轴位像显示多处小肠壁增厚；

c.CT冠状位显示肠系膜及其根部可见多发小淋巴结，肠系膜血管呈"梳样征"；

d.小肠MRI增强显示肠壁增厚，明显强化

CT对窦道、腹腔及腹壁的脓肿、瘘管等并发症的诊断价值高于钡剂造影，其缺点为难以显示早期黏膜的改变，对于溃疡及黏膜增生显示不佳。

3.MRI表现 MRI没有辐射，成像参数较多，对受检者没有明确的损害，而且软组织分辨率高，可反映病变的性质。近年来，MRI检查已成为小肠Crohn病一项重要的诊断技术。小肠MRI最主要作用是对小肠Crohn病活动度的判断和对于疾病疗效的检测。表现与CT相似（图6-15d）。

总之，肠壁分层、异常强化是提示Crohn病活动性最敏感的直接征象。"梳样征"以及肠系膜脂肪改变是提示Crohn病活动性最特异的间接征象。肠壁单层增厚并强化常提示病变处于慢性期。

【诊断与鉴别诊断】

1.诊断要点 X线造影能够反映Crohn病好发于回肠末端的特征，并可显示病变呈节段性非对称分布，卵石征和纵行溃疡，肠管狭窄以及内外瘘的特点，结合临床较易确诊，但X线造影检查对早期诊断有一定的困难。

2.鉴别诊断

（1）肠结核 常常累及回盲部，回肠末端及盲肠可同时受累，为连续性、全周性管壁侵犯。少有纵行溃疡，肠结核肉芽组织增生很少形成卵石征，且瘘管和窦道形成较少。结合临床结核病史的有无以及抗结核药物的使用是否有效，也有一定的鉴别意义。

（2）溃疡性结肠炎 始于黏膜及黏膜下层的非特异性炎症，直肠最先受累，然后逆行侵及乙状结肠、降结肠、横结肠等，病变连续，病变迁延不愈可致肠管缩短变窄，袋形消失呈僵硬的管状，一般不会引起肠道梗阻。与Crohn病节段性肠管发病、回肠末端好发、晚期可引起肠道梗阻不同。

（五）溃疡性结肠炎

【疾病概要】

1.病理病因 溃疡性结肠炎（ulcerative colitis）是一种非特异性大肠黏膜的慢性炎症性疾病。本病发病机制尚未完全明确，一般认为主要和免疫、环境、遗传、感染及精神压力等因素有关。常发生于青壮年，病变多累及直肠和乙状结肠，也可累及整个结肠甚至末端结肠。

此病早期病理变化主要为黏膜充血水肿、黏膜下有淋巴细胞浸润，形成多数微小脓肿，融合破溃后形成许多小的溃疡，此时溃疡较浅，底部在肌层，可愈合。若溃疡较大或进一步发展，破入肌层，致肠壁的弹力减低，甚至可穿孔形成瘘管，溃疡间黏膜面呈颗粒状，易出血，也可增生形成炎性息肉；晚期病变愈合时，结肠黏膜可逐渐恢复正常，但黏膜下层多有大量纤维组织增生形成纤维化，纤维瘢痕的收缩使肠腔狭窄，肠管短缩。在少数急性暴发性病例，由于炎症细胞广泛深入浸润肌层，使肌纤维破坏，累及肌层神经丛节细胞，导致肌无力引起的中毒性巨结肠改变，极易穿孔。整个病变在发展过程中各部位的病变程度不尽一致，轻重不等。

2.临床表现 临床上慢性发病者多见，主要症状为大便带血或腹泻，内有黏液脓血，常伴阵发性腹痛与里急后重，可有发热、贫血、消瘦等全身性症状。以发作期与缓解期交替出现为特征。急性暴发者有高热、腹泻、毒血症等。也可以有少数病例伴发自身免疫症状，如出现关节炎、皮肤黏膜结节红斑、口腔黏膜溃疡、虹膜炎等。实验室检查大便有脓血，白细胞增多，血沉增快，低色素性贫血。急性期免疫学检查显示IgG、IgM增加。

【影像学表现】

1.X线表现 本病的主要诊查方法为双重对比结肠造影，疑有结肠中毒扩张者应行腹部平片检查，以防穿孔。溃疡性结肠炎X线造影表现根据病变发展的不同阶段而不尽相同。

（1）早期 病变处常有刺激性痉挛收缩，肠腔变窄，结肠袋变浅甚至消失呈"线样征"。肠管蠕动增强，钡剂排空加快，黏膜皱襞粗细不均、紊乱或呈颗粒样改变。

（2）溃疡形成期 多发性浅表溃疡，表现为肠壁边缘毛糙呈锯齿样改变以及小龛影，也可有炎症性息肉而表现为多个小的圆形或卵圆形充盈缺损。

（3）晚期　由于肠壁广泛纤维化导致的肠腔狭窄与肠管缩短，结肠袋消失，肠管缩短、变细、僵直，可呈"铅管"状（图6-16）。

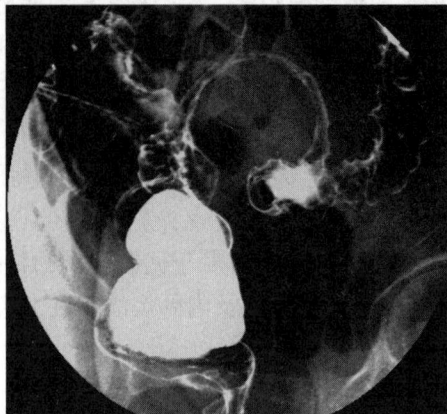

图6-16　溃疡性结肠炎X线表现

钡灌肠显示乙状结肠呈"铅管"样改变

2.CT表现

（1）肠壁增厚　增厚的肠壁为连续性改变，病变段肠壁的厚度大致均匀，表现为对称性改变，或有分层现象，表现为"靶征"或"双晕征"。

（2）黏膜面的改变　黏膜面多发小溃疡和炎性息肉，运用合理的窗宽、窗位，可清楚显示结肠腔内黏膜面锯齿状凹凸不平的改变，而非病变区的黏膜面则是光滑的。

（3）肠管形态的改变　可见病变区肠腔变细等表现。

（4）肠系膜改变病变　区肠系膜密度升高、模糊，同时伴有系膜血管束的边缘不清，有时可发现肠系膜淋巴结肿大，直径多在5~10mm。

【诊断与鉴别诊断】

1.诊断要点　本病的诊断依据除钡灌肠所见黏膜紊乱，多发溃疡、息肉形成，肠管狭窄缩短，结肠袋消失呈管状肠管的特征外，还应结合临床反复发作性黏液血便、腹痛及不同程度的全身症状、内镜及实验室检查进行综合诊断。

2.鉴别诊断　需要与溃疡性结肠炎鉴别的常见疾病如下。

（1）结肠Crohn病　结肠Crohn病病变主要位于右半结肠，直肠一般不受累，Crohn病呈节段性、不连续性，病变分布不对称，溃疡多为纵行，黏膜增生呈卵石征表现，晚期有瘘管形成。

（2）结肠结核鉴别　见上述"回盲部肠结核"。

（3）家族性息肉综合征　因为溃疡性结肠炎有多数的假息肉形成，但其主要特点是炎性改变与溃疡的征象，但是家族性息肉除有无数大小不等的息肉外，并无结肠炎的改变，加之临床上以便血为主要症状，且有遗传家族史。

📖**知识拓展**

炎症性肠病（inflammatory bowel disease，IBD）主要包括Crohn病和溃疡性结肠炎，有10%~20%IBD病人尚不能确定是Crohn病还是溃疡性结肠炎，只能定义为"不确定性结肠炎"，目前认为IBD是多种因素相互作用的结果，主要包括环境、遗传、感染、免疫及精神因素等。

在IBD诊治过程中，由于其临床表现缺乏特异性，诊断有一定的难度。一旦诊断成立，需要对该病做出全面的评估，即定度、定期、定型、定范围及判断有无并发症。当治疗一段时间后，评估临床疗效以及下一步的治疗方案的制定等一系列问题单纯靠临床医师相当困难，需要临床、内镜、病理和影像多学科合作。

五、胃肠道肿瘤

（一）息肉及息肉综合征

【疾病概要】

1.病理病因 结肠息肉（colonic polyp）为隆起于结肠黏膜上皮表面的局限性病变，可以是广基底、短蒂或长蒂。若结肠内有为数较多的息肉存在即称息肉综合征（polyposis syndrome）。

本病好发于直肠与乙状结肠，也可广泛分布于整个结肠，组织学上结肠息肉可以是腺瘤性息肉、炎性息肉、错构瘤性息肉、增生性息肉等。

2.临床表现 结肠息肉或息肉综合征最常见的症状为便血，常为无痛性鲜红色血液覆盖于粪便表面，不与粪便混合，有时伴有腹痛与大便次数增多；当息肉继发感染时，除便血外还可有黏液、脓汁；也可因并发肠套叠而出现急腹症表现；有时息肉可自肛门脱出。

【影像学表现】

1.X线表现 钡灌肠气钡双重造影检查时，息肉一般表现为结肠腔内境界光滑锐利的圆形充盈缺损，有时可呈分叶状或绒毛状。双重对比像息肉表面涂有钡剂的环形软组织影（图6-17），也可见长短不一的蒂，蒂长者的息肉可有一定的活动性。值得注意的是息肉尤其是腺瘤息肉可恶变，绒毛状息肉恶变率更高。一般认为，直径>2cm者恶变率高，而带长蒂的息肉恶变机会小。若有如下表现者应考虑恶变：①体积短期内迅速增大，息肉的外形不光滑、不规则。②带蒂的息肉顶端增大并进入蒂内，使蒂变短形成广基底肿块。③息肉基底部肠壁形成凹陷切迹，提示癌组织浸润致肠壁收缩。

2.CT表现 CT结肠仿真内镜可以发现数毫米大小的息肉，有一定的临床价值。

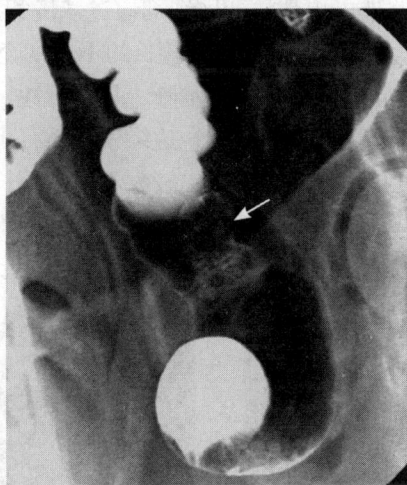

图6-17 直肠息肉X线表现

钡灌肠气钡双重对比像显示息肉呈表面涂有钡剂的软组织影（↑）

【诊断与鉴别诊断】

本病的X线检查需耐心细致，多体位观察与加压相结合方能显示，CT检查应充分清洁肠道。诊断中应注意与肠内气泡和粪块识别，前者为圆形，可移动，后者形态不规则，移动范围更大，加压可以分离。此外，若为全结肠多发息肉还应检查小肠。

（二）胃肠道癌

1.食管癌

【疾病概要】

（1）病理病因 食管癌是我国最常见恶性肿瘤之一，也是食管最常见的疾病。好发于40~70岁男性。

关于本病的病理学，因其发生于食管黏膜，以鳞状上皮癌多见，腺癌或未分化癌少见，偶见腺癌与鳞癌并存的腺鳞癌。腺癌恶性度高，易转移。生长快、恶性度高的小细胞癌罕见。因食管组织无浆膜层，癌组织易穿透肌层侵及邻近脏器，转移途径多为淋巴道转移与血性转移。

根据日本1972年规定，如果癌仅侵及黏膜、黏膜下层，不论有无淋巴结转移者统称浅表食管癌，其中无淋巴结转移者称为早期食管癌。根据其浸润情况又可分为上皮癌、黏膜癌和黏膜下层癌。

中晚期食管癌的是指癌肿已累及肌层或达外膜层或外膜以外，有局部或远处淋巴结转移。大体病理分为以下四型。①髓质型：肿瘤向腔内外生长，管壁明显增厚，肿瘤在腔内呈坡状隆起，表面有深浅不一的溃疡形成。②蕈伞型：肿瘤似蕈伞或菜花状突入腔内，边界清，表面多有溃疡呈浅表性，伴坏死或炎性渗出物覆盖，管壁周径一部分或大部分受累。③溃疡型：指累及肌层或穿透肌层的深大溃疡，边缘不规则并隆起，食管狭窄不显著。④缩窄型（硬化型）：癌肿在食管壁内浸润，常累及食管管壁全周，管腔呈环形狭窄，长度短于3~5cm，壁硬，狭窄近端食管显著扩张。以上各型可混合存在。

（2）临床表现　食管癌在早期很少有症状，或仅有间歇性的食物通过滞留感或异物感等，常不引起注意。肿瘤逐渐增大后才有明显的持续性与进行性吞咽困难。

【影像学表现】

（1）X线表现

1）早期食管癌X线表现　只侵犯黏膜和黏膜下层，范围局限，症状轻微，必须进行细致的检查才能做出诊断。其X线表现：①病变区黏膜皱襞增粗、迂曲、紊乱、毛糙和中断。②在紊乱毛糙的黏膜面上出现小龛影。③出现局限性小充盈缺损。直径最大不超过2cm。④一小段食管壁柔软度和舒张度减低。此外可出现病变区钡剂通过减慢和痉挛征象。

2）中晚期食管癌X线表现　①髓质型：范围较长的不规则充盈缺损，伴有表面大小不等的龛影，管腔变窄，病灶上下缘与正常食管分界欠清晰，呈移行性，病变处有软组织致密影。②蕈伞型：管腔内偏心性的菜花状或蘑菇状充盈缺损，边缘锐利，有小溃疡形成为其特征。与正常食管分界清晰，近端食管轻或中度扩张。③溃疡型：较大不规则的长型龛影，其长径与食管的纵轴一致，龛影位于食管轮廓内，管腔有轻或重度狭窄。④缩窄型（硬化型）：管腔呈环形狭窄，范围较局限，边界较光整，与正常区分界清楚，钡餐通过受阻，其上方食管扩张（图6-18）。

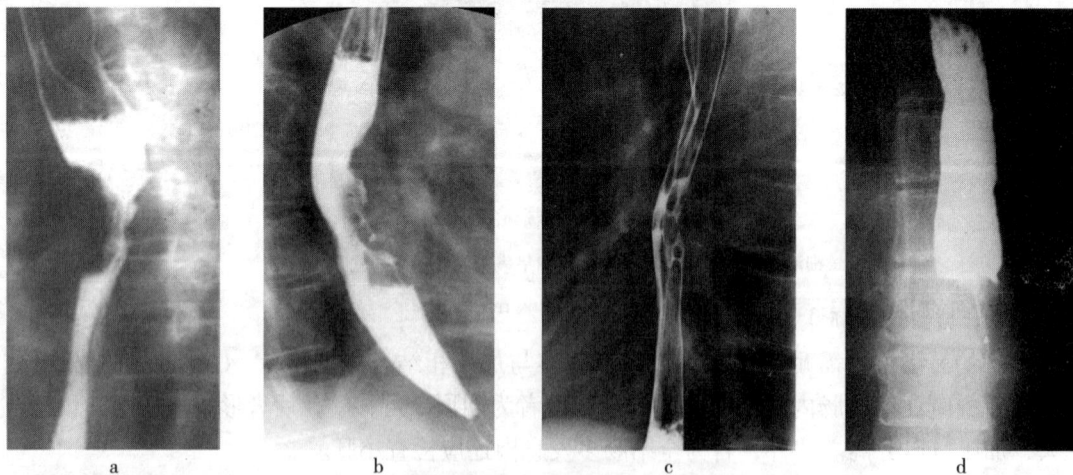

图6-18　食管癌X线表现

a.蕈伞型；b.髓质型；c.溃疡型；d.硬化型

中晚期食管癌各型病变均可发展为混合型，食管癌术后可并发食管纵隔瘘，食管胸膜腔瘘，食管气管瘘，如需检查，应尽可能行含碘造影剂明确检查。

（2）CT表现　CT主要显示肿瘤与食管腔外周围组织、邻近器官的关系，了解有无浸润侵犯及有无淋巴结转移。CT平扫可见食管壁环形增厚，腔内见软组织肿块影，管腔狭窄，如食管周围脂肪层模糊消失，则提示肿瘤突破外膜外侵。增强扫描瘤体轻度强化，较小瘤体强化均匀，较大瘤体强化不均，内可见低密度坏死区。

【诊断与鉴别诊断】

（1）诊断要点　对于中晚期食管癌，食管造影典型特征为充盈缺损、龛影、结合管壁僵硬、黏膜中断、管腔变窄，诊断相对容易，而早期食管癌X线诊断有一定难度，需要精心细致、熟练的检查技术以及丰富的诊断经验，还需结合内镜和病理结果方能诊断。

（2）鉴别诊断　食管癌常需与以下疾病鉴别。

1）贲门失弛缓症患者常见于20~40岁女性，病史长，食管下段狭窄呈漏斗状、萝卜根状，边缘光滑，管壁柔软，服用硝酸异戊酯可缓解。前者食管下段不规则狭窄，管壁僵硬，服用硝酸异戊酯不缓解，黏膜皱襞可见破坏中断征象。

2）食管静脉曲张患者常有肝硬化、门静脉高压病史，食管黏膜皱襞称串珠样、蚯蚓状充盈缺损，但无明显破坏中断，管壁柔软，管腔可扩张。

3）食管平滑肌瘤患者充盈缺损规则，可见"环形征"，黏膜皱襞展平、消失，但无破坏、中断，管壁柔软。

2.胃癌　胃癌（gastric carcinoma）是胃肠道最常见的肿瘤，好发年龄为40~60岁，可以发生在胃的任何部位，但以胃窦、小弯与贲门区常见。

（1）早期胃癌

【疾病概要】

1）病理病因　早期胃癌多见于胃窦部与胃体部，以小弯侧最多见。目前，国内外均采用日本内镜学会提出的早期胃癌的定义与分型。早期胃癌是指癌局限于黏膜或黏膜下层，不论其大小或有无转移。根据肉眼形态分为三个基本类型与三个亚型。

Ⅰ型：隆起型，肿瘤呈息肉样向腔内突出，高度超过5mm。

Ⅱ型：浅表型，肿瘤表浅，平坦，不形成明显隆起或凹陷。本型根据肿瘤凹凸程度不同分为三个亚型。

Ⅱa型：浅表隆起型，病灶表面轻度隆起，高度不超过5mm。

Ⅱb型：浅表平坦型，病灶与周围胃黏膜几乎同高，无隆起或凹陷。

Ⅱc型：浅表凹陷型，病灶凹陷深度不超过5mm。

Ⅲ型：肿瘤表面明显凹陷不规则，超过5mm。

除上述三型外，尚有混合型，以上形态混合存在。

2）临床表现　临床症状轻微，多与胃炎、溃疡相似，也可无任何自觉症状。

【影像学表现】

胃气钡双重对比造影可显示黏膜面的微细结构而对早期胃癌诊断具有重要价值。①隆起型：肿瘤呈类圆形突向胃腔，高度超过5mm。境界锐利、基底宽，表面粗糙。②浅表型：肿瘤表浅、平坦，沿黏膜及黏膜下生长，形状不规则，多数病变边界清楚，其中三个亚型隆起与凹陷均不超过5mm。在良好的双对比剂及加压的影像上方能显示胃小区与胃小沟破坏呈不规则颗粒状杂乱影，有轻微的凹陷与僵直，多数病灶界限清楚。③凹陷型：肿瘤形成明显凹陷，深度超过5mm，形状不规则。双重对比造影剂加压法表现为形态不整，边界明显的龛影，其周边的黏膜皱襞可出现截断杆状或融合，较难与溃疡的龛影相鉴别。

需要强调的是，早期胃癌诊断需要密切结合内镜和活检结果方能明确，X线双重对比造影检查的重点在于发现病变的存在，即使有时显示了病变，若不结合内镜与活检所见，也可能会出现误诊。

（2）进展期胃癌　进展期胃癌（advanced gastric carcnoma）是指癌组织越过黏膜下层侵及肌层或肌层以下者，也称中晚期胃癌，常有近处的癌细胞浸润或远处转移。

【疾病概要】

1）病理病因　进展期胃癌病灶大小2~15cm之间，病理根据Borrmann分型，将进展型胃癌分为4型。

Ⅰ型：胃癌主要向腔内突起，形成蕈伞、巨块状肿块，基底较宽，但胃壁浸润不明显，表现可呈菜花状，多有溃疡或小糜烂，外形不整，生长慢，转移晚。此型也称巨块型或蕈伞型。

Ⅱ型：胃癌向壁内生长，中心形成大溃疡，溃疡呈火山口样，溃疡底部不平，边缘隆起，质硬，呈环堤状或结节状，与正常邻近胃壁境界清楚，附近胃壁浸润较少，此型也叫溃疡型。

Ⅲ型：与Ⅱ型类似，也有较大的溃疡，形状不整，环堤较低或欠完整，宽窄不一，与邻近胃壁境界不清，肿瘤呈浸润性生长，此型也称作浸润型胃癌。

Ⅳ型：主要为胃癌在壁内弥漫性浸润生长，使胃壁弥漫性增厚但不形成腔内突起的肿块，也不形成大溃疡，此型也称浸润型，如肿瘤累及胃壁大部或全部致胃壁弥漫性增厚，胃壁僵硬，胃腔缩窄，称为"皮革胃"。

2）临床表现　主要临床症状为上腹痛、消瘦与食欲减退，呈渐进性加重，贫血与恶病质，可有恶性、呕吐咖啡样物或黑便，出现转移后有相应的症状与体征。

【影像学表现】

1）X线表现　与大体形态有关，但不能截然划分，常见有以下几种表现：①不规则形状充盈缺损，多见于蕈伞型癌。②胃腔狭窄，胃壁僵硬，主要由浸润型癌引起（图6-19a）。③龛影，多见于溃疡型癌，龛影形状不规则，多呈半月形，外缘平直，内缘不整齐而有多个尖角；龛影位于胃轮廓之内，龛影周围绕以宽窄不等的透明带，即环堤，轮廓不规则，其中常见结节状或指压迹状的充盈缺损，以上表现被称为半月综合征（图6-19b）。④黏膜皱襞破坏、消失或中断，黏膜下肿瘤浸润常使皱襞异常粗大、僵直。⑤癌瘤区蠕动消失。

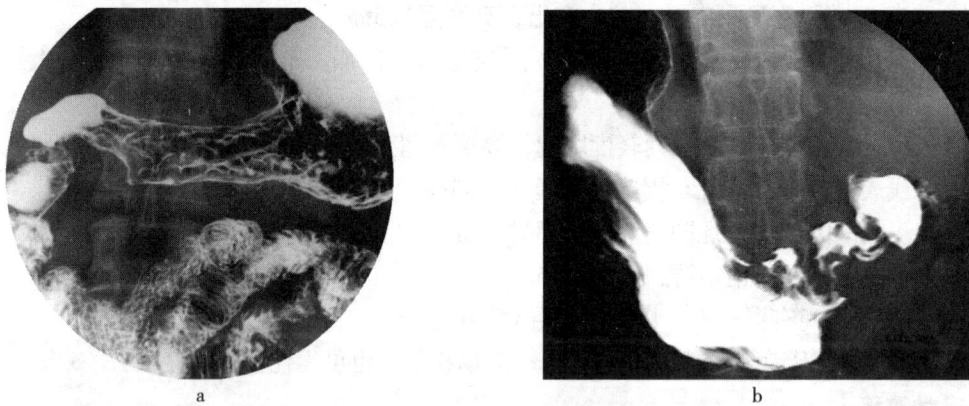

图6-19　胃癌X线表现

a.皮革胃，胃腔明显缩小，胃壁僵硬，透视下胃体蠕动消失；b.半月征，不规则龛影，
内缘不整齐，龛影位于胃轮廓内，龛影外围绕以宽窄不等透明带即环堤征

2）CT表现　平扫可见胃壁不规则增厚，胃腔狭窄，胃内软组织肿块影，肿块表面可有不规则凹陷。增强扫描肿瘤呈不同程度强化。如胃周围脂肪线消失则提示肿瘤已经突破浆膜层，并可显示肝脏、腹腔和腹膜后淋巴结转移征象。

【诊断与鉴别诊断】

进展期胃癌多有各种不同征象为主的典型X线表现，一般不难诊断。其中蕈伞型应与其他良性肿瘤、肿瘤性息肉等鉴别，后者大多外形光整，尽管有时也有分叶表现，结合临床特征不难鉴别。溃疡性胃癌应与良性胃溃疡鉴别。胃窦部浸润型癌需与肥厚性胃窦炎区别，后者黏膜正常，胃壁有弹性不僵硬，无肩胛征表现。此外淋巴瘤也可导致胃腔不规则狭窄变性，但胃壁仍有伸展性，并非皮革胃那样固定。

3.结直肠癌 结直肠癌（colorectal carcinoma）是胃肠道常见的恶性肿瘤之一。随着人们饮食结构改变、生活方式及生活环境的变化，其发病率呈逐年上升趋势。结直肠癌分布以直肠与乙状结肠多见，约占70%，发病年龄以40~50岁多见。

【**疾病概要**】

（1）病理病因 结直肠癌病理大多为腺癌，其次为黏液癌、胶样癌、乳头状癌、类癌、腺鳞癌等，依其大体病理表现分为三种类型。①增生型：肿瘤向腔内生长，呈菜花状，表面可有浅溃疡，肿瘤基底宽，肠壁增厚。②浸润型：癌肿主要沿肠壁浸润致肠壁增厚，病变常绕肠壁呈环形生长，致肠腔向心性狭窄。③溃疡型：癌肿由黏膜向肠腔生长且浸润肠壁各层，中央部分坏死形成巨大溃疡，形态不一，深而不规则。临床常见的多为其中两种类型的混合，且以一种为主。

（2）临床表现 临床常见症状为腹部肿块、便血、腹泻或顽固性便秘，可有脓血便与黏液样便。直肠癌主要症状为便血、粪便变细与里急后重感。

【**影像学表现**】

（1）X线表现 钡灌肠是结肠癌检查的一个简单有效、敏感而特异且价格便宜的诊断方法。①增生型：腔内出现不规则的充盈缺损，轮廓不整，病变多位于肠壁的一侧，表面黏膜皱襞破坏中断或消失，局部肠壁僵硬平直，结肠袋消失，肿瘤较大时钡剂通过障碍，病灶区可叩击肿块。②浸润型：病变区肠管狭窄，常累及一小段肠管，狭窄可偏于一侧或形成向心性狭窄，肠壁僵硬，黏膜破坏消失，病变区界限清晰（图6-20a）。本型常可引起肠梗阻。③溃疡型：肠腔内较大的龛影，形状多不规则，边界多不整齐，具有一些尖角，龛影周围有不同程度充盈缺损与狭窄，黏膜破坏中断，肠壁僵硬，结肠袋消失。

（2）CT表现 CT在结直肠肿瘤中的主要优势是显示肿瘤的部位、大小、形态和周围组织受侵、淋巴结受累及远处脏器转移等。结直肠癌在CT上主要表现为肠壁局部不规则环周或偏心性增厚、肠腔狭窄、肠腔内息肉样或菜花状肿块，其内可见坏死区和钙化区以及肠壁增厚和肿块异常强化（图6-20b）。

（3）MRI表现 由于结直肠的位置相对固定，肿瘤与周围的脂肪组织之间形成良好的对比，而且很少受到由于呼吸度影响造成的伪影干扰，加上MRI多参数及多脉冲序列的选择，MRI在结直肠癌分期具有很好的优势。

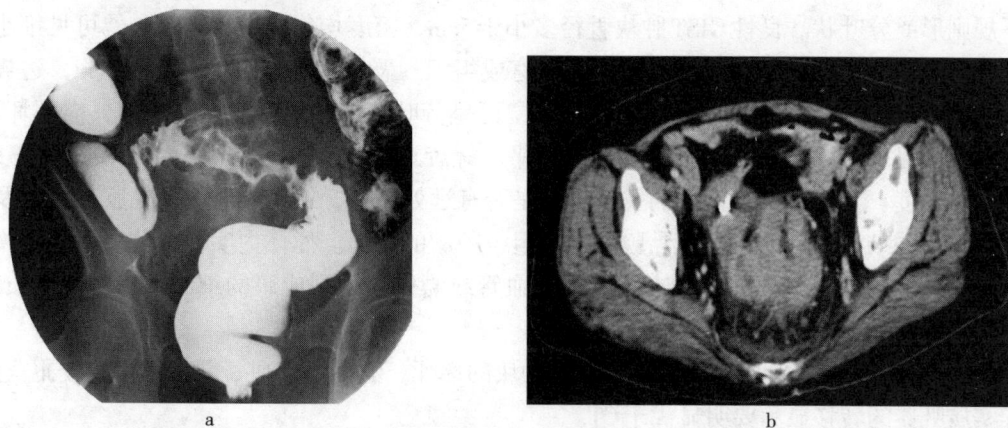

图6-20 结直肠癌影像表现

a.浸润型乙状结肠癌：乙状结肠可见管腔局限性向心性狭窄，管壁僵硬，与正常肠管分界突然；

b.直肠癌：CT增强显示直肠管壁不规则增厚，可见腔内肿块突破浆膜层伴周围盆腔淋巴结

（三）胃肠道间质瘤

【疾病概要】

1. 病理病因　胃肠道间质瘤（gastrointestinal stromal tumor，GIST）是一类独立来源于胃肠道间叶组织、以梭形细胞为主的非定向分化的肿瘤。临床上以50~60岁中老年人多见。近年随着组织学、免疫组织化学、电镜和分子生物学技术的发展和应用，人们对GIST的认识逐渐深入，GIST目前被定义为是在胃肠道、网膜以及肠系膜上的大多数过度表达CD117和CD34的梭形、上皮样或混合性间叶原性肿瘤。GIST的发病原因目前还不是很清楚，其机制是c-kit基因的突变，引发细胞的无序增生和凋亡所致，免疫组织上以kit蛋白（CD117）表达阳性为生物学特征。

大部分CIST发生于从食管到肛门的任何部位，称为胃肠道型间质瘤，极少数发生于网膜、肠系膜、腹膜及后腹膜等，称为胃肠道外型间质瘤。GIST好发于胃和小肠，其中发生于胃部占60%~70%，小肠占20%~30%，食管、结肠、直肠等部位约占10%，而胃肠道外型只占2%~3%。

大体病理根据肿瘤发生的部位及与胃肠道管壁的关系，分为黏膜下型、肌壁间型、浆膜下型、胃肠道外型。镜下观察大部分肿瘤无包膜，少数可见假包膜。影像学和病理学根据肿瘤大小、肿瘤细胞的核分裂程度、异型性、生长活跃程度分为良性、潜在恶性及恶性肿瘤。恶性肿瘤的转移以腹腔种植较为多见，其次为血行转移，经淋巴道转移极少见。

2. 临床表现　与肿瘤发生部位、病变大小以及肿瘤良、恶性程度有关。临床上以腹部不适感或腹部肿块、血便、腹痛较为多见，肿瘤较大或肿块以腔内生长为主者可发生肠梗阻，但由于肠道的间质瘤多以向外生长为主，临床上发生肠梗阻并不多见。

【影像学表现】

1. X线表现　胃肠道钡餐造影显示黏膜下肿瘤的特点，主要表现为胃黏膜受压推移改变，部分同时出现黏膜破坏或肿瘤表面黏膜形成溃疡（图6-21a）；肠管受压推移，肠曲间距明显增宽，肠腔偏心性狭窄，腔内生长者可表现为充盈缺损，局部黏膜皱襞撑开，可以产生中心溃疡，严重者出现肿块内气液平或穿孔，肠梗阻少见。胃肠道钡餐造影重点显示GIST腔内病变范围及黏膜细微结构，但难以定性及判断腔外侵犯情况。胃窦部带蒂肿瘤，可扭转并脱垂于十二指肠降部，致胃窦黏膜变形移位，十二指肠降部类圆形充盈缺损。多发恶性胃间质瘤累及范围广，可见大小不等充盈缺损和腔内龛影，黏膜破坏，胃壁蠕动减弱，与进展期胃癌鉴别困难。

2. CT表现　平扫可见向腔内、腔外或同时向腔内外突出的圆形或类圆形软组织肿块，少数呈不规则形或分叶状。良性GIST肿块直径多小于5cm，密度均匀，边界清楚，偶可见细小钙化点，肿瘤很少发生坏死，仅轻度压迫邻近器官或组织。恶性者肿块直径多大于5cm，边界欠清，常与周围器官、组织粘连，形态也不规则，可呈分叶状，肿块密度多不均匀，内部坏死、出血、囊变多见，腔面侧常由于溃疡而凹凸不平。螺旋CT多期增强扫描不仅可以观察GIST的发生部位、密度、与周围组织器官的关系以及是否有远处转移，还有利于显示黏膜、肌层及浆膜等胃肠道壁的结构，有助于发现黏膜下间叶组织肿瘤的特征。瘤体内实质部分多呈轻中度强化，动脉期瘤体内可见蜿蜒走行的点条状强化血管或瘤体旁排列成簇的细小血管，而实质期、延迟期强化更加明显（图6-21b）。

3. MRI表现　MRI表现与CT相似，MRI对肿块的坏死、囊变、出血、邻近结构的侵犯范围，肝脏等实质脏器的转移显示要明显优于CT。

【诊断与鉴别诊断】

1. 诊断要点　CT和MRI检查是检出和诊断GIST的主要方法。黏膜下软组织肿块，以外生性生长者突入腹腔间隙内缓慢，临床症状出现较晚且无特征性，常常提示GIST，但确诊需病理免疫组织化学检查，kit蛋白（CD117）阳性表达是其确诊的指标。

2.鉴别诊断

（1）胃肠道癌 病灶起源于黏膜层，有典型的黏膜皱襞破坏、中断，腔内不规则充盈缺损及邻近胃肠壁增厚僵硬，胃壁不均匀增厚，局部侵犯明显，增强后病变处胃黏膜明显强化且有延迟强化，是与GIST鉴别要点，而大多数GIST表现为瘤体邻近胃肠壁无明显浸润，管壁结构层次正常。

（2）胃肠道恶性淋巴瘤 好发于小肠，病变范围广，CT显示肠壁广泛增厚呈"夹心面包征"和（或）"动脉瘤样肠腔扩张征"等征象，具有一定的特征性，邻近部位常可见淋巴结肿大。

（3）平滑肌源性和神经源性肿瘤 与GIST表现极为相似，鉴别困难，确诊依靠病理学结合免疫组化检查。

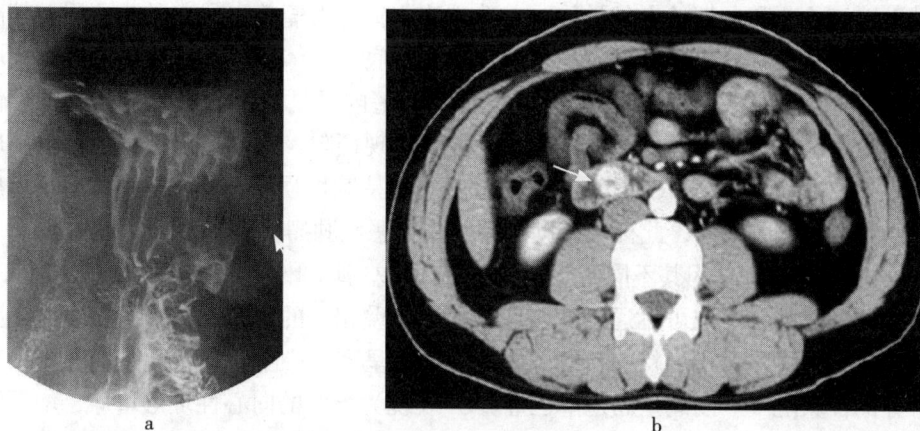

图6-21 胃肠道间质瘤影像学表现

a.胃体间质瘤钡餐造影，可见胃体大弯侧黏膜展平、破坏，局部轮廓柔软（↑）；

b.小肠间质瘤（腔内型），CT增强动脉期肿瘤明显强化（↑）

📖 知识链接   **胃肠胰神经内分泌肿瘤**

【疾病概要】

胃肠胰神经内分泌肿瘤（gastroenteropancreatic neuroendocrine neoplasm，GEP-NEN）起源于胃肠道神经内分泌细胞，以胰腺发生率最高，其次为阑尾、直肠、小肠、胃、食管和胆囊。GEP-NEN的临床表现主要与肿瘤分泌激素及活性有关，如类癌多伴有5-羟色胺分泌过多的表现，如皮肤潮红、哮喘、腹泻和心内膜纤维化等。胰腺和十二指肠的胃泌素瘤主要表现为反复发作的十二指肠溃疡、胃食管反流。临床上有很大一部分肿瘤由于分泌的物质缺乏活性或者分泌量不足产生相应症状，这些肿瘤往往只表现为局部的肿块或（和）转移病灶。

【影像学表现】

1.CT表现 在胃肠道准备充分情况下，直径大于1cm的胃肠道GEP-NEN常表现为壁的局部增厚、隆起、软组织块影，体积较大者常见坏死，中度强化。CT检查缺乏特异性，更大的意义在于分期。

2.MRI表现 对于位置较固定的食管、直肠的GEP-NEN，可多方位成像的MRI可以很好地显示病变对邻近组织的侵犯。

（四）胃肠道淋巴瘤

【疾病概要】

1.病理病因 淋巴瘤是发生于淋巴组织的恶性肿瘤，按其发生部位分为淋巴结和结外两种，淋巴结外来源以非霍奇金淋巴瘤（non-Hodgkin lymphoma，NHL）发病多见。最常见的结外恶性淋巴瘤是胃肠道淋巴瘤（gastrointestinal lymphoma），其中以胃的发病率最高，约占半数以上，其次为小肠，结肠受累较少。黏膜相关淋巴样组织（mucosa-associated lymphoid tissue，MALT）淋巴瘤是一种非霍奇金淋巴瘤的亚型，可见于胃及身体多个部位，多数发展缓慢。

2.临床表现 临床症状主要为腹痛、腹胀、腹部包块、恶心、呕吐、腹泻、肠穿孔等非特异性症状，胃肠道淋巴瘤起自黏膜下淋巴组织，可单发或多发，向内可侵及黏膜层，向外可侵及浆膜层、肠系膜及其淋巴结。

【影像学表现】

1.X线表现 胃肠道的低张气钡双重造影常表现为胃肠道壁的黏膜增粗、充盈缺损或伴溃疡糜烂等多种形式，缺乏特征性的X线表现，因此常常不易与胃癌或其他胃肠道肿瘤鉴别。

2.CT表现 CT在显示淋巴瘤病变以及周围结构上可弥补消化道钡餐检查不足，是临床上胃肠道淋巴瘤诊断和分期的影像学检查首选方法。胃淋巴瘤首先侵犯黏膜下层，其次侵犯胃黏膜全层，最后累及并突出浆膜层，累及部位多为胃底和胃体。弥漫性或局限性胃壁增厚是胃淋巴瘤CT平扫主要特征，病灶密度均匀，增厚的胃壁内缘呈波浪状或分叶状，外缘较光整，周围脂肪间隙密度正常，增厚的胃壁不僵硬，极少出现梗阻，当同时出现脾大和腹膜后多发肿大淋巴结时高度提示淋巴瘤。CT增强扫描病灶轻中度持续性强化。特别是动脉期显示瘤体表面覆盖完整的明显强化的黏膜，此征象有助于和其他胃恶性肿瘤鉴别。

肠淋巴瘤CT表现，因其不同的病理类型而有所差别。肿块型肠道淋巴瘤CT表现为肠壁的偏心性增厚并形成肿块，或可见通过宽基底与相应肠壁相连的突起结节，肿块边缘光整，其密度多均匀，多期增强呈轻中度均匀持续强化。病灶多呈多中心生长，肠管跳跃性累及是肠道淋巴瘤较特异的征象之一。浸润型肠道淋巴瘤：CT表现为肠壁的向心性环形增厚，增厚肠管内壁光整，病变肠管与邻近正常肠管相通，分界不清，肠管狭窄少见，肠管"动脉瘤样"扩张是小肠淋巴瘤较特异性的征象之一（图6-22）。溃疡型肠道淋巴瘤较少见，CT表现肠壁不均匀增厚，内部不光整，增厚肠壁密度不均，增强扫描后黏膜面强化明显，下方肌层轻中度强化，呈"火山口征"。

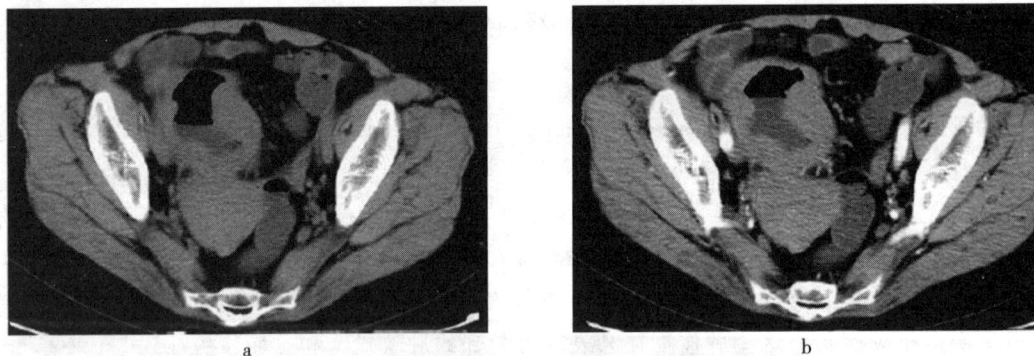

图6-22 小肠淋巴瘤CT表现

a.CT平扫；b.CT增强

盆腔内回肠局部肠壁明显增厚，肠腔扩大，增强肿瘤轻度强化

3.MRI表现 MRI影像特征包括不规则增厚的黏膜皱襞，不规则黏膜下浸润，环形缩窄病变，肿瘤外生性生长以及肠系膜肿块，腹膜后淋巴结肿大。在T_1WI上呈稍低信号，T_2WI上呈稍高信号，信号均匀，抑脂像上为高信号；增强扫描时呈轻度或中度强化，在静脉期肿瘤强化程度低于正常组织。胃肠道淋巴瘤淋巴细胞密集、间质少，同时体积大、形态多样，细胞核大、胞质少，呈嗜碱性，并且大的核质比影响分子的扩散运动。这些都导致淋巴瘤肿瘤细胞内水分子的运动能力明显降低。所以淋巴瘤在扩散加权成像（DWI）上呈高信号改变。

【诊断与鉴别诊断】

胃肠道淋巴瘤主要与消化道癌、胃肠道间质瘤、小肠Crohn病鉴别。

（1）**胃癌**　通常胃壁僵硬、胃腔狭窄。而淋巴瘤的胃壁柔软，即使弥漫性胃壁增厚，胃腔亦很少狭窄。淋巴瘤引起的胃周淋巴结增大通常比胃癌多见，尤其是肾门以下淋巴结增大更较后者多见。

（2）**小肠腺癌**　好发于近段小肠，通常促进结缔组织增生，导致肠管狭窄。

（3）**胃肠道间质瘤**　常表现为向腔外生长的肿块，亦可有中心坏死、溃疡形成或者钙化，强化较淋巴瘤明显。

（4）**小肠Crohn病**　一般为肠道多节段病变，范围较广泛，常引起环状皱襞增厚、瘘管及线样溃疡形成，引起的肠系膜周围淋巴结增生一般也较小。

六、神经肌肉功能障碍

（一）食管-贲门失弛缓症

【**疾病概要**】

1.病理病因　食管-贲门失弛缓症（achalasia of the cardia）又称贲门痉挛、巨食管，可发生于任何年龄，男女发病大致相等，最常见于20~39岁，儿童很少发病。本病的病因迄今不明，一般认为属神经源性疾病。病理上食管、贲门肌壁内神经节细胞缺乏、变性，导致迷走神经和交感神经功能异常，贲门管收缩，食管扩张及管壁增厚，食管黏膜糜烂、出血、溃疡。其主要特征是食管缺乏蠕动，食管下端括约肌高压和对吞咽动作的松弛反应减弱。

2.临床表现　最常见为无痛性咽下困难、胸骨后沉重或阻塞感，并与精神情绪及刺激性食物有关。可伴发疼痛、食物反流、体重减轻、出血和贫血。

【**影像学表现**】

1.X线表现　早期无特异性表现，随着食管扩张，后前位胸片见到纵隔右上边缘膨出，当食管内潴留大量食物和气体时，食管内可见液平，胃泡缩小或消失。

2.上消化道钡餐造影（图6-23）

（1）**早期食管轻度扩张**　贲门管狭窄，鸟嘴状、萝卜根状，管壁光滑、柔软，黏膜皱襞变细、规则。

（2）**中期食管中度扩张**　内有滞留物，蠕动弱，贲门管漏斗状狭窄。

（3）**晚期食管高度扩张**　巨食管，袋状，蠕动消失，贲门管高度狭窄。

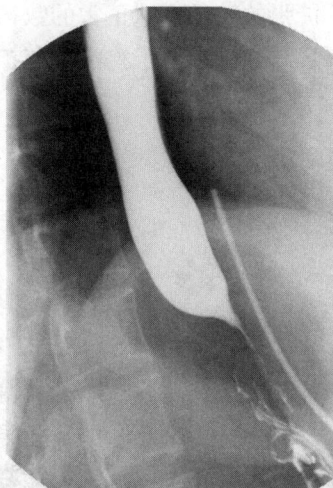

图6-23　贲门失弛缓症X线表现

食管下段明显扩张、增宽，下段呈漏斗状狭窄，边缘光滑整齐，似鸟嘴样改变

【**诊断与鉴别诊断**】

1.诊断要点　典型的X线表现结合临床长期间歇性下咽困难伴胸骨后疼痛，多因情绪激动

而加重，不难诊断此病。

2.鉴别诊断 常需要与本病鉴别的是食管下段浸润性癌。后者主要特点是食管癌黏膜有破坏，可形成溃疡、肿块，钡餐造影检查可见充盈缺损或龛影。

（二）先天性巨结肠

【疾病概要】

1.病理病因 先天性巨结肠是一种多见的肠道发育畸形，发病率与先天性肛管直肠畸形相近，约为1/5000，性别差异较大，男女约为4：1。先天性巨结肠发生主要是由于胚胎期内骶部副交感神经在发育过程中因母体有病毒感染或代谢紊乱等原因，出现发育停顿，因此使远端肠道（如直肠、乙状结肠）肠壁肌间神经丛的神经节细胞缺如，以致受累肠道处于收缩状态，大量粪便滞留在近端结肠引起扩张与肥厚，形成巨结肠。

先天性巨结肠病理改变分为三段。①痉挛段：为缺乏神经节细胞段，较正常肠段略细，外观僵硬，缺乏蠕动。②扩张段：位于痉挛段的近端，神经节细胞发育正常，但肠腔显著扩张，可达正常的1~3倍，肠壁增厚。③移行段：界于上述两段之间，常呈漏斗状，神经节细胞从远端向近端逐渐出现。

2.临床表现 患者主要临床表现为出生后无粪便或仅有少量排出，有时长达数日无粪便，以后逐渐出现腹胀和顽固性便秘。

【影像学表现】

1.腹部平片 轻者，腹部可为阴性或显示结肠充气较多；重者，显示低位性肠梗阻征象，表现为结肠积气、扩张，立位可见液平面，扩张肠腔内可见大量粪便影。

2.钡灌肠检查 钡灌肠应为首选诊断方法，对确定诊断、明确病变的范围和程度以及疗效观察均有很大帮助，但应注意：①清洁灌肠及钡剂调制宜用生理盐水，以免大量水分被吸收发生水中毒。②肛管插入不宜过深，以免越过狭窄段而漏诊。③灌入钡剂压力不宜过高，速度不宜过快，以免狭窄段人为地扩张。④钡剂灌入量不应太多，以显示狭窄段范围为度，不必将全部扩张段都充满，以免结肠相互重叠，遮盖病变。⑤需多体位观察，一般应摄正侧位片及斜位片，并测量肛门至病变的距离。⑥造影完毕应抽出钡剂，以免钡剂干结发生梗阻。

典型表现：①远端狭窄段，表现为长短不一的收缩狭窄，其边缘大多光滑整齐，有时可呈波浪形或锯齿形，狭窄部位大多在直肠或直肠乙状结肠交界处，其长度可为数厘米至十余厘米。②近端扩张段在狭窄段上端，扩张的结肠可达正常的数倍，缺乏结肠袋和蠕动；由于结肠扩张肥厚，黏膜皱襞多呈横行排列。③移行段位于狭窄段与扩张段之间，常表现为逐渐由窄到宽，呈圆锥形，边界光滑（图6-24）。

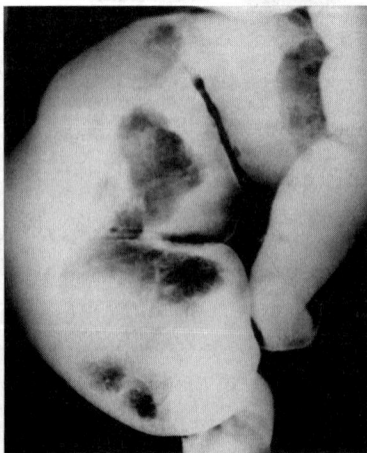

图6-24 先天性巨结肠X线表现

钡灌肠显示乙状结肠远端狭窄，近端扩张，与直肠分界明显

七、其他

（一）食管静脉曲张

【疾病概要】

1.病理病因 食管静脉曲张（esophageal varice）是由食管任何部位的静脉血量增加和（或）回流障碍所导致的疾病。根据曲张的起始部位分为起自食管下段的上行性食管静脉曲张与起自食管上段的下行性食管静脉曲张，前者占绝大多数，故一般所讲的食管静脉曲张是指前者。食管静脉曲张常为肝硬化、门静脉高压并发症，部分病例可见于布卡综合征。

2.临床表现 病人早期可无临床表现，后期由于黏膜面发生糜烂或溃烂可导致呕血、黑便等上消化道出血改变。正常情况下，食管下半段的静脉网与门静脉系统的胃冠状静脉、胃短静脉之间存在侧支吻合，当门静脉血流受阻时，来自消化器官的静脉血不能进入肝内，大量血液通过侧支进入食管黏膜下静脉和食管周围静脉丛，再经奇静脉进入上腔静脉，于是形成食管和胃底静脉曲张。

【影像学表现】

（1）X线钡餐造影早期 局限于食管下段，可见颗粒状小结节状充盈缺损，食管边缘有多发性小凹陷，呈锯齿状。

（2）X线钡餐造影中期 累及食管中段，黏膜皱襞消失，显示串珠状或蚯蚓状充盈缺损，食管收缩欠佳，排空延迟。

（3）X线钡餐造影晚期 累及食管中上段，显示大、小形态不一的圆形环状充盈缺损，呈蚯蚓状或蛇皮状影像，食管收缩性较差（图6-25）。

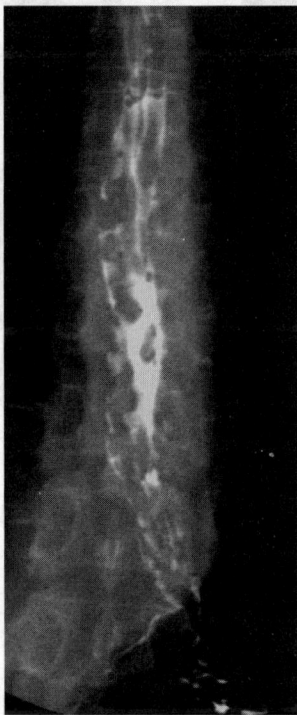

图6-25 食管静脉曲张X线表现

食管钡餐检查显示食管中下段黏膜增粗、迂曲，呈蚯蚓状改变，局部食管管壁欠光整，管壁柔软

【诊断与鉴别诊断】

有明确的肝硬化病史及典型的钡剂食管造影表现者较易明确诊断，本病主要与食管癌鉴别，食管癌可见黏膜破坏，局部可见溃疡及龛影，管腔变窄，蠕动消失。

（二）食管裂孔疝

【疾病概要】

1.病理病因　食管裂孔疝（esophageal hiatus hernia）是指腹腔内脏器通过膈食管裂孔进入胸腔的疾病。疝入的脏器多为胃。食管裂孔疝是膈疝中最常见的一种。

食管裂孔周围有可滑动的结缔组织，易发生裂孔疝，可分为可回复性（滑动性）裂孔疝、不可回复性裂孔疝。后者又分为短食管型、食管旁型、混合型。除发生在幼儿的先天性短食管伴胸腔胃之外，大多数食管裂孔疝是后天性的。发病原因可为膈食管膜松弛、食管裂孔扩大、食管绝对或相对缩短、腹内压增加及外伤等。

2.临床表现　患者的临床表现为胸骨后或上腹不适感，灼热感及疼痛，可以放射至背部、季肋区及肩部等，主要与胃内容物反流刺激或腐蚀食管有关。

【影像学表现】

1.X线钡餐造影

（1）膈上小疝囊　为正常食管宽度3~5倍，疝囊中出现粗大的胃黏膜（图6-26a）。

（2）"三环征"　A环：疝囊上界—食管间的收缩环。B环（食管胃环）：齿状线在疝囊的侧壁上形成对称性切迹。下环：疝囊的下界由于食管裂孔的限制而形成环状缩窄称下环，此环在充盈舒张状态下显示宽度常超过2cm。

（3）有食管胃角变钝、消化性食管炎、溃疡表现。

2.CT表现　CT扫描可表现为食管裂孔扩大，腹腔脏器经扩大食管裂孔疝入纵隔内（图6-26b）。

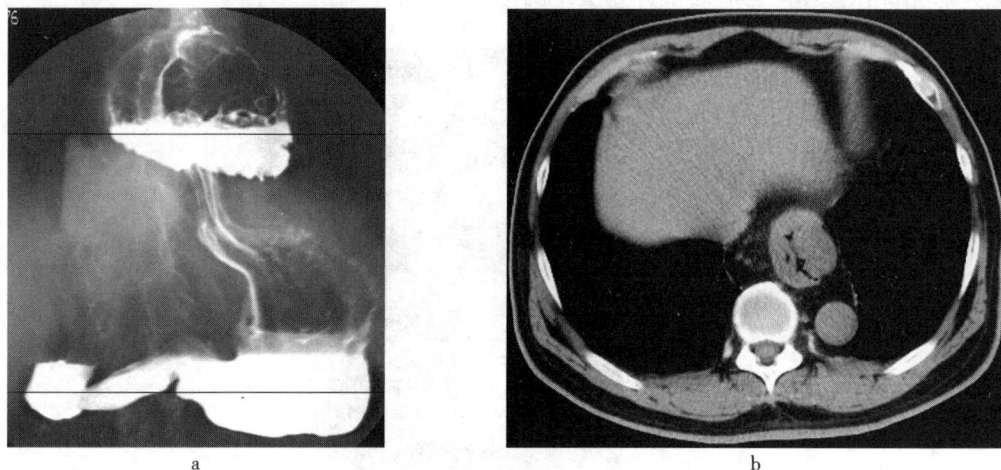

图6-26　食管裂孔疝影像表现

a.钡餐造影，可见膈上疝囊；b.CT平扫，部分胃、腹腔脂肪疝入胸腔

【诊断与鉴别诊断】

1.诊断要点　食管裂孔疝通过胃的X线检查结合内镜大多可明确诊断，典型特征是膈上疝囊、疝囊中可见胃黏膜。

2.鉴别诊断　食管裂孔疝需与以下解剖及疾病鉴别。

（1）食管膈　壶腹膈上4~5cm，边缘光滑，因上方食管蠕动的到达而变小，缩小排空后出现纤细平行的黏膜纹。

（2）膈上食管憩室　囊腔呈圆形，有一狭颈与食管相连，憩室腔内有黏膜，食管功能正常。

（三）食管异物

【疾病概要】

1.病理病因　食管异物（esophageal foreign body）在儿童常为误咽入口中的硬币、别针和小玩具；成人多为食物中的鱼刺、碎骨、假牙等。

异物可分为透X线和不透X线，异物多停留在食管的生理性狭窄处，以食管入口处最多见，主动脉弓和左主支气管压迹处次之。异物嵌顿处，黏膜充血、水肿，甚至溃疡穿孔，并可引起食管周围炎、纵隔炎、纵隔脓肿，殃及大血管可致大出血。

2.临床表现　病人常见临床症状为异物梗阻感、吞咽困难和疼痛。当发生食管穿孔时，表现不一。

【影像学表现】

1.X线表现　不透X线异物：金属高密度影，硬币在食管中呈冠状位。可透X线异物：少量钡剂通过受阻、分流，棉絮钡剂受阻、勾挂（图6-27）。

2.CT表现　可在食管腔内可见异物影，还可显示并发症如食管周围炎、纵隔炎、纵隔脓肿等。

【诊断与鉴别诊断】

与气管异物进行鉴别，气管异物常导致哮喘及呼吸困难，气管前后径大于左右径，如果是金属异物则最大平面与矢状面一致，例如正位像可见硬币侧面观，呈条状高密度影。

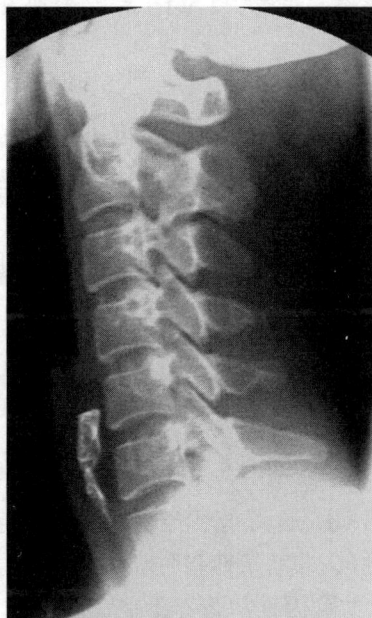

图6-27　食管阳性异物X线表现

第二节　肝胆胰脾

一、影像检查方法

1.X线　诊断价值有限，仅能显示胆系阳性结石。

2.CT　可清晰显示腹腔内肝、胆、胰、脾形态、密度及其内病变。

3.MRI　可清晰显示腹腔内肝、胆、胰、脾形态、密度及其内病变，还可通过胰胆管水成像（MRCP）显示胆系全貌及病变。

二、正常影像学表现

1.肝脏正常影像学表现

（1）CT表现　平扫肝实质呈均匀一致的软组织密度，CT值50~70Hu，肝动脉、门静脉、胆管进出肝门，其密度低于肝质。增强扫描：门脉期门静脉肝静脉明显强化，肝实质开始强

化，肝实质期肝实质强化达峰值。

（2）MRI表现　平扫肝脏实质T_1WI为中等信号略高于脾，T_2WI肝的信号明显低于脾，信号均匀，门静脉主支及肝静脉主干因流空效应而呈极低信号。肝裂因含有脂肪T_1WI像、T_2WI像呈高信号。增强扫描肝实质均匀增强，肝血管增强明显，肝内胆管无强化。

2.胆系正常影像学表现　肝内胆管与门静脉分支伴行，平扫不能显示，直径<2~3mm或小于伴行静脉的1/3。总肝管直径3~5mm，长30~40mm，平扫不能显示。胆总管直径<6mm，>10mm为扩张，长6~10cm。胆总管与门静脉间距<10mm。空腹状态下胆囊壁厚薄均匀，正常厚度2~3mm，>3.5mm为异常，>5mm为肯定增厚。胆囊长径4~5cm，直径<5cm。

3.胰腺正常影像学表现

（1）CT表现　平扫形态呈斜形、横形、S形或马蹄形，自胰头至胰尾逐渐变细，边缘光滑或呈羽毛状、锯齿状。胰腺头、体、尾的横径依次为3、2.5、2cm，若以L_2横径为标准，则头/$L_2 \approx 1/2~1$、体/$L_2 \approx 1/3~2/3$、尾/$L_2 \approx 1/5~2/5$。主胰管直径小于3mm。增强后胰腺实质强化均匀一致。

（2）MRI表现　由于胰腺腺体内含有丰富的水样蛋白成分以及一定量的脂肪组织沉积在胰腺间质内，T_1WI上与肝脏相比呈略高信号，T_2WI上呈与肝脏相似的低信号。胰腺后方可见流空信号的脾静脉和后上方的脾动脉。

4.脾脏正常影像学表现

（1）CT表现　平扫为新月形密度均匀软组织密度影，CT值低于肝脏，与胰腺近似，膈面及胸壁侧光滑，脏面不平，大小、长度不超过5个肋单元。增强扫描动脉期强化不均匀，门脉期强化均匀。

（2）MRI表现　平扫T_1WI信号低于肝实质，T_2WI信号高于肝实质，信号均匀。

三、肝疾病

（一）弥漫性肝病

1.脂肪肝

【疾病概要】

（1）病理病因　脂肪肝（fatty liver）是指由于各种原因引起的肝细胞内脂肪堆积过多的病变。脂肪肝主要分为酒精性脂肪肝、非酒精性脂肪肝。

病因主要有以下几方面。①饮食因素：营养不良、高脂饮食、长期饮酒。②药物性因素：类固醇激素、生长激素、三磷腺苷、水杨酸、某些镇静剂、肾上腺素、去甲肾上腺素、四氯化碳、苯砷等重金属。③感染：结核、链球菌、产褥热、肺炎、溃疡性结肠炎、慢性支气管炎、慢性肾盂肾炎、慢性胆囊炎等慢性炎症。④内分泌：糖尿病、脑垂体前叶功能亢进、甲状腺功能亢进等。⑤缺氧：心血管及呼吸系统疾病、严重贫血、白血病等。⑥家族性代谢性疾病：先天性痴呆综合征、半乳糖血症、肝豆状核变性等。⑦医源性因素：长期静脉持续高渗葡萄糖；过度输注葡萄糖而导致高血糖症、高甘油三酯血症及肝脏的脂肪变性。⑧妊娠。

（2）临床表现　脂肪肝的临床表现多样，轻度脂肪肝多无临床症状。中、重度脂肪肝可有食欲不振、乏力、恶心、呕吐等临床表现。病理表现为肝脏弥漫性肿大，肝细胞内、外脂肪浸润。

【影像学表现】

（1）CT表现　主要表现为肝脏密度减低，呈弥漫性或局部肝实质密度减低，肝的CT值低于同一层面脾的CT值（肝/脾密度比值<1）即可诊断为脂肪肝。肝/脾CT比值<1.0者为轻度，<0.7为中度，<0.5为重度（图6-28a）。

（2）MRI表现　T_1WI同相位表现为稍高或等信号，反相位或加压脂T_1WI呈低信号（图6-28b、c）。

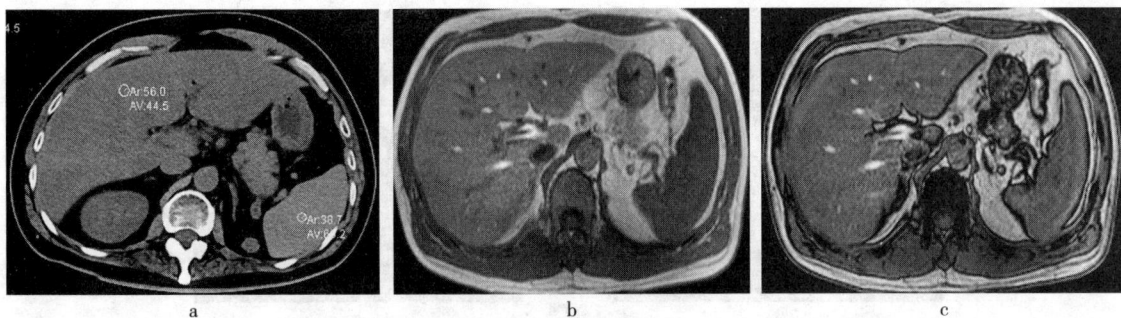

图6-28 脂肪肝影像表现

a.CT平扫显示肝脏密度减低；b.T$_1$WI同相位；c.T$_1$WI反相位显示肝脏信号明显减低

【诊断与鉴别诊断】

（1）诊断要点 弥漫性脂肪肝影像学表现典型，诊断不难。

（2）鉴别诊断 局灶性脂肪肝浸润需与含脂质性肿瘤或肿瘤样病变如肝癌脂肪变性、血管平滑肌脂肪瘤、肝腺瘤等鉴别，局灶性脂肪肝浸润在同相位、反相位上的信号变化累及整个病灶区域，而这种信号变化在含脂质性肿瘤或肿瘤样病变只出现在病灶的局部。

2.肝硬化

【疾病概要】

（1）病理病因 肝硬化（cirrhosis）是一种慢性、具有再生性和弥漫性的疾病，由多种因素引起，如病毒性肝炎、慢性酒精中毒、非酒精性脂肪性肝炎、药物损害、胆汁淤积等。病毒性肝炎是我国肝硬化最常见的病因。

广泛的肝细胞坏死，正常肝小叶结构破坏，残存肝细胞形成再生结节，纤维组织弥漫增生，肝内血管扭曲、受压、闭塞致血管床缩小，肝内门静脉、肝静脉和肝动脉小分支之间发生异常吻合，形成短路，导致肝脏血循环紊乱。

（2）临床表现 病人早期无症状或症状轻，以乏力、食欲不振、低热为主要临床表现，可伴有腹胀、恶心、厌油腻、上腹隐痛及腹泻等症状。晚期主要表现为肝功能减退及门静脉高压所致的临床症状，如食欲减退、出血倾向及贫血，腹水、脾大，门静脉与腔静脉间侧支循环的形成。

【影像学表现】

（1）CT表现 肝叶变形、肝体积萎缩、形态轮廓改变为不规则状。肝左、右叶大小比例失调以及肝裂增宽，肝密度增高或降低，密度改变均匀与不均匀，可见再生结节，肝硬化继发性改变，如脾脏体积增大，大于5个肋单元、腹腔积液、门静脉增粗，主干直径大于1.3cm，可伴有食管胃底静脉曲张（图6-29a、b）。

（2）MRI表现 肝实质信号不均，形态改变与CT类似（图6-29c、d）。

（二）肝囊肿

【疾病概要】

1.病理病因 肝囊肿（hepatic cyst）是一种临床上较为常见的肝脏良性占位，可分为寄生虫性及非寄生虫性肝囊肿，非寄生虫性肝囊肿按发病原因可分为：①先天性；②外伤性；③炎症性；④肿瘤性。以先天性肝囊肿最常见，也是我们通常所说的肝囊肿。肝囊肿可单发或多发，多发性肝囊肿又称多囊肝，多数合并肾囊肿，先天性肝囊肿病因不明，生长缓慢。

肝囊肿的腔内为透明浆液，囊内面光滑菲薄，组织学观察囊肿的内壁被覆一层矮圆柱状、立方细胞上皮组织，有基底膜。在囊壁上皮层和外侧的肝实质之间可见一薄层纤维包膜，囊腔的上皮一般无增生和炎性变化。

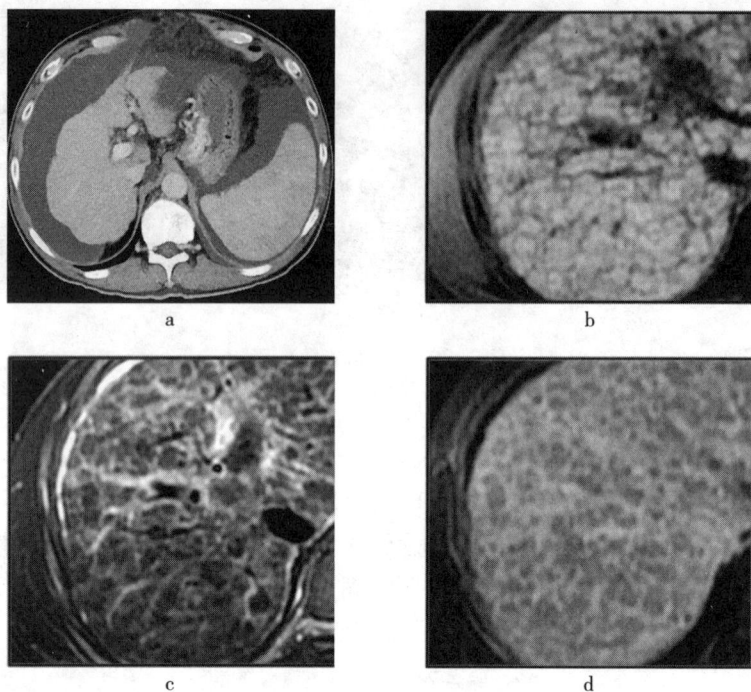

图6-29 肝硬化影像表现

a.CT增强，肝脏缩小，边缘凹凸不平，肝裂增宽，胃底静脉迂曲扩张；b.MRI T₁WI见肝内多发稍高信号结节影；

c.T₂WI见肝实质内见多发低信号结节影；d.MRI增强扫描实质期，肝内结节影呈稍低信号，周围呈网格状强化

2.临床表现 患者多无症状，常为体检时偶然发现。若囊肿较大可产生压迫症状，如恶心、呕吐、食欲不振及门静脉受压表现。若并发感染或破裂者可有发热等临床表现。

【影像学表现】

1.CT表现 平扫表现为单发或多发的圆形低密度区，边界锐利光滑，CT值与水接近。增强扫描囊肿无强化，囊壁薄而不能显示（图6-30a、b）。

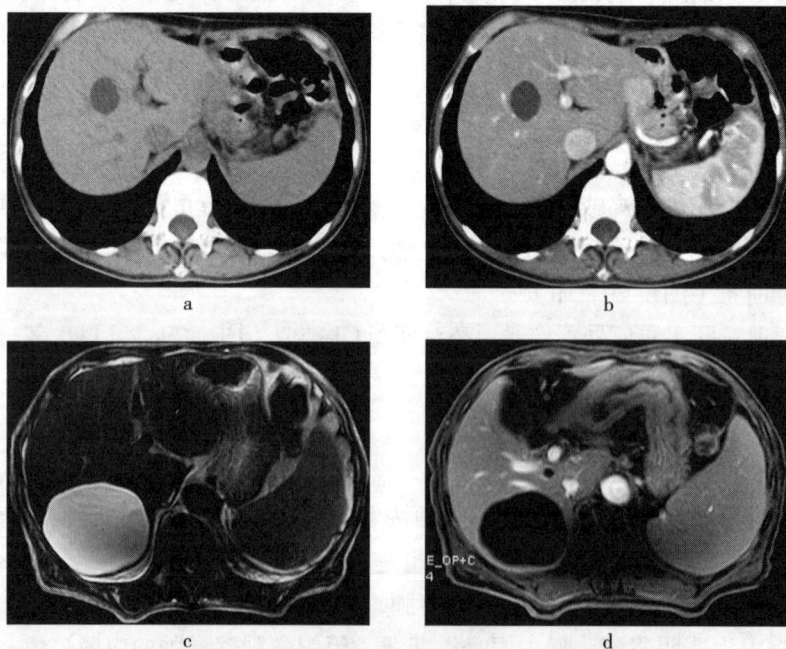

图6-30 肝囊肿影像表现

a.CT平扫，肝右叶类圆形低密度影，边界清楚；b.CT增强，病灶无强化

c.平扫T₂WI肝右叶病灶呈明显高信号；d.MRI增强，显示病灶无强化

2.MRI表现 T_1WI 上呈明显低信号，T_2WI 上呈明显高信号，增强后囊肿信号不增强（图 6-30c、d）。

【诊断与鉴别诊断】

1.诊断要点 CT对肝囊肿的检查比较敏感，MRI显示囊肿也有较高价值。典型肝囊肿，影像容易诊断。

2.鉴别诊断 主要与肝脏其他囊性病变如血管瘤、转移瘤等相鉴别；后者有血供，增强后可见不同程度强化。

（三）肝脓肿

【疾病概要】

1.病理病因 肝脓肿（abscess of liver）是肝内常见的炎性病变，为肝组织局限性化脓性炎症。根据致病微生物的不同分为：细菌性肝脓肿、阿米巴性肝脓肿、结核性肝脓肿和霉菌性肝脓肿等；以细菌性肝脓肿、阿米巴性肝脓肿常见。常见的细菌有大肠埃希菌、金黄色葡萄球菌、变形杆菌及铜绿假单胞菌等。其感染途径为①胆道源性：细菌沿着胆管上行，多见于胆石症、化脓性胆囊炎，是引起细菌性肝脓肿的主要原因。②肝动脉源性：全身败血症或脓毒血症的细菌栓子进入肝脏。③门静脉源性：多为门静脉引流器官感染。④肝外伤性：特别是肝的贯穿伤或闭合后肝内血肿的感染而形成脓肿。

急性期局部肝组织充血、水肿、大量白细胞浸润，进一步白细胞崩解，组织液化坏死，形成脓腔。进而周围肉芽组织增生形成脓肿壁，脓肿壁具有吸收脓液和限制炎症扩散的作用。脓肿壁为三层结构。内层为坏死区，坏死区域周围为中间层。中间层由胶原纤维少的肉芽组织构成。外层为向正常肝组织移行区域，为伴有细胞浸润炎性水肿带。

2.临床表现 患者主要临床表现为寒战和高热，肝区疼痛，消化道及全身症状如乏力、食欲不振、恶心和呕吐，少数可有腹泻、腹胀等。

微课

【影像学表现】

1.CT表现 脓肿早期内部液化还未形成，平扫和增强扫描时肝脓肿表现类似于肿瘤的软组织肿块。形成脓腔后平扫表现为单发或多发低密度区，圆形或椭圆形；早期病变边界多数不清楚，后期边界较为清楚；脓肿壁呈稍高于脓腔但低于正常肝组织的环形带；约20%病灶可见气体或液平（为诊断肝脓肿可靠证据）。增强扫描脓肿壁呈规则环形强化，轮廓光滑，厚度均匀。典型表现为"双环征"，即：环形强化脓肿壁+周围水肿带。有时内部可见分隔状、蜂窝状强化（图6-31a、b）。

2.MRI表现 平扫脓腔呈长 T_1 长 T_2 信号，DWI呈高信号，脓肿壁信号稍高于脓腔但低于正常肝组织。脓肿周围的水肿MRI敏感性高于CT，T_1WI 呈略低信号，T_2WI 为稍高信号，称为"晕环征"。增强后脓肿壁呈厚薄均匀的环形强化，脓腔不强化（图6-31c、d）。

课堂互动

对于免疫力低下的一些病人，肝脓肿的临床表现和实验室检查并不非常典型。

学生思考：对于上诉临床不典型的病人，影像上如何鉴别肝脓肿与肝脏囊性转移瘤？

教师解答：由于丰富的扫描序列以及较高的组织分辨率，MRI对于肝脏病变诊断价值较高，特别是DWI序列在肝脏病变鉴别诊断有特殊的价值，肝脓肿由于脓液黏稠导致水分子扩散受限，所以脓肿内部在DWI表现为高信号，周围脓肿壁呈等低信号；而囊性转移瘤，由于内部坏死囊变区水分子扩散不受限呈低信号，周围肿瘤组织表现为扩散受限，所以在DWI上表现为病灶周围高信号，内部低信号。

医药大学堂

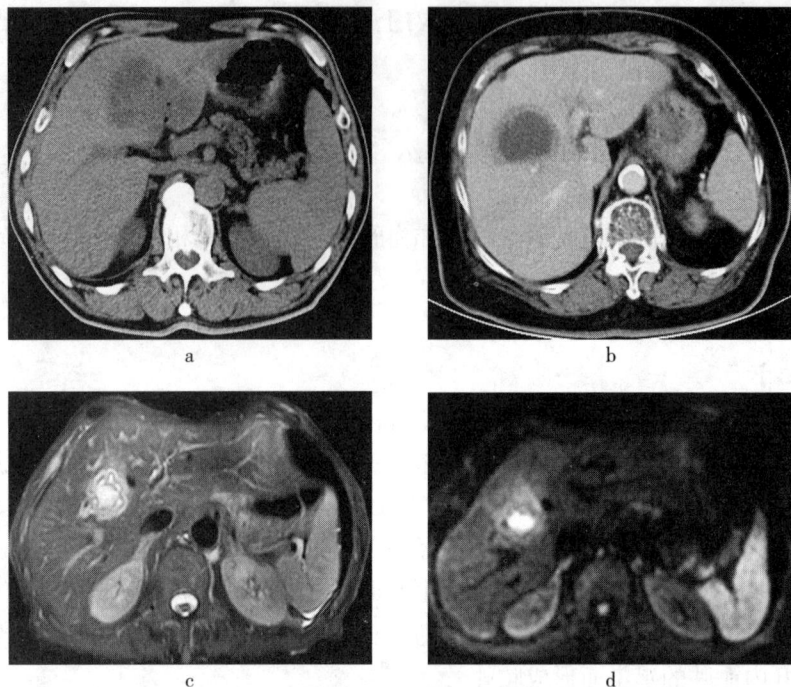

图6-31 肝脓肿影像表现

a.CT平扫，脓肿呈类圆形低密度影，边界不清；b.CT增强，脓肿壁有较明显强化，周围可见低密度水肿带；

c.平扫T₂WI，肝右叶病灶呈明显高信号，周围有稍高信号水肿带；d.MRI DWI，显示病灶明显扩散受限

【诊断与鉴别诊断】

肝脓肿主要与以下疾病进行鉴别。

（1）肝癌　结合临床病史，肝脓肿有炎症反应，或抗炎治疗后复查脓肿有吸收；原发性肝癌多有肝炎、肝硬化病史，AFP增高。CT增强典型肝癌呈"快进快出"表现。

（2）囊性转移瘤　CT表现为多发圆形、类圆形或不规则形低密度灶，大小不等，边缘可光整，可有出血、坏死、囊变及钙化等；因原发病各异，影像表现亦不同；肝转移瘤少血供者，增强示无明显强化；多血供者，在动脉期常见病灶周边不规则环状强化，中央囊变区无强化，与周围水肿带构成"牛眼征"。MRI其表现为T₁WI呈边缘清楚较低信号，T₂WI多呈高信号，又称"靶征"。

（3）肝囊肿　CT表现为肝内囊形低密度区，边界清楚，密度均匀一致，CT值为液体密度，囊壁菲薄而不易显示；对比增强无强化。若囊肿合并感染时囊壁显示增厚、模糊，周围可见环形低密度影，增强后囊肿壁可有轻度强化，有时与脓肿很难鉴别，需结合临床。

（四）肝海绵状血管瘤

【疾病概要】

1.病理病因　肝海绵状血管瘤（cavernous hemangioma of liver）是肝脏最常见的良性肿瘤，病因不明，可能与以下因素有关：①患者自身肝脏末梢血管先天性畸形；②内分泌的影响；③感染。毛细血管组织在受细菌、真菌、病原体的感染后，其外形出现异常改变，肝组织局部在血管充血扩张及血循环停滞的影响下，发生海绵状血管瘤。其可发生于任何年龄阶段，其中女性患者多见于男性患者。肝血管瘤生长速度较为缓慢。

肝脏血管瘤在组织学上可分为海绵状血管瘤、硬化性血管瘤、血管内皮细胞瘤和毛细血管瘤四型，以海绵状血管瘤最常见，大小不一，直径1~5cm左右，甚至大于10cm，多为单发，肉眼呈紫红色，质软；一般无包膜，其内充满血液，呈囊状或筛状空隙，犹如海绵，故称海绵状血管瘤，镜下见大小不等的血管窦，衬以扁平内皮细胞，管腔之间有纤维组织和其他基质，纤

维间隔构成大小不等的血管腔，管壁厚薄不均，据此其分为厚壁型和薄壁型两类，中央可见瘢痕组织，偶见钙化。瘤旁肝组织常呈受压改变，肝窦可淤血、扩张。

2.临床表现 早期患者均无明显临床症状，随着病情的进展，瘤体增大可压迫毗邻组织及器官，患者可出现上腹部隐痛等症状。

【影像学表现】

1.CT表现 平扫表现为圆形或卵圆形低密度影，境界清楚，密度与同层门静脉及下腔静脉相仿，无假包膜，大者直径大于5cm，中央可见更低密度区，呈裂隙状、星形或不规则形。增强扫描特征性表现为快进慢出（"早出晚归"），动脉期大部分病灶表现为边缘直径<1cm的不规则断续的结节状、花环状强化，强化部分的密度与同层腹主动脉密度相仿，代表对比剂充填的小血窦；门脉期血管瘤内强化部分逐渐融合并向中央充填，部分动脉期未强化的病灶可以出现强化；延迟期大部分病灶可完全充填，最后变为与肝实质等密度，内部的瘢痕组织可不强化（图6-32a、b、c）。

2.MRI表现 平扫肝血管瘤呈圆形或分叶状，边界清楚，呈长T_1、长T_2信号改变，即T_1WI呈低信号，T_2WI呈高信号，信号明亮而均匀，且随回波时间（TE）的延长逐渐增高，表现为特征性的"灯泡征"样高信号（图6-32d）。增强扫描动脉期或（和）门脉期病灶边缘呈结节状强化并随着时间延长，强化结节不断扩大和融合，对比剂逐渐向中心填充。延迟期表现为高信号。

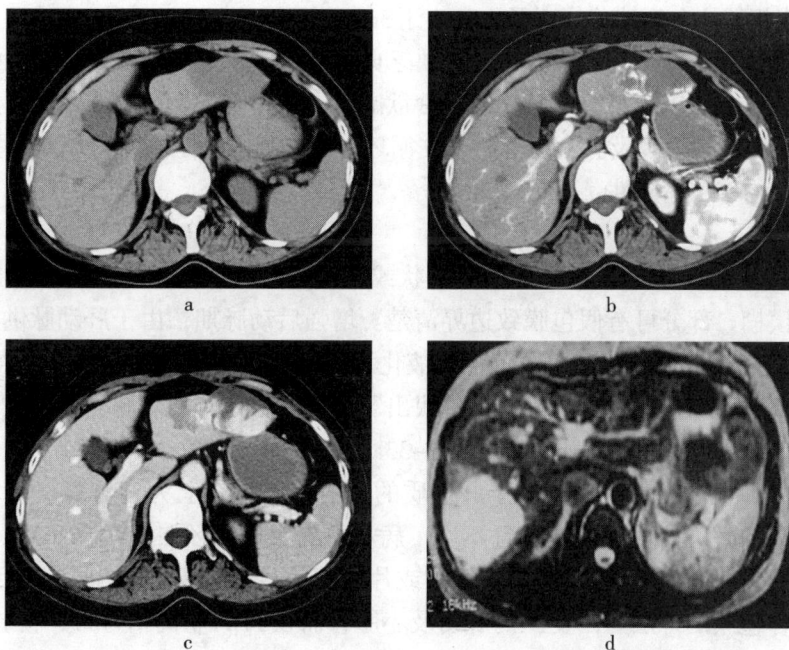

图6-32 肝血管瘤影像表现

a.CT平扫，肝左叶可见境界清楚的低密度肿块；b.CT增强，动脉期可见壁呈结节样强化；
c.CT增强，门静脉期可见强化灶相互融合并向肿瘤中央扩张；d.MRI T_2WI，肝右叶血管瘤
表现为明显高信号，呈"灯泡征"

【诊断与鉴别诊断】

1.诊断要点 CT、MRI多期增强检查表现典型者，诊断不难，若同时发现MRI"灯泡征"，则可提供诊断率。

2.鉴别诊断 海绵状血管瘤需要与富血供肝癌和转移瘤相鉴别。

（1）肝癌 在动脉早期也可以表现为显著强化，其鉴别的关键点为病变强化的时间-强度曲线，肝癌多数为"快进快出"，而血管瘤为"快进慢出"，大都可做出正确的诊断。另外，延迟期扫描对两者的鉴别亦很有价值。肝癌通常呈低密度或低信号结节，而血管瘤为等密度或高信号。

（2）转移瘤　在动态增强扫描动脉期，转移瘤主要表现为病变边缘的环形强化。而血管瘤为边缘的结节状强化，两者强化特点不同。转移瘤往往有原发肿瘤病史，有助于诊断。

（五）肝细胞癌

【疾病概要】

1.病理病因　肝细胞癌（hepatocellular carcinoma，HCC）是发病率居我国第4位的常见恶性肿瘤，在肿瘤致死病因中居第3位，严重威胁我国人民的生命和健康。40~50岁是高发年龄，男性多于女性。其病因及发病机制尚为完全肯定，可能与下面多种因素综合作用有关。①病毒性肝炎：在我国，肝癌病人中，有乙型肝炎感染背景者占90%以上。②肝硬化：原发性肝癌合并肝硬化者占50%~90%。③黄曲霉素：黄曲霉素的代谢产物黄曲霉素B_1有强烈的致癌作用。④其他因素：如饮用水污染、长期饮酒、吸烟，可增加患肝癌的风险。

肝细胞癌来源于肝细胞，癌细胞大多为多角形或圆形，排列成巢状或索状，核大而核仁明显，有丰富的血窦。肝癌主要由肝动脉供血，易发生出血、坏死、胆汁淤积和癌细胞的脂肪变性。肿瘤呈膨胀性生长，压迫周围肝实质，导致纤维组织增生，形成假包膜；易侵犯下腔静脉、肝静脉、门静脉，形成癌栓，易发生肝内转移及肝门附近侵犯胆管。按大体形态可分为以下几种类型。①巨块型：最多见，肿瘤直径在5cm以上。②结节型：肿瘤直径一般不超过5cm，可分为单结节、多结节和融合结节三个亚型。③弥漫型：最少见。④小癌性：孤立的直径小于3cm的癌结节或相邻两个癌结节的直径之和小于3cm。

2.临床表现　由于肝癌起病隐匿，早期缺乏典型症状。一旦出现临床症状，病程大多已进入中晚期。其主要临床表现可有肝区疼痛、食欲减退、消化不良、恶心、呕吐以及进行性消瘦等。体检可有肝大、黄疸以及脾大，静脉侧支循环形成、腹水等体征。60%~90%肝细胞癌患者的血中肿瘤标志物AFP呈阳性。

【影像学表现】

1.CT表现　平扫呈圆形、类圆形、分叶状或不规则的等低密度影，若发生出血可呈高密度，病灶边缘模糊，部分可有假包膜致边界清楚。增强后动脉期，由于肝动脉供血，病灶明显强化，强化程度高于正常肝脏实质，若伴有液化坏死，呈不均匀强化。门脉期强化程度减低，低于正常肝脏实质，强化曲线呈典型"快进快出"征象。若伴有门静脉癌栓可表现为门脉主干或分支不显示，血管不规则变细、中断（图6-33a、b、c、d）。

2.MRI表现　平扫T_1WI上为相对于肝实质的低信号，T_2WI上为相对高信号，并随回波时间延长，T_2权重加大，信号逐渐衰减且不均，病灶内囊变坏死区在T_1WI及T_2WI上更低及更高信号区；出血在T_1WI、T_2WI加权像均呈絮状或片状高信号，包膜样结构由纤维组织构成，均呈低信号表现，包膜的外层可因受压的肝窦及小胆管而在T_2WI呈高信号带，在肝占位病变中，出现包膜征象最多见的是原发性肝癌，其次是肝腺瘤。增强扫描与CT相似呈典型"快进快出"征象。如有包膜存在，延迟相上出现宽0.5~3mm的包膜强化（图6-33e、f）。

【诊断与鉴别诊断】

影像学检查在肝癌的临床诊断中有非常重要的价值，CT、MRI对中晚期肝癌大多能做出诊断，MRI在小肝癌诊断中要优于CT。肝癌主要与如下疾病鉴别。

（1）肝脏转移瘤　存在原发肿瘤病史，增强后典型的转移瘤呈"牛眼征"即肿瘤中央低密度区不强化，边缘强化呈高密度，外周有低于肝密度的水肿带。

（2）肝血管瘤　CT、MRI增强表现为典型的"快进慢出"。MRI多回波序列，血管瘤信号增高，呈"灯泡征"。

（3）肝细胞腺瘤　多见于15~45岁妇女，与口服避孕药有密切关系，CT平扫多为圆形低密度块影，边缘锐利，少数为等密度，合并出血时可为高密度。CT、MRI增强扫描动脉期病灶密度均匀增强，门脉期强化程度与正常肝脏实质一致。

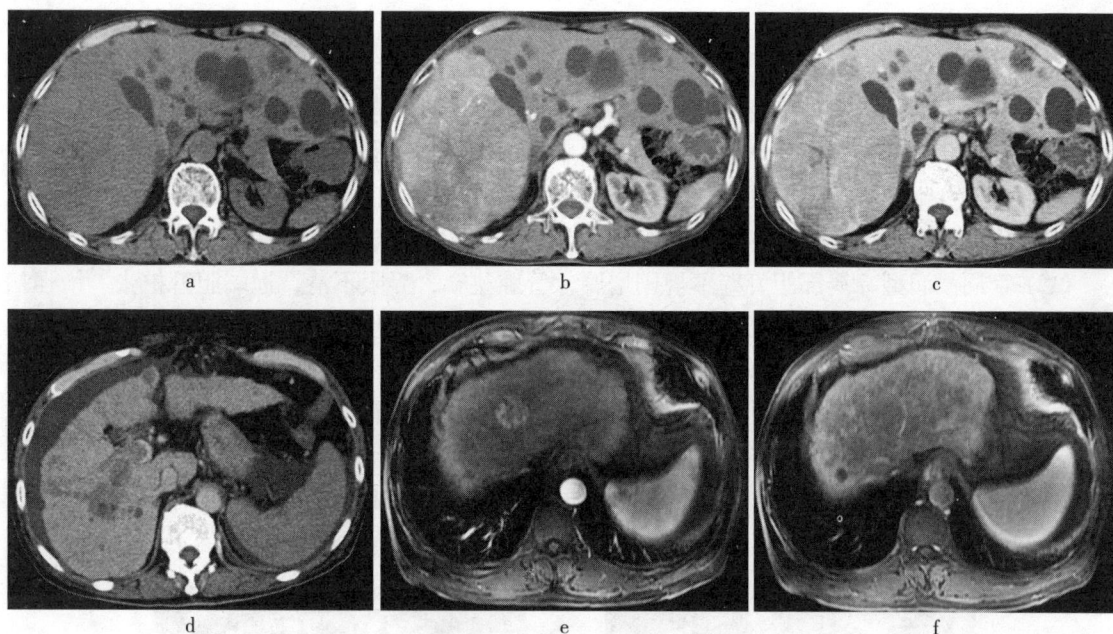

图6-33　肝细胞肝癌CT表现

a.CT平扫，肝右叶可见巨大稍低密度肿块影；b.CT增强，动脉期可见肿块明显强化；c.CT增强，门静脉期肿瘤
强化程度下降，边缘可见假包膜；d.门静脉主干及右支内可见充盈缺损影（癌栓形成）；e.MRI增强动脉期，肝
左内叶；f.MRI增强实质期，肝左内叶病灶强化减低，与肝脏实质信号相仿，但可见病灶周围强化假包膜

（4）肝脓肿　多有寒战、高热，白细胞升高等急性感染表现，CT平扫病灶中央有时可见"液平面"，增强扫描呈环形强化，中央液化坏死区不强化。

（5）炎性假瘤　常见于中年人。多数患者无临床症状，肝功能正常，AFP为阴性。CT平扫表现为轮廓清楚或不清晰、光滑的圆形肿块，多小于3cm，稍低密度，内部可不均匀，增强扫描由于病灶内不同的病理成分以及出现的凝固坏死，肿块可表现为多种强化方式。可有环状强化，不强化及均匀强化三种方式。

（6）局灶性结节增生　良性占位病变，并非真正肿瘤，病变多位于肝被膜下，肿瘤中心有纤维瘢痕，向周围成放射状分隔。CT平扫表现为低密度或等密度块影，增强扫描除中心瘢痕区外，可呈弥漫性强化。延迟扫描中央瘢痕可见延迟强化。

（六）肝内胆管细胞癌

【疾病概要】

1.病理病因　肝内胆管细胞癌（intrahepatic cholangiocarcinoma，ICC）是指发生于胆管二级分支以远肝内胆管上皮细胞的恶性肿瘤，也称为周围型胆管细胞癌。占肝原发恶性肿瘤的10%~20%。常见于60岁以上老年病人，男性略多于女性。病因不明，与以下因素有关：肝内胆管结石、良性肿瘤、血吸虫感染、原发性硬化性胆管炎、病毒感染（HIV、乙型肝炎病毒、丙型肝炎病毒、EB病毒）、先天性变异、肥胖、酗酒。

肿瘤按生长方式可分为以下4型。①肿块型，最多见，多位于肝外周，呈膨胀性生长，内部有较多纤维结缔组织，故质地坚硬，色灰白。边界多不规则呈分叶状。可通过门静脉系统侵犯肝脏形成瘤周卫星结节，淋巴转移较常见。②管周浸润型，主要沿胆管壁的长轴浸润性生长，并向肝门部侵犯，呈树枝状或长条状，管壁向心性增厚、管腔狭窄。周围胆管继发扩张，常合并肝内胆管结石。③管内生长型，呈乳头状、息肉状向管腔内生长，如分泌大量黏液则造成局部胆管显著扩张。通常不侵犯胆管壁和肝实质，淋巴结转移少。④混合型。

2.临床表现　患者常见临床表现为慢性腹痛、黄疸、消瘦，出现症状时大部分患者已属中晚期。

【影像学表现】

1.CT表现

（1）肿块型　平扫表现为分叶状、不规则低密度肿物，无包膜。肿块内或周围可见扩张胆管形成的条索状更低密度影。增强扫描早期肿瘤周边轻度、不完全环形强化，密度高于同层肝组织。中央部分不增强或轻度网格状、结节状强化，低于同层正常肝组织。延迟扫描病灶可见强化，强化程度高于正常肝脏实质，表现为"慢进慢出"的特点。肿瘤周围可见扩张胆管。

（2）管周浸润型　局部胆管壁不规则增厚，管腔狭窄，界限不清，远端胆管扩张。增强扫描呈树枝状或长条状强化，偶见点片状高密度结石影。邻近肝包膜可回缩内凹，为肿瘤内纤维间质较丰富，浸润生长牵拉局部肝包膜所致。

（3）管内生长型　胆管内乳头状、分叶状肿物，增强扫描有强化，比肝实质稍低，但无延迟期强化（图6-34a、b、c）。

2.MRI表现　各型特征与CT表现类似，肿瘤在T_1WI上呈低信号，T_2WI为不均匀高信号。（图6-34d）。

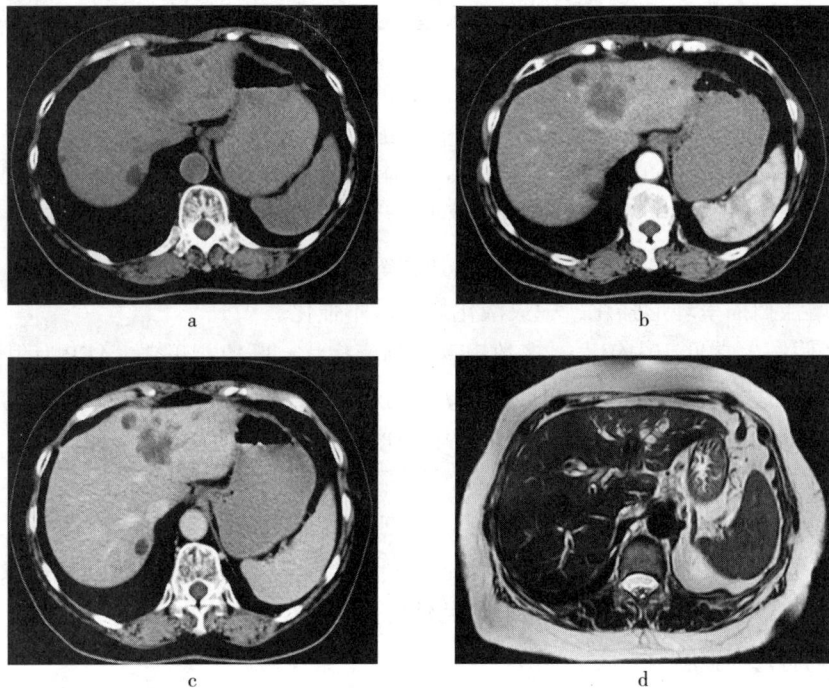

图6-34　胆管细胞癌影像表现

a.CT平扫，肝左叶可见边缘不清的软组织肿块，肿块周围可见不规则胆管扩张；b.CT增强，动脉期可见肿块边缘不均匀强化；c.CT增强，门静脉期肿瘤强化程度逐渐增加；d.MRI T_2WI可见肿块周围明显扩张的肝内胆管

【诊断与鉴别诊断】

1.诊断要点　当CT表现为肝内境界不清的低密度肿块，有钙化，增强扫描不均匀强化，肿瘤周围胆管扩张，肝叶萎缩，要考虑胆管细胞癌的可能性。

2.鉴别诊断　肝内胆管细胞癌要与如下疾病鉴别。

（1）肝海绵状血管瘤　其CT表现为"早出晚归"，动脉期边缘结节状强化，逐渐向中心填充，延迟趋于等、高密度，MRI表现典型者T_2WI呈"灯泡征"。

（2）转移瘤　有原发肿瘤病史，多表现为肝内多发、大小不等的圆形、类圆形低密度灶，增强扫描显示环形强化，中央区多见坏死，不强化，典型者呈"牛眼征"。

（3）肝细胞肝癌　患有乙肝、肝硬化病史，AFP明显升高，CT、MRI动脉期多可见供血动脉，强化特点为"快进快出"，门脉期强化消退。

（4）肝脓肿　多伴有高热、白细胞升高、肝区压痛的临床症状。典型者呈类圆形低密度灶，内可见分隔，壁通常较厚。典型者呈"双环征"。抗炎有效。

（七）肝转移瘤

【疾病概要】

1.病理病因　肝脏是恶性肿瘤转移最易受累的器官之一。肝转移瘤（hepatic metastases）又称继发性肝癌或转移性肝癌，最常见的原发灶为结肠、胃、胰腺、乳腺和肺，其次为食管、胆囊、肝外胆管等。其转移途径为①门静脉转移，门脉引流脏器如消化道及盆腔肿瘤。②肝动脉转移，如肺癌、乳腺癌、鼻咽癌等。③淋巴回流转移，如胆囊癌。④直接蔓延。来自邻近脏器，如胃、胆囊。

2.临床表现　患者早期一般无明显症状，晚期可有黄疸、腹水及恶病质。病理与原发肿瘤相似，可发生出血、坏死、囊变、钙化等。

【影像学表现】

1.CT表现　肝内单发或多发低密度病灶；内部可以有囊变（囊内水样密度）、钙化或出血（高密度）等，边界不清或清楚。增强后主要表现为边缘性强化，即"牛眼征"（图6-35a、b）。

2.MRI表现　病灶T_1WI为稍低信号；T_2WI为稍高信号。"环靶征"：肿瘤中心T_1WI为低信号；T_2WI为高信号，"亮环征"或"晕征"。瘤周T_2WI呈高信号环（与肿瘤周边水肿或丰富血供有关）（图6-35c）。

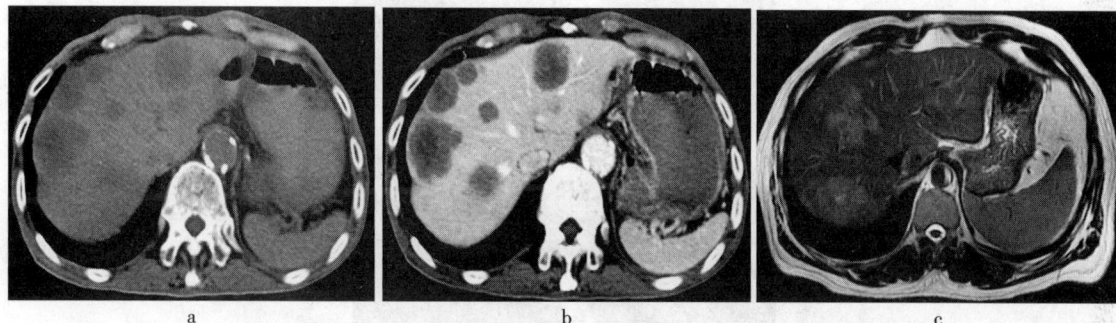

图6-35　肝转移瘤影像表现

a.CT平扫，肝脏内见多发大小不等的低密度结节影；b.CT增强示肿块边缘强化，较大结节
中央坏死呈低密度，即"牛眼征"；c.MRI T_2WI瘤内坏死区呈更高信号

【诊断与鉴别诊断】

1.诊断要点　一旦发现肝内多发结节，肝转移瘤诊断比较容易。

2.鉴别诊断　需与以下疾病鉴别。

（1）原发性肝癌　常有乙肝、肝硬化病史，AFP明显升高，增强后强化呈"快进快出"。

（2）肝血管瘤　平扫表现为境界清楚低密度影，增强后强化呈快进慢出，MRI多回波序列呈典型"灯泡征"。

（3）肝脓肿　多伴有高热、白细胞升高、肝区压痛的临床症状。典型者呈类圆形低密度灶，内可见分隔，壁通常较厚。典型者呈"双环征"。抗炎有效。

四、胆系疾病

（一）胆总管扩张症

【疾病概要】

1.病理病因　胆总管扩张症是一种少见的先天性疾病，发病率为1：10000~1：50000，女性明显多于男性。病因不明。

2.临床表现 临床上表现为腹痛、黄疸和腹部包块。婴儿的主要症状是黄疸、无胆汁大便和肝大等梗阻性黄疸症状。成年患者从幼儿开始常有间歇性发热、黄疸或腹痛的病史。肝内或（和）肝外胆管分节状囊状扩张，可合并结石及胆管炎。

【影像学表现】

1.ERCP、PTC表现 肝内外胆管扩张，扩张的胆管彼此相通，无明显梗阻征象。

2.CT表现 按囊肿形态、部位、范围分为五型。Ⅰ型多见占60%，表现为胆总管呈囊状、梭形和节段扩张。肝内胆管轻度扩张或不扩张，密度均匀，囊壁薄光滑，无强化，对邻近组织有压迫，胆囊及胆道无异常改变。Ⅱ型为胆总管单发憩室，多发生于胆总管外侧壁，表现为胆总管囊状扩张，胆总管呈弧形受压移位，胆囊及胆囊管无异常。Ⅲ型表现为胆总管下端十二指肠壁内段囊状扩张，囊突入十二指肠肠腔内，胆囊及胆囊管无异常改变。Ⅳ型为多发性囊状扩张，肝内和肝外段囊状扩张或肝外段多发囊状扩张。Ⅴ型为单发或多发肝内胆管囊状扩张，即先天性胆总管扩张，肝内见多个大小不等囊状低密度灶，囊状低密度区见有小点状高密度影，增强后囊状低密度灶及扩张的胆管内有点状强化。

3.MRI表现 表现与CT上形态相仿，在T_1WI上呈均匀低信号，在T_2WI上呈明亮高信号。MRCP表现与ERCP及PTC类似（图6-36）。

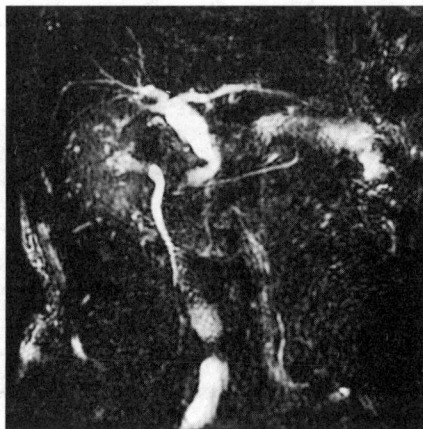

图6-36 胆总管囊性扩张

【诊断与鉴别诊断】

鉴别诊断本病需与以下疾病鉴别。

（1）胆道梗阻（结石或肿瘤） 胆道梗阻时胆管扩张由近端向远端成此例扩张，并有明确梗阻部位。

（2）Ⅰ型和Ⅱ型胆管囊肿 需与右上腹部其他囊性包块，如肝囊肿、胰腺假性囊肿、肠系膜囊肿、肾和肾上腺囊肿相鉴别，囊肿是否与胆道相通是鉴别诊断的关键。

（二）胆系炎症与结石

1.胆囊炎

【疾病概要】

（1）病理病因 胆囊炎（cholecystitis）是细菌性感染或化学性刺激引起的胆囊炎性疾病，根据发病的缓急和病程的长短分为急性胆囊炎和慢性胆囊炎。约95%的急性胆囊炎病人合并胆囊结石，称为急性胆结石性胆囊炎。本病多发于35~55岁的中年人，女性发病较男性多。

胆囊炎主要由以下因素引起。①结石嵌顿于胆囊管致胆囊管梗阻，淤积的胆汁损害胆囊黏膜引起炎症。②细菌感染：常见致病菌为大肠埃希菌、产气杆菌、铜绿假单胞菌等，主要经胆道逆行而来。③化学刺激：高浓度的胆汁酸盐刺激胆囊黏膜引起急性炎症。

急性胆囊炎病理表现分为3种类型。即①单纯性急性胆囊炎，表现为胆囊黏膜充血、水肿，胆囊轻度肿胀。②化脓性急性胆囊炎，胆囊壁内弥漫性白细胞浸润形成广泛蜂窝织炎，胆囊肿大，胆囊壁增厚，浆膜纤维素性、脓性渗出，发生胆囊周围粘连或脓肿。③坏疽性急性胆囊炎，胆囊高度肿大，胆囊壁缺血、坏死、出血甚至穿孔，引起胆汁性腹膜炎。

慢性胆囊炎病理改变为贯穿胆囊壁全层的慢性炎症细胞浸润，纤维化增厚。

（2）临床表现　急性胆囊炎的常见症状为腹痛，典型表现为右上腹阵发性绞痛，常在饱餐、进食油腻食物后或夜间发作，疼痛可放射至右肩及右肩胛下。消化道症状如恶心、呕吐、厌食等。亦有发热及中毒症状。慢性胆囊炎症状常不典型，主要表现为上腹部饱胀不适、厌食油腻和嗳气等消化不良的症状以及右上腹和肩背部隐痛。

【影像学改变】

（1）急性胆囊炎　①CT表现：胆囊增大，腔切面长径>5cm，胆囊壁均匀性增厚>3mm，胆囊周围低密度环，为邻近组织继发性水肿（图6-37a）。②MRI表现：表现与CT相似，胆囊体积增大，壁增厚，T_2WI呈明显高信号，增强后可见明显强化，胆囊腔内信号与成分有关，如有结石T_2WI可见结节状低信号影。胆囊窝内可见长T_1、长T_2信号。

（2）慢性胆囊炎　①CT表现：胆囊体积可显著萎缩或呈"葫芦状"。胆囊壁光滑或增厚（充盈良好时≥3mm），呈软组织密度，可有钙化。②MRI表现：重度T_2WI上，胆囊壁信号比邻近脂肪信号低。胆囊周围无明显水肿或积液。动态增强，黏膜和肌层早期强化，黏膜下层（纤维化）延迟强化（图6-37b）。

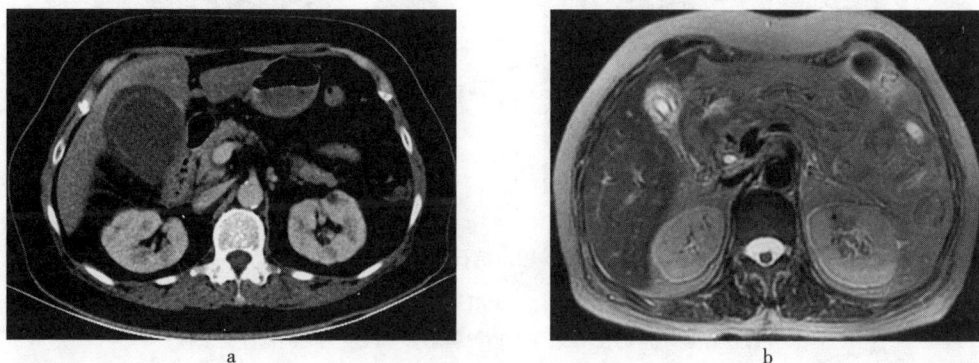

图6-37　胆囊炎影像表现

a.CT增强扫描；b.MRI T_2WI

2.胆系结石

【疾病概要】

（1）病理病因　胆系结石是一种常见且具有相当危害性的疾病。许多研究证实肥胖、年龄、女性、多产、家族史、种族等为其主要危险因素。胆系结石在我国自然人群的患病率为10%以上，可并发胆管感染、梗阻性黄疸、胰腺炎，与胆管肿瘤亦密切相关。

胆系结石按成分可分为以下3类：①胆固醇类结石，最常见，约占80%。②胆色素类结石。③混合性结石。

（2）临床表现　主要临床症状为突发右上腹绞痛向右肩背部放射，伴黄疸、发热等。

【影像学表现】

（1）胆囊结石　①平片（观察阳性结石）：右上腹多发性圆形、椭圆形或多面形致密影，互相镶嵌。侧位片结石位于前腹部。②CT表现：结石形态呈圆形、多边形或泥沙状。可单发或多发。结石密度据胆石的成分分为高密度、等密度、低密度三种类型。等密度结石需作胆囊造影。等密度结石需作胆囊造影CT扫描才能显示，表现为低密度影（图6-38a）。③MRI表现：结节状长T_1、短T_2信号灶或短T_1、短T_2信号灶（图6-38b）。④MRCP：胆囊腔内结节状充盈缺损影。

（2）胆管结石　①ERCP表现：为胆管腔内结节状充盈缺损影，其上胆管可见扩张。②CT表现：为胆管腔内结节状高密度、等密度、低密度影，其上胆管扩张可见扩张，若伴发胆管炎，胆管壁可见增厚，增强后可见强化（图6-38c）。③MRI表现：胆管腔内结节状短T_2信号影，其上胆管可见扩张。④MRCP：胆管腔内结节状充盈缺损影，其上胆管可见扩张（图6-38d）。

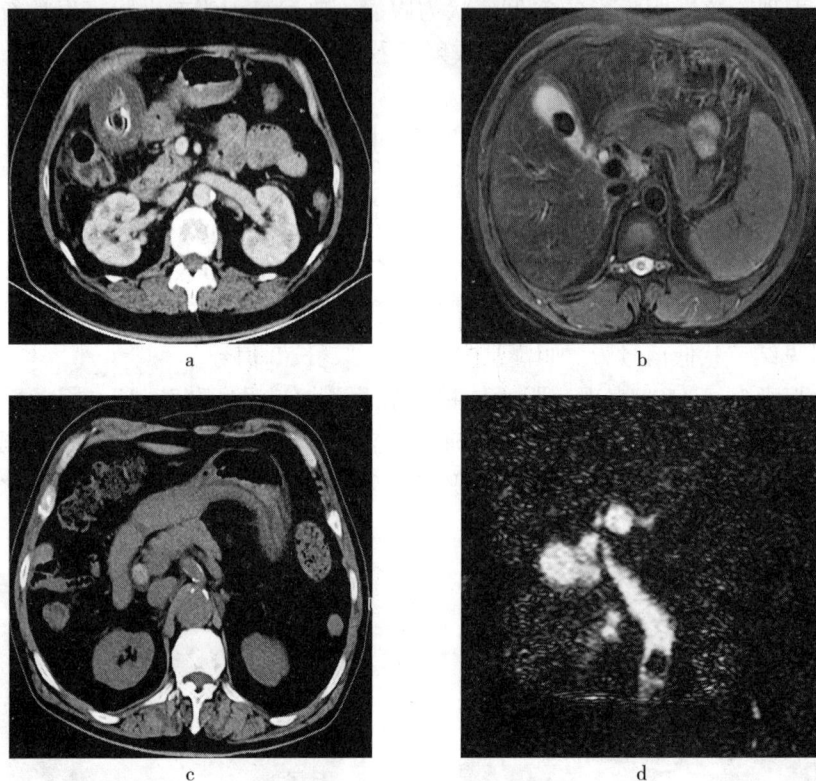

图6-38　胆系结石影像表现

a.CT增强，胆囊腔内见高低混杂密度结石影；b.MRI T_2WI 胆囊腔内见低信号结石影；c.CT平扫，胆总管管腔内见高密度结石影；d.MRCP胆总管下段可见类圆形充盈缺损

（三）胆系肿瘤

1.胆囊癌

【疾病概要】

（1）病理病因　胆囊癌（carcinoma of gallbladder）是起源于胆囊黏膜的恶性上皮性肿瘤。占消化道恶性肿瘤的第五位，居胆道肿瘤首位，并呈上升趋势。好发年龄为50岁以上，女性多于男性。胆囊癌的发生与以下因素有关：①胆囊结石，胆囊癌伴结石占83%。②胆囊慢性炎症。

胆囊癌病理大体观见胆囊肿大，少数缩小；胆囊壁明显增厚，厚薄不均，高低不平；胆囊底部及颈部为好发部位。组织类型：90%腺癌，10%鳞癌或未分化癌。

（2）临床表现　早期无明显临床症状，随病变发展可表现为右上腹持续性疼痛，可触及包块，或出现黄疸、消瘦等。

【影像学改变】

（1）CT表现　①结节型：胆囊内壁结节状或乳头状软组织密度块，增强扫描病变明显强化。②厚壁型：胆囊壁广泛性或局限性不规则增厚（图6-39a）。③肿块型：胆囊腔被肿块占据，甚至囊腔消失，周围肝组织可受侵犯（图6-39b）。

（2）MRI表现　与CT表现相似，表现为胆囊壁局限性或不规则增厚，胆囊内肿块。MRCP：胆囊腔内不规则充盈缺损影。

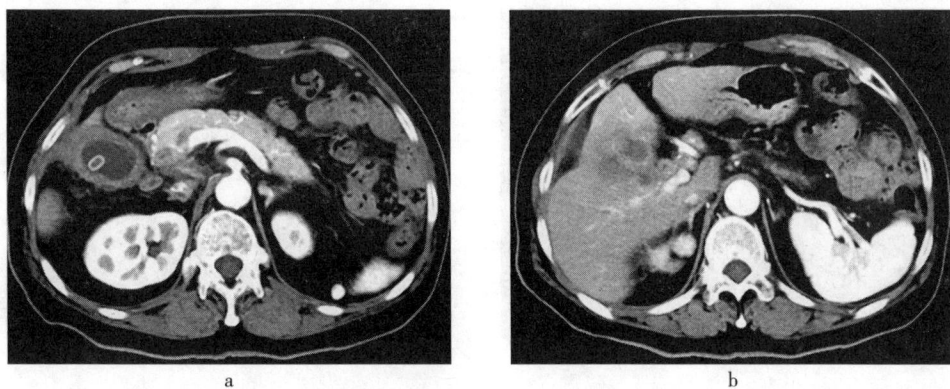

图6-39　胆囊癌影像表现

a.厚壁型，合并胆囊结石；b.肿块型，邻近肝组织受侵

【诊断与鉴别诊断】

（1）诊断要点　超声和CT是目前诊断胆囊癌常用的影像学检查。一旦发现胆囊壁不规则增厚，胆囊腔内不规则肿块，诊断大多不难。

（2）鉴别诊断　厚壁型胆囊癌需与慢性胆囊炎相鉴别，后者胆囊壁增厚均匀，腔内面光滑，增强后黏膜线无中断。肿块型胆囊癌需与胆囊息肉相鉴别，后者一般小于1cm，且与胆囊壁夹角呈钝角。

2.胆管癌

【疾病概要】

（1）病理病因　胆管癌（cholangiocarcinoma）是发生于肝内或肝外胆管上皮的恶性肿瘤，在肝恶性肿瘤中的发病率仅次于肝癌。近年来，胆管癌发病率和死亡率均呈快速增长趋势，其病因可能与肝内胆管结石、原发性硬化性胆管炎、寄生虫感染、胆管囊肿、毒物等有关。胆管癌按发生部位可分为肝门部胆管癌（上段胆管癌）、中段胆管癌、下段胆管癌，其中以肝门部胆管癌最为常见，约占50%。

病理按大体形态分为以下3型。①乳头型，多位于胆管下段和壶腹部，呈息肉状或菜花样向腔内生长。②结节/肿块型，多位于胆管中段，肿瘤小而局限，呈结节状凸向胆管腔。③浸润型，是肝门部胆管癌的最常见类型，癌细胞沿胆管壁增长，导致胆管壁的同心性增厚。随肿瘤进展，受累胆管狭窄、阻塞，导致近侧胆管扩张，常侵及周围神经组织、结缔组织、淋巴管。组织学上胆管癌最常见类型为腺癌，约占95%。

（2）临床表现　胆管癌患者常常以无痛性黄疸为首发症状，黄疸进行性加重并伴有瘙痒、陶土样便、茶色尿等肝外胆道梗阻症状。少数患者可出现右上腹疼痛、发热、盗汗、体重减轻等非特异性临床表现。胆管癌患者的血清肿瘤标志物CA19-9可持续升高，但非特异性。

【影像学改变】

（1）PTC/ERCP表现　①浸润型：可见胆管狭窄，境界清楚，边缘不规则。②结节型和乳头型：胆管内表面不光整的充盈缺损，梗阻以上胆管扩张明显（软藤征）。

（2）CT表现　①肝门胆管癌：多可在肝门区发现软组织肿块影伴肝内胆管扩张，增强后病灶可见强化。（图6-40a、b）。②中段和下段胆管癌：肝内和近段胆管扩张明显，胆管扩张突然变小或中断（截断征），局部胆管壁增厚或可见软组织肿块，增强扫描明显强化。可有肝门部等处淋巴结转移。

（3）MRI表现　与CT相似，肿瘤表现为T_1WI低信号；T_2WI不均匀高信号的肿块，增强后可见强化。MRCP显示胆管扩张与PTC相同。

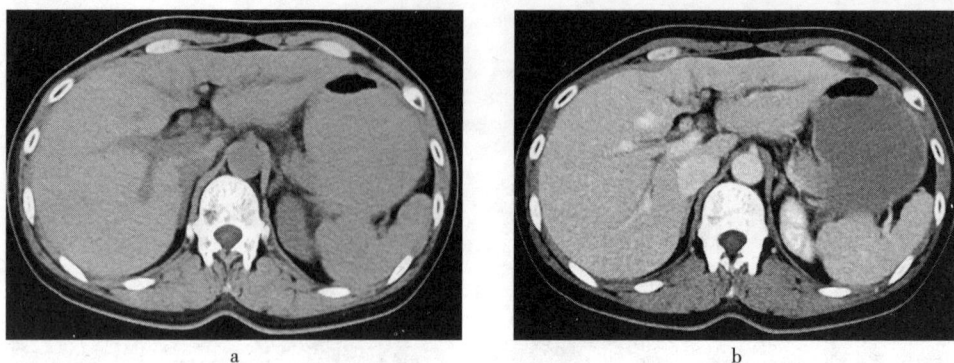

图6-40　肝门部胆管癌CT表现

a.CT平扫；b.CT增强扫描

【诊断与鉴别诊断】

胆管癌主要与引起胆道梗阻的胆管结石和胆管炎鉴别，扩张胆总管末端见到阳性结石影，支持胆管结石诊断；胆管炎主要表现为胆管壁增厚，胆管管腔逐渐变窄，呈"鼠尾状"改变。

五、胰腺疾病

（一）胰腺炎

1.急性胰腺炎

【疾病概要】

（1）病理病因　急性胰腺炎（acute pancreatitis）是指多种病因引起的胰酶激活，继以胰腺局部炎症反应为主要特征，伴或不伴有其他器官功能改变的疾病。其病因分为以下几种类型。①胆源性：胆道梗阻→胆汁反流→胰管内压↑→胰液外溢→胰组织自溶。②酒精性：酗酒、暴饮食→胃肠道充血水肿→十二指肠乳头括约肌痉挛→胆汁、胰液反流。③感染、药物、十二指肠梗阻。

（2）临床表现　急性胰腺炎起病急，主要临床症状为急性发作的上腹部疼痛，常向背部放射，可伴发热、恶心、呕吐等症状，病人血清淀粉酶升高。病理分类如下。①间质炎症型（间质水肿型）：间质水肿，胰腺肿大，仅有少量脂肪组织坏死，无腺泡坏死，无血管损伤出血。②坏死型见胰腺腺泡、脂肪坏死，胰腺肿大，血管损伤出血。

【影像学改变】

（1）CT表现　①急性单纯性胰腺炎：表现为胰腺弥漫性或局限性肿大，胰腺密度轻度均匀或不均匀降低。胰腺边缘模糊，可有胰周渗液。增强扫描胰腺均匀增强无坏死。可见吉氏筋膜增厚（图6-41a、b）。②急性重症胰腺炎：主要CT表现为胰腺边缘模糊，胰腺弥漫性肿大、密度降低，其中有更低密度的坏死灶或高密度出血灶，增强呈不均匀强化。出现胰周积液（小网膜囊、肾旁间隙、结肠旁沟等）。胰腺脓肿和假性囊肿是急性胰腺炎并发症，胰腺脓肿表现为脓肿壁较厚有环状强化，其内部可见气体密度影。假性囊肿一般在急性胰腺炎4~6周内形成，积液未及时吸收被纤维组织粘连包裹形成，可位于胰内外。其表现为圆形、卵圆形或不规则形水样密度影、大小不一、壁厚薄不等、囊壁可有钙化（图6-41c、d、e）。

（2）MRI表现　①急性单纯性胰腺炎：胰腺肿胀，T_1WI为略低信号，T_2WI为略高信号，胰周渗液表现为长T_1、长T_2信号，增强后胰腺呈均匀或不均匀强化。②急性重症胰腺炎：胰腺弥漫性肿大，信号不均，出血区T_1WI为高信号，水肿及坏死区T_2WI为低信号。T_2WI为高信号，增强扫描坏死区无强化，胰周大量渗液，局灶性液化坏死继发感染形成脓肿。假性囊肿为圆形或椭圆形，长T_1、长T_2信号灶，囊壁清晰，增强后囊肿壁有强化（图6-41f）。

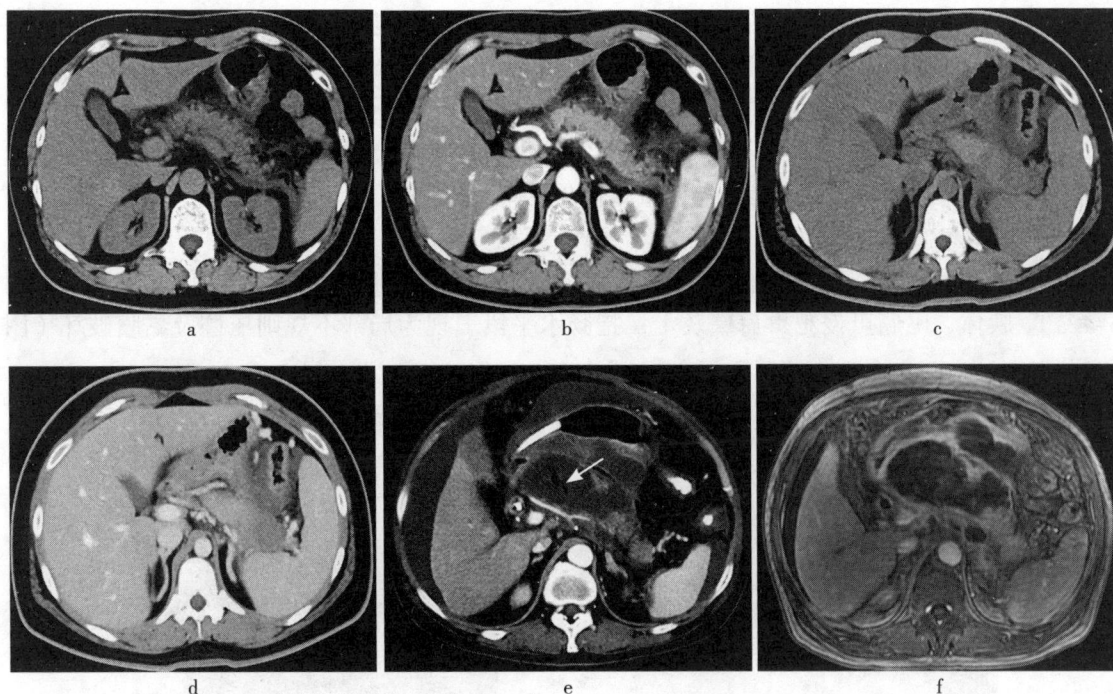

图6-41 急性胰腺炎影像表现

a.急性单纯性胰腺炎CT平扫显示胰腺体积增大，边缘模糊，液体渗出形成胰周积液；b.急性单纯性胰腺炎CT增
强显示胰腺均匀强化；c.急性重症胰腺炎CT平扫，胰腺体积增大，密度不均匀降低；d.CT增强显示
胰腺尾部组织不强化；e.CT增强显示胰腺炎合并脓肿形成，脓腔内可见气体影（↑）；
f.MRI增强显示假性囊肿囊壁清晰，增强囊壁强化

2.慢性胰腺炎

【疾病概要】

（1）病理病因　慢性胰腺炎是各种病因引起胰腺组织和功能不可逆改变的慢性炎症性疾病。国内发病率有逐年增高的趋势。慢性胰腺炎致病因素较多，酗酒是其主要因素，还包括胆道疾病、高脂血症、高钙血症、胰腺先天性异常、胰腺外伤或手术、急性胰腺炎导致胰管狭窄、自身免疫性疾病等。病理主要为胰腺实质慢性炎症损害和间质纤维化，胰腺实质钙化、胰管扩张及胰管结石等改变。

（2）临床表现　其主要临床表现为发作性上腹部疼痛及胰腺内、外分泌功能不全。

【影像学改变】

（1）CT表现　为胰腺体积大小可正常，也可增大或缩小，改变可呈局限性或弥漫性，弥漫性萎缩也见于糖尿病病人及老年人。胰管扩张呈管状或串珠状。可见胰管结石和胰实质钙化。假性囊肿常位于胰腺内，以胰头区常见，囊壁较厚有强化，可伴钙化。

（2）MRI表现　胰腺增大或萎缩，信号改变不明显，假性囊肿呈类圆形长 T_1、长 T_2信号灶，增强后囊壁可见环形强化。

（二）胰腺癌

【疾病概要】

1.病理病因　胰腺癌是消化系统常见的恶性肿瘤之一，是胰腺最常见的恶性肿瘤，在胰腺所有恶性肿瘤中所占比例达85%~95%，多发生于中老年患者，男性多于女性。胰腺癌恶性程度高，进展迅速，且缺乏较为有效的治疗手段，患者预后较差。胰腺癌的病因及发病机制尚不十分清楚，可能与长期大量吸烟、饮酒，高脂饮食、慢性胰腺炎等因素有关。

胰腺癌为质地坚实的结节性肿块，与周围胰腺组织界限不清，切面呈灰白或淡黄白色，常

有棕红色出血斑点或坏死灶。组织学上主要分为：①导管细胞癌，最主要的类型，约占90%。白色多纤维、易发生粘连的硬癌。少血供、无包膜，易侵犯神经和神经周围淋巴管。②腺泡细胞癌，仅占不足1%，大小不等的腺泡样结构。质地较软，易出血、坏死。

2.临床表现　由于胰腺位于腹膜后，胰腺癌发病较为隐匿，早期症状不明显，常见症状包括腹部不适、腰背痛、消化不良、体质量减轻及无痛性黄疸等。

【影像学表现】

1.胃肠钡餐造影　胰头癌侵犯十二指肠表现为降部内缘反"3"字征，伴黏膜破坏（图6-42a）。胰体、尾癌可侵犯胃后壁及十二指肠水平段表现为局部不规则压迹及黏膜破坏（图6-43b）。

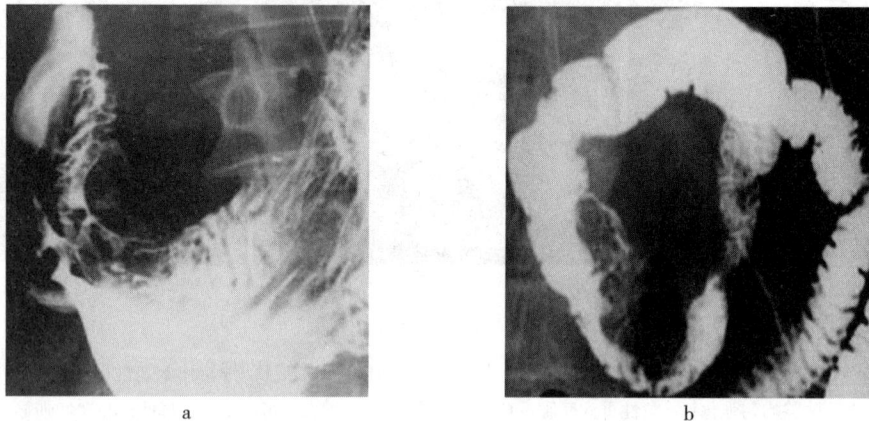

图6-42　胰腺癌十二指肠开大X线表现

a.仰卧位；b.俯卧位

2.CT表现　胰腺内类圆形、分叶状或不规则肿块影，边缘不光整，与正常的胰腺组织界限不清，肿块呈等密度或略低密度，肿块较大时可出现更低密度的液化坏死区。由于胰腺癌血供低于正常胰腺实质，并具有硬化、纤维化等特点，所以增强扫描动脉期，正常胰腺明显强化，肿瘤仅轻度强化，两者分界清楚，延迟相上，肿瘤与正常胰腺强化程度相似。胰腺癌常侵犯主胰管致病变区主胰管狭窄、闭塞，远端胰管扩张、胰头癌可侵犯胆总管胰腺段致其狭窄、闭塞，呈"截断征"，其近侧胆管可见明显扩张。位于钩突的胰腺癌可侵犯肠系膜上血管，位于胰腺体尾部的胰腺癌常侵犯脾血管，位于腹腔动脉周围的肿大淋巴结常侵犯腹腔动脉及其主要分支，受累血管受压、移位、拉长、变直，表面凹凸不平，粗细不均，甚至闭塞（图6-43a、b、c、d）。

血行转移以肝转移多见，表现为肝内多发的圆形占位病变，增强扫描转移灶有轻中度强化，偶见特征性的环形强化。淋巴结转移常表现为腹主动脉周围，单发或多发融合成团的软组织肿块影。腹腔转移表现为腹水，饼状增厚的大网膜。

3.MRI表现　胰腺肿块在T_1WI呈低或等信号，T_2WI呈稍高或混杂信号，DWI呈高信号，抑脂序列呈高信号。增强扫描：正常胰腺明显强化，肿瘤部分仅轻微强化（图6-43e、f）。MRCP可清晰地显示狭窄、扩张的胰胆管。

【诊断与鉴别诊断】

1.诊断要点　多数根据影像学典型表现可对胰腺癌做出诊断。

2.鉴别诊断　需要与以下疾病作出鉴别诊断。

（1）慢性胰腺炎　慢性胰腺炎病变区可大可小可正常，液化坏死少见，钙化多见，特别是沿胰管走向分布的钙化是其重要特点。慢性胰腺炎的胆胰管扩张一般不规则，常贯通病灶，而胰腺癌不能贯通病灶，常在肿块区截断，发现转移灶也是鉴别的重要征象。

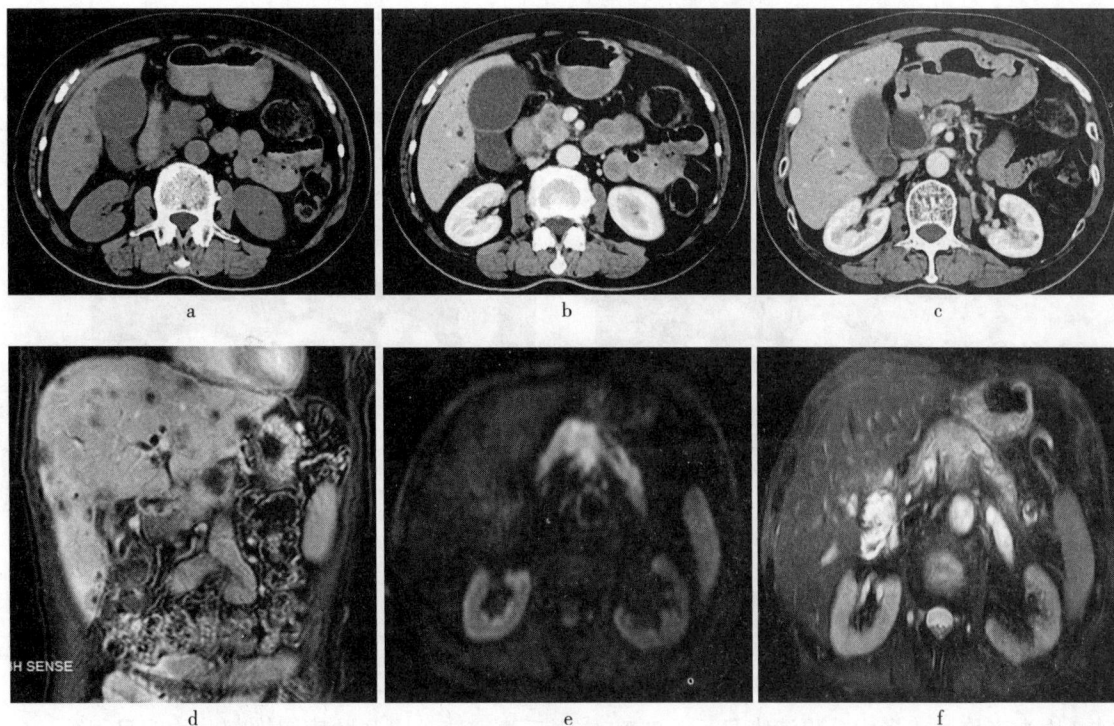

图6-43 胰腺癌影像表现

a.CT平扫，胰头部低密度肿块；b.CT增强，胰头肿块较正常胰腺强化程度低 c.见胆总管及胆囊明显扩张；

d.MRI增强显示肝脏多发转移灶；e.MRI DWI显示肿瘤明显扩散受限，病灶远端胰管扩张；

f.MRI T$_2$WI显示胰管明显扩张

（2）胰腺囊腺癌或瘤　胰腺囊腺癌或瘤的CT表现为囊实性肿块，囊壁可见不规则壁结节，增强后囊壁和纤维分隔可强化，部分瘤体中央可见钙化。MRCP少见胆胰管扩张梗阻征象。

（三）胰腺囊腺瘤

【疾病概要】

1.病理病因　胰腺囊腺瘤是一类少见肿瘤，好发于中年妇女，其中浆液性囊腺瘤好发年龄为55~73岁。黏液性囊腺瘤好发年龄较轻，为49~63岁。本病病因不明，可能来源于以下几方面。①由异位的消化道始基细胞或十二指肠畸变的Brunenr腺侵入。②起源于腺管的腺泡细胞。③起源于胰管上皮和残留的胎生组织。

胰腺囊腺瘤分为浆液性囊腺瘤和黏液性囊腺瘤。浆液性囊腺瘤的病理特征为①肿瘤位于胰腺内，圆形或椭圆形，外观呈结节状。②肿瘤切面为不规则多房或蜂巢状结构，囊内充满稀薄清亮的液体。③肿瘤中心常有呈放射状分布的结缔组织瘢痕带，中央偶见钙化。④囊壁为1~2层形态一致的扁平或立方上皮细胞构成，无乳头形成。

黏液性囊腺瘤的病理特征为①单房或多房状，囊内液体因成分复杂而浑浊。常见粗大的血管包围在其表面。②囊壁由高柱状上皮构成，类似于胰腺导管上皮，壁光滑或有粗大的乳头状结构突入腔内。黏液性囊腺瘤属潜在恶性肿瘤，易发生恶变。

2.临床表现　本病主要临床表现为肿瘤压迫症状、上腹部隐痛不适及腹部肿块，少数病人可有梗阻性黄疸。

【影像学表现】

1.CT表现　浆液性囊腺瘤表现为均质性低密度肿块，可呈分叶状，病灶内有时可见斑点状及星芒状钙化。由于浆液性囊腺瘤内有丰富的毛细血管网，因此增强扫描后病灶壁及内部分隔可见强化。黏液性囊腺瘤表现为较大的单房厚壁囊肿，其密度接近水的密度，边界清晰，囊内有时可见分隔影，可见囊壁向囊腔内突出的低密度赘生物，增强扫描囊壁、赘生物及囊内分隔均可见强化（图6-44a、b）。

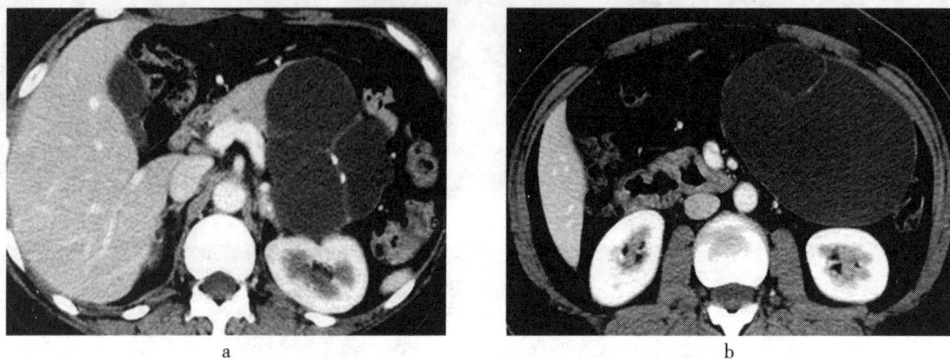

图6-44　胰腺黏液性囊腺瘤CT表现

a、b.CT增强扫描连续层面

2.MRI表现　浆液性囊腺瘤囊性部分平扫T_1WI为低信号，T_2WI可见多个大小不等蜂窝状高信号，小囊和间隔明显，壁光滑，囊内壁有时可见壁结节，T_1WI增强后囊壁、囊内分隔及壁结节强化（图6-45a、b、c）。黏液性囊腺瘤由于内含黏液，囊性部分T_1WI上呈混杂的高低信号，T_2WI均为高信号，囊内分隔清晰显示，T_1WI增强后囊壁、分隔和肿瘤实性部分均明显强化。

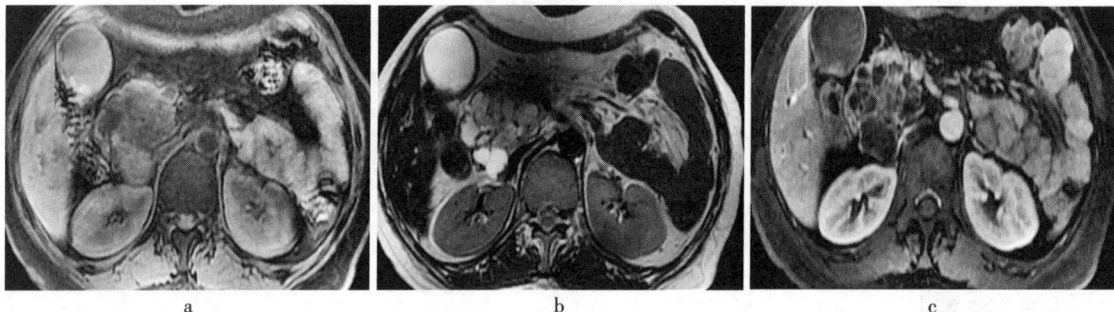

图6-45　胰腺浆液性囊腺瘤MR表现

a.T_1WI；b.T_2WI；c.T_1WI增强

肿瘤位于胰头，境界尚清，可见分叶状轮廓，呈蜂窝样，内含液性信号影，增强扫描肿瘤的蜂窝状结构显得愈加清晰

【诊断与鉴别诊断】

需要与如下疾病鉴别。

（1）胰腺假性囊肿　多由急性胰腺炎所致，CT表现为胰腺内局限性圆形或卵圆形低密度区，边界光滑，增强扫描无强化。MRI平扫T_1WI为均匀低信号，T_2WI为均匀高信号，由于囊内含有成分不同，T_1WI上信号可不同程度增加，T_2WI上信号可不同程度减低，增强扫描无强化。

（2）胰腺导管内乳头状黏液瘤　CT表现为囊性病灶与胰管相通。MRI平扫T_1WI上呈低信号，T_2WI上呈高信号，增强后无强化或线状强化。

（3）真性囊肿　CT表现为圆形或卵圆形低密度灶，边缘清楚，增强扫描后病灶无强化。

（4）胰腺实性假乳头状瘤　CT扫描病灶可呈实性、囊实性或囊性，增强扫描病灶分界清楚，实性部分可有轻度强化。实性成分MRI平扫在T_1WI呈低信号，T_2WI呈稍高信号；囊性成分位于包膜下或实性成分内，在T_1WI呈低信号，T_2WI呈高信号；完整包膜在T_1WI、T_2WI均呈低信号，尤其T_2WI呈完整的低信号环；增强扫描后实性成分及包膜均呈延迟强化，囊性成分始终未见强化。

（5）胰腺癌 如前述。

六、脾脏疾病

（一）脾肿瘤（血管瘤淋巴瘤转移瘤）

1.脾脏血管瘤

【疾病概要】

（1）病理病因 脾脏血管瘤（splenic hemangioma）是最常见的脾良性肿瘤，是以脾脏血管组织胚胎发育异常为主的一种错构瘤，分为结节型和弥漫型。中青年多见，男女发病率无差异。病因不明。病理可分为海绵状血管型、毛细血管型和血管淋巴管型，以海绵状血管瘤多见，表现为大小不均的海绵状扩张血管，血管内皮增生，管腔内充满血液，与脾实质分界清楚，瘤内还可见肿瘤组织的坏死、瘢痕和纤维化。

（2）临床表现 脾脏血管瘤患者以右上腹部包块慢性、进行性增大为唯一临床表现，可发生梗死、感染、纤维化、钙化和自发性破裂出血等继发改变，其中自发性出血为最常见的并发症。

【影像学表现】

（1）CT表现 平扫多呈卵圆形的低密度或等密度肿块影，轮廓清晰；瘤体较大时脾脏形态及轮廓改变，部分增大，增强扫描表现与肝脏血管瘤相似，动脉期肿瘤边缘可见结节状强化，门脉期造影剂向肿瘤中央充填，延迟扫描肿瘤强化程度与正常脾脏实质相似，如病变中心有液化坏死或纤维瘢痕形成则部分不强化（图6-46）。

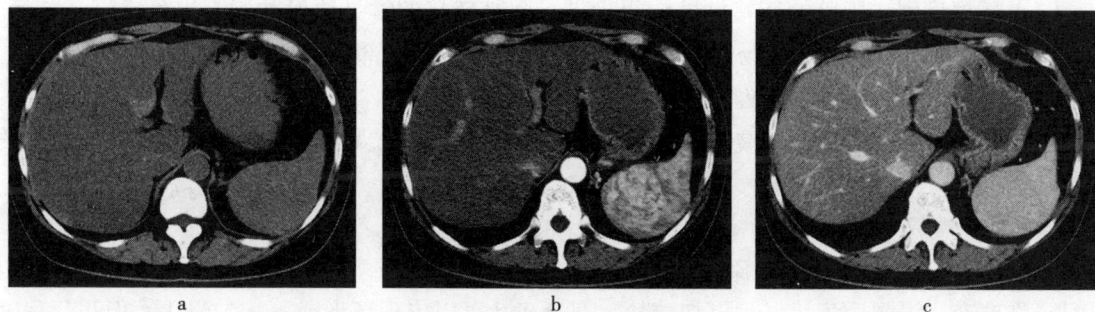

图6-46 脾脏血管瘤CT表现

a.CT平扫；b.CT增强扫描（动脉期）；c.CT增强扫描（门静脉期）

（2）MRI表现 为平扫血管瘤T_1WI呈等或稍长T_1低信号；T_2WI多呈均匀高信号，增强扫描造影剂由外周呈斑片状逐渐向中心弥散，可完全或不完全充填。

【诊断与鉴别诊断】

脾血管瘤需与脾脓肿、脾囊肿、淋巴管瘤相鉴别，这些病变属乏血供病变，CT或MRI增强扫描其强化方式及程度与血管瘤不同，且血管瘤信号强度随T_2时间延长而增高，表现为特征性"灯泡征"也可资鉴别。

2.脾淋巴瘤

【疾病概要】

（1）病理病因 脾脏原发性淋巴瘤是一种少见的恶性肿瘤，好发于中老年人。其病因尚不明确，可能与感染有关。

病理分为以下4型，①均匀弥漫型：脾均匀增大，无明显肿块形成，镜下瘤细胞弥漫分布，直径<1mm。②粟粒结节型：病灶呈小结节状分布。直径1~5mm。③多发肿块型：病灶多发，1~10cm。④巨块型：病灶直径>5cm。

（2）临床表现 由于病程较长，病情进展较慢，临床症状往往不明显，常表现为左上腹不适、乏力、食欲缺乏等。

【影像学表现】

（1）CT表现　①均匀弥漫型和粟粒结节型：均可表现为密度较均匀的脾大，外形不变或呈球形，CT值正常或略低，增强后不均匀强化。②多发肿块型：表现为脾内多发大小不等的低密度灶，呈球形或不规则形，边界可清楚也可模糊，增强后强化不明显。③巨块型：表现为左上腹巨大低密度或等密度肿块影，正常脾脏可完全消失或仅存少许，边界模糊，增强后多强化不明显。

（2）MRI表现　病灶一般呈略长T_1、略长T_2信号，增强后环状或均匀强化。

【诊断与鉴别诊断】

弥漫型应与感染性及充血性脾大鉴别，需结合病史及其他脏器受累情况进行分析。局灶型应与脾囊肿、血管瘤、淋巴管瘤、炎性假瘤等良性病变及血管肉瘤、转移瘤等恶性病变相鉴别。良性病变脾多不大，脾门处无肿大淋巴结，病灶常单发且较均质，与周围脾组织分界清楚。血管肉瘤CT表现为边界不清的低密度影，呈实性或含囊性坏死区。增强后实质区不同程度强化，可酷似血管瘤的增强表现。磁共振T_1WI低信号，T_2WI呈明显高信号，信号不均匀，增强表现类似CT。转移瘤常有其他部位的原发肿瘤病史，由于转移瘤具原发肿瘤的某些特点。故CT表现不尽相同，可表现为实性伴轻度强化，也可表现为囊性伴囊壁轻度强化，或呈现出混合密度。病灶间较少融合，边界欠清。增强后不均匀轻、中度强化。磁共振T_1WI多为边缘清楚的低信号，T_2WI信号稍高。

3.脾脏转移瘤

【疾病概要】

（1）病理病因　脾脏的转移性肿瘤很少见，脾脏转移的常见原发肿瘤有黑色素瘤、肺癌、卵巢癌、乳腺癌、胰腺癌、结肠癌等，主要经血液途径转移，部分经淋巴转移或直接浸润。

病理分为4种类型，即粟粒型、囊肿型、结节型、巨块型。

（2）临床表现　脾脏转移瘤的临床表现无特异性，或仅表现为原发肿瘤或其他部位转移的相应症状。

【影像学表现】

（1）CT表现　平扫可见脾轻度增大或不增大，脾内单发或多发的类圆形低密度结节影，也可呈囊性改变。增强后病灶显示更加清楚，部分病灶可以出现环形或不均匀强化，但强化程度不及脾实质（图6-47a、b）。

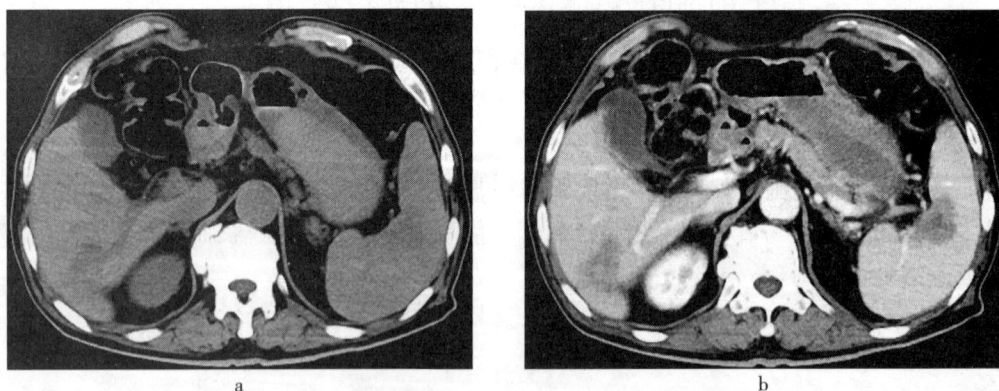

图6-47　脾脏转移瘤CT表现

a.CT平扫；b.CT增强扫描

（2）MRI表现　平扫表现为稍长T_1、T_2信号，增强表现与CT类似。

【诊断与鉴别诊断】

（1）诊断要点　当患者有原发肿瘤病史和（或）其他脏器转移时，脾脏转移瘤诊断不难。

（2）鉴别诊断　需要以下疾病鉴别。①脾淋巴瘤：常多发，病灶密度较均匀，增强后轻、中度均匀强化，腹腔、腹膜后常见肿大淋巴结，呈轻、中度均匀强化。②脾结核：好发于中青年，常有结核病史、结核中毒症状以及脾外脏器结核，PPD试验阳性。CT表现为脾大，脾内单发、多发或弥漫性无强化的低密度病灶，常伴有腹腔、腹膜后淋巴结肿大、环形强化。抗结核治疗有效。③脾脓肿：临床有典型的感染表现，CT表现为单发或多发较大低密度灶，内壁光整，壁外可见低密度水肿带。脓肿内可见小气泡、气-液平面或液-液平面，增强扫描脓肿中心可见高密度的"靶征"、边缘及分隔明显强化。④脾血管瘤：CT平扫多为类圆形低密度影，边缘较清晰，密度较均匀，增强后病灶边缘明显强化，并向中心扩展、持续强化，延迟扫描与脾脏呈等密度。

（二）脾梗死

【疾病概要】

1.病理病因 脾梗死是指脾动脉或其分支血管阻塞，导致受累血管所供血部位的缺血坏死。引起脾梗死的疾病常为血液病、二尖瓣疾病、骨髓增生性疾病、动脉炎、脾动脉瘤、动脉硬化等疾病。当有门静脉高压等导致的脾大时，更易出现脾梗死。病理为贫血性梗死。在脾淤血时，贫血性梗死病灶周围有出血带。梗死的病灶常为多发，表现为尖端朝向脾门的楔状分布。有时脾梗死还可伴发脾内出血。

2.临床表现 大多脾梗死无明显症状，部分患者可引起左上腹、心前区和左下胸痛，进行性加重，随体位改变和呼吸而改变，向背部、左肩、左上臂放射，伴有发热，左季肋区压迫感，可出现腹水。

【影像学表现】

脾梗死CT表现为脾内三角形低密度影，基底位于脾外缘，尖端指向脾门，边缘清楚或模糊，增强后病灶无强化，但边缘较平扫时清楚。少数脾梗死可伴包膜下积液。陈旧性梗死灶，因纤维瘢痕收缩脾可呈分叶状（图6-48）。

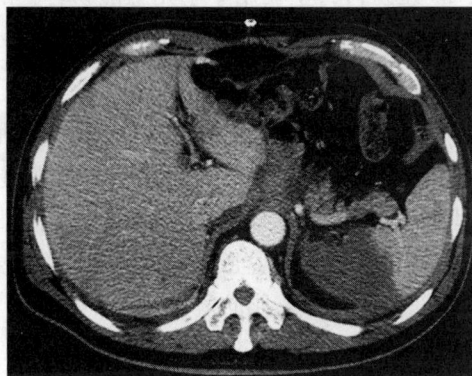

图6-48 脾梗死CT表现

第三节 急腹症

急腹症是一组以急性腹痛为突出表现的多种疾病的总称，涉及消化、循环、泌尿、生殖等多个系统，常见病包括急性肠梗阻、胃肠道穿孔、肠套叠、急性阑尾炎、急性胰腺炎、急性胆道感染、胆石症、急性肠系膜血管栓塞、泌尿系结石、宫外孕、腹部外伤等。本节仅对部分常见急腹症进行叙述。

一、影像检查方法

（一）X线检查

1.腹部透视 常规联合胸部透视。优点是简单快捷，缺点是辐射剂量大，目前已较少应

PPT

医药大学堂
www.yiyaodxt.com

用。其应用主要有：肠梗阻、胃肠道穿孔的诊断；观察急腹症引起的胸部改变，如盘状肺不张、膈肌位置和活动度的改变；除外某些类似急腹症的胸部疾患，如肺炎、肺梗死、胸膜炎、气胸等。

2.腹部平片

（1）仰卧前后位　显示内容最丰富，是基本的摄影位置。可显示腹内脏器的排列位置、腹脂线、胆石、尿路结石及胸下部病变，但难以显示少量游离气腹、肠内液平及脓腔液平。

（2）站立前后位　适用于显示膈下游离气体，肠内液平，肝内或上腹部脓腔内气-液平面。

（3）侧卧水平位　右侧向上侧卧位水平投照。用于危重病不能站立而又必须了解有无游离气体或肠内液平者。

（4）仰卧水平侧位　用于病情危重不能完成侧卧水平投照的患者。

（5）站立侧位　主要用于3岁以下的小儿检查，因为3岁以下的儿童结肠外层纵行肌未发育好，难以显示结肠袋。由于升、降结肠位于腹腔后壁，站立侧位可鉴别小肠和结肠。

（6）倒立侧位　用于检查婴儿先天性直肠肛门闭锁。

3.碘液胃肠造影　常用对比剂为60%泛影葡胺，造影前须做碘过敏试验。先通过胃肠减压管抽出胃肠道内潴留液体，然后注入约60ml对比剂保持右侧卧位，分别于1h、3h、6h各摄仰卧位腹部片一张，如果对比剂3h以上达到回盲部则认为异常。其主要通过观察碘液在胃肠道内走行的速度、肠腔充盈的形态和碘液有无渗漏来诊断小肠梗阻、反射性肠淤积和胃肠道穿孔等病变。

4.结肠钡剂灌肠　常用于肠套叠、结肠癌、乙状结肠扭转等所致的肠梗阻，不仅可以确定梗阻部位，还可以明确梗阻性质，一般采用单对比结肠钡剂灌肠检查即可。对于部分肠套叠和乙状结肠扭转的病例，还可以灌肠整复。

5.空气灌肠　经济简便，快速易行，主要用于小儿急性肠套叠的诊断与复位。

（二）CT检查

1.平扫　传统上，腹部X线平片是急腹症的首选检查方法，对于胃肠道穿孔、肠梗阻有很高的价值，然而对部分疾病价值不大，如肠梗阻、胃肠穿孔所致的腹膜炎，急性阑尾炎、急性胰腺炎等炎症性疾病以及腹部脏器创伤等。目前CT已成为急腹症主要的影像检查方法。CT密度分辨率高，结合薄层重建及多种后处理技术，可以较腹部X线平片显示更多的解剖细节及病变特征。其扫描范围一般应上起膈肌，下到盆腔。显示腹内游离气体，应采用气腹窗（窗宽300Hu，窗位-100Hu），可以明确区分气体与脂肪。

2.增强扫描　主要适用于腹内脏器损伤、炎症及腹腔脓肿，也用于了解肠梗阻血供障碍。对于血管病变导致的急腹症，CTA可清晰显示腹主动脉及其分支，肠系膜血管是否栓塞，腹部动脉瘤的位置、大小、形态、有无破裂，主动脉夹层累及的范围以及血管内是否血栓形成等。

（三）MRI检查

MRI检查由于扫描速度慢，目前不作为急腹症的常规影像检查方法。

（四）各种检查方法的优选

1.胃肠道穿孔　首选X线立位平片或CT检查，但CT可以发现X线平片难以显示的少量气腹。

2.肠梗阻　以往诊断肠梗阻主要根据临床表现和X线平片结果，但仍有20%~30%的患者诊断不明确。目前CT已成为肠梗阻的首选方法，能可靠地明确有无梗阻，梗阻的位置、原因、程度及类型。

3.阑尾炎 目前螺旋CT已成为阑尾炎的首选方法，X线平片对阑尾炎的诊断价值不大。

4.肠套叠 诊断首选CT，但整复必须采用钡剂灌肠或空气灌肠。

5.腹部外伤 腹部闭合性损伤首选检查方法是CT检查，常规平扫加增强扫描，有很高的敏感性和特异性，易于早期发现腹部实质性脏器损伤，可对损伤的程度和范围可做出较准确的判断。

二、正常影像学表现

（一）正常X线表现

1.实质脏器 肝、脾、肾等呈中等密度，借助于器官周围或邻近脂肪组织和相邻充气胃肠的对比，腹部平片上可显示器官的轮廓、大小、形状及位置。正位像上部分患者可显示肝下缘，微向上突或较平直，肝下缘与肝外缘相交形成肝角，一般呈锐角。脾上极与左膈影融合而不显示，下级较圆钝。两肾由于腹膜后脂肪的对比，可显示沿两侧腰大肌上部排列的肾脏轮廓阴影。胰腺于平片上不易显示。

2.胃肠道 依腔内容物不同而有不同的X线表现。胃、十二指肠球部可含气体，于腹部平片可显示其内腔。小肠除婴幼儿可有积气外，一般充满食糜及消化液，与肠壁同属中等密度，因缺乏对比而不能显示。大肠内径宽，可有气体及粪便，盲肠及升结肠位置比较固定，靠近右侧腹壁，横结肠及乙状结肠移动性较大。

3.两侧腹壁肌肉 与腹膜外脂肪之间可见窄带样脂肪影，从第10肋骨下端向下延伸到髂凹逐渐消失，称为胁腹线。在腹膜后脂肪的衬托下，脊柱两侧可见对称腰大肌影，自胸12椎体或腰1椎体开始向外下方伸展。

（二）正常CT表现

直接显示肝脏、胰腺、脾脏、双肾等实质脏器的大小、形态、密度等正常表现以及腹膜腔及腹膜后间隙各解剖结构的密度和形态；可显示胃肠道空腔器官的位置、内腔及腔壁的径线、形态及密度；增强扫描胃肠道的腔壁和系膜血管发生强化。参照本章第一、二节相关内容。

三、基本病变影像学表现

（一）异常X线表现

1.腹腔积气 又称气腹，系指胃肠道外的气体。游离气腹是指腹膜腔内积气，气体可以随体位改变而游动，常见于胃肠道穿孔、腹腔术后。立位水平位投照，气体浮游到靠上方侧腹壁与腹内脏器外壁之间；仰卧前后位时，气体浮聚于腹腔前方，可使肝镰状韧带和脏器外壁显示。局限性气腹是指腹腔内气体局限于某处，且不随体位改变而移动，常见于胃后壁穿孔及腹腔感染等。

2.腹腔积液 简称腹水，常见病因有感染、肿瘤、外伤、肝硬化、低蛋白血症等。腹腔积液一般坠积于间隙低处，少量积液常位于盆腔和肝肾隐窝等处，X线平片不易显示；大量腹液时，X线平片显示腹部密度显著增高，胀气的肠曲浮游于腹中部，肠间隙加宽。

3.空腔脏器内积气、积液及管腔扩大 胃肠腔内积气、积液和管腔扩大常见于梗阻性病变，也见于炎症和外伤。梗阻的位置、类型不同，其X线表现各异。十二指肠降段梗阻时，其近侧的胃和十二指肠球部胀气扩大，可表现出"双泡征"；空肠位于上腹部或上中腹部偏左，仰卧位片上，异常扩张时空肠呈平行或层层连续性排列，立位时呈拱形，管径约在3cm以上，肠黏膜呈弹簧样或平行线状阴影。回肠位于中下腹部，扩张时黏膜皱襞较空肠相对排列稀疏或皱襞消失，呈光滑管状。如果肠系膜和小肠扭转时（180°的奇数倍），可出现空回肠异位情况，空肠位于右下腹，回肠位于左上腹；大肠扩张时，管径明显大于小肠，左半结肠在5cm以上，右半结肠多在7cm以上，仰卧位片上，结肠边缘呈花边状，立位片呈波浪状，半月皱襞处之肠壁边缘内陷，肠腔内皱襞不横贯全径，胀大的结肠位于腹部周围。实际工作中，常需要通过观察肠黏膜皱襞的形态、肠曲位置、排列形式来鉴别空肠、回肠以及大肠，从而判断梗阻的位置、类型等。

4.腹腔内肿块影 肿块在相邻充气肠曲对比下可显示为均匀的软组织块影，有较清晰的边界，肠曲受压移位。

5.腹腔内高密度影 主要为阳性结石、钙斑和金属异物。阳性结石包括泌尿系结石、阑尾粪石和部分阳性胆石。

（二）异常CT表现

1.平扫 CT优于X线平片检查，主要表现在以下方面。①气腹，即使少量的气体CT平扫也可清楚显示。②腹腔积液，除可用CT值测量证明其属于液体及粗略判断性质外，还可确定积液所处解剖间隙。③实质脏器增大、密度异常，可准确显示其周界和内在结构有无异常。④空腔脏器积气、积液并管腔扩大，均可获得比平片更精确、更丰富的信息，包括肠内、外和肠系膜的改变，肠壁增厚、肠黏膜皱襞增粗、肠系膜水肿等。⑤腹腔内肿块影像，可以判断肿块的位置及与周围脏器的关系，可以直接显示肿块的内在结构是实性还是液性，以及有无坏死、钙化或脂肪成分等。⑥腹内脏器外伤，可直接显示肝脾肾等脏器破裂出血及其范围。此外，在腹膜增厚、腹腔内高密度影、腹壁和胸部异常等方面，CT平扫也优于X平片。

2.增强扫描 当急腹症患者CT难以明确诊断时，需进一步CT增强扫描，主要应用于怀疑腹腔实体脏器破裂或腹腔内肿块性质难以定性，以及考虑肠系膜血管病变时。异常表现主要有：①实质脏器挫裂伤呈不均匀强化，血肿、包膜下出血无强化。②肠坏死肠壁无强化，炎性肠病及肿瘤性病变可见异常强化。③肠系膜血管拉长、增粗、不正常走行、集中，血流灌注延迟甚至闭塞，常见于肠扭转及肠系膜血管栓塞。④腹主动脉瘤或夹层。⑤腹膜炎及腹腔脓肿时可显示腹膜强化及脓肿壁强化。

四、胃肠道穿孔

【疾病概要】

1.病理病因 胃肠道穿孔（gastro-intestinal perforation）常继发于溃疡、创伤破裂、炎症及肿瘤等，是较为常见的急腹症。胃及十二指肠溃疡穿孔最为常见，多发生在前壁。

2.临床表现 常为突发性、持续性剧烈腹痛，并逐渐蔓延至全腹部。查体有腹肌紧张、腹部压痛及反跳痛等腹膜刺激症状。穿孔时胃及十二指肠内的气体及内容物流入腹腔，可引起气腹和急性腹膜炎。同样，结肠气体多，穿孔后气体及内容物进入腹腔，易形成气腹及腹膜炎。而小肠及阑尾内气体少，穿孔时较少形成气腹。

【影像学表现】

1.X线表现 ①气腹，立位腹部平片可见一侧或双侧膈下游离气体，表现为膈下弧形或新月形透光影（图6-49a）。左侧卧位水平投照则气体位于右侧腹壁与肝右叶外缘之间，胃后壁穿孔气体局限于小网膜囊时，立位腹部平片于中腹部可见气腔影。小肠和阑尾穿孔很少有游离气腹表现，因此少数病例即使见不到气腹，也不能排除胃肠道穿孔。②腹腔内积液。③腹脂线模糊。④麻痹性肠胀气。②③④均是胃肠道穿孔后继发性腹膜炎的表现。

2.CT表现 CT检查除能显示气腹外，还可以确认胃肠道穿孔后有无腹腔积液以及积液的部位和积液量（图6-49b），即使少量积液也能显示。

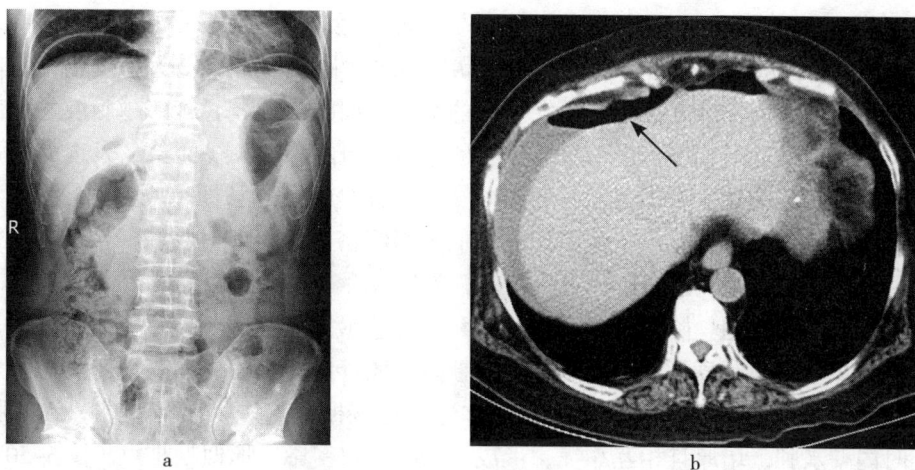

图6-49 消化道穿孔影像表现

a.腹部平片，显示双侧膈下游离气体；b.CT平扫，显示肝脏包膜下腹膜腔内见气体影（↑），同时可见腹腔积液

【诊断与鉴别诊断】

1.诊断要点 X线或CT发现腹腔积气，临床表现有突发性、持续性剧烈上腹痛，即可诊断为本病；CT较X线腹部平片敏感，平片未见气腹，临床怀疑胃肠道穿孔时，应进一步行CT检查；一定程度上CT可以发现胃肠道穿孔的病因。

2.鉴别诊断 游离气腹并非只见于胃肠道穿孔患者，腹部手术、输卵管通气检查、腹腔感染也可出现游离气腹。

五、肠梗阻

【疾病概要】

1.病理病因 肠梗阻（intestinal obstruction）是肠粘连、炎症、肿瘤、手术后、肠系膜血管栓塞等各种因素所致部分性及完全性阻塞而引起的肠腔内容物通过障碍。

根据肠梗阻发生的基本原因可分为三类。

（1）机械性肠梗阻 最为常见。根据梗阻的肠管有无血运障碍又可分为单纯性肠梗阻和绞窄性肠梗阻。前者只有肠管通过障碍，无肠系膜血管循环障碍，常见于肠粘连、炎症性狭窄、蛔虫、肿瘤等患者；后者伴有肠系膜血管受压，肠袢血供障碍，常引起肠坏死，常见于内外疝、肠扭转等患者。

（2）动力性肠梗阻 肠管本身无导致通过障碍的器质性病变，可分为麻痹性肠梗阻与痉挛性肠梗阻。前者常见于急性弥漫性腹膜炎、腹部大手术、腹部创伤等患者，是由于神经反射或毒素刺激引起肠蠕动功能丧失或肠管痉挛引起；后者少见，常发生于急性肠炎、肠道功能紊乱等患者。

（3）血运性肠梗阻 由于肠系膜血管血栓形成或栓子栓塞引起肠血管循环障碍，肠蠕动能力丧失，从而导致肠内容物停止运行，可迅速继发肠坏死。

2.临床表现 与肠梗阻类型有关。但一般都表现为腹痛、恶心、呕吐、腹胀及肛门停止排气排便等。当临床出现持续性腹痛伴阵发性加剧，或压痛性包块及腹膜刺激征时须警惕绞窄性肠梗阻的发生。

【影像学表现】

1.X线表现 腹部平片是首选的检查方法，可以了解梗阻的类型、部位、原因。不同类型的肠梗阻其X线表现不同，但一般都表现为肠管扩张与肠腔积气、积液等，常在发病后4~6小时才可见到。

（1）单纯性小肠梗阻 常见X征象有：①阶梯状气-液面是单纯性小肠梗阻的特征，在立位腹部平片上表现为梗阻近侧的肠管扩张，呈弓形、拱门形、倒U形等，肠腔内有多个长短不一的气-液平面，从左上向右下形成"阶梯状"排列（图6-50a）。②大跨度肠襻是低位小肠梗阻的重要X线征象。仰卧位平片上积气扩张的空肠、回肠连续较长，跨越腹腔之大部，立位平片上常可见3cm以上气-液平面。③鱼肋征是空肠梗阻的重要X线征象，表现为扩张的空肠内密集排列的弧线状皱襞，形似鱼肋骨状影。④驼峰征是蛔虫性肠梗阻典型的X线征象。在立位平片上扩张的肠管内可见突出于液平面之上的软组织密度影，形似驼峰，系盘绕的蛔虫团块所致，如见气泡影或线条状透亮影，更具特征，为蛔虫吞入的气体所致。

（2）绞窄性肠梗阻　除出现小肠扩张、积气和积液等肠梗阻的基本X线表现外，还可见到一些特殊征象。①假肿瘤征，见于闭襻性肠梗阻，闭襻内充满液体而表现为类似肿瘤的软组织密度肿块影。②咖啡豆征，大量气体和液体通过近端梗阻点进入闭襻肠曲，致使肠曲不断扩大，同时内壁水肿、增厚且相互靠拢，形成一条线状致密影，形似咖啡豆（图6-50b）。③小跨度卷曲肠襻，由于肠系膜充血、水肿、出血造成肠系膜增厚缩短，使得积气扩张的小肠曲因牵拉而蜷曲，并在两端相互靠拢，形成各种特殊排列形状，如C形、8字形、花瓣形、香蕉形等。④空回肠换位征，皱襞密集的空肠位于下腹偏右，而皱襞稀少的回肠位于上腹偏左，与正常空肠、回肠排列相反。

（3）麻痹性肠梗阻　整个胃肠道普遍积气、扩张，尤以结肠积气显著。立位检查可见肠腔内有少量液平面，透视下肠管形态改变不明显。

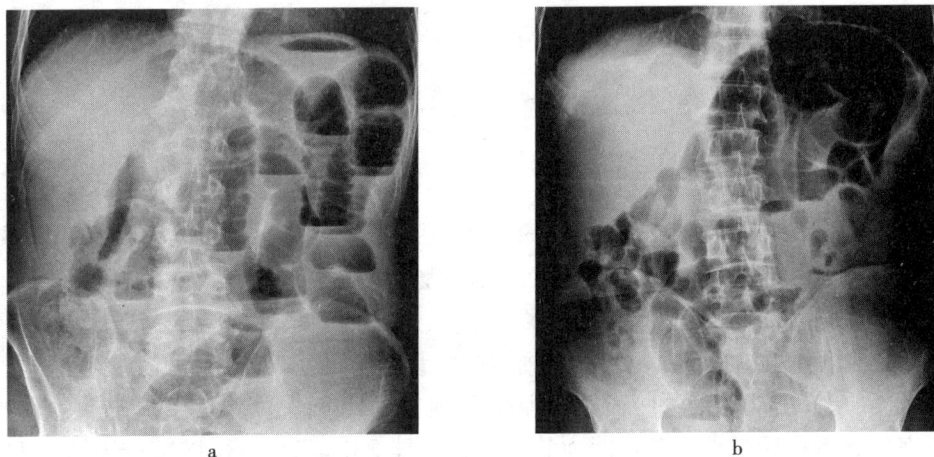

图6-50　肠梗阻腹部平片表现
a.单纯性小肠梗阻；b.绞窄性小肠梗阻

2.CT表现　CT平扫及增强扫描优于常规的X线平片。CT除了可以发现小肠扩张及积气、积液外（图6-51a），还可以显示正常肠管与扩张肠管之间的移行带，可以为诊断肠梗阻的部位、病因提供重要的价值。肿瘤性病变可见移行带肠壁增厚或肿块影；粘连性肠梗阻可见肠管互相融合靠拢或与腹壁相连，而无肿块显示；肠扭转导致的绞窄性肠梗阻可见肠系膜血管旋转导致旋涡征以及换位、变形征象（图6-51b）。CT还可以显示肠缺血的表现，如肠壁分层样增厚（靶征）、肠系膜血管集中等征象；肠壁密度增高、积气以及肠系膜出血则提示严重缺血，甚至坏死；增强CT则通过肠壁强化与否判断缺血程度及有无肠坏死。

【诊断与鉴别诊断】

肠梗阻的影像评价方法首选腹部X平片和CT检查，应注意以下几个方面。

（1）根据肠管扩张、肠腔内可见气-液平面，结合恶心、呕吐、肛门停止排气排便等临床表现，立位腹部X平片一般均可做出肠梗阻的诊断，并可以大致判断梗阻部位、类型，以及判断完全性和不完全性肠梗阻，但早期表现不典型，须结合CT检查。

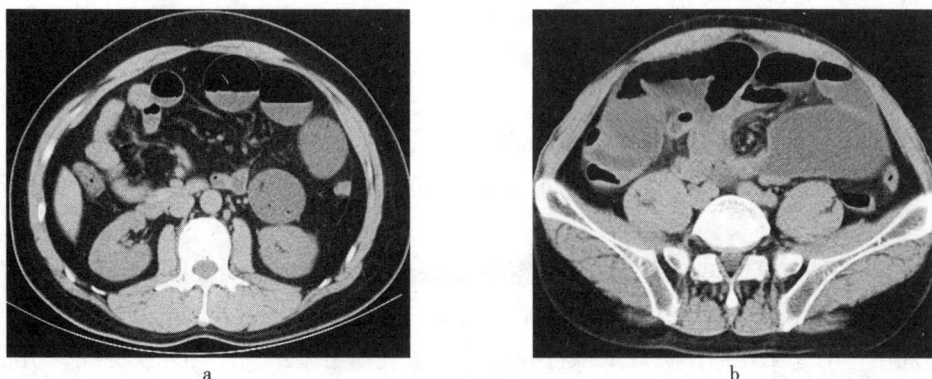

图6-51　肠梗阻CT表现

a.单纯性小肠梗阻；b.绞窄性小肠梗阻

（2）如果发现小跨度卷曲肠袢、假肿瘤征、咖啡豆征、空回肠换位征、大量腹水及CT上肠系膜血管出现旋涡征等，提示绞窄性肠梗阻。

（3）CT可以显示正常肠管与扩张肠管间的移行段，根据其影像表现可做出病因诊断。

（4）CT增强扫描可以判断有无肠坏死，临床须切除坏死肠段。

六、肠套叠

【疾病概要】

1.病理病因　肠套叠是指一段肠管套入其相连的肠管腔内，是常见的急腹症，也是肠梗阻的重要原因之一，多见于婴幼儿。

依病理解剖部位分为小肠型、回结肠型、结肠型，其中回结肠型最多见。婴幼儿肠套叠病因不明，成人则继发于肠肿瘤、肠息肉、肠憩室、肠粘连等。肠套叠由三层肠壁组成，内两层肠段称为套入部，外层称为鞘部。

2.临床表现　典型症状为腹痛、血便和腹部肿块三联征。

【影像学表现】

1.X线表现　钡剂灌肠显示钡剂到达套叠头部时前行受阻，在钡柱前端出现杯口状充盈缺损。当适当加压钡剂向前推进，杯口加深呈钳状；当钡剂进入套鞘部与套入部之间时，可见到袖套状或弹簧状影像，此为本病的特征性表现。

2.CT表现　由于套叠部各层的密度不同，CT检查可显示套叠的三层肠壁、肠系膜及肠腔内的气体。其中，第一层（最外层）是鞘部肠壁，第二、三层是套入部之折叠层肠壁，第三层内部中心为套入部肠腔，其内为气体。第二、三层之间有套入部肠系膜的脂肪，鞘部及套入部肠腔内有气体。若套叠部与层面垂直，则可见多层靶环状表现，颇具特征（图6-52）。

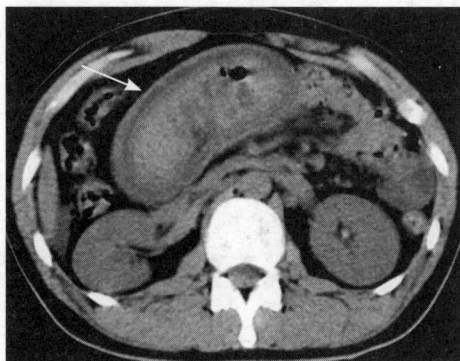

图6-52　肠套叠CT表现

可见肠套叠扩张的鞘部，内见套入部折叠肠壁及腔内积气（↑）

七、急性阑尾炎

【疾病概要】

1.病理病因　急性阑尾炎（acute appendicitis）是急腹症中的常见疾病，发病率约1∶1000。急性阑尾炎多由阑尾内粪石、寄生虫、虫卵或异物等引起梗阻，内容物排泄困难，导致细菌繁殖。

病理上分三型。急性单纯型：黏膜或黏膜下层炎性水肿，阑尾轻度肿胀；急性蜂窝织炎型：又称急性化脓性阑尾炎，阑尾显著肿胀，黏膜高度充血，炎症直达肌层及浆膜层，并可扩展至阑尾周围，引起阑尾周围炎及局限性腹膜炎；急性坏疽型：阑尾坏死、穿孔，引起阑尾周围脓肿或弥漫腹膜炎。

2.临床表现　典型者表现为转移性右下腹痛、压痛、反跳痛。全身症状有发热、恶心、呕吐等。弥漫腹膜炎较重时可出现血容量不足及脓毒血症表现，甚至多器官功能障碍表现。

【影像学表现】

CT扫描直接征象为阑尾增粗肿大（直径>6mm），阑尾壁增厚，腔内积液，可呈不同密度分层的"同心圆"样结构；阑尾粪石；阑尾区及盲肠周围结缔组织间隙模糊，脂肪密度增高，出现条索状高密度影，盲肠壁局部增厚；阑尾周围脓肿；穿孔性阑尾炎表现为脓肿、腔外气体、蜂窝织炎、腔外粪石及阑尾壁局部缺损等（图6-53a、b）。

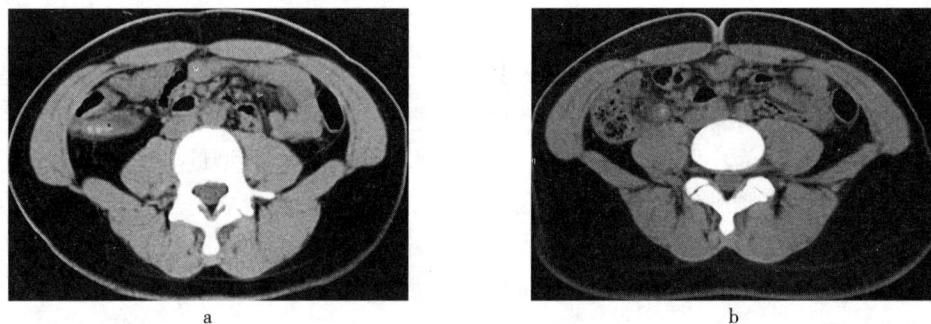

图6-53　急性阑尾炎CT表现

a、b.CT平扫可见阑尾增粗、壁增厚，腔内积气、积液并阑尾粪石

【诊断与鉴别诊断】

1.诊断要点　临床表现（转移性右下腹痛、压痛、反跳痛、实验室检查白细胞增高）结合CT检查显示阑尾区的炎性征象均能明确诊断。

2.鉴别诊断　当CT未发现阑尾异常或阑尾粪石时，应与盲肠憩室炎、结肠结核、Crohn病等炎症鉴别。

八、腹部外伤

（一）脾破裂

【疾病概要】

1.病理病因　脾破裂（rupture of spleen）常见于腹部外伤，发生率居腹部闭合性损伤首位。病理上，根据破裂程度分为三种类型，即完全性破裂、中央破裂和包膜下破裂。

2.临床表现　大部分有明确外伤史，主要表现为左上腹痛、左下胸痛、重者失血性休克等。

【影像学表现】

（1）脾包膜下血肿　CT平扫表现为脾外周新月形或双凸形高密度或稍略高密度影，随时间延长变为等密度或低密度，增强扫描血肿无强化。

（2）脾挫裂伤　表现为脾实质内线条形、不规则形低密度影，边缘模糊，常伴脾实质内点状、片状高密度影。

（3）脾撕裂　脾实质分离，分离处呈低密度。脾实质内血肿：新鲜出血表现为圆形或不规则形略高密度或等密度影，随时间延长密度减低，呈等密度或低密度影（图6-54），增强扫描血肿不强化，如果强化提示活动性出血。

（4）脾周血肿和腹腔积血　其是脾破裂的常见伴发征象，提示脾脏包膜破裂。

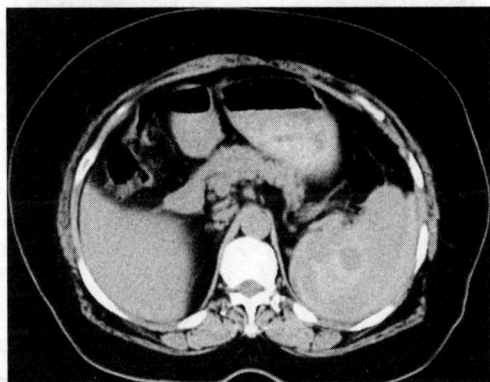

图6-54　脾破裂CT表现
CT平扫脾实质内混杂密度血肿及包膜下弧形高密度血肿

【诊断与鉴别诊断】

临床有明确外伤史和典型的症状、体征，结合影像学基本都能明确诊断。首选的影像学检查方法为CT检查，可明确损伤的类型和范围。以下情况脾破裂常需增强扫描：血肿呈等密度，CT平扫显示不清时；脾破裂较轻的时候，增强扫描有利于显示较小的病变；如果CT平扫仅见腹腔积血和（或）脾周血肿，而未显示脾撕裂征象，须增强检查仔细评估有无脾破裂；提示部分脾破裂患者有无活动性出血，增强扫描血肿可见对比剂外溢。脾破裂患者尚需观察肝、肾、胰等邻近脏器有无复合损伤存在；选择保守治疗的患者需监控血肿变化，当有活动性出血时可选择脾栓塞术或脾切除术治疗。

（二）肝破裂

【疾病概要】

1.病理病因　肝破裂（rupture of liver）是由暴力撞击、高空坠落或利器穿通腹腔引起肝实质撕裂或挫伤，发生率在腹部损伤中仅次于脾破裂。肝破裂往往伤情较重，死亡率和并发症的发生率都较高。

根据损伤的程度、类型，肝破裂的病理类型分为被膜下破裂、中央破裂、完全性破裂。

2.临床表现　主要表现为疼痛、出血、休克，临床症状轻重不一。

【影像学表现】

（1）肝包膜下血肿　CT平扫表现为肝周新月形或双凸形低密度、等密度或略高密度影，边缘清楚，增强扫描血肿不强化；肝内血肿呈圆形或类圆形等密度或略高密度影（图6-55），增强扫描血肿不强化。

（2）肝撕裂　表现为境界模糊、形状不规则之裂隙或缺口。

（3）肝周血肿和腹腔积血　常提示肝包膜破裂。

【诊断与鉴别诊断】

临床有明确外伤史和典型的症状、体征，结合影像学基本都能明确诊断。首选的影像学检查方法为CT检查，可明确损伤的类型和范围。检测动静脉损伤、细微撕裂伤及评价肝门累及情况须增强动脉期和门脉期成像。与脾破裂一样，如果CT平扫仅见腹腔积血和（或）肝周血肿，而未显示肝撕裂的征象，必须应用增强检查仔细评估有无肝破裂。

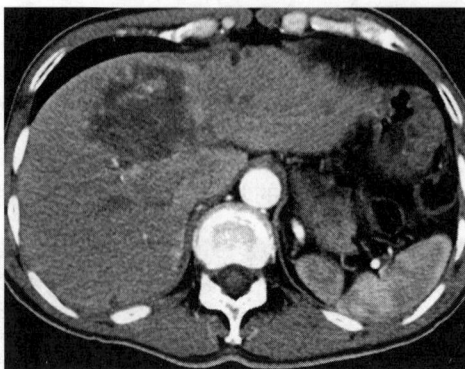

图6-55　肝破裂CT表现

肝左内叶类圆形混合密度血肿

案例讨论

案例　患者，男，60岁。上腹痛2小时来就诊，近期无腹部手术史，CT检查如图。

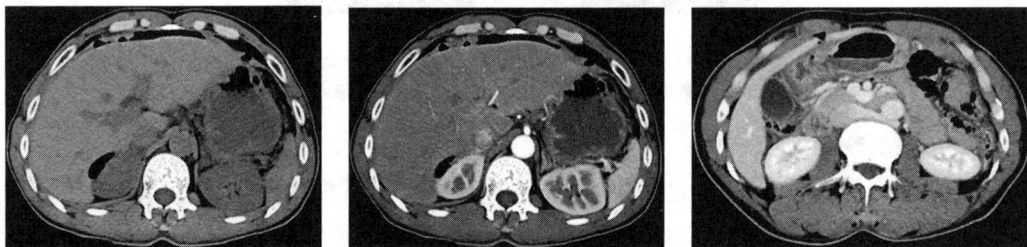

讨论　1.请描述影像学表现。

　　　　2.该患者考虑诊断为什么疾病？

本章小结

影像学检查在消化系统疾病诊断、分期、病理学、疗效观察等方面具有重要价值。

虽然消化内镜在胃肠道疾病的检查中为临床首选，但影像学检查在胃肠道检查中依然不可缺少。钡剂造影可先显示胃肠道的位置、轮廓、管腔的大小、内腔以及黏膜皱襞的情况；对于小肠病变如炎性肠病，小肠CT检查有着独特的优势。对于消化道肿瘤，CT和MRI检查可以评估癌肿与周围组织的关系，局部有无肿大淋巴结转移，其他脏器有无转移情况，可以对肿瘤进行分期。

肝、胆、胰、脾病变临床上很常见，临床诊断在很大程度上依赖于影像学检查。MRI和CT是很常用的影像学检查方法，对于肝脏弥漫性病变，MRI诊断价值要高于CT，MRI同反相位可以敏感地检测出脂肪肝，MRI同样可以发现肝硬化结节以及检出早期小肝癌。对于梗阻性胆道疾病，MRI和CT可以确定梗阻的部位以及发现梗阻的病因。

CT是作为急腹症的常规影像学检查方法。CT检查有利于判断急腹症的病因和严重程度，可以最大程度的降低漏诊和误诊，给患者受益的同时，最大程度降低医师的风险。

习 题

一、单项选择题

1.胃肠道穿孔的主要X线征象是（　　）。

A.胃泡增大，胃膈间距增大　　　　　B.膈下游离气体

习题

C.麻痹性肠梗阻　　　　　　　　　　D.肠管充气扩张

E.阶梯样液平

2.腹部外伤，尤其是疑有实质性脏器损伤时，影像学检查应首先选择（　　）。

A.X线平片　　　　　B.CT　　　　　C.MRI　　　　　D.DSA　　　　　E.超声

3.一枚硬币滑到食管内，拍颈部正侧位片则为（　　）。

A.正位圆形，侧位圆形　　　　　　　B.正位长条形，侧位圆形

C.正位圆形，侧位长条形　　　　　　D.正位长条形，侧位长条形

E.正侧位均为不规则形

4.下列食管癌与食管静脉曲张的鉴别诊断中，最有价值的是（　　）。

A.发生部位　　　　　　　　　　　　B.呕血

C.男性多见　　　　　　　　　　　　D.食管钡餐透视观察食管的蠕动情况

E.钡餐检查管腔内充盈缺损

5.患者，女，26岁。因进食困难，加重1年就诊。钡餐检查是食管重度扩张，黏膜完整，蠕动减弱，食管下段贲门开口处呈鸟嘴样狭窄，钡剂通过缓慢，最可能的诊断是（　　）。

A.贲门失弛缓症　　　　　　　　　　B.贲门癌

C.反流性食管炎　　　　　　　　　　D.食管下段静脉曲张

E.食管癌

6.某患者上消化道钡检时见到胃大弯侧有指样征，提示在对侧的小弯处很可能有（　　）。

A.浸润型胃癌　　　B.胃溃疡　　　C.增生型胃癌　　　D.溃疡型胃癌　　　E.胃炎

7.一女青年，X线检查回盲部显示盲肠不规则挛缩，黏膜皱襞粗乱及多发性龛影，应该诊断为（　　）。

A.回盲部溃疡型癌　　　　　　　　　B.Crohn病

C.回盲部溃疡型结核　　　　　　　　D.回盲部阿米巴病

E.盲肠炎

8.大肠癌好发于（　　）。

A.直肠和乙状结肠　　　　　　　　　B.乙状结肠和降结肠

C.横结肠　　　　　　　　　　　　　D.升结肠

E.盲肠

9.CT平扫，肝脏密度一致性减低，CT值低于脾脏，应首先考虑为（　　）。

A.弥漫性肝癌　　　B.肝脓肿　　　C.血色病　　　D.脂肪肝　　　E.肝脏血管瘤

10.患者，男，45岁。突发右上腹痛，CT平扫发现肝脏右叶后下段有一6cm×6cm×7cm大小低密度病变，境界较为清楚，密度不均匀，病变内尚可见片状高密度影，增强扫描病变大部分呈"快进快出"表现，应首先考虑为（　　）。

A.肝囊肿合并出血　　　　　　　　　B.肝转移瘤

C.肝脓肿　　　　　　　　　　　　　D.原发性肝癌破裂出血

E.肝血管瘤伴出血

11."牛眼征"是（　　）病变的影像特点。

A.肝囊肿　　　B.肝脓肿　　　C.原发性肝癌　　　D.转移性肝癌　　　E.肝血管瘤

12."灯泡征"最常见于（　　）。

A.肝囊肿　　　B.肝血管瘤　　　C.原发性肝癌　　　D.转移性肝癌　　　E.肝脓肿

13.下列关于胰腺炎CT检查的描述，错误的是（　　）。

A.胰腺多为弥漫性肿大　　　　　　　B.胰腺密度减低

C.胰腺轮廓规则　　　　　　　　　　D.胰腺坏死为低密度，出血为高密度

E.胰周脂肪模糊消失

14.下列关于胰腺癌的CT表现,错误的是（　　）。

A.平扫胰腺肿块为低密度　　　　　　B.可伴有肝内外胆管和胰管的扩张

C.增强扫描动脉期,病变明显强化　　D.可以侵犯胰周血管

E.腹腔动脉和肠系膜上动脉旁肿大淋巴结

15.某患者有黄疸。超声检查提示肝内胆管扩张,胆囊不肿大,胰管不扩张。胆管阻塞的部位应该在（　　）。

A.肝内胆管　　　　B.肝总管　　　　C.胆囊管　　　　D.胆总管　　　　E.壶腹部

二、简答题

1.简述良、恶性胃溃疡的X线鉴别要点。

2.简述胰腺癌的CT表现。

（石海峰　王　鲲　方长海）

第七章　泌尿系统与肾上腺、腹膜后

泌尿系统（urinary system）包括肾、输尿管、膀胱及尿道，具有尿液分泌和排泄功能，肾上腺和腹膜后间隙与肾毗邻，解剖关系密切，占位病变或直接侵犯时互有影响，结合临床应注意鉴别。在诊断过程中针对不同器官、不同病变，影像检查技术的诊断价值不同。

第一节　影像检查方法与比较

PPT

一、X线检查

（一）腹部平片

泌尿系统腹部平片KUB（kidney ureter bladder）常规摄取腹部仰卧前后位。主要用于观察泌尿系统阳性结石及钙化病变，但受重叠和肠道内气体影响，泌尿系统其他病变不易采用此检查，肾上腺无法显示。

（二）尿路造影

1.排泄性尿路造影　亦称静脉肾盂造影（intravenous pyelography，IVP），经肘静脉注入含碘对比剂后，经肾小球滤出并排入肾盂、肾盏使尿路显影，能够显示输尿管及膀胱的形态结构，还可大致了解肾的排泄功能。

2.逆行性肾盂造影　借助膀胱镜行输尿管插管，在透视下缓慢注入对比剂，使肾盂、肾盏、输尿管和膀胱充盈，用于检查尿路梗阻性疾病，适用于肾功能不良或静脉肾盂造影显影不佳者。

3.逆行性尿道造影　通过尿道插入双枪球囊导管，固定导管封闭尿道后，向尿道和膀胱推注对比剂，用于显示尿道狭窄、憩室或肿瘤。

（三）肾动脉造影

分为腹主动脉造影和选择性肾动脉造影，通常采用经皮股动脉穿刺插管技术，主要用于检查肾血管相关病变或肾疾病的介入治疗。腹主动脉造影时，需将导管顶端置于肾动脉开口稍上方快速注入对比剂；选择性肾动脉造影是将导管直接插入肾动脉，注入对比剂使目标血管显像。

二、CT检查

CT检查是泌尿系统影像检查最重要的检查方法，也是诊断肾上腺增生、肾上腺结核与肾上腺肿瘤的首选方法。

医药大学堂
www.yiyaodxt.com

1.**平扫** 常规取仰卧位，检查范围根据需要应包括肾上腺、肾脏、输尿管和膀胱。能够显示病变的形态、密度、位置与毗邻结构的关系，对钙化病灶、尿路结石检出较为敏感。

2.**增强扫描** 泌尿系统多期增强扫描能够发现和诊断大多数密度泌尿系统病变，并有助于进行鉴别诊断，但肾功能受损者慎用。方法是向静脉内快速注入对比剂后30~60秒、2分钟、5分钟行双肾区和输尿管扫描，分别获得肾皮质期、实质期和排泄期的增强影像，以观察皮质、髓质区强化程度的变化，排泄期可观察肾盂、输尿管的形态。注药后30分钟，行输尿管区及膀胱区扫描，称延迟期。

3.**螺旋CT三维重组技术** 应用多层螺旋CT，在增强肾动脉期行轴位薄层扫描后，行三维重组，得到肾动脉的CTA图像；在排泄期扫描并行尿路系统三维重组，获得肾盂、肾盏、输尿管和膀胱的"铸形"三维图像，称为CT尿路成像（CT urography，CTU）。用于显示尿路系统先天疾病、狭窄、梗阻或腔内的病变等。

📖 知识拓展

CTU是经静脉注入对比剂后，对比剂由于肾脏的分泌功能使得肾盏、肾盂、输尿管及膀胱充盈，利用CT进行泌尿系范围内快速扫描，所得图像数据经过计算机后处理，进行三维重组显示肾、输尿管、膀胱的解剖结构，了解肾功能，从任意角度全方位观察病变与邻近组织间的关系，影像表现直观，易为临床医生和患者接受。

临床适用于诊断泌尿系先天变异和畸形、泌尿系结石、泌尿系结核、炎性病变、泌尿系肿瘤、评估术后输尿管损伤程度、评估盆腔病灶累及输尿管情况。常用的三维图像重组技术有：最大密度投影（maximum intensity projection，MIP）、曲面重建（curve planar reconstruction，CPR）、多平面重建（multiplanar reconstruction，MPR）、容积再现（volume rendering，VR）进行图像后处理，多方位显示。MIP可显示高密度的钙化病灶及相关信息；CPR可以使走行迂曲的输尿管展示在一个平面上，直观显示输尿管全程，有利于病变的观察；MPR可进行任意方向重组，能从不同角度观察病变，最大程度地显示病变与周围组织结构的关系；VR则可直观立体地再现肾盂、输尿管和膀胱的形态结构。

三、MRI检查

MRI具有多参数成像优势，有助于疾病的定性和鉴别诊断，是CT和超声检查的必要补充。腹部扫描常采用呼吸门控技术以减少呼吸运动产生的伪像。

1.**平扫** 肾与输尿管MRI检查常规使用梯度回波序列（GRE）和快速自旋回波序列（FSE）T_1WI和T_2WI成像。用于观察病变的组织学和形态学特性。

2.**增强扫描** 顺磁性对比剂Gd-DTPA经静脉注入后由肾小球滤过，行快速梯度回波序列T_1WI成像，可获得不同期相肾与输尿管的增强图像，目的和价值与CT增强扫描相似。应用脂肪抑制技术有助于排除脂肪组织信号对增强效果的掩盖，也有利于对肾解剖结构的分辨及含脂肪性病变的诊断。

3.**MR尿路成像（MRU）** 是利用MR水成像技术原理，使含尿液的肾盂、肾盏、输尿管和膀胱成为高信号，周围结构为极低信号，如同X线尿路造影所见。主要用于检查尿路梗阻性病变的诊断，可确定尿路梗阻的部位、梗阻的原因及尿路扩张的程度。

4.**肾血管成像（MRA）** 可用于碘对比剂过敏无法进行CTA检查的患者，采用该技术无须使用对比剂也能显示肾血管形态，用于肾血管疾病的检查。

四、不同影像检查方法的比较

1.**结石与钙化** 腹部平片是泌尿系结石的初查方法，但CT薄层平扫效果更好，能比平片发现更小的结石与钙化病灶，IVP及CT尿路成像可用于检查泌尿系结石及其引起的梗阻性积水情况。

2.先天发育异常 IVP、CT（平扫、增强扫描、CTU）、MRI（平扫、增强扫描、MRU）均能清楚显示。

3.泌尿系统肿瘤、肾上腺疾病 首选CT或MRI检查。

4.泌尿系统损伤 CT及CTU可显示肾盂、输尿管和膀胱损伤以及尿液外漏等征象，可判断肾损伤的程度，是泌尿系损伤的首选检查。

5.肾血管病变肾动脉造影（DSA） 是诊断肾血管病变的金标准，但为有创性检查，目前主要用于肾动脉疾病的介入治疗。肾动脉CTA或MRA无须插管可立体地显示肾动脉，用于诊断肾血管性病变，如肾动脉狭窄等，但对肾内小分支的显示不如肾动脉造影。

第二节 正常影像学表现

PPT

一、正常X线表现

（一）X线平片

腹部平片KUB上肾位于脊柱两侧，由于肾周围有脂肪组织，在后前位片上，可清晰显示双肾影轮廓（图7-1），表现为双肾呈"八"字位于脊柱两侧，左肾略高，肾门稍内凹呈蚕豆形，边缘光整，密度均匀。成年人肾影长12~13cm，宽5~6cm，位于第12胸椎至第3腰椎之间。肾的长轴自内上斜向外下，其延长线与脊柱之间形成的角度为肾脊角，正常为15°~25°。输尿管和膀胱不能显示。

（二）正常尿路造影

尿路造影主要观察肾盂、肾盏、输尿管和膀胱。

静脉排泄性尿路造影的肾、输尿管和膀胱的影像表现随摄片时间而变化，注入对比剂1~2分钟，肾实质显影，称为肾实质期。15~30分钟摄片，肾盏和肾盂充盈显影，解除压迫后摄片，输尿管和膀胱显影（图7-2）。逆行尿路造影时，由于肾盂、肾盏内压力过高，可造成对比剂进入肾盂、肾盏以外部位称为肾脏回流，又称反流或逆流。在排泄性尿路造影时，由于腹部压迫过甚也可产生回流。

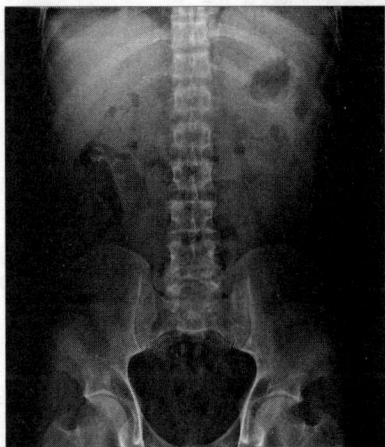

图7-1 正常腹部平片（后前位）

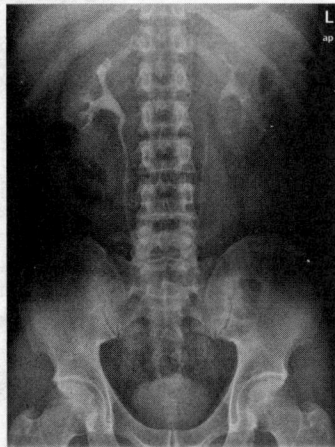

图7-2 静脉排泄性尿路造影（IVP）

在造影像上，肾的集合系统分为肾盂、肾盏两部分，肾盂上接肾盏，下连输尿管。通常每侧各有2~4个肾大盏，6~14个肾小盏，2~3个肾小盏合为一个大盏，2~4个大盏合为肾盂。肾小盏分为体部和穹窿部，肾小盏体部远端为穹窿部，其顶端有由于乳头突入而形成的杯口状凹

陷。肾大盏边缘光滑整齐，呈长管状，分为顶端（尖部）、峡部（颈部）和基底部。两侧肾大、小盏的形态多不对称。正常肾盂形态有很大变异，可分为常见型、分支型及壶腹型。常见型肾盂呈喇叭状，其内上缘稍隆凸，外下缘微凹，与其下方相连接的输尿管共同形成光滑的弧形边缘。分支型肾盂几乎全被两个或多个长形大盏所代替，各大盏汇合处范围极小。壶腹型肾盂膨大呈壶腹状，直接与小盏相连而不见大盏（图7-3）。

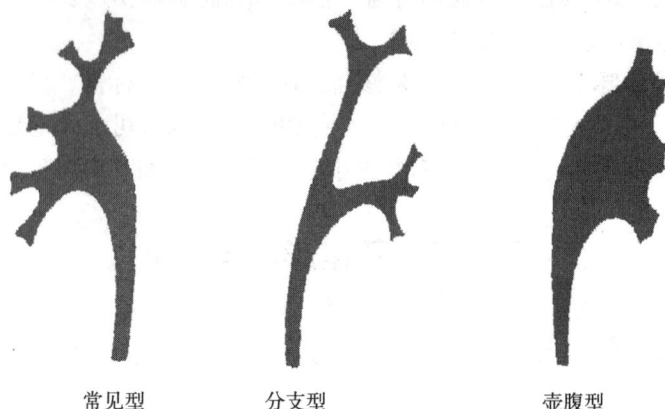

常见型　　　　　　分支型　　　　　　壶腹型

图7-3　正常肾盂不同形状示意图

输尿管管腔充盈对比剂后显影，呈细长条致密影，有时可有折曲（图7-4）。输尿管长约25cm，宽3~7mm，上端接肾盂，在腹膜后沿脊柱旁向前下行，入盆腔后，多在骶髂关节内侧走行。过骨盆缘后，先弯向下，再斜行进入膀胱。输尿管有三个生理狭窄区，即与肾盂相连处、跨越髂血管及小骨盆边缘处和进入膀胱处。三个狭窄将输尿管分成三段，即腹腔段、盆腔段和膀胱壁内段。透视观察输尿管每20~30秒出现一次从上往下的节律性蠕动。

膀胱造影能显示膀胱内腔。形态大小取决于对比剂充盈程度。膀胱充盈时，横置在耻骨联合上方，边缘光滑整齐，密度均匀。男性的呈长圆形，女性的呈扁圆形。膀胱充盈不全时，膀胱顶部下凹，整个膀胱呈锥形，其粗大的黏膜皱襞致边缘不整齐而呈锯齿状。

男性尿道有三个生理狭窄，分别位于尿道内口、膜部和尿道外口，以尿道外口最窄；两个弯曲，其一是固定的耻骨下弯，另一个是耻骨前弯。尿道充盈对比剂，显示上起于膀胱尿道内口，下止于阴茎头的尿道外口，可分为前列腺部、膜部和海绵体部。

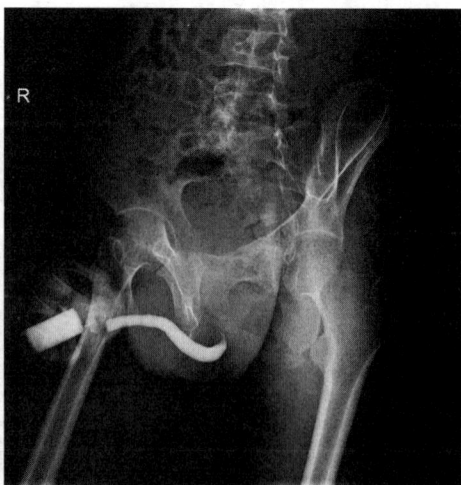

图7-4　逆行尿道造影示意图

女性尿道较男性稍宽，长3~5cm，无弯曲或仅下部轻度前弯。女性尿道以斜位或侧位较易观察，形态如倒置的锥形，最宽处可达1cm以上。

（三）肾动脉造影DSA表现

造影方法可分为经腹主动脉造影（abdominal aography）和选择性肾动脉造影（selective renal arteriography），通常采用经皮股动脉插管穿刺术。腹主动脉造影时，将导管置于腹主动脉内，位于肾动脉开口稍上方，快速注入造影剂；选择性肾动脉造影则是将导管直接插入肾动脉的造影方法。

1.肾动脉期 肾动脉主干及分支显影，自主干至分支逐渐变细，走行自然，边缘光滑。肾动脉自第1腰椎体中部与第2腰椎体之间高度由腹主动脉侧壁发出，左、右各一支，呈水平向外走行，右肾动脉的位置比左肾动脉略高，并较左侧稍长。双侧肾动脉的管径相同，约7mm。肾动脉在肾门之前分为两个初级干，即前支和后支，偶可分为3支或4支。前支较粗，为肾动脉主干的延续，入肾后分为尖、上、中、下4支，分别分布到相应的肾段。后支分布到后段。肾动脉的数目可出现变异，有时一侧肾动脉为2支或3支，呈单侧或双侧性。有时可见迷走肾动脉（又称肾副动脉），从肾的上部或下部入肾内。迷走肾动脉有1~2支，多数起自肾动脉，也可起自肠系膜上动脉或腹主动脉（图7-5）。

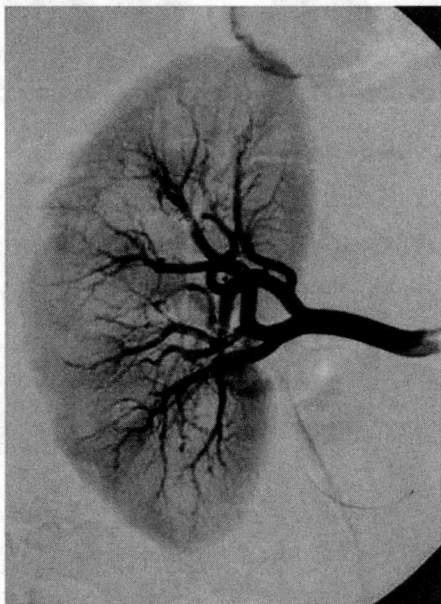

图7-5 正常肾动脉造影（动脉期）

2.肾实质期 肾实质弥漫性显影，可清晰显示肾轮廓大小和形态。

3.肾静脉期 肾静脉显影，但边缘显示欠清。

二、正常 CT 表现

1.肾 两侧肾在周围低密度脂肪组织的衬托下边界清晰、光滑，肾实质横截面表现为圆形或卵圆形软组织密度影，密度均匀，皮质、髓质不能分辨，CT值平均为30Hu。肾窦内含有脂肪呈较低密度，肾盂为水样密度。肾门层面可见肾内缘内凹，指向前内。肾动脉和静脉呈窄带状软组织影，自肾门向腹主动脉和下腔静脉走行。增强扫描：肾皮质期皮质强化呈环状高密度，并有条状高密度间隔伸入内部，髓质未强化仍为低密度。肾实质期间，髓质密度逐渐增高，皮质、髓质密度相等，分界消失，肾实质呈均匀高密度，CT值可达140Hu。由于对比剂用量及注射速度不同，强化程度的变化范围较大。肾排泄期，肾实质强化程度减低，肾盏、肾盂和输尿管内充盈对比剂，密度逐渐升高而显影（图7-6）。

2.输尿管 平扫输尿管显示不佳，两侧输尿管充盈对比剂时，横断面呈圆形高密度影，位于脊柱两旁、腰大肌的前方。

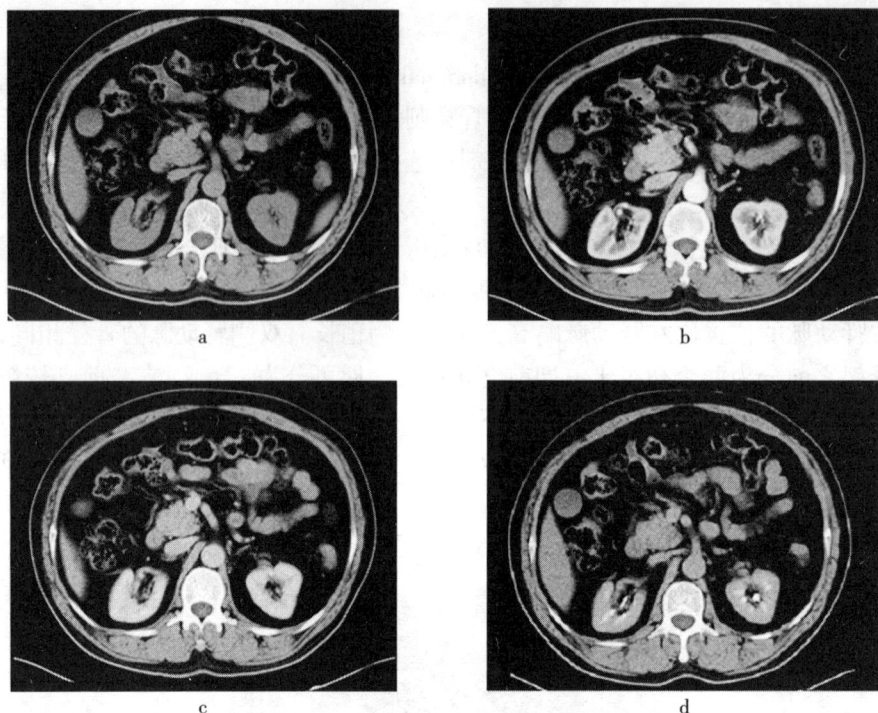

图7-6 正常肾CT表现

a.平扫CT，双肾边缘光滑，密度均匀；b.皮质期，肾皮质明显强化，髓质呈较低密度；

c.实质期，肾实质密度增高，皮质、髓质强化程度相近；d.排泄期，肾实质密度降低，肾盂、肾盏明显强化

3.膀胱 适度充盈的膀胱CT显示呈圆形或卵圆形，膀胱腔内尿液呈均匀水样密度。膀胱内有尿液充盈，在周围低密度脂肪组织的衬托下，膀胱壁显示为厚度均一的薄壁软组织密度，内外缘光滑，厚度一般不超过3mm。增强扫描早期显示膀胱壁强化，延期扫描膀胱内充盈含对比剂的尿液，为均匀高密度。如对比剂与尿液混合不均，表现为下部密度高、上部密度低的液-液平面。

4.肾上腺 平扫时两侧肾上腺呈均匀软组织密度，边缘光滑或略凹，形态通常为倒V形、倒Y形或三角形，不同层面上形态各异，右肾上腺位于右侧膈脚与肝右叶内后缘之间，前方毗邻下腔静脉；左肾上腺位于左肾上极前内侧，前外方毗邻胰体、尾，内为左侧膈脚。肾上腺侧支厚度小于10mm，一般不会超过同一扫描层面上同侧膈脚最厚部分。CT薄层扫描有利于检查较小的病变。增强扫描，两侧肾上腺均匀强化，不能分辨肾上腺皮质和髓质（图7-7）。

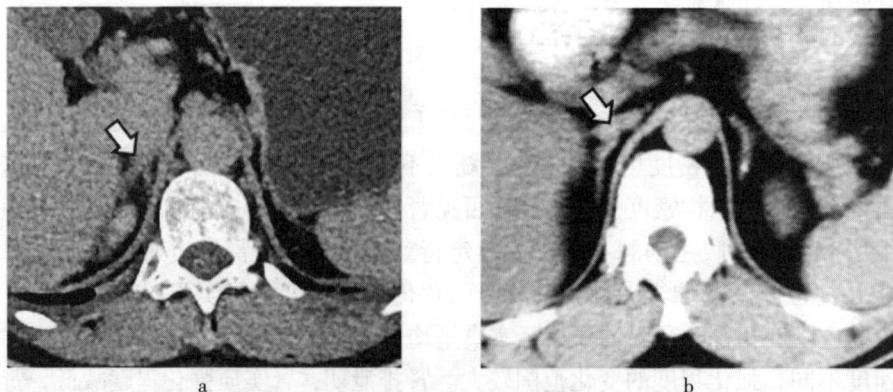

图7-7 正常肾上腺CT表现

a.平扫CT，左、右肾上腺表现为倒V形、倒Y形或三角形，呈均匀软组织密度；

b.增强扫描，左、右侧肾上腺均匀强化

三、正常 MRI 表现

1. 肾　肾在 MRI 检查时可行冠状面、状面和横断面的成像。在肾周脂肪衬托下，肾上腺、肾脏边界清晰，形态大小和位置与 CT 相同，信号强度因检查序列而异。以 SE 序列为例，T_1WI 上由于皮质与髓质的含水量不同，皮质信号稍高于髓质；T_2WI 上均呈较高信号，皮、髓质分辨较差（图 7-8）。肾盂的信号较肾实质更低，类似于水的信号强度。肾窦脂肪组织在 T_1WI 和 T_2WI 上分别呈高信号和中等信号。肾动脉和肾静脉由于流空效应均呈低信号。MRI 增强扫描，肾实质强化形式取决于检查时间和成像速度，表现与 CT 相同。

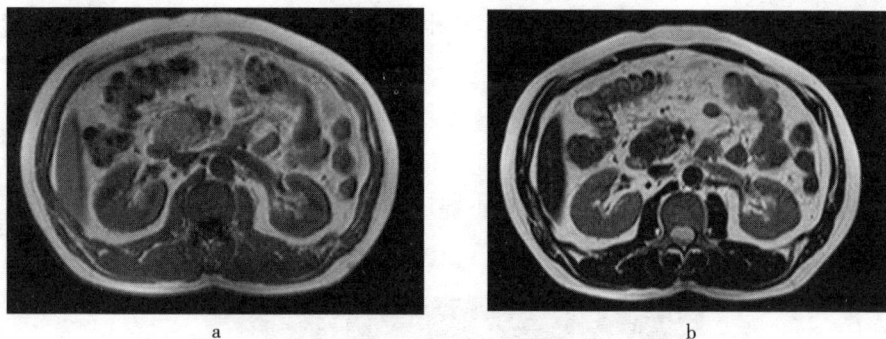

图 7-8　正常肾脏 MRI 表现

a.MRI T_1WI；b.MRI T_2WI

2. 输尿管　常规扫描不易显示输尿管，如输尿管内恰好含有尿液时，T_1WI 上表现为低信号，T_2WI 上为高信号。增强扫描应用脂肪抑制技术可获得较佳对比。

3. 膀胱　膀胱内充盈尿液时，T_1WI 上为低信号，T_2WI 上为高信号。膀胱壁的信号强度与肌肉相似，T_1WI 上比尿液高，T_2WI 上低于腔内尿液的信号。增强扫描膀胱内尿液因对比剂进入，而信号强度增高。MR 尿路成像可较好地显示肾盏、肾盂及输尿管的全程，显示效果类似于 X 线尿路造影检查。

4. 肾上腺　正常肾上腺的位置形态和大小与 CT 相同。T_1WI 和 T_2WI 上类似于肝实质信号，低于周围脂肪信号；抑制脂肪成像序列，肾上腺信号强度高于周围脂肪组织。增强扫描肾上腺呈均匀强化。

第三节　基本病变影像学表现

一、肾脏数目、大小、形态和位置

（一）肾脏数目异常

1. 肾不发育　可发生在一侧或两侧。胚胎期一侧肾组织和输尿管芽生长紊乱、未能正常发育，导致单侧肾脏或双肾缺如。

（1）双侧肾不发育　比较少见，孕期超声筛查即可发现，羊水量过少，伴有多发性畸形，约 40% 是死产，部分胎儿出生数天内因呼吸窘迫或肾衰竭而死亡。

（2）单侧肾脏不发育　由于单侧肾未发育，又称单侧肾或孤立肾，患者通常无任何不适，多偶然发现。影像表现为单侧肾不显影，单一肾代偿性增大，并可发现孤立肾的其他畸形，对侧肾脏和输尿管均不显影。没有肾功能损害的患者可选择 X 线尿路造影、CTU 等检查，伴有血尿的患者可做超声检查排除结石。有肾功能不全后碘对比剂过敏患者可结合 MRI（MRU）检查。

2. 额外肾　是单独存在的第三个肾脏，为泌尿系最罕见的畸形。发生在左侧为多，两个正常肾脏大小无异常，第三个肾脏则稍小。一般是由临床检查或无意中发现，如果并发额外肾的

输尿管开口异位，可有尿失禁但很少见。排泄性尿路造影、超声、CT均能够显示病变特征。

（二）肾大小的异常

正常时，左肾比右肾略大或相等。

1.一侧肾影明显缩小　常见于一侧肾先天发育不全、慢性肾盂肾炎引起的肾萎缩，肾动脉狭窄所致肾缺血也可发生萎缩。

2.一侧肾影增大　常见于单侧肾盂积水、肾肿瘤、肾囊肿、肾周血肿、肾结核、急性肾盂肾炎和急性肾小球肾炎等。对侧肾先天性缺如、发育不全或肾功能损害，也可引起一侧肾代偿性增大。

3.双侧肾增大　常见于多囊肾、两侧肾盂积水。也可见于白血病、淋巴瘤等全身性疾病。

（三）肾形态的异常

肾外形异常多伴有肾增大、缩小或形态改变。局部凹陷见于慢性肾盂肾炎引起的肾局部萎缩。局部膨大突出、凹凸不平或呈分叶状，见于肾肿瘤或囊肿（图7-9）。肾包膜下血肿，出血局限在包膜下，患者有外伤史，CT或超声检查提示肾实质受损程度、肾血肿大小和出血量，应及时行外科治疗。

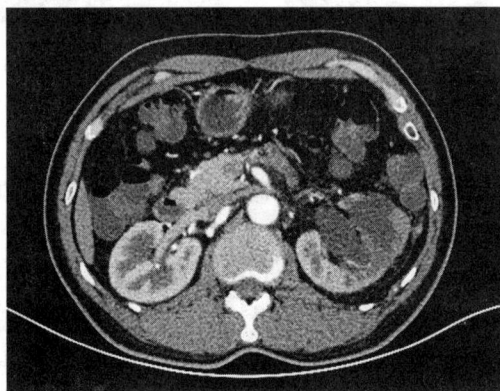

图7-9　肾肿瘤CT表现（A期）

（四）肾位置的异常

肾的位置可有一定的活动度。肾的位置异常见于先天性异常，如高位肾、低位肾，游走肾的位置不定。肾肿瘤、肾囊肿、肾脓肿和肾血肿可使肾移位，同时伴有肾轴改变。肾的位置异常也可由于肾周病变、肾上腺肿瘤、腹腔内及腹膜后肿瘤压迫所致（表7-1）。

表7-1　常见肾的数目、大小、形态和位置异常

	先天性发育异常	常见病因
数目异常	肾不发育、额外肾	肾切除术后
大小异常	肾发育不全	增大：单侧肾盂积水、肾肿瘤、肾囊肿、肾周血肿、肾结核、急性肾盂肾炎和急性肾小球肾炎、代偿性增大 萎缩：慢性肾盂肾炎、肾结核、肾动脉狭窄
形态异常	马蹄肾、副肾	肾肿瘤、囊肿、肾外伤
位置异常	异位肾、游走肾	肾周病变、肾外肿块压迫

二、积水

（一）尿路积水

尿路梗阻性扩张、积水是指尿液从肾脏排出受阻，造成肾内压力升高、肾盂、肾盏及输尿管内尿液蓄积增多而扩张。尿路积水多由尿路狭窄和阻塞引起。尿路狭窄和阻塞的原因很多，

常见于肿瘤、结石、血块、炎症等。也可由于输尿管外肿瘤等病变的压迫所致。肾实质的肿瘤、囊肿可造成肾盂肾盏的局限性积水。尿路狭窄和阻塞的部位不同，可引起单纯肾盂积水或肾盂及输尿管积水。X线尿路造影，早期可见肾小盏杯口状轮廓变平或突出呈杵状，峡部变宽变短，肾盂下缘膨隆，扩大的肾盂肾盏边缘光滑整齐。阻塞以上的输尿管扩张增粗。如尿路阻塞时间长，可使肾实质萎缩，肾功能受损，排泄性肾盂造影的显影时间延长。

（二）膀胱积水

由于尿道炎症水肿或结石、尿道狭窄、膀胱结石、外伤、前列腺增生或肿瘤、急性前列腺炎、膀胱肿瘤等阻塞尿道，导致膀胱尿潴留，尿液在膀胱内不能排出，一般老年人较常见。如尿液完全潴留膀胱，称为完全性膀胱积水，如排尿后仍有残留尿液，称为不完全性尿潴留。急性发作者称为急性尿潴留，急性尿潴留时膀胱胀痛，尿液不能排出；缓慢发生者称为慢性尿潴留，此时常无疼痛，经常有少量持续排尿，又称假性尿失禁。超声通过测量膀胱容积和排尿后残余尿量，量化分析膀胱排尿功能代偿不全，静脉尿路造影和CT检查有助于判断梗阻原因和梗阻部位。

三、膀胱壁增厚

泌尿系统影像检查，应嘱咐患者做好检查前准备。胃肠排空后，在检查前适量饮水使膀胱适度充盈，有利于观察膀胱的形态、大小和功能，在周围低密度脂肪组织的衬托下边界清晰，正常膀胱壁显示为厚度均匀的薄壁软组织密度，内、外壁光滑；膀胱空虚时，体积缩小，膀胱壁均匀增厚，内壁可见皱褶。膀胱壁增厚是指充盈时，膀胱壁厚度大于3mm，膀胱壁增厚可见于肿瘤和炎症。弥漫性增厚见于膀胱炎或尿道梗阻，局限性增厚多见于膀胱肿瘤。膀胱炎主要由细菌感染引起，根据病变时间可分为急性膀胱炎和慢性膀胱炎。急性膀胱炎导致膀胱壁弥漫性增厚、水肿，CT可见膀胱壁增厚，密度降低，壁内有点状稍高密度影，超声和MRI检查对炎性渗出灶观察较敏感，膀胱壁有"分层"表现。慢性膀胱炎则导致膀胱萎缩，膀胱壁纤维化密度增高，收缩功能降低。

四、膀胱内团块

膀胱肿瘤和血块在CT上呈软组织密度影，前者有强化，局部膀胱壁增厚，或呈偏心性生长可导致膀胱形态改变，膀胱三角在膀胱底的内面，位于两侧输尿管口与尿道内口之间的三角形区域，是膀胱结核肿瘤的好发部位，当肿块较大可压迫尿道，造成尿潴留。无痛性血尿，是膀胱癌常见的临床症状，恶性肿瘤沿膀胱壁向内突起生长，基底部较宽，膀胱壁增厚或呈乳头状、分叶状，增强时有明显强化。膀胱结石在CT上呈钙化高密度，MRI的T_1WI和T_2WI均呈极低信号，超声诊断可见强回声后方伴声影，判断肿块是否固定生长在壁内，可以通过改变患者体位进行鉴别，结石在改变体位时会出现滚动（图7-10）。

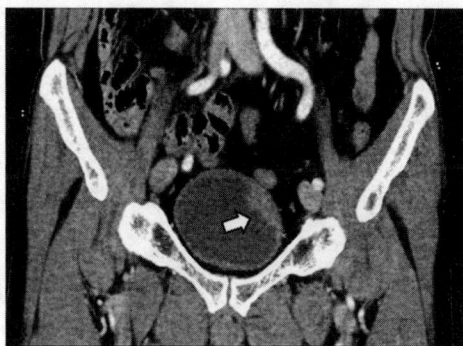

图7-10　膀胱内团块异常表现

CT检查，膀胱内软组织肿块（膀胱肿瘤）

五、肾上腺大小改变

肾上腺大小改变通常为双侧性，肾上腺弥漫性增大，形态、密度正常，常见于肾上腺皮质增生；双侧肾上腺变小，密度正常，常见于肾上腺萎缩。肾上腺肿块的数目、大小和密度及增强表现与其性质相关，双侧性肿块常见于肾上腺转移瘤、肾上腺腺瘤、肾上腺嗜铬细胞瘤或肾上腺结核；单侧性肿块常见于肾上腺腺瘤、肾上腺嗜铬细胞瘤、肾上腺皮质癌和肾上腺囊肿等。良性功能性肿瘤较小，非功能性肿瘤和恶性肿瘤常较大。恶性肿瘤CT多呈混杂密度肿块，中心有不规则坏死、囊变低密度区或钙化，不均匀强化，也可见于转移瘤与肾上腺结核。MRI检查肾上腺肿块在 T_1WI 和 T_2WI 信号上强度类似于肝实质，梯度回波序列反相位上信号强度明显下降，常见于功能性腺瘤和非功能性腺瘤；肾上腺囊肿信号特征类似游离水，T_1WI 呈低信号，T_2WI 呈高信号，边界清晰，无强化；肾上腺髓样脂肪瘤磁共振呈混杂信号，其内有脂肪信号成分。

第四节　先天性发育异常

自胚胎第3周尿生殖嵴出现，到泌尿系统发育完成，共经历前肾、中肾与后肾三个时期，在泌尿系发育的任何时期发生发育障碍均可形成先天性异常。

一、融合肾

【疾病概要】

1.病理病因　马蹄肾（horse-shoe kidney）是一种常见的肾融合畸形。在胚胎发育过程中，当肾脏尚未升出骨盆以前，两侧肾脏的下极已融合在一起，形态似马蹄而得名。两肾融合部位称为峡部。马蹄肾的位置较正常为低，两肾纵轴向内向下，常有旋转不良。马蹄肾的双肾有各自的收集系统，输尿管较正常短，肾血管在肾的前方，常伴血供异常，肾动脉可来自髂总动脉、腹主动脉、髂内动脉等。有时肾融合发生在两侧肾上极，称为倒马蹄肾；两肾上、下极都融合者称盘状肾。

2.临床表现　临床多无自觉症状。因马蹄肾的肾盂在前方，输尿管进入肾盂的位置较高，尿流不畅，易引起肾盂积水、感染或结石。

【影像学表现】

1.平片表现　两肾位置低，在同一水平线，下极境界不清，并靠近脊柱。排泄性尿路造影时，两侧下极肾盏接近中线，两侧上极相距较大，肾盂肾盏呈旋转异常表现，输尿管分别居两侧。腹主动脉-肾动脉造影可显示肾脏的异常血供，以及峡部血管分布情况。

2.CT表现　可清楚显示两肾下极肾实质相连，倒马蹄肾和盘状肾可见相应的表现。马蹄肾峡部在轴位图像上位于主动脉及下腔静脉前方，呈带状，有时可见肾盂结石。螺旋CT增强扫描多平面三维重组图像可显示马蹄肾双侧的动脉、静脉及双侧输尿管跨越融合，肾下极融合的形态关系（图7-11）。

3.MRI表现　与CT表现相似。

【诊断与鉴别诊断】

影像学上发现双肾下极肾实质相连，即可明确诊断。

二、重复肾

【疾病概要】

1.病理病因　重复肾（duplication kidney）又称为肾盂输尿管重复畸形，是一种常见的先天性发育畸形。重复肾可为单侧，亦可双侧。重复肾多数融合为一体，多数不能分开，表面有一

PPT

浅沟，但肾盂、输尿管上端及血管分开，亦有各自的肾盂、输尿管和血管。重复肾、重复输尿管多伴随存在，重复输尿管可为完全型与不完全型，可开口于膀胱内，亦可异位开口于尿道、前庭或阴道。若重复之输尿管开口于膀胱以外，称为异位输尿管开口。男性异位开口多见于后尿道及精囊，女性多见于尿道、前庭和阴道。异位输尿管开口可发生狭窄，导致上肾盂、输尿管积水。

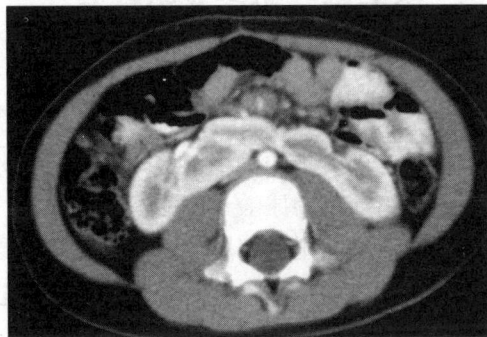

图7-11　融合肾（螺旋CT增强扫描）

增强CT扫描轴位（动脉期），可见两侧肾下极融合，绕行于副主动脉前方

2.临床表现　患者多无临床症状。在合并感染和结石时可有临床症状。异位开口的位置不同，其临床表现不同，女性患者的典型症状是既有正常自行排尿，又有持续漏尿或尿失禁。若异位开口于男性尿道外括约肌近端尿道，则无尿失禁现象。青春期前男孩有附睾炎症状，应考虑本病可能。

【影像学表现】

1.X线表现　平片无异常发现；排泄性尿路造影可显示同一侧肾区有两套肾盏、肾盂、输尿管，并可见两支输尿管相互汇合（图7-12），或分别进入膀胱。

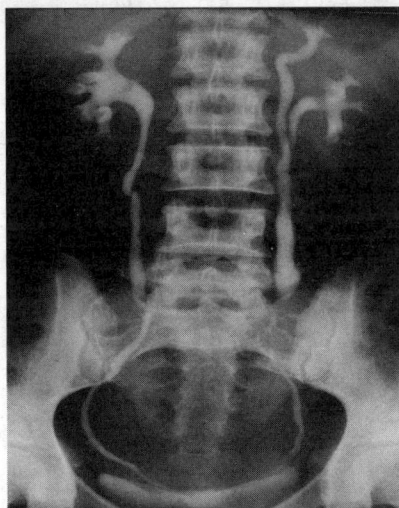

图7-12　左肾盂输尿管重复畸形（IVP）

2.CT表现　螺旋CT三维重组和CTU检查能清晰显示器官解剖关系与畸形的程度，有助于确定异位输尿管开口。CTU可清楚显示肾盂、输尿管畸形的形态、汇合的位置以及异位开口的部位。

3.MRI表现　MRU与CTU的表现相似。

【诊断与鉴别诊断】

影像学上发现同一侧或两侧肾区有两套肾盂、肾盏、输尿管，即可明确诊断。需与额外肾及交叉异位肾鉴别。

1.**额外肾** 为一侧肾区有一个额外独立的肾脏，尿路造影在同一侧可见两套肾盂、输尿管，CT和MRI可见每个肾脏有独立完整的肾包膜，易于鉴别。

2.**交叉异位肾** 为一肾脏位于其输尿管的对侧，交叉肾脏位于正常肾脏的下方，尿路造影显示一侧肾区可见两个肾盂，CT和MRI显示对侧无肾影。

第五节　泌尿系统结石

【疾病概要】

1.**病理病因** 尿路结石是泌尿系统常见病之一，可发生在泌尿系的任何部位。结石由多种化学成分构成。结石多有一个核心，外有不同的组织层。核心的成分可能是尿酸、草酸钙、磷酸钙、血块及各种异物等。外层的组织可为尿酸、尿酸铁、草酸钙、碳酸钙、胱氨酸等。由于致密层与透明组织层相间排列，结石往往出现多层的现象。草酸钙结石质硬、密度高、边缘有刺，形状如桑葚，磷酸盐结石质软，表面粗糙，多呈鹿角状。尿酸盐结石较小，表面光滑，密度较低，多呈圆形（表7-2）。

表7-2　肾结石成分与影像学表现

结石成分	密度	影像学表现	临床特点
草酸钙	较高	不透光高密度结石、边界锐利，不规则形	特发性、遗传性、代谢性
磷酸钙、碳酸钙	较高	不透光高密度结石、边界光滑，鹿角形	特发性、遗传性、代谢性
磷酸镁、磷酸铵	相对较低	不透光结石，密度相对较低，可为鹿角形	多见于慢性泌尿系统感染
尿酸盐	较低	透光结石、圆形、边缘光滑	见于痛风、高尿酸血症患者
胱氨酸盐	较低	透光结石、分叉状、霜玻璃样、珍珠样	多见于先天性肾小管功能紊乱

2.**临床表现** 镜下血尿或肉眼血尿是常见的临床表现。急性发作时常伴有腰痛或肾绞痛。肾盂结石时疼痛不明显，输尿管结石可在生理性狭窄处嵌顿，膀胱结石可有排尿困难或排尿中途停止。

【影像学表现】

1.**X线表现**

（1）尿路结石X线平片　90%可由X线平片显示，称为阳性结石，少数如尿酸盐结石，密度低，平片难以显示，故称阴性结石。①肾结石：表现为肾窦部位圆形、卵圆形、桑葚状或鹿角状高密度影，可均匀一致，也可浓淡不均或呈分层状。填满肾盏肾盂内的结石，与肾盏肾盂的形态一致，呈"珊瑚状"或"鹿角状"，称为铸型结石，为结石的特征性表现。侧位上病灶与脊柱影重叠。②输尿管结石：多数为肾结石脱落进入输尿管所致，易停留在输尿管的生理狭窄处。平片表现为输尿管走行区，尤其是生理性狭窄处约米粒大小的致密影，形态多呈圆形或梭形，其长轴与输尿管的长轴一致。③膀胱结石：膀胱结石的来源有两种。一是原发于膀胱，较多见；另一种是由肾结石下降入膀胱而成。结石多为单发，也可多发。大多数膀胱结石为阳性结石，在平片上表现为膀胱区的圆形或椭圆形致密影，大小不等，边缘光滑或毛糙，密度均匀或不均匀，也可呈环形分层状，如同树木的年轮。结石可随体位变化而改变位置（图7-13）。

（2）尿路造影表现　肾结石表现为充盈对比剂的肾盂、肾盏内的更高密度影（阳性结石）或充盈缺损影（阴性结石），如结石小，易被对比剂遮盖。输尿管结石表现为结石以上的输尿管和肾盂、肾盏可呈不同程度的扩张，梗阻处可见长圆形或梭形影。膀胱结石表现为充盈对比剂的膀胱内更高密度影（阳性结石）或充盈缺损影（阴性结石）。

2.**CT表现** CT不仅能发现较小的结石，而且能显示平片不能显影的阴性结石。肾结石表现为肾盂肾盏内的致密影，CT值多在100Hu以上，可伴有肾盏扩张积水。输尿管结石表现为输尿管走行区内约米粒大小的致密影，结石以上输尿管和肾盂扩张，CT尿路成像可显示结石的准确部位（图7-14）。膀胱结石表现为膀胱内各种形态的致密影。

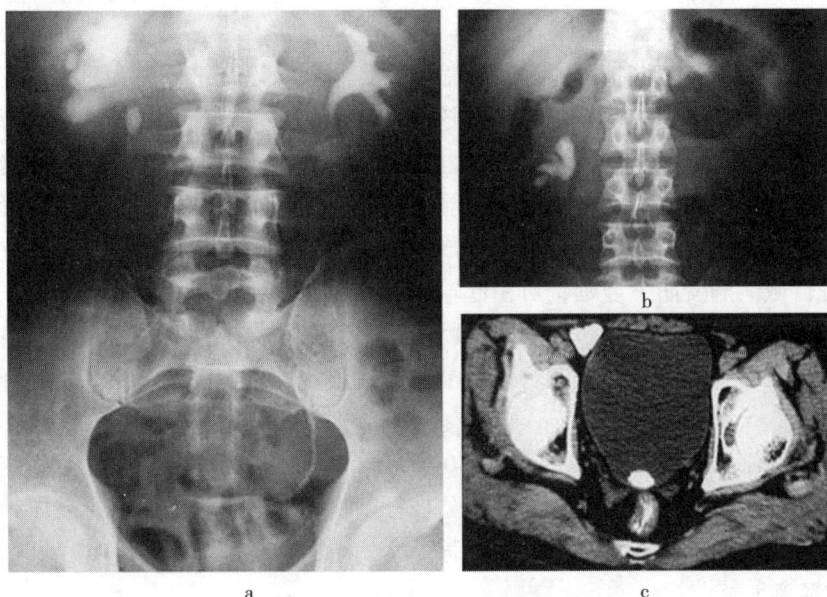

图7-13　泌尿系统结石影像表现

a.IVP右输尿管上段结石引起的肾积水；b.KUB右肾结石（鹿角样）；c.CT平扫横断面（膀胱结石）

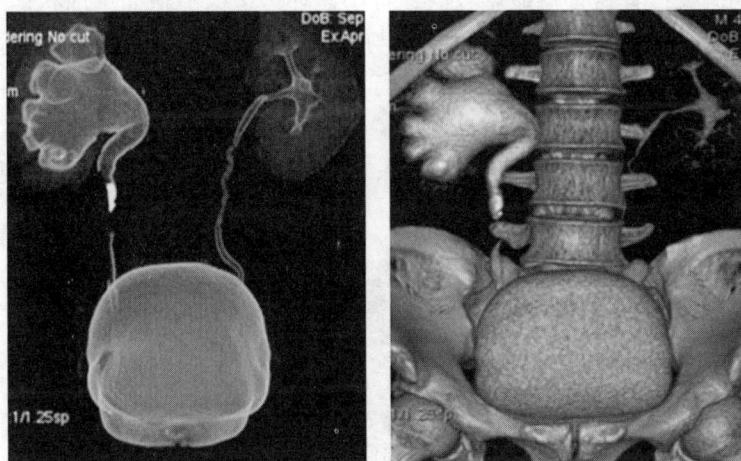

图7-14　CTU成像

右输尿管结石充盈缺损，伴堵塞上段输尿管扩张，肾积水

3.MRI表现　结石在 T_1WI 和 T_2WI 上均呈很低的信号。MRI检查对结石显示不佳，但MRI可显示由于结石造成的肾盂和输尿管积水。

【诊断与鉴别诊断】

在X线平片和CT上发现肾窦部位、输尿管走行部位及膀胱内高密度影，即可诊断。主要需与下列情况鉴别。

1.腹、盆腔内异常钙化　多表现为形态不规则的斑点状致密影，尿路造影或 CT 检查显示位于尿路以外，易与结石区别。

2.静脉石　平片可见单发或多发小圆形致密影，多见于盆腔，位置偏盆壁，CT检查显示其不在输尿管走行区，而是在静脉血管内。

3.肾钙化灶　位于肾实质内，不在肾窦部位。

第六节　泌尿系统结核

【疾病概要】

1.病理病因　泌尿系统结核可累及肾、输尿管和膀胱，以肾结核尤为重要。泌尿系统结核多为继发性，原发病灶多在肺部，可由肺结核血行播散而来。结核分枝杆菌经血行播散到肾脏后，初期为皮质感染，在皮质内形成多数小的结核病灶，然后蔓延至髓质，形成干酪化坏死灶。病灶逐渐扩大形成脓疡，沿肾小管到达乳头，乳头受累发生溃疡，继而造成肾盏和肾盂的破坏，发生干酪坏死。坏死物经肾盂排出形成空洞。肾结核干酪化病灶可发生钙化，甚至全肾钙化，称为肾自截。病变向下蔓延，可引起输尿管结核。病变也可累及对侧。输尿管受累致管壁增厚、僵直和管腔狭窄、闭塞。向下累及膀胱，引起黏膜弥漫性炎症，出现充血、水肿，进一步发展形成结核结节。结节互相融合、干酪化形成溃疡。病变侵及肌层，引起纤维化，使膀胱挛缩变小。

2.临床表现　泌尿系统结核多见于20~40岁，男性发病率明显高于女性。病变局限于肾皮质时，大多数无临床症状，仅尿中查到结核分枝杆菌。病变达肾盂后，可出现尿频、尿急、血尿或脓尿。全身症状有低热、乏力、贫血、消瘦等。

【影像学表现】

1.X线表现　结核可累及泌尿系统多个器官，普通X线检查以发现钙化灶为主要特征。

（1）肾结核平片　可无异常表现，有时可见肾实质内云絮状、斑点状或环状钙化，甚至全肾钙化。IVP早期病变区肾盂肾盏显影较淡，肾小盏杯口边缘不整如虫蚀状；当肾实质空洞与肾小盏相通时，可见肾小盏外侧有一团对比剂与之相连，边缘不整；肾盏、肾盂广泛破坏或形成肾盂积脓时，IVP检查病肾常不显影，此时行逆行性尿路造影可显示肾盂肾盏形成不规则的空腔。

（2）输尿管结核造影　表现为管腔不规则，粗细不均、僵直，或形成不规则狭窄与扩张，呈串珠样改变（图7-15）。

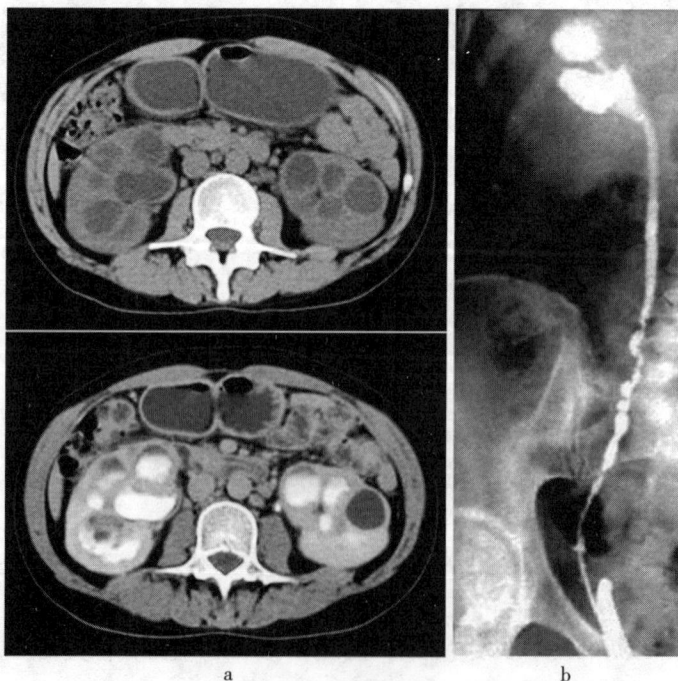

图7-15　泌尿系统结核X线影像表现

a.肾结核；b.输尿管结核（串珠样改变）

（3）膀胱结核早期造影　表现为膀胱轮廓模糊不清，边缘不整齐，容量减少。晚期表现为膀胱变形和纤维收缩，容积缩小，边缘不规则。膀胱结核又可逆行向上蔓延，使健侧输尿管下段受侵，造成管壁增厚、管腔狭窄，上段输尿管和肾盂积水。

2.CT表现　肾结核早期CT平扫显示肾实质内边缘模糊的低密度灶。增强扫描，对比剂可进入肾实质内的结核性空洞，显示为高密度影（图7-16）。但对肾盂肾盏的早期破坏显示不佳；病变进展，显示部分或全部肾盂肾盏扩张，实质内呈多个囊状低密度影，CT值略高于水。可伴有肾盂和输尿管壁的增厚、管腔狭窄。膀胱变小，壁不规则。晚期，肾结核可发生钙化，显示为多发点状或不规则高密度影，甚至全肾钙化，肾影增大或萎缩。输尿管常完全闭塞。CTU可显示肾盂、输尿管及膀胱受累的表现。

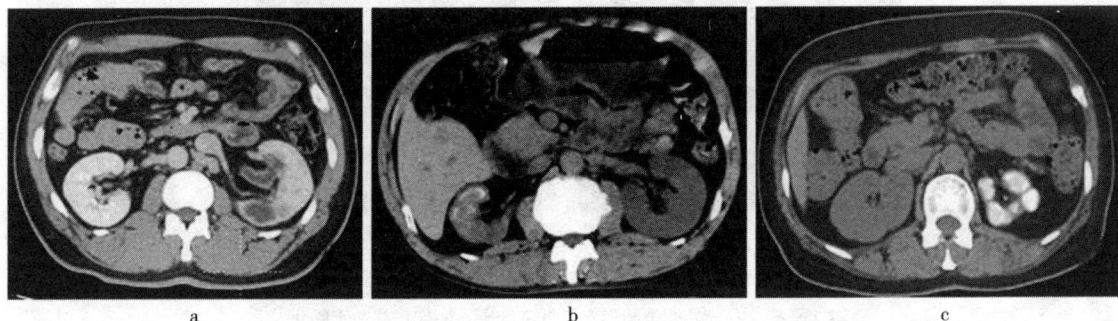

图7-16　肾结核CT影像表现

a.左肾体积增大，结核性空洞呈囊状，肾积水；b.右肾萎缩，干酪样坏死，伴空洞、钙化；
c.右肾弥漫钙化，肾自截

3.MRI表现　肾结核无特征性表现，应用很少。MRU影像清晰，能清楚显示肾盂和输尿管的扩张、狭窄、梗阻以及梗阻的部位。

【诊断与鉴别诊断】

1.诊断要点　IVP表现为肾小盏杯口边缘不整，见与之相连的肾实质空洞可考虑肾结核可能；若全肾化，IVP示肾不显影，可诊断为肾结核（肾自截）；若发现输尿管管壁增厚，管腔边缘不整、僵直或不规则串珠状，结合上述肾脏改变，可诊断为输尿管结核；若造影发现膀胱壁增厚，内缘不规则，膀胱挛缩、变小，伴有上述肾、输尿管改变，可诊断为膀胱结核。CT检查发现肾缩小或扩大，实质内有多发囊肿样改变，伴有多发钙化可考虑为肾结核，若伴有输尿管和膀胱的上述造影表现，则诊断更加明确。

2.鉴别诊断　主要与下列疾病鉴别。

（1）黄色肉芽肿性肾盂肾炎　肾内表现与肾结核相似，本病常并发肾结石，肾周筋膜可因炎症浸润而增厚粘连，甚至并有肾周脓肿。

（2）慢性膀胱炎　表现为膀胱体积变小和壁增厚，与晚期膀胱结核相似，但慢性膀胱炎多合并假性憩室，且无肾及输尿管结核的相应表现。

第七节　肾囊性疾病

一、单纯性肾囊肿

【疾病概要】

1.病理病因　单纯性肾囊肿（simple cyst of kidney）极为常见。本病病因不明，病理为一薄壁充液囊腔，囊内为浆液，可单发或多发。

2.临床表现　临床多无症状，常属意外发现。较大的囊肿可有季肋部不适或可触及肿块。

【影像学表现】

1.X线表现 平片多无异常。囊肿较大时，可致肾轮廓改变。偶见囊肿壁的弧线状钙化。尿路造影检查，囊肿较小或主要向肾外方向生长，不造成肾盂肾盏改变；若囊肿较大或位置较深，可使相邻肾盂、肾盏受压变形，但不造成破坏。

2.CT表现 囊肿形态为圆形或椭圆形，分界清楚、锐利，呈水样均匀密度，壁薄难显示。增强扫描囊肿不强化（图7-17）。

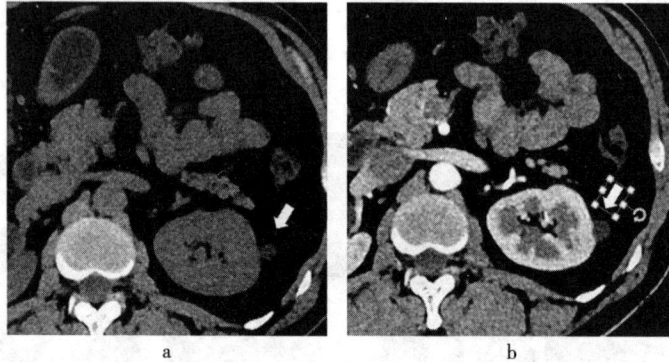

图7-17 左肾囊肿

a.CT平扫，左肾外侧类圆形水样低密度影；b.CT增强，无强化

3.MRI表现 在T_1WI为均匀低信号，在T_2WI为均匀高信号。若囊内蛋白含量较高或有出血性成分，则在T_1WI上可呈不同程度高信号。增强检查无强化。

【诊断与鉴别诊断】

CT或MRI发现肾实质内圆形或类圆形水样密度或信号灶，增强检查不强化，即可诊断。单纯性囊肿偶可出现出血、感染和钙化而成为复杂性囊肿，应与囊性肾细胞癌鉴别。囊性肾细胞癌由于肿瘤坏死、出血、囊变形成囊性或囊实性肿块，囊壁厚而不规则，壁内可有壁结节，囊变区可有不规则间隔或实性成分，增强检查间隔和实性成分可强化。

二、多囊肾

【疾病概要】

1.病理病因 多囊肾即多囊性肾病（polycystic kidney disease），为遗传性病变，分为常染色体显性遗传性多囊肾（成人型）和常染色体隐性遗传性多囊肾（婴儿型）两种，其中成人型多见，在此仅介绍此型。成人型多囊肾在病理上表现为双肾多发大小不等囊肿，早期囊肿间仍有正常肾实质，晚期全部肾实质几乎为大小不等的囊肿所替代，囊内容物为尿液及浆液，可并有出血，多合并多囊肝和多囊胰等多器官囊肿病灶。

2.临床表现 本病通常在30~50岁出现症状，表现为腹部肿块、高血压和血尿等，晚期发生肾衰竭（表7-3）。

表7-3 多囊肾分型

	婴儿型多囊肾	成人型多囊肾
发病	罕见	较为多见
遗传因素	常染色体隐性遗传	常染色体显性遗传
发病机制	双侧肾小管囊性扩张导致	肾小管与收集管发育中的缺陷，导致肾小盏相连的近端肾小管盲端积水而形成囊肿
肾衰	早期出现	30岁以后出现
大体形态	肾体积增大，双侧肾内充满数毫米大小的囊，为双侧肾小管的囊性扩张	双侧肾增大，肾实质内布满多个大小不等的圆形或椭圆形囊肿，囊内充满液体，囊周为正常的肾组织
肾外畸形	肝、胆、胰等内脏纤维化和囊性变	肝囊肿性病变、胰腺囊肿、颅内动脉瘤等

【影像学表现】

1.X线表现 平片显示双肾影增大，边缘呈波浪状，有时可见囊壁钙化。尿路造影可见双侧肾盂肾盏移位、拉长、变细和分离，呈"蜘蛛足"样改变。

2.CT表现 双肾布满大小不等的圆形或卵圆形水样低密度病变，增强检查无强化。早期肾形态正常，随病变进展，双肾影增大，边缘呈分叶状。同时可有多囊肝表现（图7-18）。

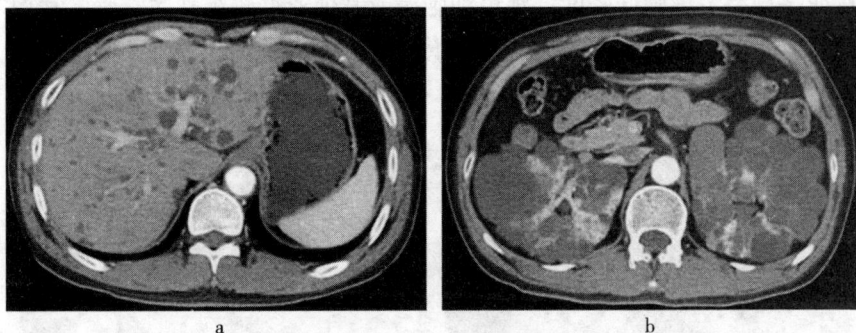

图7-18　多囊肾

a.肝实质内可见大小不等的圆形囊肿，边界清晰；b.两侧肾脏及多器官内可见圆形水样低密度影，增强后无强化

3.MRI表现 囊肿信号多类似水的信号，即在T_1WI上为低信号，在T_2WI上为高信号。增强检查无强化。

【诊断与鉴别诊断】

CT或MRI检查发现双肾布满类圆形水样密度或信号强度灶，增强检查不强化，常并有多囊肝，此病具有特征性，不难诊断。需与双肾多发单纯性肾囊肿鉴别，后者肾脏增大不明显，囊肿数目相对较少，很少合并有肝囊肿，且无阳性家族史，易于鉴别。值得一提的是，因成人型多囊肾多为疾病晚期者，由于肾功能严重受损，要慎用CT和MRI增强检查，通常平扫检查即可满足诊断。

第八节　泌尿系统肿瘤

一、肾细胞癌

【疾病概要】

1.病理病因 肾细胞癌（renal cell carcinoma，RCC）为最常见的肾恶性肿瘤，约占全部肾恶性肿瘤的85%，占全身恶性肿瘤的2%~3%。肾细胞癌起源于肾小管上皮，分为透明细胞癌（占70%）、乳头状细胞癌（占10%~20%）、嫌色细胞癌（占5%~10%）、集合管癌（占1%）和未分类癌（罕见）五种主要亚型。肿瘤主要发生在肾脏上下两极，表现为肾实质内肿块，瘤周可有假性包膜，血供多较丰富（主要指透明细胞癌），瘤内可有出血、坏死、囊变和钙化。肾细胞癌增大至一定程度可向内侵犯肾盂肾盏，向外可突破肾纤维膜和肾旁筋膜浸润相邻组织和脏器，晚期可有淋巴和血行转移，并依次形成肾静脉、腔静脉和右心房癌栓。肾细胞癌常见的血行转移部位是肺、骨和肝。

2.临床表现 常发生在40岁以后，男女比例为3∶1。典型的临床三联征为无痛性肉眼血尿、胁腹部痛和腹部肿块，但患者同时具有这三种表现者少见（不足10%）；有少数患者出现副肿瘤综合征，如红细胞增多症、高血钙症等。

【影像学表现】

1.X线表现

（1）X线平片 可见肾轮廓局限性外突，肿瘤内可见钙化，呈斑点状或弧线状。

（2）尿路造影　显示邻近肾盏拉长、狭窄和受压变形，可呈"手握球"状，也可表现为相邻肾盏聚集或分离，呈"蜘蛛足"样改变。

2.CT表现

（1）CT平扫　肾实质内类圆形或分叶状肿块，多为单发，少数为多发，肾轮廓局限性突出或呈分叶状（图7-19）。透明细胞型和乳头型肿瘤尤其形态较大者，密度常不均匀，其内的陈旧性出血和坏死区域呈不规则低密度；嫌色细胞癌或其他亚型较小肿瘤，密度常均匀，类似或略高于邻近肾实质。10%~20%的肿瘤内可见钙化。

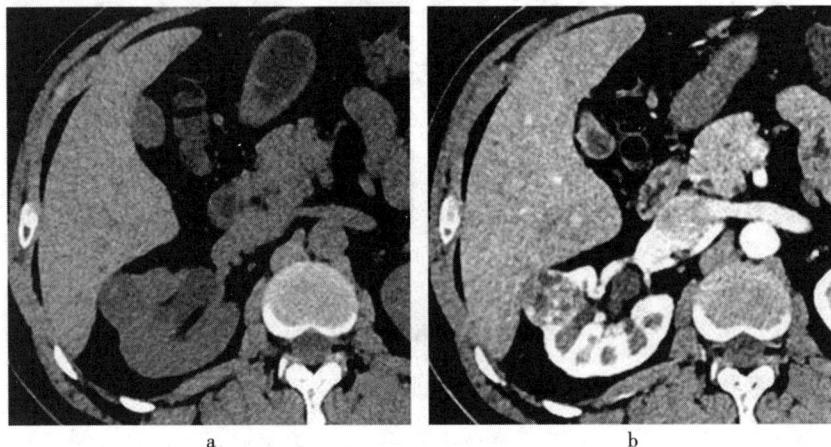

图7-19　右肾透明细胞癌

a.CT平扫，右肾低密度肿块，突向肾轮廓外；b.CT增强，肿块呈不均匀强化，坏死区未见强化

（2）CT增强　透明细胞癌增强扫描后的特点是皮质期明显不均匀强化，而实质期表现为较低密度；乳头状细胞癌和嫌色细胞癌在皮质期肿块的实性部分强化程度较低，明显低于肾皮质，其后期强化程度有增高趋势，此外，嫌色细胞癌增强扫描后的特征是均匀的边缘强化。

3.MRI表现　通常情况下，肾细胞癌在T_1WI上为等信号或稍低信号，如肿瘤内有坏死、囊变、出血，在T_1WI上可呈等信号或高信号。T_2WI为稍高信号，有时肿块周围可见低信号环，为肿瘤的假性包膜。增强检查不同亚型的各期强化程度和形式类似CT。

【诊断与鉴别诊断】

1.诊断要点　中老年患者，CT或MRI发现一侧肾实质肿块，有假包膜，增强检查皮质期有明显不均匀强化，实质期强化轻于肾实质，首先要考虑为肾细胞癌。若发现肾静脉和下腔静脉瘤栓形成，则诊断更加明确。

2.鉴别诊断　需与下列疾病鉴别。

（1）肾血管平滑肌脂肪瘤　其内常含有确切的脂肪成分，可通过CT值测量和MRI预饱和脂肪抑制技术检查证实。

（2）肾盂癌晚期　肾实质肿瘤可侵犯肾盂，酷似肾盂肿瘤。一般肾细胞癌的血供较肾盂癌丰富,CT增强检查肿块强化幅度较显著。且肾细胞癌肿块多突出于肾脏表面，造成肾形态异常，其内多见坏死、囊变，肾盂癌则少见。

（3）复杂性肾囊肿　需与少数囊性肾细胞癌相鉴别，复杂性肾囊肿壁和分隔薄而均匀，无确切强化的壁结节或明显的实性部分。

二、肾盂癌

【疾病概要】

1.病理病因　肾盂癌（renal pelvic carcinoma）占肾恶性肿瘤的8%~12%，是起源于尿路上皮的恶性肿瘤，90%为移行细胞癌，约10%为鳞状细胞癌，腺癌非常罕见，不足1%。其中以移行细胞乳头状癌最常见，其恶性程度低，生长慢，可和输尿管癌、膀胱癌同时或先后发生。

2.临床表现　肾盂癌好发于40岁以上男性，临床表现常是非特异性的，主要症状是血尿，多为间歇性、无痛性肉眼血尿，也可有腰痛。肾盂、肾盏肿瘤一般很少凸出于肾脏表面，因此临床检查很少触及真正的肿块，合并肾积水时，可触及肿块。

【影像学表现】

1.X线表现　X线平片检查无价值。尿路造影显示肾盂肾盏内有固定的充盈缺损，形态不规则，肾盏截断、狭窄，不显影等征象。当肿块引起阻塞时，肾盂和肾盏可有不同程度扩张、积水。

2.CT表现

（1）CT平扫　一般情况下，肾盂癌很少引起肾轮廓改变。表现为肾窦区肿块，其密度高于尿液而低于肾实质。肿块周围肾窦脂肪受压，病变较大可致脂肪完全消失，并侵入邻近肾实质。肾盂或肾盏梗阻时，可出现肾积水表现。

（2）CT增强　肾盂肿瘤的血供少于肾实质肿瘤，肿块多呈轻、中度强化，延时扫描残存肾盂肾盏明显强化时，能清楚显示肿瘤造成的充盈缺损（图7-20）。CTU能整体观察肾盂、肾盏内肿块，显示肿块所致的充盈缺损。

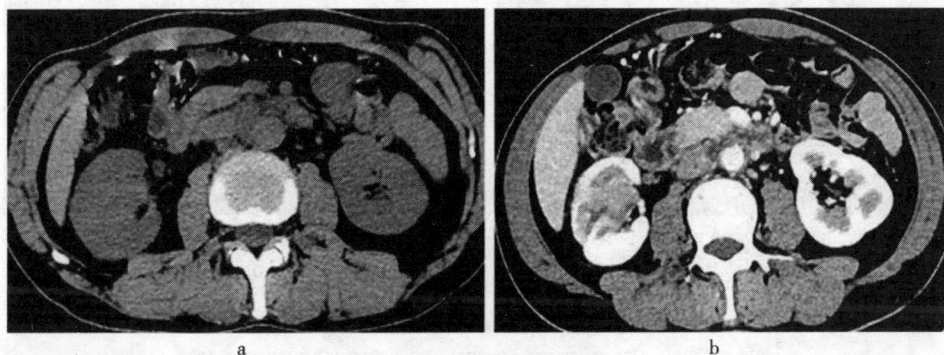

图7-20　右肾盂癌

a.CT平扫，右侧肾窦区软组织密度肿块；b.CT增强，肿块轻度强化

3.MRI表现　T_1WI肿块信号比正常肾实质稍低，T_2WI上呈轻度高信号。增强扫描检查同CT。MRU可清楚显示肿瘤所致的肾盂、肾盏内充盈缺损。

【诊断与鉴别诊断】

1.诊断要点　典型的肾盂癌表现为肾盂、肾盏内肿块，肿瘤的存在多不影响肾脏外形的变化。静脉或逆行尿路造影在肾盂肿瘤诊断中的作用远较肾细胞癌重要，有助于发现较小肿瘤。CT检查常用于定性诊断和显示病变范围，是否发生其他脏器肿瘤转移、淋巴结转移等。MRI一般作为肾盂内肿块的辅助检查方法，适用于碘对比剂过敏者。

2.鉴别诊断　肾盂癌应与以下疾病鉴别。

（1）肾盂内阴性结石　在CT上密度较高，增强扫描无强化。超声有助于诊断。

（2）肾盂内血块　增强检查无强化，短期内复查可有明显变化。

三、肾血管平滑肌脂肪瘤

【疾病概要】

1.病理病因　肾血管平滑肌脂肪瘤（renal angioleiomyolipoma）是最常见的肾脏良性肿瘤。可分成两种主要类型。①病灶较大，以单发、单侧为主，不伴结节性硬化，常见于40~60岁女性，此型较常见。②以多发、双侧为主，常伴结节性硬化，可见于任何年龄（中青年为主），此型发病率较低。肿瘤由血管、平滑肌和脂肪三种成分构成，其比例差别很大，通常以脂肪成分为主。

2.临床表现 早期无症状，肿瘤较大偶可触及肿块，血尿少见。若肿瘤自发破裂，并发出血时导致剧烈腰腹部痛。

【影像学表现】

1.X线表现 X线平片可显示较大肿块所致肾轮廓改变。尿路造影检查，肿瘤较小时，肾盂肾盏显影正常，若肿瘤较大则发生肾盂肾盏受压、移位和变形等改变。肾动脉造影可显示丰富的肿瘤血管，但不易与肾细胞癌鉴别。

2.CT表现

（1）CT平扫 肾实质内或突出于肾外的边界清楚的混杂密度肿块，内有脂肪性低密度灶和软组织密度区，前者为瘤内脂肪成分，后者为血管和平滑肌。并发急性出血时，肿块内和（或）周边可见高密度出血灶。

（2）CT增强 肿块脂肪性低密度区无强化，而平滑肌、血管发生明显强化（图7-21）。

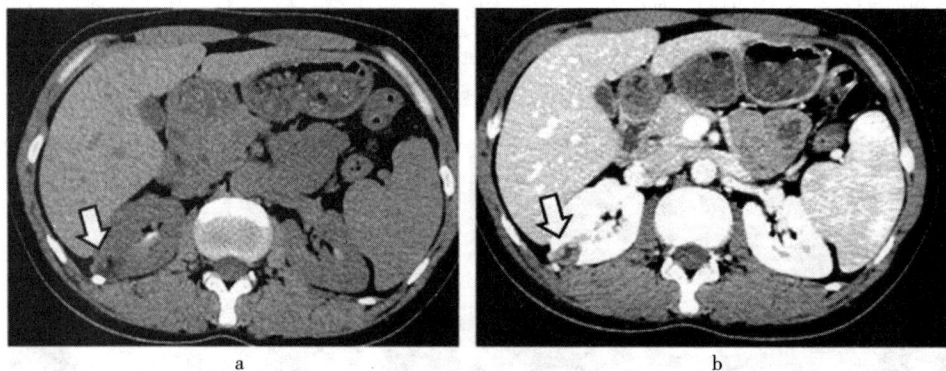

图7-21 右肾血管平滑肌脂肪瘤

a.CT平扫，右肾混杂密度肿块，其内有脂肪密度和软组织密度区；

b.CT增强，肿块内软组织密度结构明显强化，脂肪性低密度区未见强化

3.MRI表现 在T_1WI和T_2WI上均呈混杂信号，内有脂肪性高信号或中等信号灶，且可为脂肪抑制技术所抑制而转变为低信号。增强检查同CT。

【诊断与鉴别诊断】

CT和MRI检查发现肾实质肿块，其内含有明确脂肪成分为诊断的主要依据。诊断较难的是脂肪含量很少的肿瘤，多不能跟其他肾实质肿瘤特别是常见的肾细胞癌相鉴别。发生于肾上极的血管平滑肌脂肪瘤应与肾上腺腺瘤相鉴别，两者均含有脂肪成分，易于混淆，超声及CT增强、MRI检查显示肾上极皮质完整与否有助于鉴别诊断。

四、肾母细胞瘤

【疾病概要】

1.病理病因 肾母细胞瘤（nephroblastoma），即肾胚胎瘤，又称Wilms瘤，来自胚胎的间叶组织、上皮及胚芽组织，肿瘤都表现为单个实性肿物，体型较大，边界清楚，可有假包膜形成。约10%的病例为双侧或多灶性。肿瘤内可有出血、囊性变或坏死，约5%有钙化，有的可见少量骨或软骨。

2.临床表现 多发生于7岁以下，尤其是1~4岁的儿童，是小儿最常见的肾恶性肿瘤，偶见于成年人。最常见的症状是腹部包块，多偶然发现。肿块增大迅速，肿块巨大时患儿可有消瘦、气促、烦躁、纳差等症状。部分患儿可现血尿，多为镜下血尿，晚期患者可见肉眼血尿。

【影像学表现】

1.X线表现 X线平片可显示腹部较大的软组织密度肿块影。尿路造影可见肾盂、肾盏变形，大部分肾脏被破坏时，患侧肾盂、肾盏不显影。

2.CT表现

（1）CT平扫　常表现为肾区巨大混杂密度肿块，平扫主要表现为低密度，有出血、坏死的，密度不均匀，少数可见斑点状、不规则钙化。

（2）CT增强　肿块多轻度增强，强化不均匀，周围组织和肾脏受压，肾组织发生移位肿瘤可使肾组织大部分或全部破坏、消失。有时可见肾静脉或下腔静脉内血栓，以及腹主动脉、肾门旁淋巴结肿大（图7-22）。

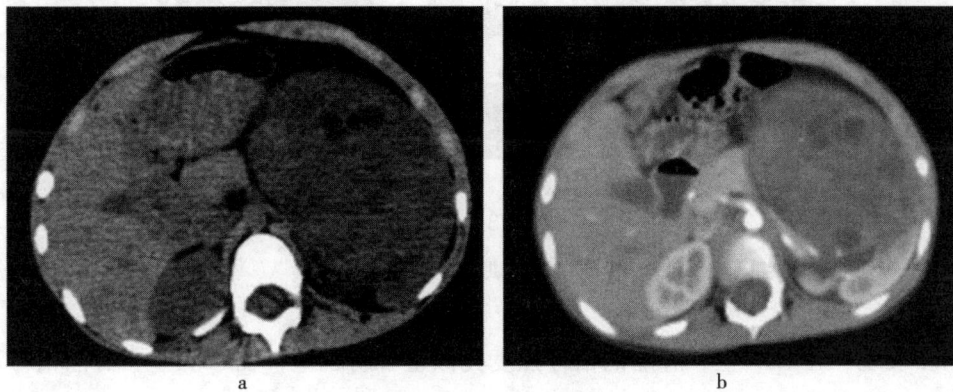

图7-22　肾母细胞瘤

a.CT平扫，右肾巨大混杂密度肿块；b.CT增强扫描呈不均匀强化

3.MRI表现　肿瘤较大，在T_1WI上呈低信号，在T_2WI上呈高信号，可见低信号的环形假包膜。肿瘤内有出血、坏死和囊变，呈混杂信号。增强扫描强化不均匀。

【诊断与鉴别诊断】

CT或磁共振发现儿童肾实质巨大实性软组织肿块，首先考虑为本病。需与血管平滑肌脂肪瘤、肾细胞癌等鉴别。血管平滑肌脂肪瘤肿块内可见脂肪成分，肾细胞癌多见于成年人。

五、膀胱癌

【疾病概要】

1.病理病因　膀胱癌（carcinoma of urinary bladder）是泌尿系最常见的恶性肿瘤，主要为移行细胞癌，少数为鳞状细胞癌和腺癌。移行细胞癌多呈乳头状向腔内生长，故又称乳头状癌，肿瘤亦可向外侵犯肌层，进而延伸至周围组织和器官；部分移行细胞癌、鳞状细胞癌和腺癌呈浸润性生长，造成膀胱壁局限性增厚。膀胱癌好发于三角区和两侧壁，表面常凹凸不平，可有溃疡，少数肿瘤可有钙化。晚期常发生局部淋巴结和（或）远隔性转移。

2.临床表现　膀胱癌男性发病率明显高于女性，好发年龄为50~70岁，临床表现主要为无痛性全程肉眼血尿，少数为镜下血尿，合并感染者可有膀胱刺激征。位于膀胱颈部的肿瘤可引起排尿困难、尿频、尿急和尿潴留等症状。

【影像学表现】

1.X线表现　平片诊断价值不大，偶可见肿瘤钙化。膀胱造影检查，乳头状癌表现为自膀胱壁突向腔内的结节状或菜花状充盈缺损，表面多凹凸不平；当肿瘤侵犯膀胱壁或为浸润性生长的非乳头状癌，仅显示局部膀胱壁僵硬。

2.CT表现

（1）CT平扫　多表现为自膀胱壁突入腔内的软组织密度肿块，在低密度膀胱周围脂肪和腔内尿液的对比下易于发现。肿块大小不等，呈菜花、结节、分叶或不规则形，与壁相连的基底部多较宽，密度多均匀，少数肿块表面可有点状或不规则钙化。部分膀胱癌无明确肿块，仅表现为膀胱壁局部不规则增厚，表面常凹凸不平。

（2）CT增强　早期扫描肿瘤多为均匀强化，偶见其内有坏死性无强化低密度灶（图7-23）；延时扫描，膀胱腔内充盈对比剂，肿瘤表现为充盈缺损。

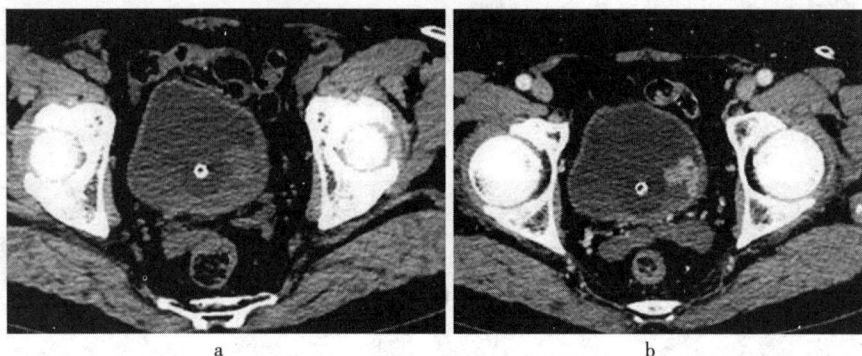

图7-23　膀胱癌

a.CT平扫，膀胱左侧壁可见稍低密度结节突向腔内，形态不规则，以宽基底与膀胱壁相连；
b.CT增强，肿块呈明显强化

3.MRI表现　在T_1WI上，肿瘤的信号强度类似正常膀胱壁；在T_2WI上，肿瘤信号高于正常膀胱壁。增强检查肿瘤明显强化。

【诊断与鉴别诊断】

根据上述影像学检查表现，结合临床所见，多可明确膀胱癌的诊断。需与以下疾病相鉴别。

1.膀胱内阴性结石、血块　可造成膀胱内充盈缺损，其增强扫描无强化，并随体位变换而发生位置变化。

2.腺性膀胱炎　表现为局限性或弥漫性膀胱壁增厚，突向腔内单发或多发结节，需与浸润型膀胱癌鉴别。

第九节　肾外伤

【疾病概要】

1.病理病因　肾外伤（renal injuries）是泌尿系统中最常见的损伤。泌尿系统损伤分为开放性损伤和闭合性损伤，最多见的为闭合性损伤，根据损伤的程度可分为被膜下血肿、肾周血肿、肾挫伤及肾撕裂伤。

2.临床表现　几乎所有肾外伤患者都会出现血尿。其他表现主要有少尿、腰痛、局部压痛等，严重者可出现休克。

【影像学表现】

1.肾被膜下血肿　CT平扫肾被膜下血肿早期表现为与肾实质边缘紧密相连的新月形或双凸状高密度影，可致邻近肾实质受压和变形。增强检查，病变无强化。随诊检查，病灶密度逐渐减低并缩小。MRI较少应用。血肿形态同CT检查，信号强度则随血肿所处时期而异（图7-24）。

2.肾周血肿　CT平扫早期表现为肾脏周围的新月状高密度病变，范围较广，但限于肾筋膜囊内。常合并有肾被膜下血肿。增强检查血肿不强化。随诊检查，血肿密度逐渐减低。

3.肾挫伤　CT平扫为肾实质内高密度、混杂密度或低密度灶。增强检查病灶多无强化，表现为强化的肾实质内边界不清的片状低密度区。偶见对比剂血管外溢或由于肾集合系统损伤而致含对比剂的尿液进入病灶内。

4.肾撕裂伤　CT平扫表现为肾实质连续性中断，其间隔以血液和（或）外溢的尿液而呈不

规则带状高密度或低密度影。CT增强检查，撕裂的肾组织可发生强化，但若撕裂的肾组织完全离断，则不再有强化。肾撕裂伤常合并肾周血肿。

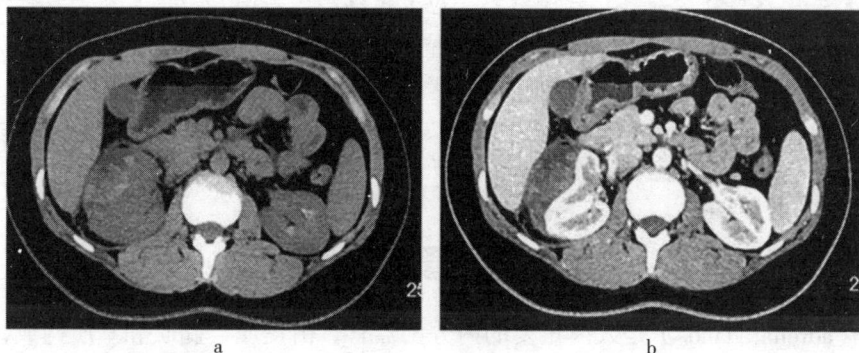

图7-24　右肾被膜下血肿

a.CT平扫，右肾实质边缘紧密相连的双凸状混杂密度影，邻近肾实质受压、变形；b.CT增强，血肿不强化

【诊断与鉴别诊断】

增强CT是肾损伤首选的检查方法。根据上述CT及临床表现可确定有无损伤及其类型和程度。应注意检查时，除观察肾脏损伤外，还需注意有无并存的其他脏器如肝、脾和胰的损伤，以利于全面了解损伤情况。

知识链接　　　　　　　　　　肾移植的术后影像

【疾病概要】

肾移植（renal transplantation）已成为慢性肾衰竭或晚期肾病的唯一有效治疗方法。影像学检查对于鉴别肾移植术后肾排异反应与移植并发症，以及判断其严重程度起重要作用，此外还用于供体肾的术前评价。影像学检查方法包括泌尿系造影、血管造影、核素显像、超声、CT和MRI。

【影像学表现】

（一）正常移植肾

静脉性肾盂造影能清楚显示移植肾的位置和肾影大小，并且肾盂肾盏形态保持正常；受体原位肾因肾功能不全常不显影。血管造影检查显示移植肾动脉主干通畅，肾动脉循环时间正常，肾实质显影良好，对比剂廓清速度正常。CT密度和MRI信号强度与正常肾相似。

（二）移植肾排异反应和术后并发症

异体移植肾失败的主要原因有两方面，即移植肾排异反应和术后并发症。

1.移植肾排异反应

（1）X线表现　　血管造影检查时，急性排异反应最常见的表现包括肾影增大、动脉管腔不规则狭窄和闭塞、动脉循环时间延长、皮质髓质连接处界面不清、肾实质显示不良或不显影和肾盂肾盏内无对比剂。

（2）CT表现　　急性排异时表现为肾体积突然增大、肾实质增厚、密度不均匀减低和皮质髓质交界处模糊。慢性排异时移植肾缩小。

2.移植肾术后并发症　　移植肾周围液体积聚常见，包括血肿、脓肿、尿液囊肿和淋巴囊肿。CT检查可发现移植肾周围液体，并可根据形态和密度值及增强表现鉴别其性质。MRI亦能清楚显示肾内或肾周液体，并可判断其性质。对于尿外渗和尿路梗阻，CT和MRI（MRU）可根据集合系统改变进行判断，必要时行逆行尿路造影检查，可发现尿外渗的确切部位。肾移植后肾血管狭窄的检查首选为超声，彩色多普勒血流显像可发现狭窄处，肾动脉造影可明确诊断，CTA和MRA则可无创性评估移植肾的血管并发症。

【诊断与鉴别诊断】

肾急性排异反应需要与移植肾术后并发症和急性肾小管坏死鉴别。肾移植后当患者出现发热、少尿或无尿及移植肾区痛等症状时，首先应考虑移植肾排异反应的可能。急性肾小管坏死（acute tubularnecrosis）的病因是肾移植前和移植时肾缺血时间延长，常见于尸体肾为供体的肾移植，治疗上仅需支持疗法，肾功能可恢复正常。肾急性排异反应与急性肾小管坏死在发病时间和表现上近似，鉴别诊断常存在困难。肾动脉造影对两者的鉴别有帮助，后者显示肾影无增大、动脉管腔通畅、循环时间稍延迟和肾皮质显影均匀。

第十节　肾上腺病变

肾上腺（adrenal glands）是人体重要的内分泌器官，由皮质、髓质和基质构成，双侧肾上腺位于腹膜后间隙，分别居于左右肾脏上极的前上方，周围为丰富的脂肪组织、外包被膜，与肾脏同位于肾筋膜囊内，相当于第一腰椎水平。

肾上腺的功能状态正常与否直接影响人体正常代谢和功能。肾上腺皮质产生和分泌醛固酮、皮质醇、雄激素和微量雌激素，髓质则产生儿茶酚胺。临床上肾上腺病变按其功能状态分为功能亢进性、功能低下性及非功能性；按起源分为皮质性和髓质性；还可分为良性和恶性。肾上腺功能性疾病通常由临床表现和实验室检查做出诊断，但定位诊断尚有赖于影像学检查；非功能性肾上腺病变往往于腹部影像学检查时偶尔发现。

一、肾上腺嗜铬细胞瘤

【疾病概要】

1.病理病因　肾上腺嗜铬细胞瘤（adrenal pheochromocytoma）是来源于肾上腺髓质的肿瘤。肿瘤通常较大，呈圆形，有完整包膜，血管丰富，易发生坏死、囊变和出血。嗜铬细胞瘤可发生在任何年龄，峰值年龄为20~40岁。现已明确，某些病变和家族易发生肾上腺嗜铬细胞瘤，这些病变包括多发性内分泌腺瘤病Ⅱ型、Ⅲ型（MENⅡ、MEAⅢ）、神经纤维瘤病、家族性嗜铬细胞瘤等。

2.临床表现　典型临床表现为阵发性高血压、头痛、心悸、多汗和皮肤苍白，发作数分钟后症状缓解。某些病人可表现为波动性或持续性高血压。化验检查，24小时尿中儿茶酚胺的代谢产物香草基扁桃酸（vanillylmandelic acid，VMA）明显升高。

【影像学表现】

1.CT表现　CT平扫表现为一侧肾上腺较大肿块，偶为双侧性肿块，呈圆形或椭圆形，直径多在3~5cm，但也可较大，甚至达10cm以上。较小肿瘤密度均匀，类似肾脏密度，较大者因陈旧性出血、坏死而密度不均，其内有单发或多发低密度区，甚至呈囊性表现。少数肿瘤可见中心或边缘点状或弧线状钙化。增强检查，肿瘤明显强化，出血、坏死或囊变区无强化（图7-25）。

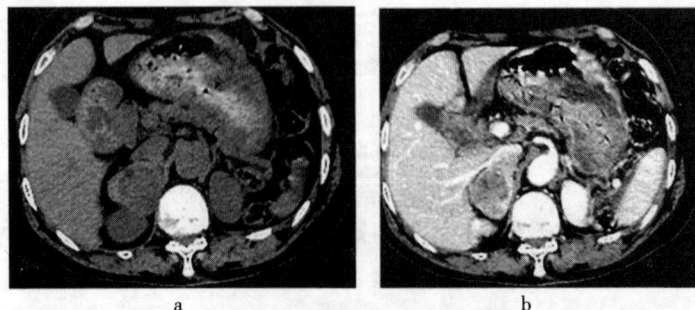

图7-25　肾上腺嗜铬细胞瘤

a.CT平扫，右侧肾上腺区类圆形肿块，内有低密度区；b.CT增强，肿块呈不均匀显著强化，其内低密度区未见强化

2.MRI表现 肿瘤在T_1WI上信号强度类似肌肉，T_2WI上为高信号，其内有坏死、囊变时，T_2WI信号更高。肿瘤内不含脂肪，因而在反相位成像时，其信号强度无减低。增强检查，肿瘤实体部分明显持续强化。

【**诊断与鉴别诊断**】

1.诊断要点 当临床和实验室检查都提示为嗜铬细胞瘤时，应先行肾上腺区CT检查，若CT或MRI检查发现单侧或双侧肾上腺较大类圆形肿块，密度均匀或不均匀，并有实体部分明显强化，结合临床症状和化验检查，做出准确定性诊断。

2.鉴别诊断 需与肾上腺腺瘤、肾上腺皮质癌和转移瘤鉴别，临床表现是主要鉴别点。若临床怀疑存在嗜铬细胞瘤，而肾上腺区影像检查无明显占位时，应向膈下至膀胱区进行搜索性扫描，若无异常发现，尚需扫描胸部、后纵隔及颅底，以发现肾上腺外嗜铬细胞瘤，其中MRI是较为敏感的方法。另外，若发现双侧肾上腺嗜铬细胞瘤时，需除外多发性内分泌腺肿瘤病Ⅱ型、多发性内分泌腺肿瘤病Ⅲ型、家族性嗜铬细胞瘤、神经纤维瘤病和von Hippel-Lindau病等，因这些病变易发生双侧肾上腺嗜铬细胞瘤，应进行相关部位和家族成员的相关影像学检查。

二、肾上腺非功能性腺瘤

【**疾病概要**】

1.病理病因 肾上腺非功能性腺瘤（nonfunctioning adrenal adenoma）常因其他原因行腹部B超、CT或MRI检查而意外被发现。病理上，腺瘤有完整被膜，瘤内富含脂质。临床上女性略多于男性，并随年龄增长而增加。

2.临床表现 临床表现、实验室检查多无异常。某些病变如高血压、糖尿病或肿瘤病人中，其发生率较高。

【**影像学表现**】

单侧肾上腺肿块，偶为双侧性，其形态、密度或信号强度均类似于肾上腺Cushing腺瘤（图7-26）。

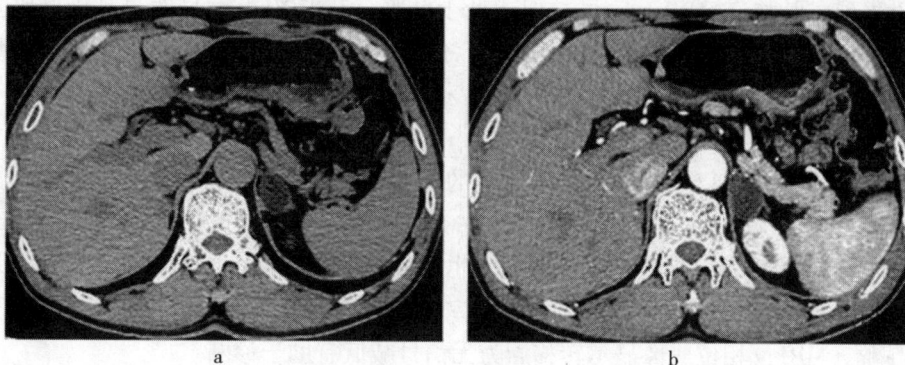

图7-26 肾上腺非功能腺瘤

a.CT平扫，左侧肾上腺水样密度肿块，边界清楚；b.CT增强：肿块轻度强化

【**诊断与鉴别诊断**】

肾上腺非功能性腺瘤的CT或MRI表现均无特异性，诊断时首先需结合临床和实验室检查，以除外肾上腺功能性腺瘤。其与Cushing腺瘤的不同之处在于非功能性者无同侧和对侧肾上腺萎缩性改变；另外，非功能性者直径多较大，可达5cm左右，甚至更大。肾上腺非功能性腺瘤还需重点与单侧肾上腺转移瘤相鉴别，两者的影像学表现相似，诊断困难。MRI梯度回波同、反相位检查有助于其鉴别诊断，即若肾上腺肿块在反相位成像上信号明显减低，可证实其内有脂类物质，此为腺瘤的特征性表现，能基本除外转移瘤或其他恶性肿瘤。

三、肾上腺转移瘤

【疾病概要】

1.病理病因　肾上腺转移瘤（adrenal metastasis）在临床上较常见，原发癌以肺癌和乳腺癌居多，其次为甲状腺癌、肾癌、胰腺癌、结肠癌、恶性黑色素瘤等。肾上腺转移开始发生部位为肾上腺髓质，而后累及皮质，但病人很少发生肾上腺皮质功能低下。肿瘤常为双侧性，也可为单侧性，可合并或不合并其他部位转移。

2.临床表现　临床症状和体征主要为原发瘤表现。

【影像学表现】

1.CT表现　双侧或单侧肾上腺肿块，呈卵圆形或分叶状，直径2~5cm多见，也可较大或小于1cm。较小肿瘤密度均匀，类似肾脏密度，较大肿块内有坏死性低密度区。增强检查，肿块呈均匀或不均匀强化，其内低密度区无强化（图7-27）。

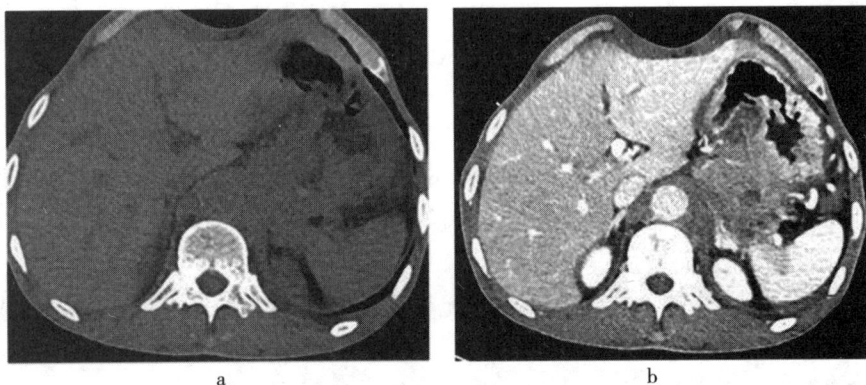

图7-27　肾上腺转移瘤（胃癌转移）

a.CT平扫，左侧肾上腺区可见类圆形软组织密度肿块；b.CT增强，左侧肾上腺区肿块明显均匀强化

2.MRI表现　肿块在T_1WI上信号类似或低于肝脏，在T_2WI上信号明显高于肝脏。其内有坏死时，在T_1WI和T_2WI上表现为更长T_1、长T_2信号。化学位移反相位图像上，因肿块不含脂质，信号强度与同相位成像比较无减弱。增强表现与CT增强相似，持续时间长。

【诊断与鉴别诊断】

1.双侧肾上腺肿块　已明确患有恶性肿瘤的患者，尤其有其他部位转移时，应考虑为肾上腺转移瘤。

2.双侧肾上腺肿块，但未查出原发肿瘤，也无其他部位转移　应与其他双侧性肿块如肾上腺结核、嗜铬细胞瘤等鉴别，根据临床和实验室检查可除外大多数病变，需鉴别的仅为双侧性非功能性腺瘤，MRI反相位成像显示转移瘤为无信号减低有助于诊断。

3.只发现单侧肾上腺肿块　MRI检查有助于和常见肾上腺非功能性腺瘤鉴别，但仍不能与其他非功能性肿瘤如皮质癌、神经节瘤等鉴别，需定期随诊检查或穿刺活检以明确诊断。

四、肾上腺囊肿

【疾病概要】

1.病理病因　肾上腺囊肿（adrenal cyst）少见，占肾上腺非功能性病变的2%~4%。病变通常为单侧性，极少为双侧性。病理上，以淋巴管瘤样囊肿最常见，占45%；其次为出血液化所致的假性囊肿，占40%；其他类型如胚胎畸形和寄生虫性囊肿较少见。

2.临床表现　多数肾上腺囊肿无症状，但较大囊肿可致腹块或由于压迫肾动脉而发生高血压。

【影像学表现】

1.CT表现　肾上腺类圆形或椭圆形肿块，呈均匀水样密度，边缘光滑、锐利，壁薄而均一。少数囊肿边缘可见弧线状钙化。囊肿较大者同侧肾上腺多难以识别。增强检查，病变无强化。

2.MRI表现　呈典型囊性表现，即T_1WI上为均匀低信号，T_2WI上为极高信号。增强检查同CT（图7-28）。

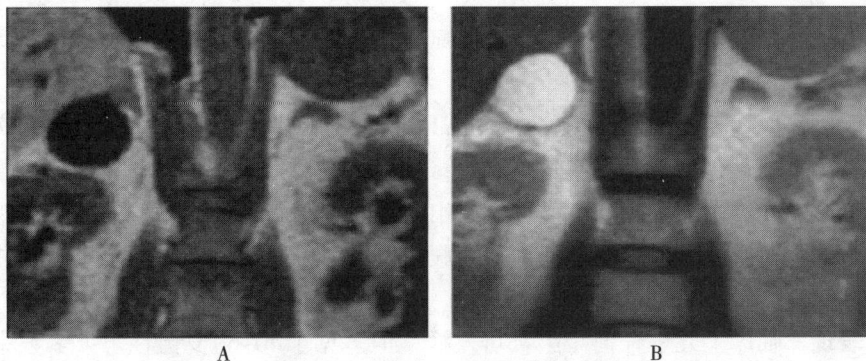

图7-28　肾上腺囊肿MRI表现

A.T_1WI图像；B.T_2WI图像

【诊断与鉴别诊断】

肾上腺囊肿的CT或MRI表现多具特征性，若肿块呈均匀水样密度或信号，壁薄，边缘光滑、锐利，无强化，可做出诊断。需要与肾上腺腺瘤鉴别，因其也可呈水样密度，然而肾上腺腺瘤增强CT或MRI检查可有强化，且MRI梯度回波同、反相位检查有相应的信号特征。还需与囊变、坏死的嗜铬细胞瘤或转移瘤鉴别，囊变、坏死的肿瘤壁明显厚于囊肿的壁，且厚度不一，增强检查有强化。

第十一节　腹膜后病变

腹膜后间隙位于后腹部，是壁腹膜与腹横筋膜之间的间隙及其内解剖结构的总称，上达膈下，下至盆腔入口，除疏松结缔组织脂肪、淋巴以及神经组织外，还包括很多重要的器官和结构。根据肾筋膜前后两层，即肾前筋膜和肾后筋膜以及两者在升、降结肠后融合形成的侧椎筋膜，将腹膜后间隙分为三个间隙，即前肾旁间隙、肾周间隙及后肾旁间隙。

腹膜后间隙以软组织为主，炎症、外伤、肿瘤等疾病可使肾周脂肪发生变化，通常表现为增宽、密度增加、边缘模糊等改变，以及病变局部密度的增加。CT和MRI是腹膜后间隙疾病检查的主要手段。CT平扫时，应用较宽的窗技术，在腹膜后低密度脂肪的对比下，即可显示肾前和肾后筋膜，表现为纤细的软组织密度线影。腹膜后间隙内占位病变，可将其所处间隙撑开，并使相邻脏器受压、移位，从而产生一些特定的影像学表现；右侧前肾旁间隙病变，可使居于前方的升结肠、十二指肠降段产生向前移位；左侧前肾旁间隙病变可将胰体、尾推向右前方（病变处于胰后方）或右后方（病变处于胰前方）；肾周间隙病变可使肾脏受压、推移，肾轴发生旋转。炎症、外伤等病变可使腹膜后间隙内的脂肪组织被病变所致的水肿、蜂窝织炎、液化、坏死、出血、血肿等所取代，从而产生一系列的CT表现。若病变区内有气体存在（来源于前肾旁间隙内的十二指肠、结肠穿孔或腹膜后间隙产气细菌感染），可显示腹膜后间隙积气征。肿瘤性病变则依其组织类型和大体病理改变而表现为腹膜后不同密度的肿块影。

腹膜后间隙解剖结构的MRI横断面图像与CT基本相似，所不同的是MRI以信号强度作为图像灰度的基础。腹膜后间隙的异常MRI表现主要是病变产生的信号强度变化及邻近器官的

PPT

改变。例如，血肿可造成腹膜后信号发生改变，并随血肿的期龄而发生有规律的衍变。此外，MRI有着良好的组织分辨力，可以对脂肪、纤维化、坏死等病变进行诊断。如脂肪瘤时可表现为短T_1、长T_2高信号，脂肪抑制序列则变为低信号；纤维化时一般为长T_1、长T_2信号，少数呈长T_1、短T_2信号；坏死可呈不规则的长T_1、长T_2信号影；脓肿多呈等或长T_1、长T_2信号影。MRI可以通过多平面成像来反映腹膜后间隙病变对其邻近器官所产生的压迫、推移等改变。同时，MRI还可以显示出腹膜后大血管的扩张、迂曲或狭窄及血管流空信号的改变。

一、腹膜后纤维化

【疾病概要】

1.病理病因　腹膜后纤维化（retroperitoneal fibrosis，RPF）是一种不常见的疾病。其病因不明，约70%为特发性，可能与自身免疫有关；或与某些药物如甲基麦角类药物，某些感染如结核、梅毒，原发和转移瘤、主动脉瘤外伤、出血以及放疗、外科手术等有关。组织学上由纤维细胞、炎症细胞及胶原组成，病理特征是沿腹膜后间隙的后部有纤维组织增殖，并包绕大血管和输尿管，使其受压狭窄，产生梗阻。

2.临床表现　临床上几乎任何年龄都可发病，但多见于40~60岁男性。大多数患者无明显症状，有的可以表现为非特异性腰、背部痛和体重下降。当病变累及输尿管时，产生尿路梗阻症状，直肠、乙状结肠发生狭窄则有排便障碍。少数病例由于下腔静脉受累导致下肢水肿或深静脉血栓形成。

【影像学表现】

仅叙述所谓特发性腹膜后纤维化表现。

1.X线表现　尿路造影显示单侧或双侧肾积水，上段输尿管不同程度、不同范围的狭窄，下段输尿管则变细并内移。钡灌肠检查可发现直肠和乙状结肠狭窄。

2.CT表现　多无特异性，视所累及的部位、范围及病变的形态、大小的不同而各异。病变局限在中线及脊柱旁区，多位于肾水平下方，并可向下扩展达髂总动脉水平。病变常呈片状、板状或边界清楚的软组织密度肿块，包绕腹主动脉、下腔静脉和输尿管，以致腹主动脉、下腔静脉、髂总动脉显示不清。增强检查，病变强化的程度与其活动性有关，活动期病变由于含有丰富的毛细血管网而有明显强化，静止期则强化不明显；腹主动脉和下腔静脉能清楚显示，可有受压表现，但通常无明显向前移位（图7-29）。CT检查还可发现肾盂及上段输尿管积水和下段输尿管狭窄移位表现。

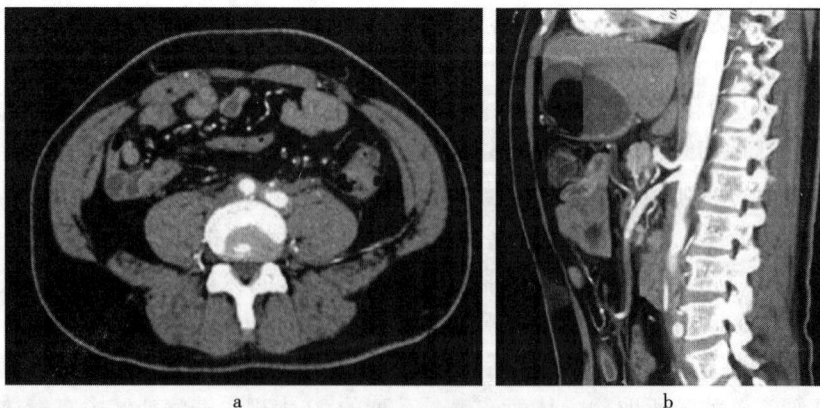

图7-29　腹膜后纤维化CT表现

a.CT增强横断面；b.CT增强矢状面

3.MRI表现　腹膜后纤维化的MRI诊断略优于CT，其形态学表现类似CT检查所见。T_1WI上，病变的信号强度类似腰大肌。T_2WI上可与腰大肌信号相同或呈较高信号，前者反映病变处于静止期，系胶原形成所致，具有一定特征性；后者则说明病变在活动期。增强检查，病变发生明显或不明显强化。不用对比剂，MRI检查即能显示腹部大血管受累范围及变窄程度。

【诊断与鉴别诊断】

根据腹膜后纤维化的发病部位、范围、无明显的临床症状及上述影像学表现，不难做出诊断。诊断时，本病需与具有融合表现的淋巴瘤或转移瘤鉴别，前者常造成腹主动脉明显前移，后者可查出原发肿瘤表现，且增强CT和MRI检查两者的强化程度均不及活动期的腹膜后纤维化，有助于其鉴别。此外，相关临床表现的差异对病变鉴别也有很大帮助。

二、腹膜后肿瘤

【疾病概要】

1.病理病因　腹膜后肿瘤（tumor of reroperionenal space）包括原发腹膜后肿瘤和转移瘤。前者指来自腹膜后间隙间质内的脂肪、肌肉、纤维、淋巴、神经等组织的肿瘤，但不包括腹膜后各器官所发生的肿瘤。后者指来源于腹膜后间隙以外全身不同器官和组织的肿瘤，并以腹内脏器的原发肿瘤及睾丸肿瘤较常见。

原发性腹膜后肿瘤（primary retroperitoneal neoplasm，PRN）是指除后腹膜固有器官（如胰腺、肾脏、肾上腺等）以外，起源于腹膜后组织的原发肿瘤，以间叶组织肿瘤多见，其他有神经源性、血管源性、生殖细胞源性、上皮残余组织源性等。原发腹膜后肿瘤少见，占全身肿瘤的0.01%~0.3%，但种类繁多，其中绝大多数为恶性，占85%左右，以肉瘤多见。腹膜后良性肿瘤，主要为脂肪瘤、平滑肌瘤、良性畸胎瘤、异位嗜铬细胞瘤、神经纤维瘤、神经鞘瘤和淋巴管瘤等。

2.临床表现　临床表现缺乏特异性，肿瘤较小时，一般无明显症状。仅当病变增大到一定程度而影响邻近器官才会出现相应症状，如腰背部胀痛或胁腹部不适伴腹部包块。

【影像学表现】

1.X线表现　腹膜后肿瘤较大时可出现占位病变征象，相邻器官明显受压移位。X线平片、胃肠道造影和尿路造影检查可显示这种改变。另外，平片检查可显示软组织密度肿块影，还可发现某些恶性肿瘤造成脊椎骨质破坏。

2.CT表现　首先CT检查可以明确肿瘤所处腹膜后间隙的解剖部位、范围及大小。原发腹膜后恶性肿瘤常呈后腹部巨大肿块，根据腹膜后间院内脏器的移位以及病变与筋膜的关系，不难判断其为腹膜后肿块及其所处的解剖间隙。其次，CT检查还有可能判断肿瘤的病理结构及类型。平扫检查，肿块密度常常不均，其内可有坏死囊变所致的低密度区。某些肿瘤具有一定特征，例如脂肪肉瘤依其表现可分为实体型、假囊肿型和混合型。肿瘤常呈侵袭性生长，其中混合型者表现为不均匀密度并含有脂肪性低密度灶（图7-30）；平滑肌肉瘤易发生坏死、囊变，其内有广泛而不规则的水样低密度灶，甚至呈囊性表现；神经母细胞瘤内常有斑点状钙化，并易发生在婴幼儿或儿童。其余恶性肿瘤缺乏明显特征。增强检查腹膜后恶性肿瘤多呈不均一强化。此外，CT检查还可发现局部淋巴结和（或）肝肺、骨等部位转移。

3.MRI表现　MRI检查主要通过不同序列或脂肪抑制技术，可以获得肿瘤组织结构的更多信息。其中分化良好的脂肪肉瘤呈混杂信号肿块，内有短T_1高信号和长T_2高信号灶，且在T_1WI和T_2WI上与皮下脂肪信号强度类似，应用脂肪抑制技术，这种高信号灶的信号强度明显减低，提示为脂肪组织。平滑肌肉瘤的发生率仅次于脂肪肉瘤，MRI检查显示肿瘤富有侵袭性，易侵犯下腔静脉，肿块信号不均，T_1WI上以低至中等信号为主，T_2WI上以中至高信号为主，坏死区则在T_2WI上呈非常高的信号。纤维组织细胞肉瘤在T_2WI上呈较高信号，其内既无脂肪性信号灶，也无坏死造成的局灶性长T_1和长T_2信号灶，增强检查发生强化。其他恶性肿瘤少有特征，常呈混杂信号肿块，增强检查表现为不均匀强化。

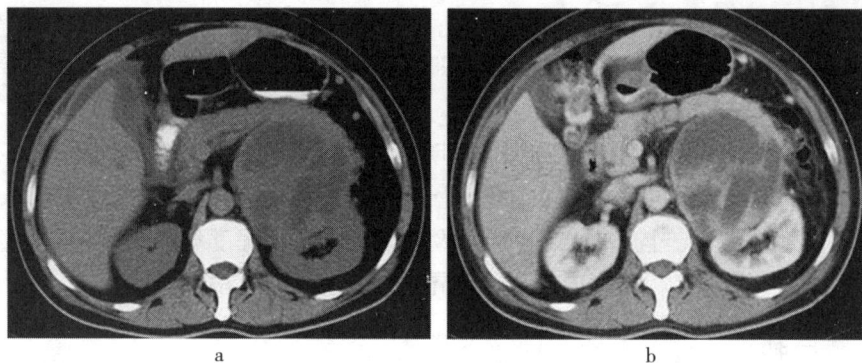

图7-30　腹膜后恶性肿瘤CT表现

a.CT平扫，后腹膜腔内可见一囊实性肿块，内部密度不均，边界较清；
b.增强动脉期，后病灶实性部分及分隔强化，低密度区强化不明显

【诊断与鉴别诊断】

部分原发腹膜后恶性肿瘤有一定的影像学特征，有可能做出定性诊断。腹膜后较大的肿块常是这些肿瘤的共同表现，当发现肿块浸润周围结构，包绕大血管和（或）发现转移灶时，则可确定为恶性肿瘤。其中某些肿瘤，如分化良好的脂肪肉瘤、平滑肌肉瘤有可能根据上述影像学表现提示诊断。神经母细胞瘤易发生钙化，并可为CT检查显示，结合患者为婴幼儿或儿童，也常能做出诊断。其余腹膜后恶性肿瘤影像学表现多缺乏特征，难以确定性质，甚至当肿瘤较小且无明确转移和浸润表现时，难与腹膜后良性肿瘤鉴别。

案例讨论

案例　患者，男，83岁。肉眼血尿1周。CT检查如图。

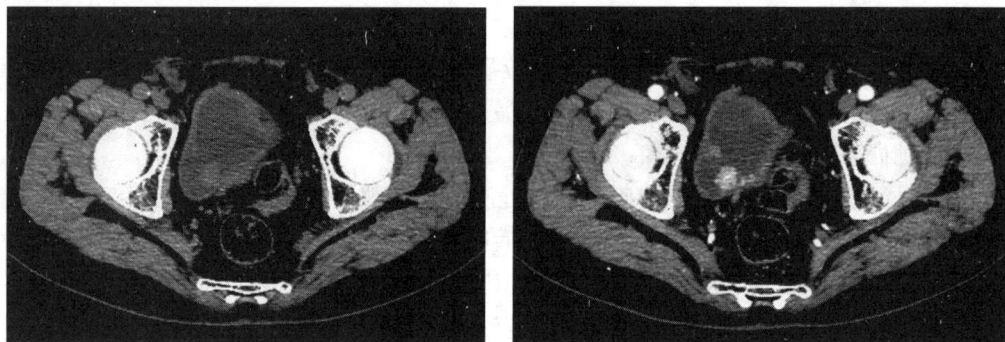

讨论　1.请叙述检查方法和部位。

　　　 2.请描述影像学表现。

　　　 3.该患者的诊断和鉴别诊断是什么？

本章小结

泌尿系统、肾上腺与腹膜后间隙多为软组织器官，从上往下、从后向前空间位置跨度较大，受其他腹部脏器遮挡以及肠气干扰，针对不同部位、不同病变优选影像检查技术是提高诊断效率的重要手段。

X平片（KUB）能显示肾轮廓、大小、位置，腰大肌阴影，在腹内脂肪间隙的衬托下，肾脏、膀胱等有包膜的器官轮廓显示清晰，X平片检查适用于观察钙化灶、不透光的结石。排泄性尿路造影、逆行肾盂造影、尿道造影显示肾盂、输尿管、膀胱至尿道的形态，有无扩张、外形不规则、推移、压迫和充盈缺损等。还可利用造影检查分析肾功能情况或排尿功能。诊断

时，要注意泌尿系统梗阻与泌尿系统外占位病变压迫的鉴别。泌尿系统炎症感染也可引起管腔狭窄，肾结核疾病可蔓延至其他泌尿系统器官，其影像呈钙化、团块影、脓肿、空洞等不同表现，累及输尿管时呈"串珠样"改变。肾动脉造影（DSA）可显示双肾动脉、腹主动脉及其分支，是诊断肾血管病变的金标准。分别插管两侧肾动脉行选择性肾动脉造影，能更清晰显示肾血管形态，适用于肾血管疾病、肾实质肿瘤诊断和介入治疗。

CT检查适用于肾实质性和囊性疾病的鉴别诊断，确定肾损伤范围和程度，确定肾、膀胱、前列腺癌的分期及诊断肾上腺肿瘤。螺旋CT三维图像重组技术对先天性疾病诊断具有重要意义。MRI通过三个切面观察图像，对男性泌尿生殖系肿瘤的诊断和分期、肾囊肿内容性质鉴别提供可靠的依据。泌尿系统发育异常通常还合并功能异常，单侧肾脏缺如或发育不良，通常会导致对称性的代偿性增大。异位肾、游走肾可下移至腹腔或盆腔高度，可扩大扫查范围，注意与腹腔内实性占位性病变相鉴别。重复肾常伴有血供、集合系统和输尿管的重复畸形，可通过超声多普勒、DSA和排泄性尿路造影进行诊断。肾肿瘤、肾囊肿、肾外伤是导致肾脏形态改变的重要原因。输尿管有三个生理性狭窄，是结石容易嵌顿和停留的位置，因结石导致输尿管堵塞，常伴有血尿，被阻塞的输尿管在排泄性尿路造影检查时，梗阻下段输尿管不显示，梗阻以上输尿管或肾盂积水、扩张。膀胱充盈时，膀胱壁厚度大于3mm是诊断膀胱壁增厚的标准，膀胱炎常导致膀胱壁均匀增厚，慢性炎症则导致膀胱壁收缩功能降低，膀胱萎缩。膀胱壁局限性增厚、偏心性生长常见于膀胱肿瘤，膀胱三角是结核与膀胱肿瘤后发的部位。恶性膀胱肿瘤常表现为基底部较宽，血供丰富，边缘呈乳头状、菜花状或者凹凸不平。鉴别膀胱肿瘤与膀胱结石的重要方法是改变体位，膀胱结石有"滚动"的征象。

肾上腺肿块多为单侧性，双侧性多见于肾上腺转移瘤，也可见于肾上腺结核（干酪化期）、皮质腺瘤和嗜铬细胞瘤等。通常良性功能性肿瘤较小，而非功能性肿瘤和恶性肿瘤通常较大，肾上腺嗜铬细胞瘤、皮质癌、神经母细胞瘤、转移瘤或肾上腺结核（干酪化期）等均可呈混杂密度肿块，中心有不规则坏死、囊变低密度区。双侧肾上腺弥漫性增大，肾上腺密度、外形正常，常为肾上腺增生表现。双侧肾上腺变小即侧肢变细、形态正常，代表肾上腺萎缩，主要见于特发性肾上腺萎缩和垂体下丘脑病变，也可见于Cushing腺瘤同侧肾上腺的残部和对侧肾上腺。增强后，肾上腺囊肿不强化，肾上腺腺瘤轻度强化，肾上腺皮质癌、转移瘤、嗜铬细胞瘤等呈不规则强化。

习　题

一、单项单选题

1.正常肾脊角的范围为（　　）。

A.5°~15°　　　　　　B.15°~25°　　　　　C.25°~35°　　　　　D.35°~45°　　　　　E.45°~55°

2.肾脏有三层被膜，自外向内依次是（　　）。

A.肾纤维膜、肾脂肪囊、肾筋膜　　　　B.肾筋膜、肾纤维膜、肾脂肪囊

C.肾脂肪囊、肾纤维膜、肾筋膜　　　　D.肾筋膜、肾脂肪囊、肾纤维膜

E.肾纤维膜、肾筋膜、肾脂肪囊

3.输尿管生理狭窄区中最窄的部位位于（　　）。

A.肾盂起始部　　　　　　　　　B.输尿管起始部

C.平髂动脉处　　　　　　　　　D.跨过骨盆入口处

E.膀胱入口处

4.关于肾脏位置变化，说法错误的是（　　）。

A.立、卧位变换体位上下移动1~5cm　　　　　　B.深呼吸时上下移动1~5cm

习题

C.左、右侧卧位变换体位时左右移动1~5cm
D.女性肾脏比男性低半个椎体

E.新生儿肾下极可达髂嵴水平

5.肾窦的组成包含（　　）。

A.肾盏、肾盂
B.肾盏、肾盂、肾血管

C.肾血管及脂肪
D.肾盏、肾盂、肾血管和脂肪

E.肾周脂肪

6.关于肾上腺CT检查，下列错误的是（　　）。

A.肾上腺周围有丰富的低密度脂肪组织因而能够清楚显示

B.肾上腺位于肾上极前内方

C.肾上腺呈软组织密度

D.增强检查正常肾上腺不强化

E.右肾上腺呈斜线状，倒"V"或倒"Y"形

7.关于肾血管平滑肌脂肪瘤的MRI表现，错误的是（　　）。

A.肿块内有脂肪信号即可诊断为错构瘤

B.肿块内脂肪成分T_1WI为低信号，T_2WI为高信号

C.增强扫描，肿块可以有不均匀性强化

D.肿块可以有出血，为长T_1WI、长T_2WI信号

E.CT扫描能发现肿块内脂肪组织

8.关于肾上腺疾病，下列叙述错误的是（　　）。

A.肾上腺皮质癌，肿块常大于5cm，肿块内密度多不均匀，易发生囊变、坏死和出血

B.肾上腺腺瘤肿块多较小，多为1~3cm，增强呈轻度强化

C.肾上腺转移癌可为单侧或双侧，MRI表现其信号在T_1WI和T_2WI均与肝脏基本相似

D.嗜铬细胞瘤，可为单侧或异位，CT扫描其密度不均匀，增强有明显强化

E.Cushing综合征可由肾上腺增生、肾上腺腺瘤和肾上腺皮质癌引起

9.下列关于肾盂癌的描述，说法错误的是（　　）。

A.平扫肾窦内不规则软组织密度肿物
B.肿物周围常有肾窦脂肪包绕

C.侵入肾实质，局部呈低密度肿块
D.以增强扫描常掩盖肾盂内肿物

E.需除外肾盂内阴性结石及凝血块

10.关于肾癌CT增强扫描的描述，错误的是（　　）。

A.有助于明确病变存在

B.有助于确定病变范围

C.有助于与其他占位病变鉴别

D.有助于发现肾静脉和腔静脉癌栓

E.皮质期未发现明显病变可除外肿瘤

二、简答题

1.简述肾上腺腺瘤的CT表现。

2.简述静脉尿路造影一侧肾脏不显影的常见原因。

3.简述先天性肾脏畸形常见类型。

（濮宏积　李彦娴）

第八章 生殖系统与乳腺

知识目标

1.**掌握** 前列腺癌、女性生殖系统肿瘤和乳腺疾病的影像学表现。

2.**熟悉** 生殖系统各组织器官CT、MRI的影像诊断基本原则与步骤；乳腺钼靶X线片的正常影像学表现。

3.**了解** 生殖系统与乳腺MRI检查的基本要点及正常影像学表现。

技能目标

1.**学会** 生殖系统影像检查方法的选择和综合应用；常见疾病影像学诊断。

2.**具备** 生殖系统与乳腺常见疾病的诊断思维和鉴别能力。

生殖系统分为男性生殖系统和女性生殖系统，男性生殖系统常见病变是前列腺增生和前列腺癌，其次是睾丸肿瘤和精囊病变。女性生殖系统常见病变是炎症、肿瘤和先天性畸形。

第一节 男性生殖系统

一、影像检查方法

影像检查技术在不同器官组织的应用价值不同。

（一）X线检查

对前列腺和精囊腺疾病的诊断无价值。

（二）CT检查

1.CT平扫 在空腹状态下，检查前口服水或1%泛影葡胺800~1000ml，充盈和识别盆腔肠管，并且在膀胱充盈状态下进行检查。常规行盆腔横断面扫描，层厚为10mm或5mm。

2.增强扫描 在平扫后进行，方法是从静脉内快速注入对比剂后，即对病变区进行扫描。用于鉴别盆腔内血管影与肿大淋巴结，有利于发现病变，并且对病变的定性诊断有较大帮助。

（三）MRI检查

MRI检查能够清楚地显示前列腺外周带与中央带、前列腺周围的脂肪与静脉丛等。对前列腺增生肥大、前列腺癌的诊断及鉴别诊断，有较高的敏感性及准确率。

1.平扫 常规行SE序列T_1WI和T_2WI检查，常选用体部相控阵线圈，联合应用直肠内线圈可提高图像质量，层厚5mm，间隔1mm。

2.增强扫描 平扫时发现病变，常需进行增强扫描。在静脉内快速注入顺磁性对比剂Gd-DTPA后对病变区进行脂肪抑制前后的T_1WI增强扫描。

3.磁共振波谱成像（^{1}H-MRS） ^{1}H-MRS检查可分析前列腺病变内枸橼酸盐（citrate，Cit）、胆碱复合物（choline，Cho）和肌酸（creatine，Cre）等代谢物浓度的变化及代谢特征。

4.磁共振功能成像（fMRI） 目前常用于前列腺疾病的fMRI包括扩散加权成像（DWI）和灌注加权成像（PWI）。

（四）各种检查方法的优选

MRI是男性生殖系统最有诊断价值的检查技术。MRI在前列腺疾病检查中具有很大的优越性，能够清晰显示前列腺各区、带的解剖结构，有利于前列腺疾病检出，并能确定病变范围及

分期；磁共振波谱成像（¹H–MRS）和扩散加权成像（DWI）对前列腺癌诊断敏感性和特异性较高，对疗效评价及治疗后复发的判断也均有较高价值。MRI可清晰、确切地显示精囊和阴囊内结构，对精囊疾病和睾丸肿瘤的检出和诊断有重要价值。

二、正常影像学表现

男性生殖系统影像主要以CT、MRI为主。

（一）CT表现

1.前列腺　紧邻膀胱下缘，横断面呈圆形或椭圆形软组织密度影，边缘光整，大小随年龄增长而增大。年轻人前列腺平均上下径为3cm，前后径为2.3cm，横径为3.1cm。老年人上下径为5cm，前后径为4.3cm，横径为4.8cm。

2.精囊腺　位于膀胱底后方，呈"八"字状对称的软组织密度影，边缘常呈小的分叶状。两侧精囊于中线部汇合。精囊前缘与膀胱后壁之间为三角形低密度脂肪间隙，称为膀胱精囊角。仰卧位时，此角约30°；俯卧位时精囊紧贴膀胱，此角消失。因此在判断膀胱或前列腺肿瘤有无侵及精囊时，需仰卧位扫描观察此角是否存在与对称。

（二）正常MRI表现

1.前列腺　在T_1WI上呈均一低信号，强度类似肌肉信号，前列腺周围是高信号的脂肪组织，可见蜿蜒状低信号的静脉丛。T_2WI上自内向外前列腺各区因组织结构和含水量不同而分辨。前列腺的外周带比中央带和移行带的腺体多、间质成分少，因腺体含水量多，所以移行带和中央带呈低信号，外周带为较高信号（图8-1）。前列腺周围低信号环影，代表前列腺被膜。¹H–MRS示枸橼酸盐（Cit）峰值较高，胆碱复合物（Cho）和肌酸（Cre）峰值较低。

2.精囊　位于前列腺后上方和膀胱后方，由卷曲的细管构成，内含液体，T_1WI上呈均一低信号，T_2WI上呈高信号，其壁呈低信号。

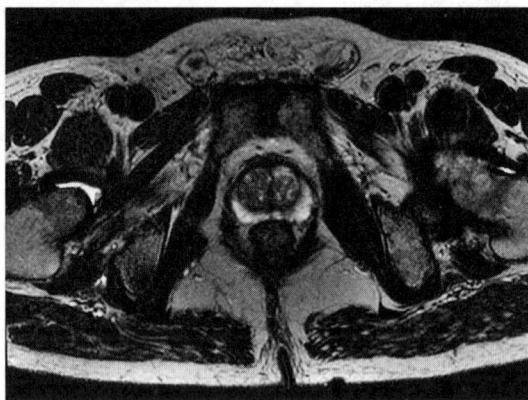

图8-1　正常前列腺MRI表现

三、异常影像学表现

（一）CT表现

1.前列腺

（1）体积增大　是最常见的异常征象，表现前列腺横径超过5cm或在耻骨联合上方2cm层面仍可显示前列腺。增大可为对称性和非对称性。前者最常见于良性前列腺增生，但难以与局限于腺体内的前列腺癌鉴别，后者常见于前列腺癌。

（2）形态异常　前列腺呈分叶状，表现常伴有腺体增大，多为前列腺癌。

（3）密度异常　前列腺内低密度灶见于脓肿、囊肿或肿瘤坏死灶，前列腺内高密度钙化常为腺体内钙化。动态增强检查，前列腺内有异常强化灶可能为脓肿或肿瘤。

2.精囊

（1）大小异常　两侧精囊对称性增大通常为液体滞留所致。一侧精囊增大可为囊肿脓肿或肿瘤等。

（2）形态异常　精囊角消失是常见的异常征象，膀胱癌或前列腺癌时，这一征象意味肿瘤已侵犯精囊。另一常见形态异常为精囊局部占位。

（3）密度异常　精囊肿块呈低密度影，为精囊囊肿或脓肿；而肿块呈软组织密度并有强化时，常为精囊肿瘤。

（二）MRI表现

1.前列腺

（1）大小及形态异常　其影像学表现和意义同CT检查。

（2）信号异常　①T_2WI上，周围带内有低信号灶，常提示为前列腺癌，但也可能为良性病变，例如慢性前列腺炎、肉芽肿性病变和活检后出血。当移行带增大并以多发不均匀高信号结节为主时，提示为以腺体为主的良性前列腺增生；若以中等信号为主，则提示以基质为主的良性前列腺增生（图8-2）。②DWI上，前列腺内明显高信号结节提示为前列腺癌，其ADC值低于周围前列腺组织，为肿瘤内水分子扩散运动受限所致。③^{1}H-MRS表现，良性前列腺增生的移行带Cit峰明显升高，Cho峰和Cre峰变化不大，Cit/Cho比值增高；前列腺病变区Cit峰明显下降和（或）（Cho+Cre）/Cit的比值显著增高，均提示为前列腺癌。④磁共振动态增强成像（DCE-MRI）时前列腺癌常显示早期强化。

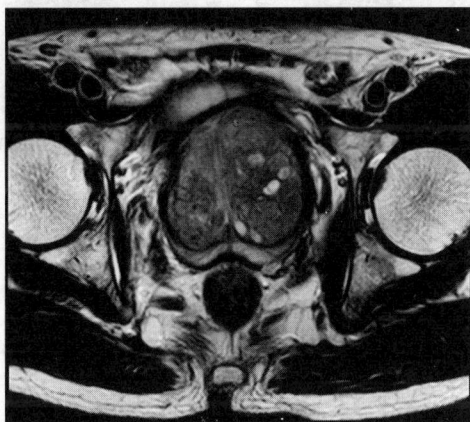

图8-2　前列腺增生MRI表现

T_2WI上，前列腺中央带和移行带体积增大、信号不均

2.精囊

（1）大小和形态异常　其影像学表现和意义同CT检查。

（2）信号异常　精囊肿块呈水样T_1WI低信号和T_2WI高信号时，提示精囊囊肿。若精囊肿块与前列腺肿块相连并均呈T_2WI低信号时，提示前列腺癌已侵犯精囊。

第二节　男性生殖系统病变

一、前列腺增生

【疾病概要】

1.病理病因　良性前列腺增生（benign prostatic hyperplasia，BHP）是老年人常见的病变，60岁以上发生率高达75%。前列腺增生主要发生在移行带，增生的前列腺由腺体、平滑肌和间质组成，增生不均匀呈结节状。增生的早期结节可由疏松的纤维组织和平滑肌组成，以后出

现纤维、腺体及平滑肌增生性结节，可有钙化的小结节。增生的前列腺表面光滑，呈结节状，质韧有弹性。当增大的前列腺使尿道前列腺段受压弯曲、变窄，可引起下尿路梗阻。

2.临床表现　主要表现为尿频、尿急、夜尿、排尿困难及尿潴留。

【影像学表现】

1.X线表现　平片诊断价值不大。膀胱造影时可见膀胱底部抬高，有压迹。膀胱充气造影时，显示突入膀胱的软组织密度影。

2.CT表现　正常前列腺上界一般低于耻骨联合上缘。如增大的前列腺上缘超过耻骨联合上方2cm或更高层面可见前列腺，密度均匀，其内可有钙化灶代表结石，常突入膀胱底部，采用冠状位扫描或冠状位图像重组，可见突入膀胱内的部分呈宽基底，与增大的前列腺相连，膀胱壁受压向上推移，界限清楚。

3.MRI表现　前列腺增生多表现为中央带和移行带均匀性增大。增生的前列腺在T_1WI上为均匀低信号，T_2WI上呈均匀或不均匀的高、低相间的混杂信号（图8-3）。增生的结节周围常可见一环形低信号假包膜，外周带仍为高信号，并显示受压变薄。MRS检查，增生的移行带常由于腺体增生Cit峰明显升高，Cho峰和Cre变化不明显。

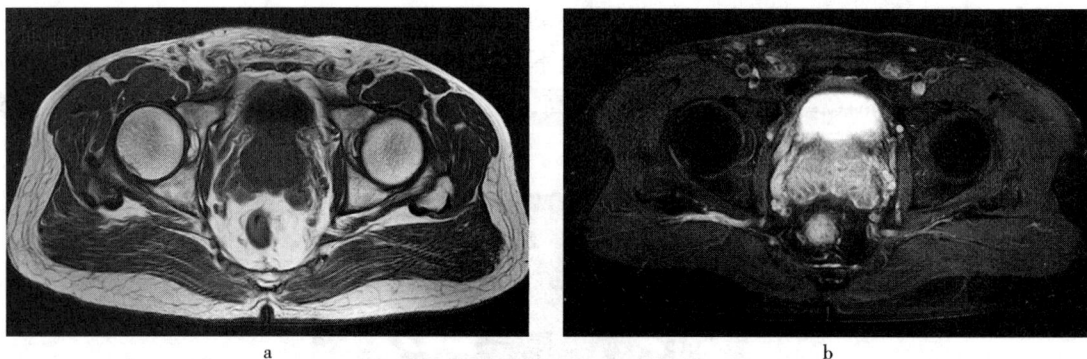

图8-3　正常前列腺MRI表现

a.T_1WI　b.T_2WI

T_1WI上为均匀低信号，T_2WI上呈均匀或不均匀的高、低相间的混杂信号

【诊断与鉴别诊断】

良性前列腺增生主要需与前列腺癌鉴别。良性前列腺增生，CT和MRI检查均可发现前列腺均匀对称性增大。MRI检查T_2WI上增大前列腺的周围带受压变薄而信号正常，是良性前列腺增生的主要诊断依据。

前列腺癌多发生在外周带，表现为局部不规则分叶状增大，T_2WI上呈低信号，DWI呈明显高信号，^1H-MRS显示病变区Cit峰值明显下降和（或）（Cho+Cre）/Cit比值明显增高，血清前列腺特异性抗原（PSA）水平增高。

二、前列腺癌

【疾病概要】

1.病理病因　前列腺癌（prostate cancer）是男性生殖系统较常见的恶性肿瘤，多发于老年男性。我国前列腺癌的发病率较低，但是近年来在逐渐增高。前列腺癌约70%发生在前列腺外周带的腺体，多数起源于被膜下的周边部。肿瘤质硬，瘤体多呈结节状，边界不清。腺癌占95%以上，其余为黏液癌、移行细胞癌或鳞状细胞癌。前列腺癌早期可浸润包膜，晚期突破包膜侵犯前列腺周围脂肪、精囊和邻近结构如膀胱、尿道，也可发生淋巴和血行转移。

2.临床表现　早期临床表现类似良性前列腺增生，即排尿困难、局部尿道受压引起排尿困难；晚期则出现血尿及局部疼痛等。肛指检查可触及前列腺硬结，表面不规则。实验室检查前列腺特异性抗原（PSA）显著增高。

【影像学表现】

1.CT表现 早期限于前列腺被膜内时，可表现为前列腺外形不对称性增大，前列腺内可见密度稍低的癌结节或密度不均匀。由于前列腺癌结节与正常组织的密度差别小，CT检查时要用窄窗宽观察。肿瘤突破被膜向外侵犯，呈较大的分叶状肿块，最易受累的是精囊，精囊表现为双侧结构不对称、精囊角消失和精囊增大。精囊受累的患者，80%已有盆腔淋巴结转移。

2.MRI表现

（1）平扫 肿瘤T_1WI上为等、低信号；T_2WI上正常的前列腺外周带呈高信号，肿瘤为低信号；DWI上肿瘤呈明显高信号。MRI能够发现早期限于前列腺被膜内的肿瘤，被膜显示完整。当肿瘤外侵时，T_1WI上表现为前列腺周围的高信号脂肪消失，两侧精囊不等大，信号降低；累及膀胱时为低信号，膀胱壁信号中断。

（2）增强 肿瘤明显强化，呈快进快出表现均提示为前列腺癌（图8-4）。

（3）MRS检查 肿瘤区Cit峰值明显下降，而（Cho+Cre）/Cit的比值显著增高。

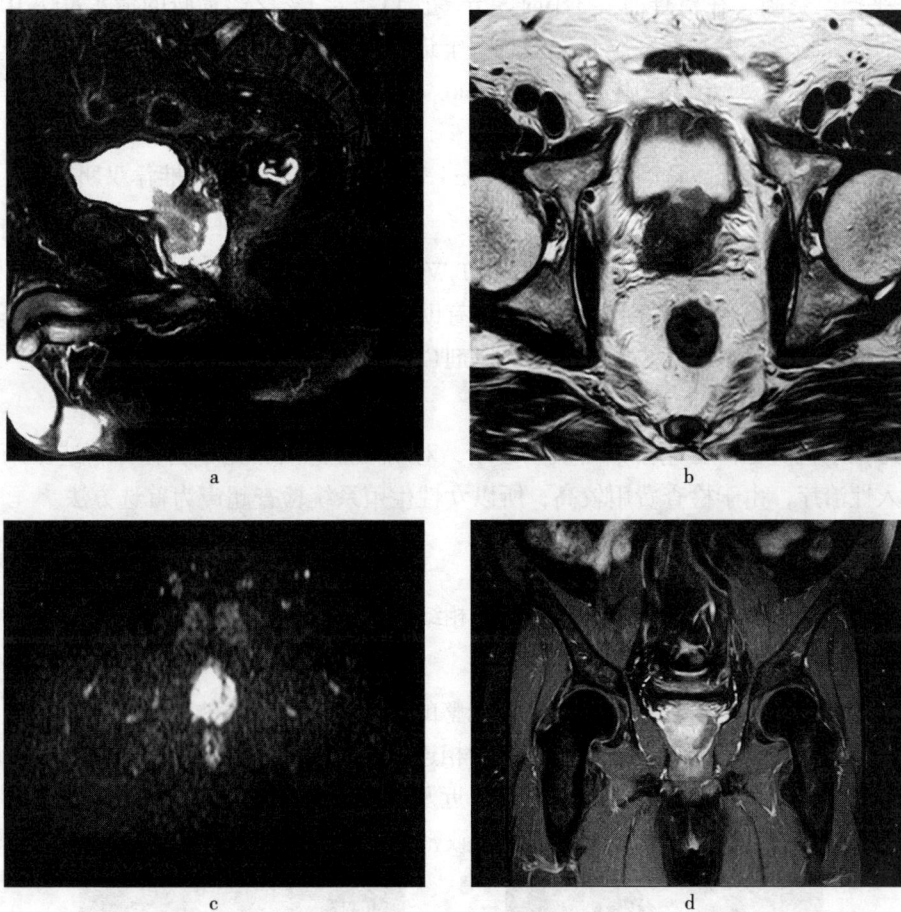

图8-4 前列腺癌MRI表现

a、b均可见前列腺癌已侵犯膀胱；c、b增强扫描癌病灶明显增强

【诊断与鉴别诊断】

MRI检查 T_2WI上发现外周带内低信号灶，DWI上呈明显高信号，MRS检查病变区Cit峰值明显下降和（或）（Cho+Cre）/Cit比值明显增高，动态增强病灶明显强化，呈快进快出表现，即可明确诊断。

第三节　女性生殖系统

一、影像检查方法

（一）X线检查

女性生殖系统呈软组织密度，与周围结构自然对比差，不能显示，需引入对比剂。

1.子宫输卵管造影（hysterosal pingography） 经宫颈口注入40%碘化油或有机碘剂以显示子宫和输卵管内腔的检查方法。可观察子宫位置、宫腔大小、形态、有无先天性畸形及输卵管是否通畅，有时可使宫腔内粘连分离，有治疗作用。

2.盆腔动脉造影 经皮穿刺股动脉插管，将导管顶端置于腹主动脉分叉处行造影检查，可显示子宫动脉；置于肾动脉起始处稍下方，可显示卵巢动脉。

（二）CT检查

1.CT平扫 空腹，在检查前2~3小时，分多次口服含1%泛影葡胺的清水800~1000ml，可充盈和识别盆腔肠管，并且应在膀胱充盈状态下进行检查。扫描范围通常自髂嵴水平止于耻骨联合，层厚10mm，检查子宫及附件层厚3~5mm。已婚妇女，可用纱条浸碘水填塞阴道，以便显示阴道及宫颈的位置。

2.增强扫描 静脉推注含碘造影剂80~100ml，注射速率2~5ml/s，推荐双期扫描。

（三）MRI检查

1.平扫 常规行SE序列T_1WI和FSE序列T_2WI并脂肪抑制技术检查。T_2WI检查非常重要，能显示卵巢，不但能显示子宫各部解剖结构，有助于确定盆腔病变的起源部位和范围。

2.增强扫描 静脉内快速注入顺磁性对比剂Gd-DTPA后再行脂肪抑制T_1WI扫描。

（四）检查方法的优选

目前影像学检查已广泛用于妇科疾病诊断，对不孕症患者常用子宫输卵管造影来明确诊断并可行介入性治疗，由于检查费用较高，所以女性生殖系统检查超声为首选方法。

二、正常影像学表现

女性生殖系统影像学诊断常需平片和造影相结合观察。

（一）X线表现

子宫输卵管造影正常表现见宫腔呈边缘光整的倒置三角形，底边在上，为子宫底，底的两侧角为子宫角，与输卵管相通，下端与宫颈管相连，宫颈管黏膜皱襞边缘呈羽毛状。输卵管自子宫角向外下方走行，迂曲柔软的线状影，由近及远依次为间质部、峡部、壶腹部和伞端。造影时碘油进入腹腔内，呈多发弧线状或波浪状致密影，提示输卵管通畅（图8-5）。

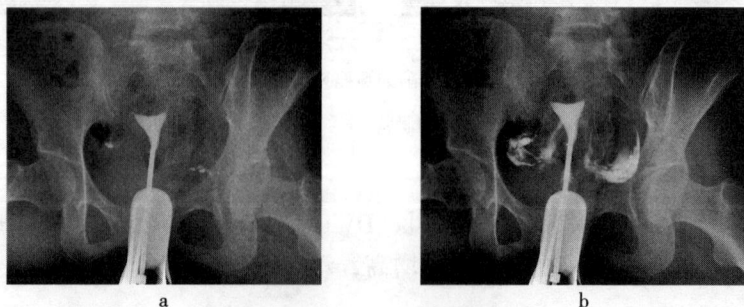

a　　　　　　　　　　　　　b

图8-5　子宫输卵管造影

a、b.不同时间子宫输卵管造影图像

正常子宫输卵管呈多发弧线状或波浪状致密影

（二）CT表现

1.**平扫** 子宫体呈椭圆形或梭形软组织密度影，边缘光滑，中心较小的低密度区为宫腔。宫颈位于子宫体下方层面上，呈圆形或横置椭圆形软组织密度影，外缘光滑，横径小于3cm。宫旁组织位于宫体、宫颈和阴道上部的两侧，为脂肪性低密度区，内含细小点状或条状软组织密度影，代表血管、神经和纤维组织。子宫前方为膀胱，呈水样密度，直肠位于后方，内常有气体。育龄妇女卵巢正常表现为子宫旁双侧性低密度结构，但输卵管难以识别。

2.**增强扫描** 子宫肌层呈明显均一强化，中心低密度宫腔显示更清晰。

（三）MR表现

1.**平扫** T_1WI上宫体、宫颈和阴道呈均匀较低信号。T_2WI上，可显示宫体、宫颈和阴道的结构。

（1）宫体 由三层组成 ①子宫肌层，厚度为1~3cm，T_1WI上呈稍低信号（图8-6），T_2WI呈中等信号影。②子宫内膜，厚度为1~7mm，T_1WI上表现为稍高信号，T_2WI上表现为子宫中央的长条状均匀高信号。③联合带，是子宫肌与内膜之间的一条状结构，T_2WI上呈低信号，厚度约5mm，在月经期边界更清晰。

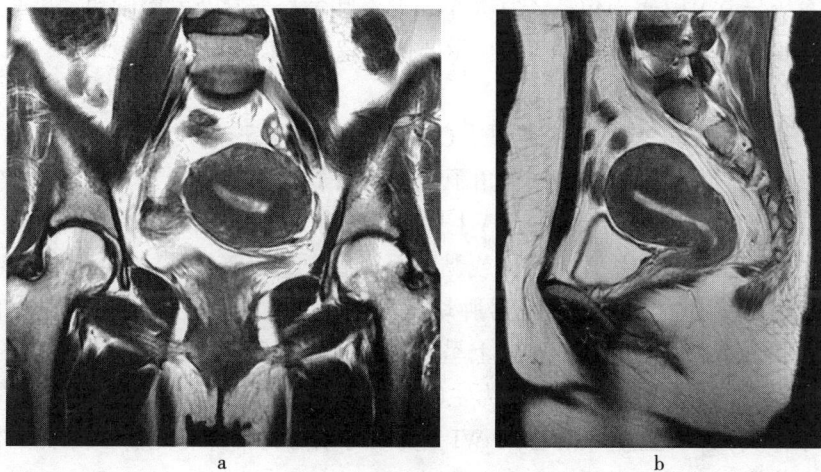

图8-6 正常子宫MRI表现

a.冠状面；b.矢状面

T_1WI上子宫分三层：肌层呈稍低信号，联合带呈低信号，内膜呈稍高信号

（2）宫颈 T_2WI上自内向外分为四种信号。①宫颈管内含黏液呈高信号。②宫颈黏膜呈中等信号。③宫颈纤维化间质为低信号。④宫颈肌层呈中等信号。阴道全长7~9cm，MRI矢状位显示最佳。

（3）阴道 T_1WI上阴道壁呈中等信号，T_2WI上呈低信号。阴道内主要为分泌液及上皮，呈明显高信号。

（4）正常卵巢 MRI上可以显示，一般位于子宫体两侧外上方，但有变异，位置常不确定，正常大小为4cm×3cm×1cm，T_1WI上呈低信号，T_2WI上卵泡呈高信号，中心部为低至中等信号。

2.**增强扫描** 宫体、宫颈和阴道各层强化表现随时间而异，同CT。

三、异常影像学表现

（一）X线表现

1.**子宫输卵管造影** ①宫腔异常：大小和（或）形态异常，但边缘光整，常表现为各种类型子宫先天性发育异常；宫腔变形且边缘不整，见于炎性病变，也见于子宫内膜癌等恶性肿瘤病变；宫腔内类圆形充盈缺损，常为黏膜下肌瘤或息肉。②输卵管异常：僵硬、狭窄、扩张和

（或）闭塞，常为结核或非特异性炎症。

2.盆腔动脉造影　子宫动脉或卵巢动脉增粗，出现丰富迂曲、分布杂乱的病理血管，常见于女性生殖系统恶性肿瘤；如对比剂血管外溢，提示有新鲜出血。

（二）CT表现

1.子宫异常　①大小和形态：不同类型子宫先天性发育异常、良恶性子宫肿瘤和瘤样病变。②密度异常：单纯密度异常少见，更多的是与子宫大小和形态异常并存，常表现为不规则、边界不清的低密度区，代表肿瘤内变性或坏死组织；当肿瘤发生钙化时，表现为子宫内高密度影。

2.盆腔肿块　女性盆腔肿块常来自卵巢，也可为盆腔炎性肿块或其他来源的肿块。有些盆腔肿块具有特征，不仅能确定起源，还可判断肿块的性质。例如肿块呈混杂密度时，内若有明确脂肪性低密度灶和钙化，为卵巢畸胎瘤表现特征。水样低密度肿块，壁薄而均匀，单房或多房，见于卵巢囊肿或卵巢囊腺瘤。若肿块呈囊、实性混杂密度，呈不均匀强化，常为卵巢囊腺癌。

（三）MRI表现

女性生殖系统异常MRI表现包括子宫大小、形态和信号异常及盆腔肿块。由于MRI能够同时显示子宫内部各解剖带，因而对病变的显示要优于超声或CT。

1.子宫

（1）大小和形态异常　表现意义类似于CT检查，当子宫形态发生改变，但宫壁各层信号仍属正常，常见于子宫发育异常，例如单角子宫、双角子宫等。

（2）信号异常　①宫腔信号异常：T_2WI上宫腔内有矢状走行的线状低信号，见于纵隔子宫；宫腔内有类圆形中等号肿块，为息肉或黏膜下肌瘤。②宫壁信号异常：联合带增宽，边界不清，见于子宫腺肌病；宫壁内异常信号肿块常见于子宫良、恶性肿瘤，若肿块T_2WI以中等信号为主，并有联合带破坏、中断，DWI上呈明显高信号，且强化不均，是子宫内膜癌的常见表现；当肿块T_1WI和T_2WI上均以低信号为主时，多为子宫肌瘤。③宫颈信号异常：常见表现是宫颈异常信号肿块，T_1WI上呈等信号，T_2WI上为中等信号，常并有低信号宫颈纤维基质中断，DWI上呈显著高信号，常见于宫颈癌。

2.盆腔肿块　女性盆腔肿块常发于卵巢，MRI能够识别出育龄期绝大多数卵巢，有助于判断女性盆腔肿块是否来源于卵巢。

卵巢肿块的形态和信号强度反映了其大体结构和组织特征：①类圆形液性长T_1、长T_2信号肿块，见于卵巢囊肿和囊腺瘤。②分叶状或不规则肿块，呈混杂信号，除液性长T_1、长T_2信号外，还有明显可以强化的实性部分，常见于卵巢囊腺癌的表现。③类圆形，呈略长T_1和略长T_2信号肿块，并有不同程度强化，提示良性肿瘤，如卵巢纤维瘤，也可为恶性肿瘤，如卵巢转移瘤。④类圆形或分叶状混杂信号肿块，内有脂肪性高信号，提示卵巢畸胎瘤。

四、女性生殖系统发育异常

女性生殖系统先天性异常有多种类型，包括：①双子宫、双宫颈、双角子宫等；②单侧或双侧卵巢发育不良或缺如；③输卵管重复畸形、先天性憩室和管腔闭塞等。

【影像学表现】

1.X线表现　子宫输卵管造影能显示子宫内腔，根据显影内腔的形态和内有无纵隔及其长度可诊断出大多数子宫畸形，并可明确畸形的类型。造影检查不能显示子宫外形，因而限制了某些类型畸形的判断，如纵隔子宫与双角子宫的鉴别。子宫腔粘连也限制了造影检查的应用。

2.CT表现　可发现先天性无子宫、较小的幼稚子宫及双子宫。由于CT检查不能确切显示宫腔形态，因此无助于发现局限于腔内的子宫畸形，如纵隔子宫。

3.MRI表现 MRI检查能清楚显示子宫外形及内部各解剖带及宫腔，是目前显示子宫畸形的最佳方法。如单角子宫呈香蕉状表现，鞍型子宫的宫腔呈心形表现，双子宫有两个分开的宫体和宫颈。纵隔子宫的宫底外缘光滑或轻度凹陷（<1cm）（图8-7），而双角子宫的宫底外缘有明显切迹且共用一个子宫颈（图8-8）。

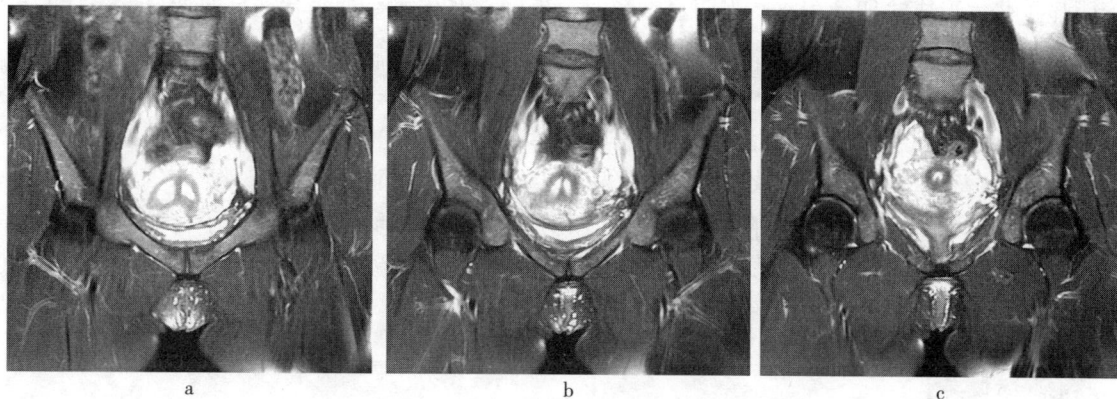

图8-7 纵隔子宫MRI表现

a、b、c.MRI冠状位连续层面

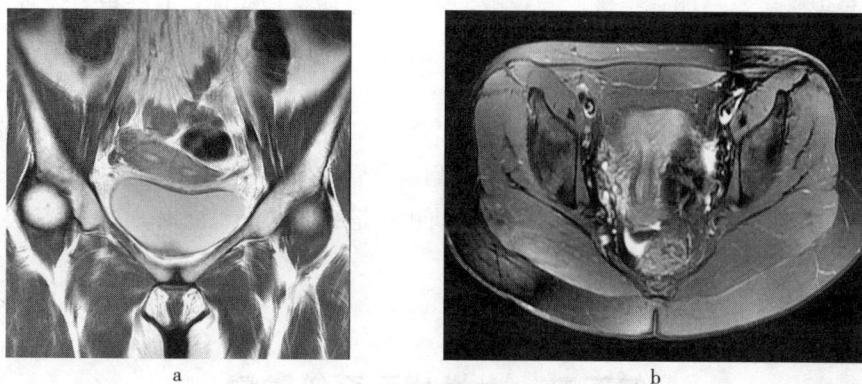

图8-8 双角子宫MRI表现

a.冠状面；b.横断面

宫底外缘有明显切迹且共用一个子宫颈

课堂互动

子宫畸形首选MRI检查，其次是超声检查和子宫输卵管造影检查。

学生思考： MRI检查的优点有哪些？

教师解答： 1.易于全面观察子宫外形和内部结构形态。

2.不受并存子宫肌瘤、腺肌病等病变干扰。

第四节　女性生殖系统炎症性疾病

一、子宫输卵管炎

【疾病概要】

1.病理病因 子宫输卵管炎是导致妇女不孕的主要原因之一，因下生殖道炎症上行扩散感染，急性输卵管炎显示充血、水肿，继而形成积脓，不治疗或治疗不彻底而转为慢性炎症。慢性子宫输卵管炎常发生宫腔粘连、输卵管粘连、闭塞，常导致不孕。

2.临床表现　临床主要表现为腰背痛、坠胀感和月经不调。

【影像学表现】

子宫输卵管造影是检查子宫输卵管炎的主要方法，同时还有分离粘连的治疗作用。慢性输卵管炎多为双侧性，炎症造成宫腔粘连与狭窄，甚至闭塞。输卵管狭窄、闭塞，闭塞近侧输卵管明显扩张，形成输卵管积水。当明显增粗时，碘油在其内可呈油滴状，是非特异性炎症的重要征象。CT和MRI检查目前很少用于本病检查。

【诊断与鉴别诊断】

1.诊断要点　急性输卵管炎不宜行子宫输卵管造影，以防止感染扩散。子宫输卵管造影发现宫腔粘连、狭窄，输卵管有狭窄、闭塞、积水、碘油积聚等征象，即可诊断。

2.鉴别诊断　需与子宫输卵管结核鉴别，后者可见子宫输卵管钙化影，子宫输卵管造影显示宫腔边缘不规则、狭小、变形，两侧输卵管变细、僵直，边缘不规则，呈植物根须状改变。

二、子宫输卵管结核

【疾病概要】

1.病理病因　输卵管结核较为多见，最先累及输卵管，形成干酪样坏死，进而发展为输卵管僵直、变硬、粘连和狭窄及子宫腔粘连、狭窄和变形，并可发生钙化。卵巢结核很少见。

2.临床表现　子宫输卵管结核发病缓慢，多无明显症状和体征。有些患者表现为消瘦、乏力、低热、闭经及下腹部疼痛，常合并不育症。

【影像学表现】

普通平片可见盆腔两侧呈横行条状钙化影，宫体钙化呈不规则形。子宫输卵管造影，显示宫腔边缘不规整，严重时宫腔狭小、变形。双侧输卵管狭窄、变细、僵直，边缘不规则。由于溃疡而形成小的窦道，充盈对比剂时呈植物根须状，是结核的重要征象。

【诊断与鉴别诊断】

与子宫输卵管炎鉴别诊断。

第五节　女性生殖系统肿瘤

一、子宫肌瘤

【疾病概要】

1.病理病因　子宫肌瘤（uterinemyoma）又称子宫平滑肌瘤（uterine leiomyoma），由平滑肌及纤维间质组成，是女性生殖系统中最常见的良性肿瘤。好发年龄为30~50岁，其发病可能与长期和过度的卵巢雌激素刺激有关，绝经后逐渐萎缩。

肌瘤为实质性的球形肿块，表面光滑，与周围肌组织有明显界限，周围有一层疏松结缔组织形成的假包膜，血管由外穿过假包膜供给肌瘤营养。生长迅速或供血不足时，肌瘤可发生各种退行性改变，包括玻璃样变性、黏液样变性、脂肪样变性，也可发生坏死、囊变、出血、钙化。肌瘤可发生在子宫的任何部位，96%发生在子宫体。按生长部位可分为三种类型，即肌壁间肌瘤、黏膜下肌瘤和浆膜下肌瘤。

2.临床表现　为月经量过多，严重痛经，月经期长、不规则阴道出血及腹部肿块。肿瘤过大压迫膀胱可引起尿频，压迫直肠引起便秘。

【影像学表现】

1.X线表现　平片偶尔能显示子宫肌瘤的颗粒状或蛋壳样钙化。子宫输卵管造影：较大的肌瘤可致宫腔增大、变形；黏膜下肌瘤可产生充盈缺损；肌壁间肌瘤可致宫腔壁出现弧形压迹；浆膜下肌瘤可致宫腔偏位。

2.CT表现

（1）子宫增大，可呈分叶状，其内可见不规则的斑点状或蛋壳样钙化影，如发生坏死，可见不规则低密度区。

（2）增强检查　肿瘤有不同程度的强化，略低于正常子宫肌的强化。

3.MRI表现　能检测出小至3mm的子宫肌瘤。肿瘤T_1WI与邻近肌组织信号相似，T_2WI上呈均一低信号，边界清楚，具有特征（图8-9）。肿瘤伴发囊性变，T_1WI上为低信号，T_2WI上为高信号。MRI增强检查，肌瘤常为不均匀强化。

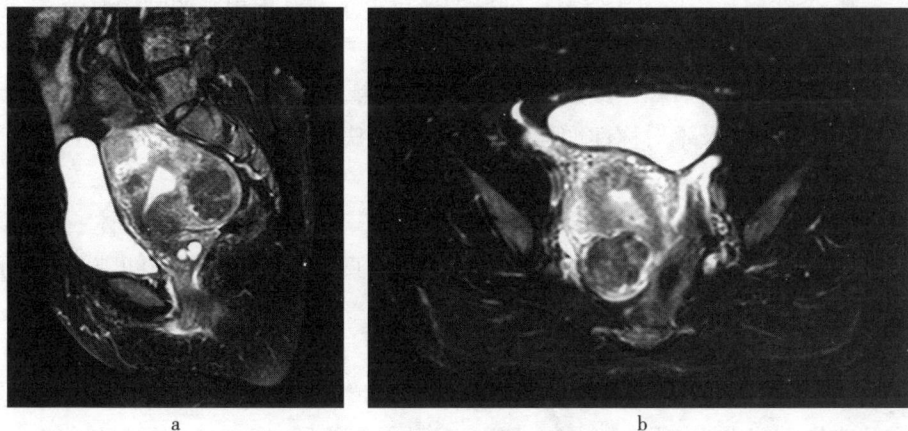

图8-9　子宫多发肌瘤MRI表现

a.MRI T_2WI矢状面；b.MRI T_2WI横断面

【诊断与鉴别诊断】

CT检查，发现子宫分叶状增大，局部密度减低伴有钙化，增强呈中度强化，伴有包膜可提示子宫肌瘤，MRI T_2WI上子宫肌层内肿块呈边界清楚的低信号灶，即可明确诊断。有时难以与平滑肌肉瘤鉴别。

二、子宫癌

【疾病概要】

子宫癌是女性生殖器官最常见的恶性肿瘤，分为子宫内膜癌及子宫颈癌。

1.病理病因

（1）子宫内膜癌　子宫内膜癌，也称为宫体癌，发病率仅次于宫颈癌。高发年龄55~65岁。子宫内膜癌的病因与雌激素、晚绝经、高血压、糖尿病及遗传因素有关。病理上腺癌占80%~90%，鳞腺癌、透明细胞癌均少见。肿瘤分为局限型和弥漫型，局限型为息肉状或外生性，连接于子宫内膜表层；而弥漫型累及整个子宫内膜。子宫内膜癌生长缓慢，局限在内膜时间较长。肿瘤可累及宫体与宫颈，穿透肌层后累及邻近器官，如膀胱和邻近肠管。转移途径为直接蔓延和淋巴转移，晚期可血行转移，但较少见。临床上子宫内膜癌以其侵犯范围分为四期。Ⅰ期：肿瘤限于子宫体。Ⅱ期：肿瘤宫颈间质受侵，未超出子宫体。Ⅲ期：肿瘤侵犯至子宫外，局部扩散。Ⅳ期：肿瘤侵犯膀胱、临近肠管和（或）发生远处转移。

（2）子宫颈癌　子宫颈癌（cervical carcinoma）是我国最常见的妇科恶性肿瘤。患者年龄分布为45~55岁，但有年轻化趋势。病理类型约90%为鳞状上皮癌，其次为腺癌，少数为腺鳞癌。主要转移途径为直接蔓延和淋巴转移，血行转移较少。子宫颈癌临床分期如下。Ⅰ期：肿瘤完全限于宫颈。Ⅱ期：肿瘤延伸超过宫颈，但不达到盆壁和阴道下1/3。Ⅲ期：肿瘤延伸至盆壁和阴道下1/3。Ⅳ期：肿瘤延伸超过真盆腔或侵犯膀胱黏膜或直肠黏膜。

2.临床表现

（1）子宫内膜癌　表现为阴道不规则出血，特别是绝经后女性，白带增多，并有血性和脓性分泌物；晚期发生疼痛和下腹部肿块。

（2）宫颈癌　早期有接触性阴道出血，阴道分泌物增多，可有恶臭；晚期则发生不规则出血和白带增多，可侵及盆腔及邻近脏器，出现血尿和便血等。

【影像学表现】

影像学检查主要观察子宫癌的侵犯范围和转移情况，有利于分期和制定治疗方案。

1.X线表现　X线平片价值不大。盆腔动脉造影可显示杂乱不规则的肿瘤血管。

2.CT表现

（1）子宫内膜癌　子宫对称性或局限性分叶状增大，密度不均匀，有低密度坏死区；肿瘤累及宫颈，可见宫颈增大及不对称性增强；增强扫描，病变强化程度低于周围正常子宫肌，坏死区不强化。

（2）宫颈癌　宫颈增大为软组织密度肿块，可局限于宫颈或蔓延到子宫体、宫旁，如发生坏死可见低密度区；肿瘤向外蔓延侵犯邻近器官膀胱、直肠时，相邻脂肪间隙消失，直肠、膀胱壁不规则增厚。

3.MRI表现

（1）子宫内膜癌　子宫内膜增厚，宫体不对称性增大，T_1WI 呈等信号，T_2WI 呈高信号，其间可混有结节状中等或低信号区（图8-10）。癌肿侵犯肌层时，T_2WI 上可见低信号的联合带破坏、中断且不规则。增强扫描时，T_1WI 子宫内膜增厚，呈不均匀强化。宫旁组织受侵犯时，邻近结构不清，脂肪信号消失。

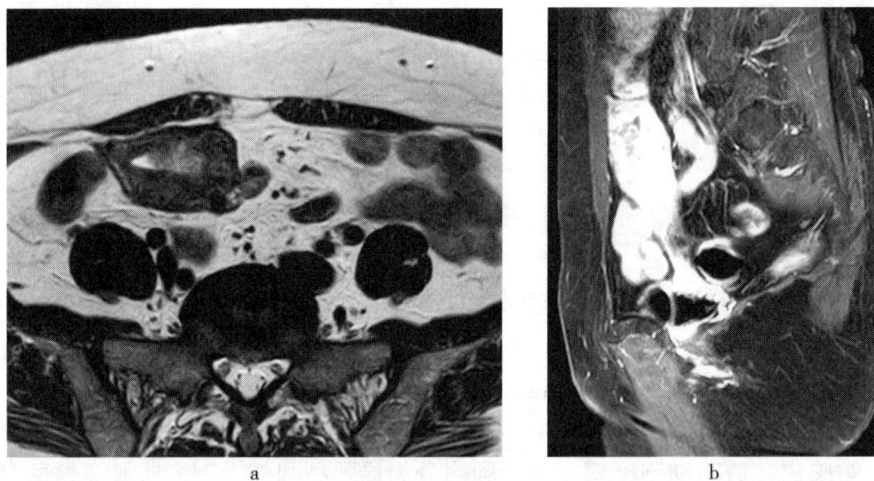

图8-10　子宫内膜癌MRI表现

a.横断面　b.矢状面

MRI上子宫内膜增厚，呈混杂等、低信号

（2）宫颈癌　T_1WI 上呈中等信号肿块，T_2WI 上呈高信号，比正常宫颈组织信号高（图8-11），MRI能显示癌肿向腔内的生长情况，并能显示周围器官的组织层次。

【诊断与鉴别诊断】

中老年妇女，CT、MRI检查发现宫颈内或宫体内实性肿块，结合临床有阴道出血等表现首先要考虑子宫内膜癌或宫颈癌。需与常见的子宫黏膜下肌瘤鉴别，后者在 T_2WI 上呈低信号。

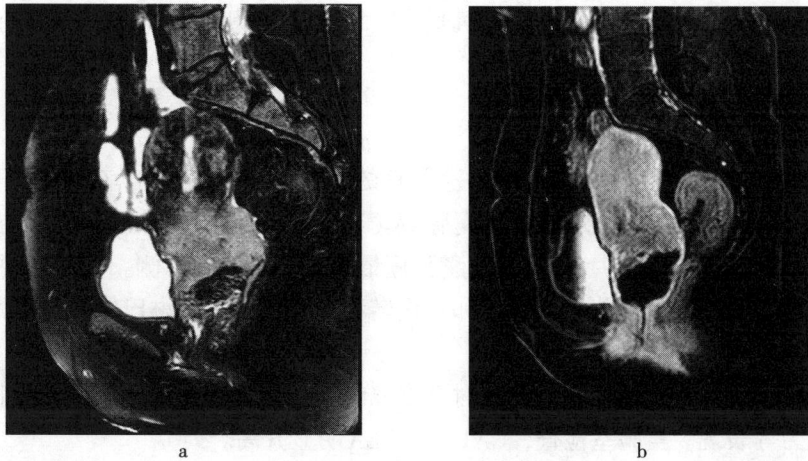

图8-11 宫颈癌MRI表现

a.MRI T$_2$WI矢状面；b.MRI T$_1$WI增强扫描

子宫宫颈癌MRI观察肿瘤向腔内生长情况，癌肿及积液

三、卵巢畸胎瘤

【疾病概要】

1.病理病因 卵巢畸胎瘤（teratoma of ovary）是卵巢常见的良性肿瘤，肿瘤由三个胚层的成熟组织构成。多为囊性，表面光滑，囊壁较厚，内含皮脂样物质、脂肪、毛发，并可有浆液、牙齿或骨组织，约10%为双侧性，不足2%为恶性，肿瘤可发生扭转或破裂。

2.临床表现 患者通常无症状，部分患者仅腹部不适或胀满，大者可触及肿块；少数因肿瘤发生扭转可产生腹痛。

【影像学表现】

1.CT表现 平扫表现为盆腔内囊实性肿块，密度不均匀，囊壁厚薄不等，内有脂肪密度（CT值−30~120Hu），还可有钙化、牙或骨组织，增强扫描可见不均匀强化。

2.MRI表现 表现混杂信号肿块，内有脂肪（在T$_1$WI和T$_2$WI上均呈高信号，STIR呈低信号）成分是畸胎瘤的特点（图8-12）。

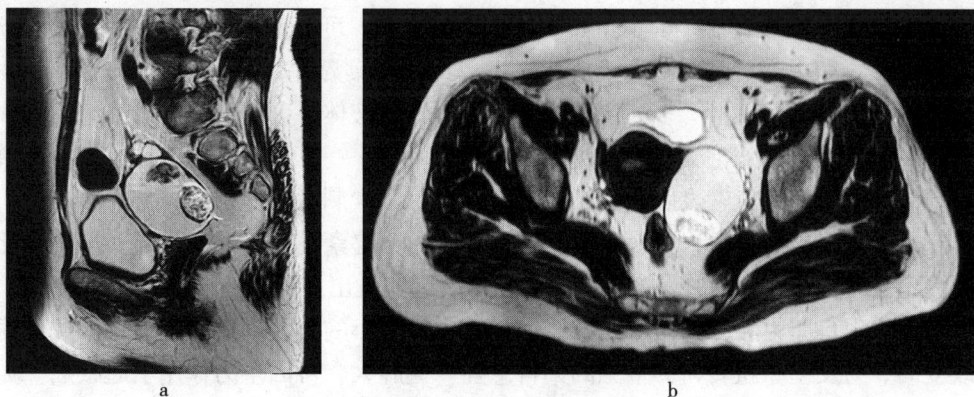

图8-12 卵巢畸胎瘤MRI表现

a.MRI T$_2$WI矢状面；b.MRI T$_2$WI横断面

混杂信号，内有分割，含脂肪组织及钙化灶

【诊断与鉴别诊断】

1.诊断要点 CT和MRI检查显示混杂密度或信号的肿块，内有脂肪性密度或信号灶，即不难诊断出本病。

2.**鉴别诊断** 应与脂肪瘤鉴别，脂肪瘤瘤体内全部是脂肪成分，信号或密度均匀。

四、卵巢癌

【疾病概要】

1.**病理病因** 卵巢癌发病率在女性生殖器官的恶性肿瘤中仅次于宫颈癌，居第三位，是最常见的卵巢恶性肿瘤，主要为浆液性囊腺癌（serous cystadenocarcinoma）和黏液性囊腺癌（mucinous cystadenocarcinoma），以浆液性囊腺癌最多见，多数为单侧。病理上肿瘤为囊实性，内含陈旧性出血、囊壁上有乳头状突起。卵巢癌转移以直接种植和淋巴转移为主，血行转移较为少见。

2.**临床表现** 临床早期无症状，发现时已多属晚期。表现为腹部迅速增长的肿块，并有消瘦、贫血、乏力等表现。实验室检查，CA125 和 CEA 明显升高。

【影像学表现】

1.**CT表现** 平扫盆腔内较大肿块，呈囊实性，其间隔和囊壁厚薄不均，有明显呈软组织密度的实体部分。增强检查，肿瘤间隔、囊壁和实性部分明显强化，约30%的患者出现腹水。可伴发腹腔及大网膜的转移，典型的大网膜转移表现为横结肠与前腹壁之间的扁平状软组织肿块，密度不均匀或呈蜂窝状，边缘不规则，界限不清。卵巢癌的淋巴结转移，表现为主动脉周围淋巴结及髂外、髂总淋巴结肿大。

2.**MRI表现** 癌肿在T_1WI上表现为中等信号，T_2WI上呈不均匀高信号。腹水在T_1WI上呈低信号，但较一般液体信号高，因蛋白含量高，在T_2WI上呈明显高信号。

【诊断与鉴别诊断】

如中老年妇女，CT、MRI发现盆腔内一侧附件区囊实性肿块，增强扫描呈不均匀、不规则强化，结合实验室检查CA125和CEA明显升高，首先考虑为卵巢癌；若发现大网膜转移、腹水和盆腔淋巴结肿大，即诊断更加明确。若发现两侧附件区囊实性肿块，要考虑可能为卵巢转移瘤（Krukenberg瘤），注意观察胃有无肿瘤。MRI在判断卵巢癌的范围、囊实性、盆腔脏器受累状况以及术前分期方面具有优势。

五、卵巢囊肿

【疾病概要】

1.**病理病因** 卵巢囊肿（ovarian cyst）有多种类型，可分为单纯浆液性囊肿、滤泡囊肿、黄素囊肿、多囊卵巢囊肿及巧克力囊肿等。以单纯性卵巢囊肿较多见，好发于30~40岁。多数为单侧性，部分可为双侧性，多为薄壁单房，内含清亮液体，囊壁由纤维结缔组织构成，有时可见被覆的扁平上皮；滤泡囊肿是卵泡内液体潴留而成，一般直径不超过5cm，常为单发，囊肿可自行缩小或消失；黄素囊肿是由于绒毛膜促性腺激素刺激卵泡引起，常为多房性，为双侧发生，囊肿可自行破裂吸收；多囊卵巢囊肿是由于内分泌紊乱引起的卵巢囊状增生硬化，特点为重复性不排卵；巧克力囊肿是由子宫内膜异位引起卵巢出血形成的慢性血肿。

2.**临床表现** 卵巢囊肿较小时，常无症状。中等大小的囊肿，重心偏向一侧或妊娠期子宫位置改变时，易发生蒂扭转，为常见的妇科急症。囊肿大，可因重力作用引起腰痛。如囊肿破裂，可产生急性腹痛，肿物突然消失或缩小。巧克力囊肿的大小可随月经周期而变化。

【影像学表现】

1.**CT表现** 为均一囊性低密度区，呈水样密度，CT值为0~15Hu，边缘光滑，分界清楚，囊壁薄，增强检查囊内无强化，囊壁可有轻度强化。

2.**MRI表现** 囊肿在T_1WI上为低信号，T_2WI上为均匀一致高信号（图8-13），信号强度变化与一般体液相关，如囊内含蛋白物质较多，T_1WI和T_2WI上均为高信号。巧克力囊肿在T_1WI

和 T₂WI 上均表现为明显高信号。多囊卵巢在 T₂WI 上表现为被膜下多发类圆形高信号影，卵巢体积常增大。

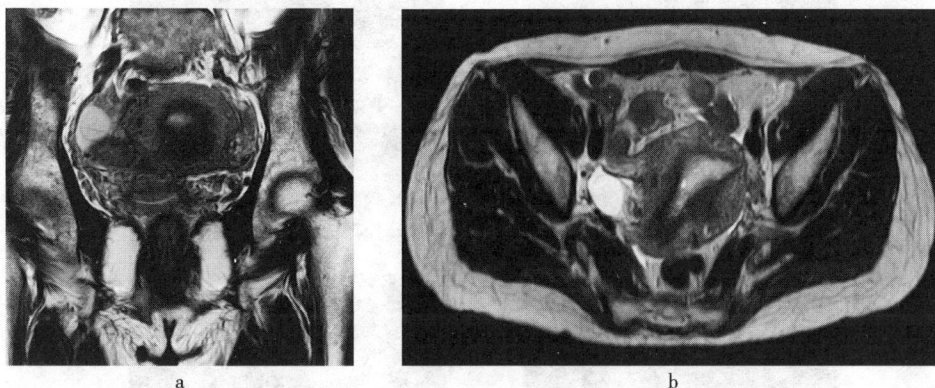

图 8-13 卵巢囊肿 MRI 表现

a.T₁WI 上囊肿为等、低信号；b.T₂WI 囊肿为高信号

【诊断与鉴别诊断】

CT、MRI 显示圆形或类圆形水样密度（信号）灶，增强不强化即可诊断为本病。极少数囊肿也有内隔，难与卵巢囊腺瘤鉴别。

第六节 乳 腺

一、影像检查方法

乳腺主要由乳腺导管、腺体及间质组成，影像学检查方法包括 X 线摄影、CT、MRI 等。

（一）X 线检查

1. 钼靶 X 线摄影 乳腺检查常用钼靶 X 线摄影（图 8-14、图 8-15）。乳腺腺体组织随月经周期而有所变化，乳腺钼靶 X 线摄影检查的最佳时间为月经后 1~2 周。钼靶 X 线片显示乳腺层次丰富，对比度高，能清晰地显示皮肤、皮下脂肪、腺体、结缔组织和血管等结构。

PPT

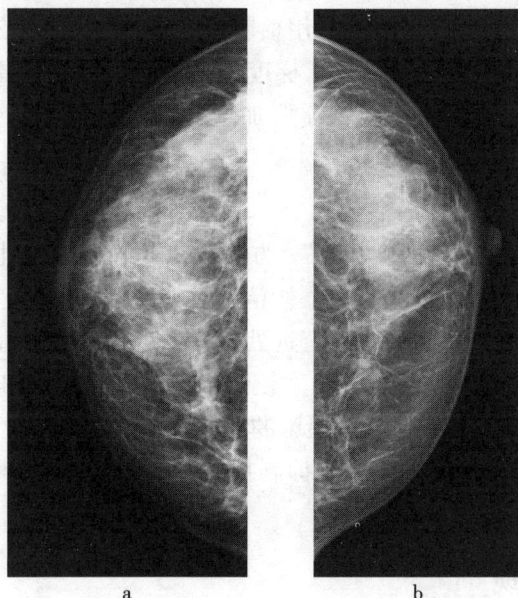

图 8-14 正常乳腺钼靶 X 线片（轴位）

a. 右侧；b. 左侧

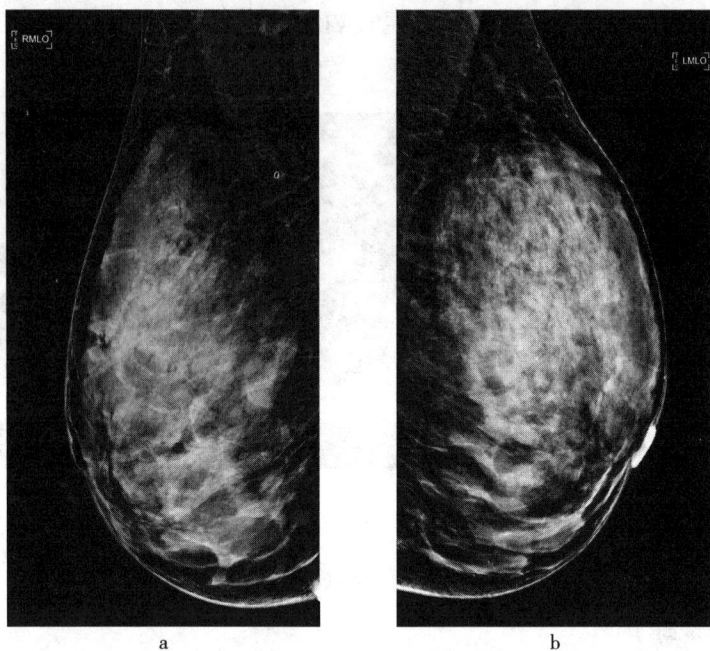

图8-15 乳腺钼靶X线片（MLO位）

a.右侧；b.左侧

2.乳腺导管造影 乳腺导管造影主要用于乳头溢液的患者。造影时在乳头开口处注入对比剂，使乳腺导管显影，以观察乳腺导管有无狭窄、扩张、阻塞、侵蚀和充盈缺损等，进而诊断腺导管内的疾病。

（二）CT检查

CT检查时，患者取仰卧位、俯卧位或侧卧位。扫描范围从腋窝顶部至双乳下界行连续扫描，层厚选择3~10mm不等。CT检查可清晰显示乳腺内的解剖结构，能发现乳腺内细小病灶，对囊肿、出血、钙化等病变敏感性高。

（三）MRI检查

MRI检查采用特制的乳腺相控阵表面线圈，患者取俯卧位，双乳自然悬垂于线圈的双孔内。扫描范围包括全部乳腺，扫描方位采用横断位、冠状位和矢状位。扫描常用的成像序列包括自旋回波序列、快速自旋回波序列、梯度回波序列及脂肪抑制序列等。常规检查T_1WI和T_2WI，并同时行动态增强检查。根据需要加选MR扩散加权成像（DWI）和MR波谱成像（MRS）检查。

（四）各种检查方法的优选

乳腺钼靶X线摄影是乳腺疾病常用的筛查方法。CT可清晰显示乳腺内部解剖结构，对于胸壁软组织和腋窝淋巴结的显示比钼靶X线摄影清晰。CT增强扫描，在发现乳腺癌病灶的同时，还可了解肿瘤对周围结构的浸润以及是否有远处转移，对乳腺癌术前分期和术后随访观察都具有优越性，但是CT检查对微小钙化的检出率较低，且辐射剂量大和检查费用高，因此不宜作为乳腺的常规检查方法，可作为钼靶X线摄影的补充检查。MRI检查无辐射，软组织分辨率高，能发现较小的病灶，应用不同序列及脂肪抑制技术对乳腺疾病的诊断价值较大，但对钙化不敏感。

二、正常影像学表现

成年女性的乳腺位于前胸壁，位于第2~6肋间，内至胸骨边缘，外达腋前线，呈左右对称向前膨出的半球状，除乳头和皮肤外，主要由乳腺导管、腺体及间质（包括脂肪、血管、淋巴、纤维）三部分组成，三者间组成关系会因年龄、月经周期、妊娠、哺乳及乳腺发育情况等而变化。每侧乳腺由15~20个放射状排列的腺叶组成，腺叶又分成许多小叶，小叶由多个腺泡构成。乳腺小叶以基质分隔，并与乳腺筋膜相连，乳腺筋膜借纤维束（悬韧带）与皮肤相连，乳腺筋膜的深层与胸大肌间有疏松结缔组织间隙称乳腺后间隙。

（一）正常X线表现

1.钼靶X线平片　正常乳腺组织在X线钼靶摄影片上呈密度中等或略低、边缘模糊的小片状和羽毛状影，其间含脂肪组织，位于前部的脂肪称皮下脂肪，皮下脂肪内可见大而浅表的静脉。乳房悬韧带显示为皮下脂肪中介于乳腺与皮肤间呈细条带状影。乳腺后方与胸壁间的脂肪称乳房后间隙。一般正常乳腺实质轮廓略呈半球形，钼靶X线表现也随年龄不同而变化。

（1）青春期　乳腺内以腺体结缔组织为主，呈均匀致密影。周围有厚约1.0mm的皮肤包绕。皮下脂肪及腺体间脂肪呈磨玻璃样密度，内可见自乳头向四周呈放射状分布的乳腺导管影。

（2）成人期、哺乳期　乳腺腺体增殖、脂肪增加，腺体呈结节状致密影。

（3）老年期　绝经期后乳腺腺体萎缩，主要为脂肪组织及结缔组织，表现为向乳头方向集中的索条状及网状低密度脂肪影。

乳腺因内部结构差异，可分为：①萎缩退化型（脂肪型），腺体萎缩，大量脂肪组织取代了腺体组织，常见于老年期。②腺体型：腺体呈团状高密度影，夹杂低密度脂肪，常见于成人期、哺乳期。③致密型：乳腺大部为腺体或结缔组织，脂肪组织甚少，表现为致密影，常见于年轻未孕女性。

2.正常乳腺导管造影表现　乳腺导管自乳头向里逐级分支变细，呈树枝状。自乳头开口处起分为：一级乳腺导管（宽0.5~2.3mm，长1~3cm），二级乳腺导管（宽0.5~2.0mm），三级乳腺导管（宽0.2~1.0mm）等。正常乳腺导管分支走行自然，导管壁光滑、均匀，内无残缺影像。造影时，注射压力过高，对比剂可进入腺泡内形成斑点状致密影。

（二）正常CT表现

CT平扫可清晰显示乳腺的乳头、皮肤、皮下脂肪、导管、腺体组织、乳腺悬韧带及乳腺间隙。皮肤显示为厚1~2mm均匀一致的弧形致密影，乳晕处略厚。乳头大小因人而异，可为凸起、平坦或凹陷。皮下脂肪位于腺体和皮肤间，显示为低密度。腺体位于皮下脂肪与乳腺后间隙之间，呈锥形，显示为均匀小片状或团状软组织密度。乳腺导管以乳头为中心向四周辐射，呈扇形分布。乳腺后间隙位于深筋膜与胸大肌筋膜间，由脂肪和疏松结缔组织构成，显示为窄而光滑的低密度影。悬韧带通过皮下脂肪与皮肤相连，显示为致密条索影。增强扫描时各组织均有不同程度的强化，对比更加清晰，还可观察乳腺供血情况。

（三）正常MRI表现

MRI可清楚显示乳腺的乳头、皮肤、皮下脂肪、乳腺实质、肌肉、血管和结缔组织。乳腺在MRI上的表现因所选择的脉冲序列不同而异，信号强度依据也因个体的乳腺组织特点而变化。乳腺内的脂肪组织在T_1WI及T_2WI上均为高信号，脂肪抑制序列成像，乳腺内的脂肪为低信号（图8-16）。腺体组织在T_1WI上为中等信号，与肌肉大致呈等信号；在T_2WI上为中等信号，低于脂肪组织和液体，而略高于肌肉组织信号。乳腺导管组织以矢状位MRI图像显示最清楚直观，为向乳头汇集的不规则分支状结构，呈略高于胸壁肌肉，明显低于相邻脂肪组织的中等信号。增强扫描时，正常乳腺组织轻微强化，信号强度缓慢渐进性增加，强化程度不超过强化前信号强度的1/3，双侧乳腺表现大致对称。脂肪型乳腺主要是脂肪信号，其内仅见一些T_1WI及T_2WI均显示为低至中等信号的索条状"乳腺小梁"；致密型乳腺以实质成分为主，T_1WI及T_2WI显示为均匀性的低至中等信号，周围有高信号的皮下脂肪环绕；腺体型乳腺表现介于脂肪型和致密型之间，显示为在高信号的脂肪组织中可见斑片状中等信号的腺体组织。

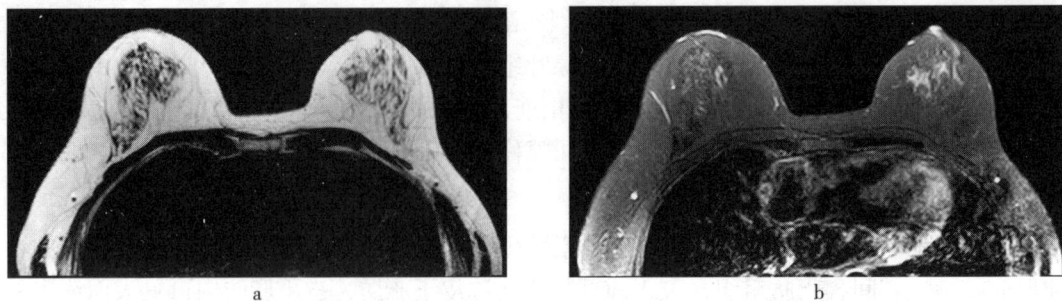

图8-16 正常乳腺MRI表现

a.MRI T_1WI；b.MRI T_2WI脂肪抑制

三、基本病变影像学表现

（一）肿块

1.X线表现 良性肿块显示为圆形或类圆形的密度均匀增高影，边缘清晰锐利，周边有低密度晕圈环绕，可伴有分布规则、细长的条索影。含脂肪的肿块呈均匀或不均匀较低密度影。恶性肿块形态多不规则，边缘模糊，通常伴有分叶、切迹和长短不一且粗细不均匀的放射状毛刺。

2.CT表现 通过测量CT值准确判断肿块内的组织成分，是否含脂肪，有无囊肿、出血、坏死、钙化等。增强扫描时，良性肿块多为中等均匀强化，恶性肿块多为明显不规则强化。

3.MRI表现 良性肿块在T_1WI上呈低信号或略低信号，边界清晰锐利的圆形或类圆形影，少部分可见分叶，内部信号可不均；肿块以液体、黏液为主时，在T_2WI上呈高信号，以纤维组织为主时，在T_2WI上呈低信号；含有脂肪的肿块在T_1WI和T_2WI上均呈高信号。恶性肿块在T_1WI上呈低信号，在T_2WI上呈高信号，边缘不光整，形态不规则，常伴有毛刺、分叶、切迹。

（二）钙化

X线表现：良性病变的钙化多较粗大、分散，呈条状、新月形或环形，密度较高；恶性病变的钙化可位于肿块内或肿块外，多呈密集成簇、粗细不均泥沙样或细粒状（图8-17）。CT显示同上。MRI对钙化不敏感。

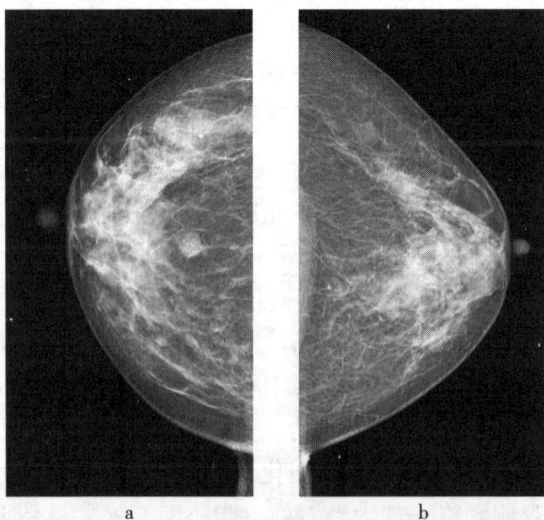

图8-17

a.右侧乳腺呈不均匀致密型，内可见腺体呈片状、结节样增厚，右乳外上、内上象限见多发大小不等小结节影，部分内伴爆米花样、半环状及粗棒状钙化；b.左乳内上象限可见团块状高密度影，形态不规则呈分叶状，密度不均，内见簇状多形性和沙粒样钙化影，边界不清，与周围正常腺体无明确分界

（三）皮肤及乳头的改变

1.X线表现　恶性肿瘤侵及表面皮肤，可使其局限性增厚并向肿瘤方向收缩，导致局部皮肤凹陷，呈酒窝状，乳头后方的恶性肿瘤侵及乳头常导致乳头内陷。

2.MRI表现　显示皮肤增厚及乳头内陷。MRI增强扫描时，良性肿块多呈中等均匀强化，恶性肿块常呈不规则明显强化。

四、乳腺疾病

（一）乳腺增生症

【**疾病概要**】

1.病理病因　乳腺增生症（hyperplasia of breast）又称乳腺结构不良（mammary dysplasia），多发生在年龄30~40岁，是女性乳腺疾病中发病率最高的一类疾病，可为单侧性或双侧性。

本病为内分泌障碍性疾病，是乳腺实质的良性增生，其病理形态复杂，组织学上一般描述为一类以乳腺组织增生和退行性变为特征的病变，常伴有上皮和结缔组织的异常组合，包括囊性增生病（cystic hyperplasia）、小叶增生（obular hyperplasia）、腺病（adenosis）和纤维性病（fibrous disease）。

2.临床表现　症状主要为乳房胀痛和肿块，特点为部分患者具有周期性，即疼痛与月经周期有关，常在月经前疼痛加重，月经来潮后减轻甚至消失，有时整个月经周期都有疼痛感。体检发现单侧或双侧乳腺弥漫性增厚，可为多发肿块。

【**影像学表现**】

1.X线表现　显示为乳腺内边界模糊的局限性或弥漫性片状、棉絮状或大小不一的结节状影，边界不清（图8-18）。当小乳管高度扩张形成囊肿时，表现为大小不等圆形或卵圆形密度稍浅淡的阴影，边缘光滑锐利，局限性或弥漫性遍布全乳。

2.CT表现

（1）平扫　可见乳腺组织增厚，呈多发片状或块状致密影，密度稍高于周围的腺体组织，其内可见条索状低密度影。囊肿表现为圆形或类圆形密度均匀水样密度区。

（2）增强扫描　大多数病变呈轻度到中度逐渐明显的渐进性强化，囊肿无强化。

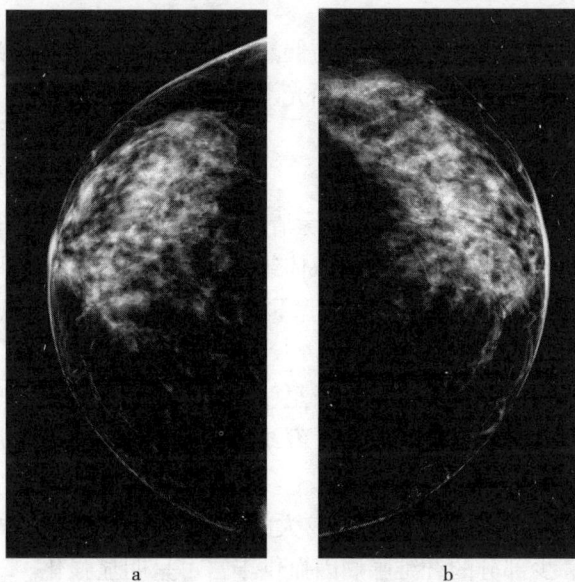

图8-18　乳腺增生X线表现

a.右侧；b.左侧

双侧乳腺内见大片状密度增高影

3.MRI表现

（1）平扫　增生的导管腺体组织与正常乳腺组织信号相似，在T_1WI上显示为中等信号；在T_2WI上显示为高信号，信号强度随增生组织内含水量的变化而异，含水量越高信号强度越高。囊肿在T_1WI上呈低信号，在T_2WI上呈高信号。在DWI图像上，可为高信号，亦可为高于或略高于正常腺体的信号。ADC值较高时，在ADC图像上显示为低于或略低于正常腺体的信号。

（2）增强扫描　行动态增强扫描，多数病变显示为多发或弥漫性片状或斑点状轻度至中度逐渐明显的渐进性强化，强化程度常与增生轻重程度成正比，增生越重，强化越明显。

【诊断与鉴别诊断】

1.诊断要点　患者多在30~40岁，常为双乳，需结合临床与月经周期有关的乳房胀痛和肿块表现；X线上增生的腺体组织多表现为弥漫性片状或结节状致密影；动态增强MRI检查病变多表现为缓慢渐进性强化，随着时间的延长其强化程度增高、强化范围扩大。

2.鉴别诊断　需与乳腺纤维腺瘤、乳腺癌鉴别。

（1）纤维腺瘤　①肿瘤呈圆形或椭圆形，边缘清晰、锐利，可有分叶。②肿瘤密度或信号均匀，内可见较粗的钙化。③增强扫描，呈轻度均匀强化。

（2）乳腺癌　①肿瘤呈形态不规则，边缘不光整，伴有毛刺、分叶、切迹。②肿瘤密度或信号不均匀，内可见泥沙样的钙化。③CT或MRI增强扫描，肿块呈不规则明显强化。④肿瘤浸润局部皮肤，导致局部皮肤增厚、凹陷及乳头内陷等征象。

（二）乳腺纤维腺瘤

【疾病概要】

1.病理病因　乳腺纤维腺瘤（fibroadenoma）是乳腺最常见的良性肿瘤，多见于40岁以下的女性，20~25岁间发生的病例占60%以上，可见一侧或两侧，也可多发。绝经后很少见。

乳腺纤维腺瘤来源于乳腺纤维组织和腺管。肿瘤发生与乳腺组织对雌激素的反应过强有关。组织学上，多数表现为以纤维组织为主要成分，少数表现为以腺上皮为主要成分。肿瘤大多位于乳腺外上象限，常呈圆形或类圆形，边界清晰、光整，部分呈结节状，少数可有分叶，肿瘤生长缓慢，大小2~3cm，一般不超过5cm，有完整的包膜，常可推动；肿瘤可发生于一侧或两侧，也可单发或多发。

2.临床表现　患者一般无自觉症状，常为偶然发现，少数可有轻微疼痛，阵发性或偶发性的，在月经周期更加明显。触诊时可触及表面光滑、质韧、活动度好、与皮肤无粘连的类圆形肿块。

【影像学表现】

1.X线表现　肿瘤多呈圆形或类圆形，边缘清晰光滑，可呈分叶（图8-19）。肿块可单发或多发，呈均匀一致的中等密度影，似正常的腺体组织。肿块推压周边脂肪组织可出现一层薄的透亮环"晕环征"。肿瘤内极少见钙化，少数呈环状、块状或斑点状的粗大钙化影。

2.CT表现

（1）平扫　肿瘤呈低密度圆形、类圆形或呈浅分叶状，边缘清楚，轮廓光整，可清晰显示肿块内的钙化。致密型乳腺，脂肪组织较少，纤维腺瘤平扫时与正常乳腺实质密度相似，难以分辨。

（2）增强扫描　肿瘤呈轻度均匀强化。较大的腺瘤为周边强化，中心无强化或轻度强化，有钙化的腺瘤强化较轻。少部分的纤维腺瘤因血供丰富可呈明显强化。

3.MRI表现

（1）平扫　肿瘤在T_1WI上呈圆形或类圆形低或中等信号，类似于邻近腺体组织信号强度，因周围高信号脂肪组织衬托，肿瘤的边缘显示较清楚，可有轻度分叶，内部信号均匀。在T_2WI

上信号依肿瘤组织的成分决定，纤维组织含量多的腺瘤呈低信号，而腺上皮含量多的腺瘤及混合型腺瘤，呈高信号。伴有囊变及钙化的腺瘤在T_1WI、T_2WI上呈不均匀信号。在DWI图像上肿瘤多呈稍高信号，ADC值较高，在ADC图像上多呈低于或略低于正常腺体的信号。

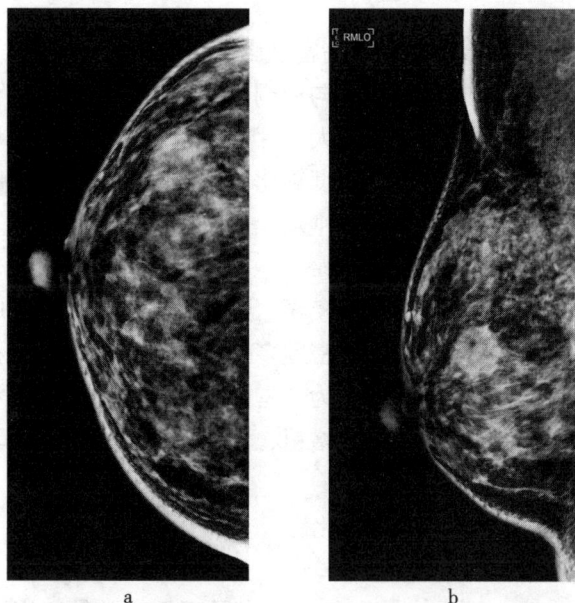

图8-19　乳腺纤维瘤钼靶X线表现

a.轴位；b.MLO位

乳腺内见类圆形、边界清楚密度增高影

（2）增强扫描　多呈不同程度的均匀强化，伴有囊变及钙化时，强化常不均匀。MRI增强动态曲线图多为渐进性均匀强化，早期强化率较低，部分病变可表现为平台型或流出型，早期强化率较高。

【诊断与鉴别诊断】

1.诊断要点　平片上呈圆形或类圆形、边缘清晰光整、密度均匀一致的肿块表现。CT上呈圆形或类圆形、边缘清楚光整、轻度均匀性强化肿块。MRI上呈圆形或类圆形、边缘清楚光整、信号均匀。DWI为稍高信号。ADC呈低于或略低于正常腺体的信号。增强扫描为不同程度均匀强化肿块。动态曲线图为渐进性均匀强化表现，结合年龄范围，临床有触及表面光滑，质韧，可推移，与皮肤无粘连的类圆形肿块表现。

2.鉴别诊断　需与乳腺癌鉴别。①肿瘤形态不规则，边缘不光整，伴有毛刺、分叶、切迹。②肿瘤密度或信号不均匀，其内可见泥沙样钙化。③CT或MRI增强扫描，肿块呈不规则明显强化。④肿瘤浸润局部皮肤，导致皮肤增厚、凹陷及乳头内陷等征象。

（三）乳腺癌

乳腺癌（breast carcinoma）是妇女最常见的恶性肿瘤之一，占乳腺恶性肿瘤中的98%，好发于40~60岁绝经期前后的妇女，偶有男性乳腺癌发生好发于乳腺外上象限。

【疾病概要】

1.病理病因　乳腺癌多数来源于导管上皮，少数来自乳腺小叶终末导管。在组织学上通常将乳腺癌分为非浸润型、浸润性非特殊型和浸润性特殊型三大类。

非浸润型癌即原位癌，包括导管内原位癌、小叶原位癌及乳头湿疹样乳腺癌。浸润型癌是指肿瘤穿破乳腺导管或腺泡基底膜侵入间质，约占乳腺癌的80%，分为浸润型导管癌（浸润性特殊性癌）和浸润型小叶癌（浸润性非特殊性癌）。浸润型导管癌是乳腺癌中最常见的类型，约占70%，边界不清，坚硬，常从肿瘤实质向周边脂肪内伸展，呈蟹足状或星状，位于乳头下的肿瘤，因纤维组织收缩常使乳头内陷。

2.临床表现 乳腺癌早期常无症状，常见临床表现主要为乳腺内肿块、乳房疼痛、乳头回缩、乳头溢血等。

【影像学表现】

1.X线表现 肿瘤呈结节状或不规则形高密度影，边缘模糊，伴有长短不一的毛刺、分叶、切迹，肿块内密度不均。因触诊时肿瘤组织与周围的水肿带不能区分，然而在X线片上肿瘤的密度高于水肿带，导致扪及肿块的大小通常大于片中所示，这也是乳腺癌的特征之一。肿块内或肿块外可见成簇细的砂粒样或针尖样高密度钙化，部分病例仅见成簇的钙化而无肿块。邻近皮肤可局限性增厚、凹陷。腋窝可有淋巴结肿大。

2.CT表现

（1）平扫 肿瘤大多形态不规则，边缘模糊，边缘不光整，伴有分叶、切迹和针芒状细毛刺。少数呈类圆形，肿瘤密度不均，瘤体的密度多比正常乳腺组织密度稍高，其内可见砂粒样钙化。肿块较大时，中心常发生坏死，显示为低密度；若发生弥漫性浸润，显示为边界模糊的大片状高密度影，并可见肿块周围血管迂曲增粗、乳腺局部皮肤增厚、乳头内陷、胸壁肌肉受侵以及腋窝淋巴结转移等。

（2）增强扫描 多数呈不规则的明显强化。

3.MRI表现

（1）平扫 肿瘤在T_1WI上呈低信号，在T_2WI上呈高于正常导管腺体组织且低于脂肪组织的高信号或混杂信号。MRI对钙化不敏感，显示不佳。肿瘤边缘不规整，常呈分叶状，伴有放射状毛刺。在DWI上肿瘤多呈明显高信号，ADC值较低，在ADC图像上呈明显低信号。

（2）增强扫描 肿瘤因组织类型不同，而呈不同程度的强化（图8-20）。黏液腺癌肿瘤强化最明显。MRI增强动态曲线图大多为快进快出，早期强化率高。

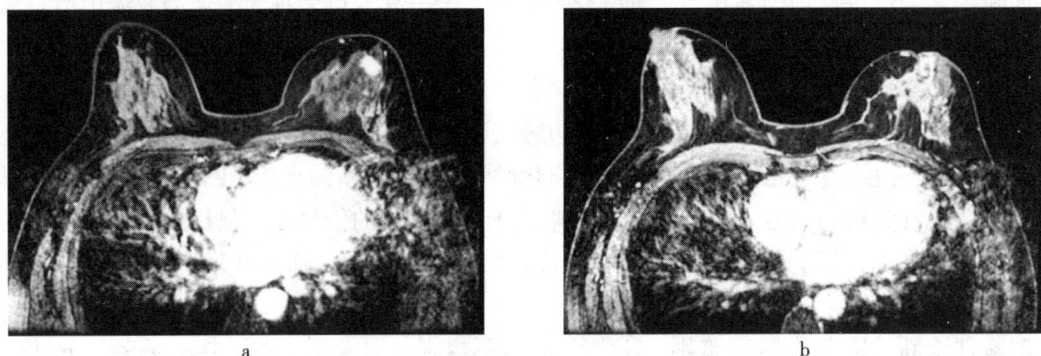

图8-20 乳腺癌MRI增强扫描表现

a、b.MRI增强连续层面

左侧乳腺内见明显强化癌病灶，并可见皮肤及乳头凹陷

【诊断与鉴别诊断】

1.诊断要点 平片为结节状或不规则形、边缘见毛刺和分叶、其内密度不均伴砂粒样或针尖样钙化肿瘤表现；CT上呈不规则形、边缘模糊、轮廓不光整、常伴有分叶、切迹和针芒状细毛刺、内可见砂粒样钙化以及不规则明显强化肿瘤表现；MRI上肿块边缘不规整、分叶状，T_1WI上呈低信号，T_2WI上呈混杂信号，DWI上呈明显高信号，ADC上呈明显低信号、增强扫描为明显不规则强化，动态曲线图为快进快出表现。结合临床表现进行诊断，如乳房疼痛、乳头内陷、乳头溢血。

2.鉴别诊断 需与乳腺纤维腺瘤鉴别。①好发于年轻人。②肿瘤呈圆形或椭圆形，边缘光滑锐利。③肿瘤内密度或信号均匀，可见较粗大的钙化。④增强扫描，呈轻度均匀强化。

知识拓展

乳腺报告中采用BI-RADS标准，包括以下内容。

0级　现有影像检查不能完成对病灶的评价，需结合其他影像学诊断。

1级　正常乳房。乳腺摄片无明显异常发现，即双侧乳腺对称、结构扭曲、无肿块或可疑性钙化灶等。

2级　良性发现，恶性可能为0%。有明确的良性病灶，包括乳腺内散在的粗大钙化灶，如蛋壳样钙化，含脂肪的病灶，乳腺内淋巴结钙化，存在植入物或与既往手术相关的结构扭曲等。

3级　可能良性的病灶，有恶性可能。包括①触诊阴性、边缘清晰非钙化性实性肿块；②局部不对称性致密，局部点压迫时部分变淡；③有少于5枚的成簇、圆形或针尖样钙化，伴或不伴同侧乳腺内散在钙化。

4级　可疑恶性的病灶，但不完全具备典型的恶性特征。例如，部分边界清楚、部分边界不清的肿块，不规则肿块或孤立的一簇密集细小多形性钙化，局部结构紊乱等。

5级　高度可疑恶性的病灶，有典型乳腺癌的影像学特征，例如，不规则高密度肿块、边缘带毛刺，线形、分枝状、沿导管分布的钙化或以上表现合并存在。

6级　病理检查已经证实为恶性而又在治疗前的病灶。如果同一例患者存在多个触诊阴性病灶，则对每个病灶都要进行评价，并得出各自的分类结果。

本章小结

医学影像检查诊断可发现早期生殖系统疾病及乳腺疾病，患者早发现、早治疗，可提高对疾病的治疗和控制。男性生殖系统常见疾病前列腺增生及前列腺癌，影像诊断需鉴别两种病变，前列腺增生在MRI上主要表现为体积增大，主要发生在中央带和移行带，DWI未见高信号结节。前列腺癌表现为不规则分叶状增大，多发生在外周带，DWI显示高信号。女性生殖系统常见病变有子宫宫颈癌、子宫内膜癌和卵巢癌，中老年女性伴有阴道不规则出血。通过CT及MRI检查宫腔或宫颈内可见实性肿瘤，首先考虑宫颈癌或子宫内膜癌。卵巢癌虽居第三位，但是因为早期常无症状，所以要定期做检查，通过CT及MRI盆腔检查，实验室检查CA125和CEA明显升高，高度考虑本病。本章节中乳腺检查首先考虑钼靶检查，虽显示双侧乳腺较清晰，对钙化较敏感，但是未能包括双侧的腋下淋巴结。诊断乳腺疾病要结合临床表现及腋下淋巴结检查。

案例讨论

案例　患者，女，51岁。发觉左侧乳房疼痛，可触及结节，钼靶检查如图。

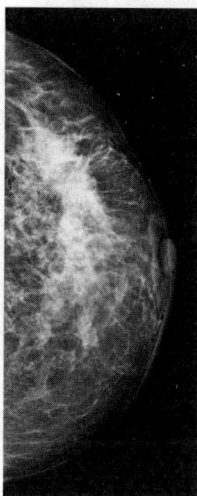

讨论　1.请描述影像学表现。

　　　2.请简述该患者疾病诊断要点和分级。

习 题

习题

一、单项选择题

1.下列不是提示恶性卵巢肿瘤的指征的是（　　）。

A.肿物最大径大于5cm　　　　　　B.囊壁或分隔的厚度超过3cm，厚薄不均

C.肿物的边缘不清晰　　　　　　　D.肿物内实性成分多

E.增强扫描时，实性成分无强化或强化不明显

2.关于前列腺癌的描述，错误的是（　　）。

A.前列腺癌是男性较常见的恶性肿瘤

B.MRI显示前列腺癌主要用T_2WI

C.前列腺癌95%发生在中央带

D.精囊受侵犯T_2WI呈低信号

E.淋巴结转移首先累及闭孔和髂内动脉旁组淋巴结

3.CT对于诊断前列腺癌的主要意义在于（　　）。

A.与良性前列腺增生肥大鉴别　　　B.早期诊断

C.确定晚期病变范围　　　　　　　D.确定肿瘤是否穿破包膜

E.判断有无骨转移

4.子宫输卵管造影的目的中，下列错误的是（　　）。

A.了解宫腔情况　　　　　　　　　B.诊断子宫位置、形态和发育状况

C.确定妊娠　　　　　　　　　　　D.诊断输卵管阻塞

E.诊断子宫疾病

5.子宫输卵管发育异常最适合的检查方法为（　　）。

A.盆腔平片　　　　　　　　　　　B.子宫输卵管造影

C.盆腔充气造影　　　　　　　　　D.盆腔血管造影

E.盆腔淋巴管造影

6.子宫输卵管造影出现宫内形充盈缺损，可见于（　　）。

A.子宫黏膜下肌瘤　　　　　　　　B.子宫浆膜下肌瘤

C.子宫内膜癌　　　　　　　　　　D.子宫内膜结核

E.宫颈癌

7.前列腺增生CT、MRI表现，叙述错误的是（　　）。

A.CT平扫前列腺内可见点状钙化　　B.增生前列腺结节T_1WI呈均匀低信号

C.增生结节T_2WI一定呈高信号　　D.增生结节增强扫描多明显不均匀强化

E.CT上增大的前列腺突入膀胱底部

8.前列腺癌MRI表现，叙述错误的是（　　）。

A.增强扫描癌结节轻度强化　　　　B.T_1WI呈低信号，T_2WI呈高信号

C.诊断主要靠T_1WI　　　　　　　D.诊断主要靠T_2WI

E.癌结节多位于边缘区

9.乳腺良性与恶性肿瘤的超声鉴别特点，错误的是（　　）。

A.边界是否光滑、完整　　　　　　B.内部回声增强或减弱

C.肿物后方是否衰减　　　　　　　D.肿块大小

E.纵横比是否大于1

10.乳腺良性病变的MRI表现中,错误的是（　　）。

A.肿块呈类圆形,边界清楚

B.乳腺肿块内部信号不均匀

C.T_1WI图像上多为低信号,少数为高信号

D.T_2WI图像上为高信号或中低信号

E.MRI增强扫描肿块可不强化或均匀强化

二、简答题

1.简述前列腺癌CT和MRI影像学表现。

2.简述宫颈癌的MRI影像学表现。

（张红艳　石海峰）

第九章　骨骼肌肉系统

知识目标

1.**掌握**　正常影像学表现、基本病变影像学表现、骨与关节创伤的影像诊断、常见良恶性骨肿瘤的诊断与鉴别诊断、慢性骨关节病的影像表现。

2.**熟悉**　骨软骨缺血坏死、骨关节化脓性感染、骨关节结核、脊柱常见疾病的影像表现。

3.**了解**　骨关节发育畸形、骨关节发育障碍、内分泌骨病、软组织常见病变的影像表现。

技能目标

1.**学会**　骨骼肌肉系统影像检查方法的选择和综合应用，常见疾病影像学诊断。

2.**具备**　骨骼肌肉系统常见疾病的诊断思维和鉴别能力。

骨骼肌肉系统包括骨骼、关节、肌肉、软组织、软骨盘、韧带等，骨骼肌肉系统构成人体的"支架"，由于骨骼与软组织之间存在天然的密度差异，故影像检查在骨骼肌肉系统中起到尤为重要的作用。

第一节　影像检查方法

一、X线检查

骨组织密度高，与周围软组织有良好的对比，而且骨本身的皮质骨、松质骨和髓腔之间也有足够的对比度。

1.X线平片　X线平片应用广泛，对比度和清晰度均较好，有较高的空间分辨率，故不仅可用来发现病变，明确病变的范围和程度，而且对很多病变能做出定性诊断。

2.透视　透视可以同时观察有关结构的解剖和功能情况，方法简单且价格低廉，但是清晰度低，且不能长久记录，故透视与摄片结合起来才能最大的发挥影像作用。多用于异物的寻找、定位。

3.关节造影　该检查通过向关节腔内注入适量阳性或阴性对比剂，可显示关节腔内结构及形态变化，对于关节病变特别是半月板、韧带损伤有一定诊断价值。由于MRI的广泛应用，且该检查为侵入性检查，容易导致关节腔内感染。因此，目前在临床已较少应用。

二、CT检查

CT扫描能避免解剖结构的重叠，对常规X线无法显示的骨质改变及邻近软组织改变显示良好，使其成为平片检查的重要补充，在骨骼肌肉系统某些部位甚至成为首选检查方法。

CT检查分平扫和增强扫描，断层扫描后可进行冠状位、矢状位、斜位图像重组及三维重建，帮助病变的精确定位；对于平扫发现的不易定性诊断的病变可以进行增强检查，依据病变是否强化及强化的程度，对病变的定性诊断有较大的帮助。

三、MRI检查

MRI多平面成像具有极高分辨率，是检查骨及软组织疾病的重要方法。软组织、肌肉、韧带、肌腱、软骨和骨髓出现的出血、坏死和水肿等病变清晰显示，钙化、细小骨化显示不如X线，因此骨关节疾病的MRI检查应在平片或CT的基础上根据需要进行。

骨骼肌肉系统MRI检查一般采用平扫，必要时可进行增强扫描。增强扫描的目的与CT增

强检查相同。MRI平扫常选用横断位、冠状位、矢状位，必要时可增加斜位，常规选用SE序列或FSE序列的T_1WI、T_2WI，必要时可增加脂肪抑制序列，用以提高病变与正常组织的信号差以及定性诊断。

四、检查方法的选择

平片目前仍为首选检查方法，CT、MRI检查可作为平片检查的补充；对关节、头颅、五官、骨盆、脊柱等部位行CT扫描较有优势；MRI对关节软骨、肌腱、韧带病变和骨髓水肿的显示较有优势。

第二节　正常影像学表现

一、正常X线表现

骨骼肌肉系统不同组织密度差别较大，有低密度、中等密度、高密度的组织，形成天然的对比。人体骨骼分为管状骨、扁骨、不规则骨三类，管状骨又分为长管状骨和短管状骨；扁骨包括头穹窿骨、胸骨、髂骨等，脊柱、蝶骨和颜面骨等属于不规则骨。

（一）四肢长骨

1.小儿长骨　小儿长骨是由软骨骨化形成的，属于软骨内成骨。通常有3个及以上的骨化中心，一个在骨干，另外两个分别位于骨干的两端。骨干骨化中心为原始或一次骨化中心，骨干两端骨化中心为继发或二次骨化中心。胎儿出生时，长骨骨干已骨化，而两端依然为软骨，也就是骨骺软骨。因此，小儿长骨的特点是骺软骨尚未完全骨化，小儿长骨可分为骨干、骨骺、干骺端和骺板四部分（图9-1）。

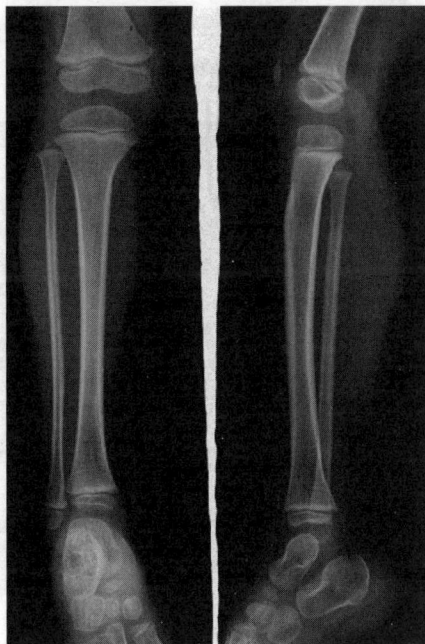

图9-1　正常儿童长骨X线片

小儿胫腓骨正侧位，显示长骨骨干、干骺端、骨骺、骺板

（1）骨干　管状骨周围由致密骨组成，即骨皮质，因其钙含量较多，X线表现为均匀的白色，边缘清楚。皮质骨在骨干的中部最厚，两端较薄。骨干中央为骨髓腔，内含造血和脂肪组织，X线表现为由骨皮质包绕的无结构低密度区。骨皮质表面有骨膜覆盖，在生理状态下于X线片不显影。

微课

PPT

（2）干骺端　干骺端为骨干两端较膨大的部分，主要由骨松质组成，周围被较薄的骨皮质包绕。干骺端的密度偏低，X线表现为等低密度，骨干与干骺端间无明显分界。

（3）骨骺　骨骺为长骨未完成发育的末端，在胎儿及幼儿期为骺软骨，X线影像上不显影。骨化初期，骺软骨中央出现一个或多个二次骨化中心，X线表现为点状或结节状骨性密度影。随着年龄的增长，骺软骨随骨骼的生长不断增大，而骺核也随之增大形成骨松质，其边缘由不规则逐渐变得光滑。

（4）骺板　骨骺与干骺端不断骨化，两者间的软骨逐渐变窄而呈板状，称为骨骺板或骨骺线。骺板为软骨，X线上为横行的透亮（低密度）线，骺板不断变薄，最后消失，即骨骺与骨干完全骨性融合，即完成骨的发育。X线表现为骺线消失，有时可留一条横行线状致密影为骺线的痕迹，可终生存在。

2.**骨龄**　骨骼在不断的发育过程中，骨的原始骨化中心和继发骨化中心的出现时间、骨骺与干骺端骨性融合的时间及形态的变化都有一定的规律性，这种规律以月或年表示即骨龄。根据正常男、女各骨骨化中心的出现和骨骺与干骺端融合时期的差别范围可制定一个正常的骨龄标准，用于估计骨的发育情况，了解被检儿童实际骨发育的年龄，并与正常儿童骨龄标准相比，如果骨龄与被检儿童实际年龄不符，并相差超过一定的范围，常提示骨发育过快或过迟，对某些疾病的诊断具有一定的价值。儿童骨发育速度存在个体差异，同一儿童两侧肢体骨化中心的出现并非完全一致，但骨骺融合的时间大多数是两侧对称的。通常男性骨化中心出现的时间和融合的时间均要晚于女性1~2年。

3.**成人长骨**　成人长骨的外形与小儿骨骼相似，但骨骼已完全发育，骨骺与干骺端完全融合，骺线消失，故成人长骨只有骨干和骨端（图9-2）。成人长骨骨皮质较厚、密度较高。长骨骨端主要由骨松质组成，骨皮质较薄，骨端的顶端有一层壳状高密度骨板，称骨性关节面，上面覆盖有一层软骨即关节软骨，因骨端各部位所承受的重力、肌肉张力及功能活动不同，故骨小梁分布的比例和排列方向会不同。另外，在关节周围，肌腱中常可见籽骨，以手足部多见。随着年龄的增长骨髓腔内的红骨髓减少，黄骨髓增多。

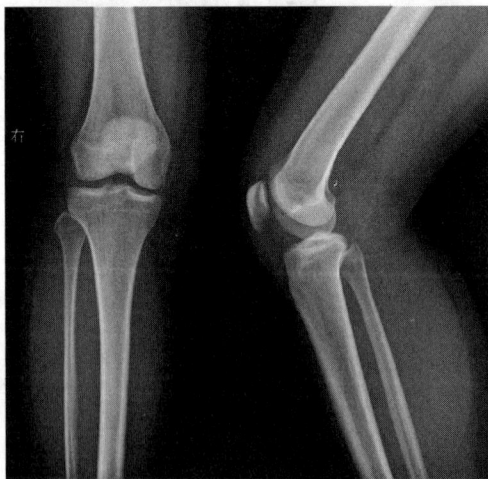

图9-2　正常成人长骨X线片

正常成人膝关节正侧位片，长骨骺线消失，长骨仅可见骨干和骨骺端

（二）脊柱

脊柱由脊椎和椎间盘构成，除第一颈椎（寰椎）外，每个脊椎由椎体及椎弓两部分组成，椎弓上包括椎弓根、椎板、棘突、横突和上、下关节突，同侧上、下关节突形成小关节。

正位片上椎体为长方形，从上至下依次增大，椎体主要由骨松质组成，外围为致密的骨皮质，椎体两侧可见横突影，内侧的椭圆形环状致密影为椎弓根投影，椎弓根的上下方为上、下关节突的影像，两侧椎弓根向后、内方延续成椎板，于中线处汇合形成棘突，棘突为近似三角形致密影，其大小和形状可不一致。

侧位片上前端为长方形的椎体，椎弓位于后方，椎管为椎体后方纵行的低密度区，上、下关节突呈"叠瓦状"组成小关节，以保持脊柱稳定性，小关节间隙显示匀称的低密度线状影，椎间孔位于相邻椎弓、椎体、关节突及椎间盘之间，呈类圆形半透明影，颈椎椎间孔在斜位片上显示清楚，胸腰椎椎间孔则在侧位上显示清楚（图9-3）。

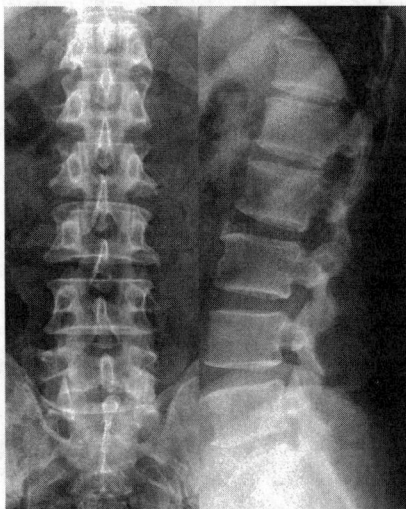

图9-3　正常腰椎X线片

正常成人腰椎正、侧位，显示椎体、横突、椎弓根、椎弓、椎板、上下关节突、棘突、椎管、椎间孔

（三）四肢关节

四肢关节的基本结构包括关节面、关节囊和关节腔三部分。关节骨端有关节软骨覆盖，关节囊内衬以滑膜，关节腔内有少量滑液，另外关节囊内或外有韧带附着。X线平片仅可显示骨端关节面，表现为边缘光整的线状致密影和两个骨性关节面间的低密度关节间隙，而关节周围的软组织即关节囊、韧带、关节盘在X线片上均不能显影（图9-4）。

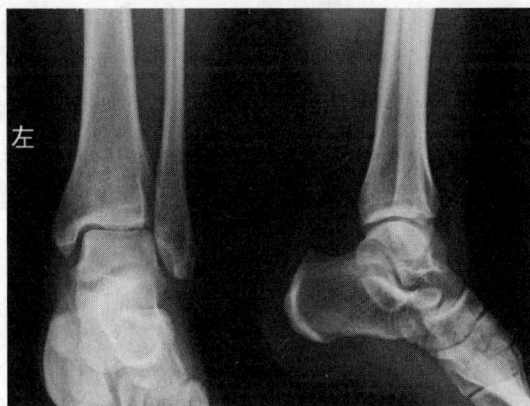

图9-4　正常踝关节正侧位片

正常成人踝关节正侧位片，显示关节骨端关节面和关节间隙

二、正常CT表现

（一）四肢长骨

1.小儿长骨

（1）骨干　CT影像上骨皮质为线状或条带状致密影，骨髓腔内由于红骨髓和黄骨髓含量

不同而导致密度不一致。

（2）干骺端　　CT影像上干骺端骨松质表现为高密度的骨小梁交错而构成细密的网状影，密度低于骨皮质。

（3）骨骺　　CT影像上骺软骨为软组织密度影，骨化中心密度类似于干骺端密度。

（4）骺板　　CT影像上骺板密度特点与骺软骨相似。

2.成人长骨　　成人长骨的外形与小儿骨骼相似，但骨骼已发育完全，骨骺与干骺端已融合，骺线已消失，因此只有骨干与骨端。CT影像上显示的骨皮质、骨松质和骨髓腔的表现与小儿长骨相似。

（二）脊柱

CT横断面图像上，椎体由薄层骨皮质围绕的骨松质组成，呈后缘稍向前凹的圆形影，椎体、椎弓根和椎板合围组成椎管的骨环，环的两侧为横突，后方可见棘突，椎体后外侧方可见椎间孔和上下关节突，黄韧带附着在椎弓板和关节突的内侧，为软组织密度影，厚2~4mm，硬膜囊位居椎管中央，呈软组织密度，硬膜囊与椎管壁间隙内有不均的脂肪组织，在椎间盘层面，可见稍高密度的椎间盘影，CT值为50~80Hu（图9-5）。

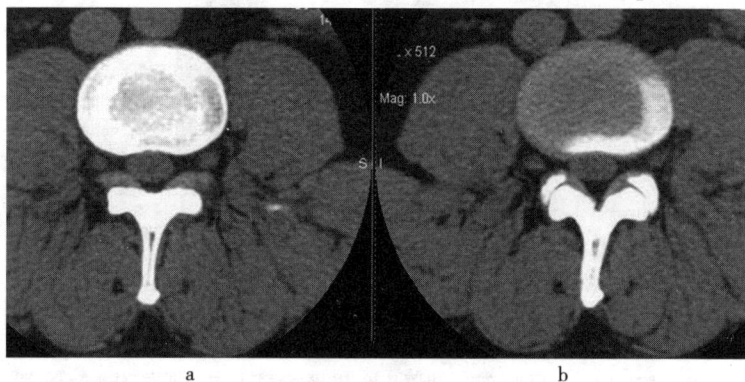

图9-5　正常腰椎CT横断面图像

a.经椎体层面；b.经椎间盘层面

（三）四肢关节

1.关节骨端　　骨性关节面由构成关节的骨端骨皮质构成，CT影像上表现为高密度线状影。

2.关节间隙　　CT影像上显示为关节骨端的低密度间隙，为关节软骨、关节腔及少量滑液的共同投影。少量滑液在CT上不能分辨。

3.关节囊、韧带、关节盘　　CT影像上显示为条带状软组织密度影。

三、正常MRI表现

（一）四肢长骨

1.小儿长骨

（1）骨干　　骨皮质在T_1WI、T_2WI上均表现为低信号，骨髓腔可为等信号或高信号，生理状态下骨膜在MRI上不能显示。

（2）干骺端　　因干骺端骨髓常为红骨髓，且含有一定量的骨小梁，故MRI上信号低于骨髓腔。

（3）骨骺　　在SE序列骨骺软骨为等信号，骨化中心信号与干骺端相似。

（4）骺板　　MRI上信号特点与骺软骨相似。

2.成人长骨　　成人长骨的外形与小儿骨骼类似，但骨骼已发育完全，骨骺与干骺端已融合，骺线已消失，仅有骨干与骨端。

（二）脊柱

T_1WI 及 T_2WI 上脊椎椎体及附件骨性结构的皮质呈低信号，髓质呈等或高信号。椎间盘在 T_1WI 呈较低信号，T_2WI 纤维环为低信号，髓核为高信号。脊髓在 T_1WI 为等信号，T_2WI 为稍高信号。椎体后纵韧带及黄韧带在 T_1WI 和 T_2WI 上均呈低信号（图9-6）。

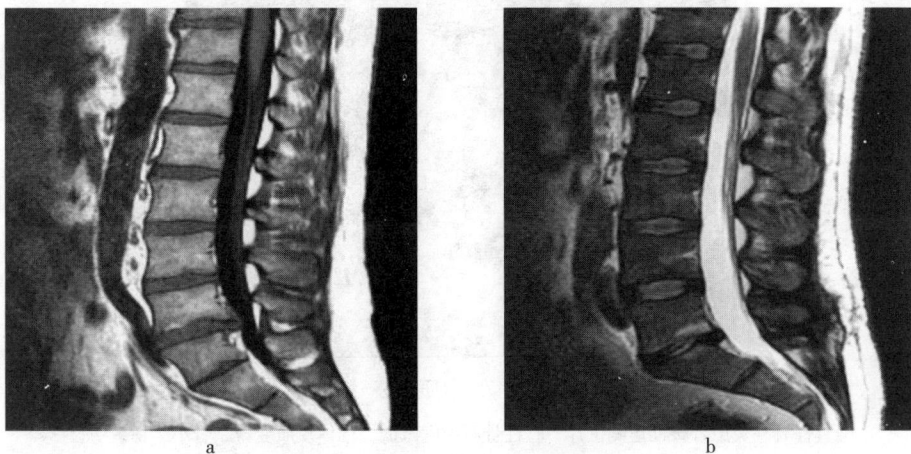

图9-6　腰椎MRI正中矢状面图像

a.矢状面 T_1WI；b.矢状面 T_2WI

椎体骨性结构、椎间盘、脊髓等结构在不同序列上表现的不同信号

（三）四肢关节

1.关节骨端　骨性关节面在 T_1WI 和 T_2WI 上均为低信号，关节软骨及儿童骺软骨在MRI上呈弧形稍低信号影，在脂肪抑制 T_2WI 上呈高信号。

2.关节间隙　在 T_1WI 呈薄层低信号，T_2WI 上呈线状高信号。

3.关节囊、韧带、关节盘　在MRI图像上，关节囊为光整、线状低信号，韧带呈低信号；关节盘在 T_1WI 和 T_2WI 均呈低信号。

第三节　基本病变影像学表现

一、骨骼基本病变

1.骨质疏松　骨质疏松是指单位体积内骨量减少，骨组织的有机成分和钙盐均减少，但比例正常。

（1）影像学表现　骨质疏松的X线表现主要是骨密度减低，长骨可见骨松质中骨小梁减少、变细，间隙增宽，骨皮质变薄和出现分层现象，骨小梁和骨皮质边缘清晰（图9-7）。在脊柱，椎体周围骨皮质变薄，椎体内结构呈纵行条纹状高密度；严重者，椎体内结构消失，椎体变扁。疏松的骨骼较易发生骨折，椎体压缩骨折可呈楔形。骨质疏松的CT表现与X线表现基本相同。MRI表现主要为骨外形的改变，由于老年人黄骨髓较多，因此在 T_1WI 及 T_2WI 上信号均显示增高。

（2）病因　骨质疏松见于多种疾病，分为全身性和局限性两大类。全身性广泛性骨质疏松主要是由于成骨减少，主要原因为①先天性疾病如成骨不全；②内分泌紊乱如甲旁亢；③医源性如长期应用激素者；④老年及绝经期后妇女；⑤营养不良或代谢障碍性疾病如维生素C缺乏症。局限性骨质疏松多由于肢体失用、感染、肿瘤等因素造成。

2.骨质软化　骨质软化是指单位体积内骨组织有机成分正常，而矿物质含量减少，即骨内钙盐含量减少，致骨组织的有机成分和钙盐比例不正常。

311

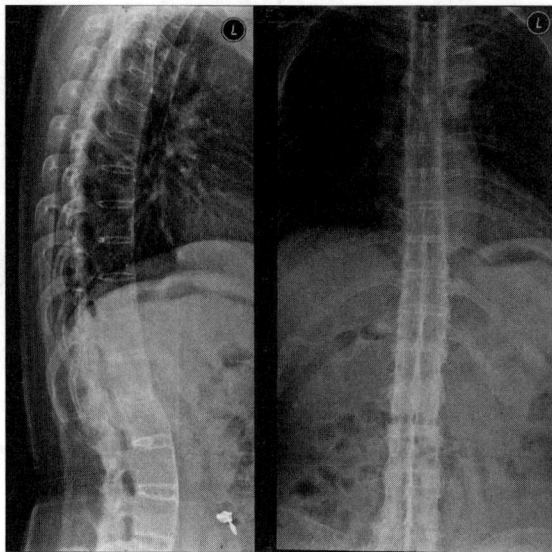

图9-7　骨质疏松

强直性脊柱炎患者腰椎正侧位片，脊柱骨质密度减低，椎体皮质变薄，骨小梁稀疏明显

（1）影像学表现　骨质软化的X线表现是骨密度减低，以腰椎和骨盆为明显，与骨质疏松不同的是骨小梁和骨皮质边缘模糊。因骨质软化，承重骨骼易发生各种变形（图9-8），椎体上、下缘呈半月形凹陷，另外还可见假骨折线，表现为与骨皮质垂直的宽1~2mm的透亮线，边缘光滑，好发于耻骨支、股骨上段、胫骨和肱骨等部位，假骨折线是骨质软化具有特征性的征象。骨质软化的CT表现与X线表现基本相同，而在MRI上无特异改变。

（2）病因　骨质软化多见于维生素D缺乏、肠道吸收功能减弱、钙磷经肾排泄过多、碱性磷酸酶活性降低。

3.骨质破坏　骨质破坏是局部骨质被病理组织所取代而造成的骨组织消失。骨皮质和骨松质均可发生破坏。

（1）影像学表现　骨质破坏的X线表现是骨质局限性密度减低，骨小梁稀疏消失而形成骨质缺损，破坏区内无骨质结构。早期破坏可见斑片状骨小梁缺损，X线片上呈筛孔状，骨皮质表面的破坏则呈虫噬状，骨质破坏发展到一定程度时，可见骨皮质和骨松质的大片缺失，呈"融冰状"改变。骨质破坏在CT影像上便于区分骨松质或骨皮质的破坏，骨松质破坏表现为斑片状缺损区，骨皮质破坏显示为筛孔状破坏和不规则的"虫噬状"破坏，局部骨皮质变薄或斑片状不

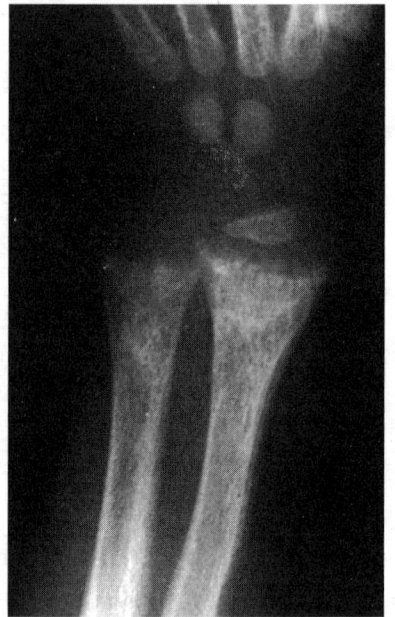

图9-8　骨质软化

尺桡骨骨质密度减低，骨皮质变薄，骨小梁稀疏，边缘模糊，先期钙化带密度减低，呈"毛刷状"，骺线增宽

规则缺损（图9-9）。骨质破坏在MRI上的表现为低信号的骨质内呈现不同的信号强度，骨皮质破坏的形态与X线影像相同，骨松质破坏显示为高信号的骨髓内有较低信号或混杂信号影。

（2）病因　骨质破坏主要见于炎症、肉芽肿、肿瘤或类肿瘤样病变。急性炎症期或恶性肿瘤，骨质破坏速度较快，破坏区边界模糊；慢性炎症期或良性肿瘤，骨质破坏缓慢，破坏区边界清楚，有时还可见周围硬化环，局部骨骼可见膨胀等。

4.骨质增生硬化　骨质增生硬化是单位体积内骨量的增多，组织学上为骨皮质增厚，骨小梁增多、增粗。

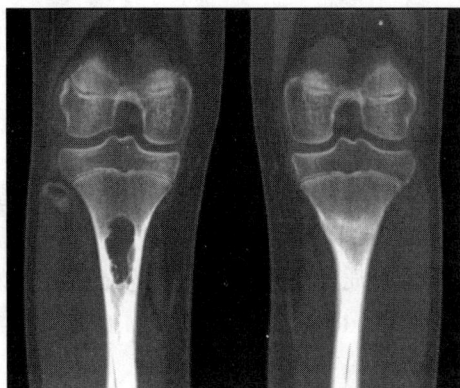

图9-9　骨质破坏

CT冠状面重组图像，右胫骨上段局部骨质
消失，边缘清晰

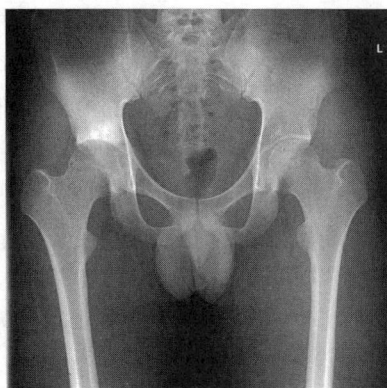

图9-10　骨质增生硬化

髋关节正位片，右髋臼密度增高，骨小梁
致密

（1）影像学表现　骨质增生硬化的X线表现是骨质密度增高，伴或不伴骨骼的增大变形，骨小梁增粗、增多和致密，骨皮质增厚，严重者则骨皮质和骨松质难以分辨（图9-10）。骨质增生硬化的CT影像与X线影像相似。骨质增生硬化的MRI表现，在T_1WI和T_2WI上均为低信号，且能很好地显示骨质增生引起的骨形态变化。

（2）病因　骨质增生硬化可分为局限性和全身性，临床上局限性骨质增生多见，可见于慢性炎症、外伤后的修复和一些成骨性骨肿瘤，如成骨性转移瘤、骨肉瘤等。全身性骨质增生少见，且骨皮质与骨松质同时受累，可见于代谢性骨病、中毒和遗传性骨发育障碍，如肾性骨硬化、甲状旁腺功能低下、氟中毒、铅中毒和石骨症等。

5.骨膜增生　又称骨膜反应，是因骨膜受到刺激，骨膜内层成骨细胞活动增加引起的骨质增生形成骨膜新生骨。通常表示有病变存在。

（1）影像学表现　骨膜增生的X线表现为紧贴在骨皮质单层、多层、葱皮样、花边状和针状的条带状致密影，多与骨皮质平行，且与皮质间可见1~2mm宽的低密度线状影。骨膜增生的形态与范围同病变发生的部位、性质和发展阶段相关。一般在长骨的骨干明显，炎症较广泛，而肿瘤较局限。随着病变好转和愈合，增生的骨膜可变得致密，且逐渐与骨皮质融合，形成增厚的骨皮质，骨性愈合后骨膜新生骨可被逐渐吸收（骨干塑形）。恶性骨肿瘤的骨膜新生骨可被肿瘤细胞侵蚀、破坏。骨膜增生的CT表现与X线表现基本相同（图9-11）。MRI显示骨膜增生敏感，要早于CT和X线，早期即能显示，在T_1WI上为中等信号，T_2WI上为高信号，骨膜新生骨在各序列均为低信号；由于MRI的空间分辨力也不及X线，因此在显示骨膜新生骨时不及X线平片。

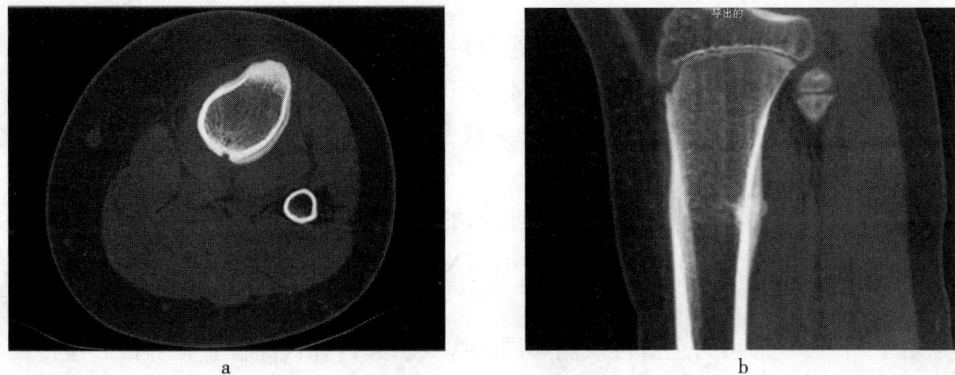

a　　　　　　　　　　　　b

图9-11　骨膜反应

a.CT横断面；b.CT斜冠状面重组

胫骨上段可见线状高密度影

（2）病因　骨膜增生多见于炎症、肿瘤、外伤和骨膜下出血等，还可继发于其他脏器病变和骨生长发育异常等。

6.骨质坏死　骨质坏死是骨组织局部代谢的停止，坏死的骨质称为死骨。形成的原因主要为血供中断。

（1）影像学表现　因早期骨小梁和钙质含量无任何变化，故X线无异常发现。随着病变的进展，死骨周围出现疏松带或囊变、新骨形成，后期小的骨坏死和囊变区可被新生骨质充填，坏死较大时可引起关节面塌陷。死骨的X线表现为局限性骨质密度增高，其形态随病变的发展阶段而不同。骨质坏死的CT影像与X线影像基本相同（图9-12），骨质坏死在MRI上无特异性改变。

（2）病因　骨质坏死多见于化脓性骨髓炎、骨结核，还可见于骨缺血性坏死和外伤骨折后。

7.软骨钙化　软骨钙化可分为生理性和病理性钙化，喉软骨、肋软骨、关节软骨和椎间盘软骨钙化为生理性钙化，瘤软骨钙化为病理性钙化。

（1）影像学表现　软骨钙化的X线表现为环形或半环形的高密度影，大多分布较局限（图9-13）。软骨钙化的CT表现与X线表现基本相似，但CT上能显示X线平片不易显示的细小钙化灶。MRI对钙化显示不敏感。

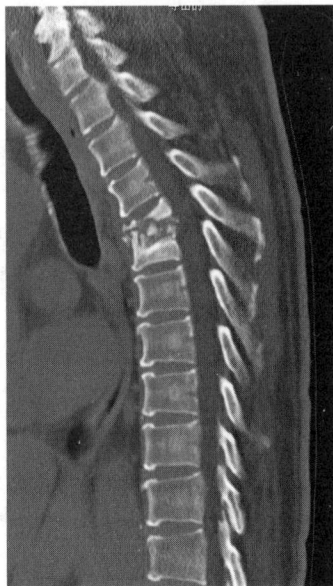

图9-12　骨质坏死
脊柱结核患者CT矢状位重组，可见
多个不规则死骨片

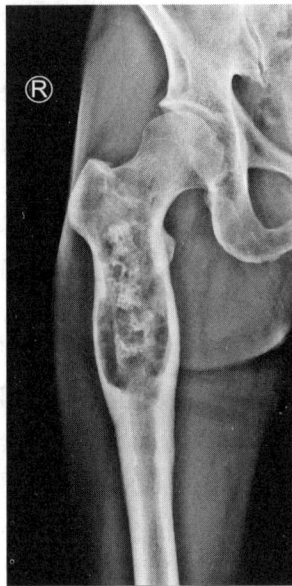

图9-13　软骨钙化
右股骨上段骨质破坏，内可见多发环形
高密度影

（2）病因　软骨病理性钙化多见于良、恶性肿瘤，良性肿瘤的软骨钙化密度高，环形影完整、清楚，而恶性肿瘤的钙化环形影模糊、环不完整。

8.骨骼变形　骨骼变形即骨骼的形态发生改变，多和骨骼的大小改变并存，可发生于单骨，也可累及多骨或全身骨骼。

（1）影像学表现　骨骼变形的X表现为骨骼的形状、大小发生变化。骨骼变形的CT表现与X线表现基本相同，由于CT的空间分辨力不如X线，故对变形的整体骨骼显示不及X线。骨骼变形在MRI上无特异改变。

（2）病因　骨骼变形可为全身性疾病和局部病变引起，如代谢性、营养性、遗传性、地方流行性疾病、先天性发育异常、外伤、炎症和肿瘤性病变等。

9.骨内矿物质沉积　一些矿物质如铅、磷、铋、氟等进入体内后，大部分沉积于骨内，在生长期主要沉积于生长较快的干骺端，而氟进入体内后与钙结合，主要沉积于躯干骨。

骨内矿物质沉积在干骺端的X线表现为多条横行且相互平行的条带状致密影，粗细不均，在成年人则一般不易显示。氟沉积于躯干骨形成氟骨症，可引起骨量增多，还可引起骨质疏松和骨质软化。骨内矿物质沉积的CT表现与X线表现基本相似，在MRI上表现不敏感。

二、关节基本病变

1.关节肿胀　关节肿胀通常为关节积液或关节囊及周围软组织肿胀。关节积液是病理状态下关节腔内的积液增多。关节囊及其周围软组织肿胀是各种病变引起的关节囊及其周围软组织增厚。

（1）影像学表现　关节肿胀的X线表现是周围软组织影膨隆、密度增高，脂肪垫及肌肉间脂肪层移位变形或模糊消失，关节区密度增高。关节积液较多时可显示关节间隙增宽。关节肿胀在CT影像上可见软组织密度的关节囊肿胀及增厚，同时还可显示关节腔内的积液。关节肿胀在MRI上不仅可显示增厚的关节囊（在T_2WI上显示滑膜层为高信号），还可显示周围软组织肿胀（T_1WI呈低信号，T_2WI呈高信号）。MRI对关节积液相当敏感（图9-14），表现为T_1WI呈低信号，T_2WI呈高信号，如伴有出血，则T_1WI和T_2WI均呈高信号。

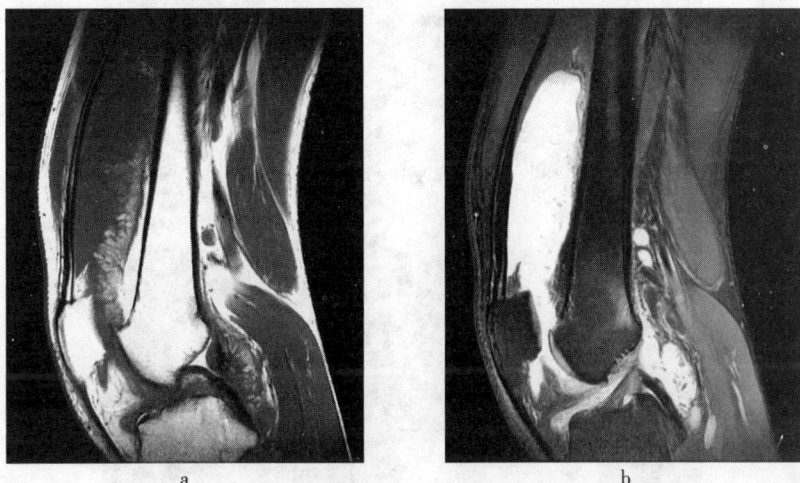

图9-14　关节积液

a.MRI矢状面T_1WI；b.MRI矢状面PDWI

膝关节囊内大量液体信号，滑膜绒毛状增厚生长进入关节腔内

（2）病因　关节肿胀多见于炎症、外伤和出血等疾病。

2.关节破坏　关节破坏是关节软骨及其下面骨质被病理组织所代替。

（1）影像学表现　关节破坏仅仅累及关节软骨时，X线片只可见关节间隙变窄；当累及关节面骨质时，则表现为相应区域的骨质破坏和缺损；破坏严重时可引起关节半脱位和变形（图9-15）。急性化脓性骨髓炎破坏开始于关节承重面，破坏进展较快，破坏范围可广泛；关节滑膜结核破坏起始于关节边缘（关节非承重面），破坏进展缓慢，表现为边缘部分虫蚀状骨质破坏；类风湿关节炎晚期才会发生关节破坏，破坏也是从边缘开始，多为小囊状骨质破坏；痛风关节破坏多表现为关节骨端较大的"穿凿状"骨质破坏，局部软组织内可见"痛风结节"影。关节破坏的CT表现与X线基本相似，但软骨破坏导致的关节间隙变窄可在冠状和矢状重组图像上较X线平片更易显示，CT还可显示关节软骨下细微的骨质破坏。关节破坏在MRI上早

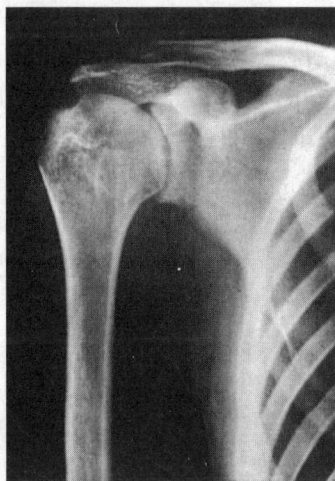

图9-15　关节破坏

肩关节正位片，肩肱关节骨性关节面毛糙，关节间隙宽窄不等

期即可见关节软骨表面凹凸不平、毛糙、局部缺损、变薄或不连续，晚期关节骨质破坏时，低信号的骨性关节面不连续。

（2）病因　关节破坏临床上常见于各种急慢性炎症、肿瘤及代谢性疾病等。

3.关节退行性变　关节退行性变的基本病理改变为关节软骨变性坏死，进展缓慢的软骨变性、坏死和溶解，坏死的软骨被纤维组织或纤维软骨所代替，软骨坏死可引起关节间隙狭窄，骨性关节面骨质增生、硬化，骨边缘形成骨赘，关节囊肥厚，韧带钙化。

（1）影像学表现　关节退行性变的早期X线表现主要是骨性关节面模糊、中断或部分消失，中晚期表现为关节间隙狭窄，骨性关节面骨质增生、硬化，并可出现囊变区，关节骨边缘形成骨赘，关节囊肥厚，韧带钙化（图9-16）。关节退行性变的CT表现与X线表现相似，且各种X线征象均可在CT上显示。关节退行性变的MRI表现为软骨坏死致关节间隙变窄，骨性关节面中断或局部增厚，骨质增生在T_1WI和T_2WI上均为低信号，关节面下的囊变在T_1WI呈低信号，T_2WI呈高信号。

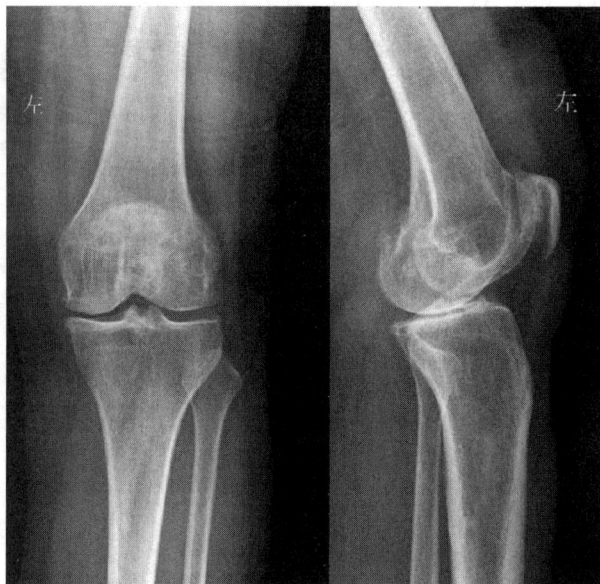

图9-16　关节退行性变

（2）病因　关节退行性变在临床上多见于老年人，以承重的脊柱以及髋、膝关节为多见，也可为慢性创伤或长期过度承重引起，还可继发于其他关节病变引起的关节软骨和骨质的破坏。

4.关节强直　关节强直指关节病变（破坏、损伤）在愈合的过程中，由于组织愈合所致的关节活动丧失。任何损坏关节软骨的疾病，均可引起关节强直。关节强直可分为骨性和纤维性两种。骨性强直是关节明显破坏后，关节组成骨之间为骨质连接，纤维性强直是指相邻关节面破坏修复后为纤维组织所代替，由于纤维组织固定所致的关节强直。

（1）影像学表现　骨性强直X线表现为关节间隙明显变窄或消失，骨小梁通过关节连接两侧骨端。纤维强直X线表现为关节间隙狭窄，关节面不光整，且无骨小梁贯通关节。关节强直的CT表现与X线表现相似。关节强直的MRI表现为关节软骨破坏、间隙变窄或消失，骨性强直时可见骨髓贯通于关节骨端，纤维性强直时骨端骨质破坏处见异常混杂信号。

（2）病因　骨性强直多见于化脓性关节炎愈合后、强直性脊柱炎，纤维性强直常见于关节结核，另外累及关节面的骨创伤愈合后也可引起关节强直。

5.关节脱位　关节脱位是指构成关节的两个骨端正常对应的位置改变或距离增宽。从程度上可分为完全脱位和半脱位两种，从病因上可分为外伤性、先天性和病理性三种。

（1）影像学表现　关节脱位的X线表现典型，一般部位的关节脱位平片即可诊断（图9-17）。

CT表现与X线表现相同，且更易发现一些特殊部位不易发现的关节脱位（如胸锁关节前、后方脱位和骶髂关节脱位等）。关节脱位在MRI上既可显示脱位，又可显示其合并损伤（如关节内积液积血、关节囊内外韧带及肌腱损伤、周围软组织损伤等），MRI多体位成像更可以显示复杂解剖部位的关节脱位。

（2）病因　外伤性关节脱位均有确切的外伤史，并常伴发骨折；先天性脱位常见于婴幼儿，多有一定的好发部位，如先天性髋关节脱位；病理性脱位多继发于关节和相邻组织的疾病，如结核性、化脓性和类风湿关节炎。

三、软组织基本病变

1.软组织肿胀　局部软组织肿胀时其密度可稍高于邻近软组织。

（1）影像学表现　局部软组织肿胀时，X线显示为局部软组织肿胀，密度增高，皮下组织与肌肉之间界限不清，脂肪层内可见网状影，软组织内的正常层次不清、肌间隙模糊（图9-18）。软组织肿胀的CT影像优于X线，水肿显示为局部肌肉肿胀，肌间隙模糊，密度稍降低，周围脂肪层密度增高并可见网状影，血肿显示为边界较清的高密度影。在MRI上，水肿表现为T_1WI低信号，T_2WI高信号。

（2）病因　软组织肿胀多由外伤、炎症、水肿、出血和急性化脓性骨髓炎引起。

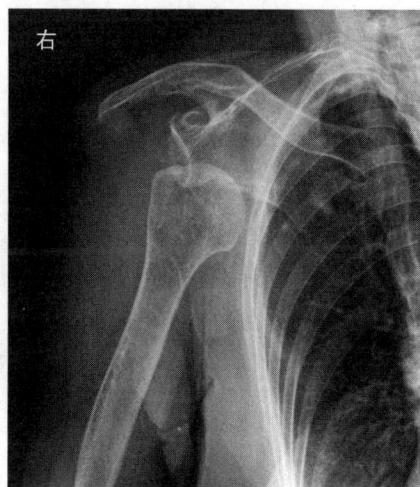

图9-17　肩关节脱位

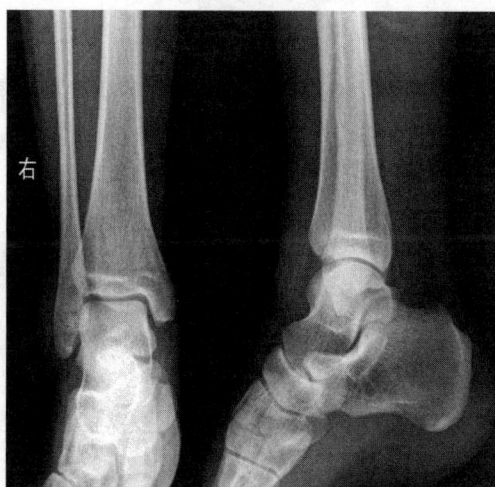

图9-18　软组织肿胀
外伤患者，右踝软组织密度增高，以外踝明显，软组织增厚

2.软组织肿块　软组织肿瘤或恶性骨肿瘤侵犯软组织，在软组织内形成局限性包块。

（1）影像学表现　软组织肿块的X线和CT表现，均可在软组织内显示局限性密度增高的包块影，密度均匀或不均匀，边界清楚或不清，形态规则或不规则，CT对肿块的内部结构和边界的显示优于X线（图9-19）；在MRI上，多数肿块在T_1WI为不均匀低信号，T_2WI为不均匀高信号，脂肪成分在MRI有特异性表现，即T_1WI和T_2WI均呈高信号，脂肪抑制序列为低信号。

（2）病因　软组织肿块常见于软组织良性、恶性肿瘤，部分炎症可以形成炎性包块。

3.软组织内积气　软组织内气体存积。

（1）影像学表现　软组织内积气的X线和CT表现，均显示为软组织内不规则的极低密度影（图9-20）。

（2）病因　开放性外伤、手术后、退行性变和产气细菌感染均可引起软组织内积气。

图9-19　软组织肿块

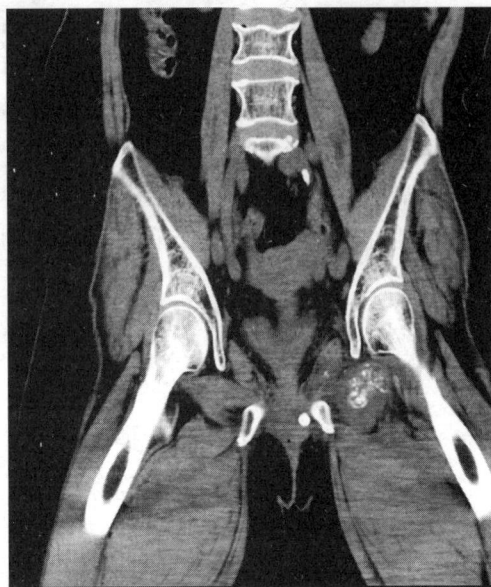

左髋关节下方可见类圆形软组织肿块，
边缘清楚，内可见软骨钙化

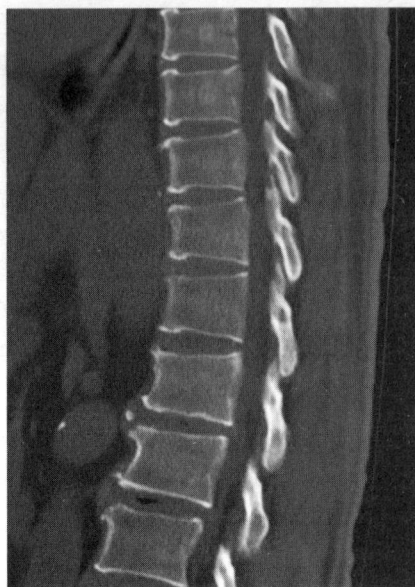

图9-20　软组织内积气

脊柱退行性变，椎间盘内可见气体密度影

第四节　骨与关节创伤

一、骨折概论

骨折（fracture）是指骨的连续性和完整性的中断，包括骨小梁和（或）骨皮质的断裂。根据发病机制可分为创伤性骨折、疲劳骨折和病理性骨折，其中以创伤性骨折最常见。骺板损伤是一种特殊类型骨折，发生于儿童。

（一）创伤性骨折

创伤性骨折（traumatic fracture）即由直接或间接暴力所引起正常骨的骨折。

【疾病概要】

1.病理病因　骨折后骨膜下、断端之间、骨髓腔内及附近组织间隙形成血肿；2~3天后血肿开始机化，形成纤维性骨痂；4~7天后纤维骨痂逐渐转变为软骨，再分化为骨样骨痂；2~3周后断端分别以软骨内化骨和膜内化骨的方式成骨形成骨性骨痂。随着骨性骨痂的形成和不断增多，骨折断端稳固并达到一定强度，即临床愈合期。愈合的骨进一步改建以适应功能的需要，因年龄不同，改建过程可达1~2年或更长。

2.临床表现　患者有明确外伤史，并有局部持续性疼痛、软组织肿胀、肢体变形及功能障碍等，查体可闻及或触及骨擦音（感）。

【影像学表现】

1.X线表现

（1）骨折的直接征象　①低密度线状影：骨折断端呈不规则的锐利透亮影。②带状或线状密度增高影：多见于压缩性骨折或嵌入性骨折，由于松质骨骨小梁中断、扭曲或嵌插所致。③骨碎片：见于撕脱性骨折，由于韧带或肌腱附着处的牵拉引起。④骨皮质皱褶、骨小梁扭曲：见于儿童青枝骨折，由于儿童骨骼柔韧性大，发生骨折后多见不到明显骨折线（图9-21）。⑤骺板（线）增宽或骨骺对位异常：儿童的骺软骨X线上不显影，当骺软骨骨折致骨骺离开其正常的位置，称为骨骺分离或骺离骨折（图9-22）。

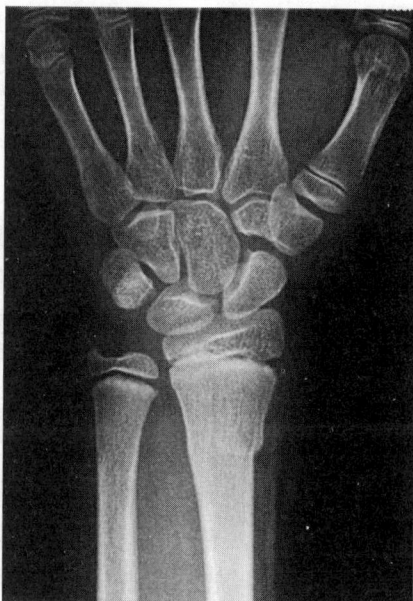

图9-21 青枝骨折

右侧桡骨远端骨小梁扭曲，部分断裂，皮质局限性隆起，对位对线良好，邻近软组织肿胀

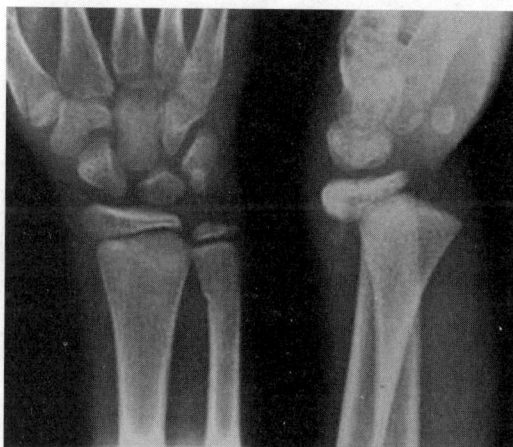

图9-22 骺离骨折

左侧桡骨远端骨骺分离，骨骺形态、大小尚可，邻近软组织肿胀明显

（2）骨折的间接征象　①骨折周围软组织肿胀。②关节囊外脂肪垫或脂肪层移位，由于关节内出血或渗液引起。

（3）骨折的对位　对线情况与预后关系密切，在骨折发生后及复位后均应注重观察对位与对线情况。观察移位情况应以骨折近端为准（脊椎骨折以下位脊椎为准），以此来判断远端断端的移位情况。骨折断端向内、外、前、后和上、下移位，对位不到1/2者即为对位不良；对线不良是指骨折端轴线的关系呈纵轴成角和纵轴旋转。骨折两断端纵轴形成的夹角，即为成角移位。骨折复位以断端对位对线完全恢复正常最为理想，但断端对线正常，对位达2/3以上者，一般已达到复位要求。

（4）软组织改变　骨折后周围软组织因出血、水肿和渗出而发生肿胀及结构层次不清，密度增高。

（5）骨折的愈合　骨折1周内形成的纤维骨痂及骨样骨痂，X线平片不显示，仅可见局部和周围的软组织肿胀；骨折后3周左右达到临床愈合期，此时X线平片可见模糊骨折线，周围有骨膜反应和不规则的斑片状新生骨痂；骨折3个月后，骨痂体积变小，致密，边缘清楚，骨痂与骨皮质界限和骨折线均消失，可见骨小梁的结构，达到骨性愈合。机体为了适应负重和活动的需要，骨折愈合后还要进行缓慢的改建，使承重部位骨小梁致密，非承重部位则被吸收，恢复原来的骨形态，此过程需要1~2年或更长。

（6）骨折的常见并发症　①延迟愈合和不愈合：骨折经治疗后，超过一般愈合时间（3~4个月）而不愈合，但又未达到骨折不愈合的程度，称为延迟愈合。骨折半年以上，断端仍有异常活动，X线上无骨痂形成或骨折线增宽，骨折断端髓腔硬化封闭、变光滑，称为骨折不愈合。延迟愈合或不愈合常见于股骨颈、胫骨下1/3、舟骨、距骨和肱骨干骨折等。②外伤后骨质疏松：常见于外伤后长期固定引起的失用性骨质疏松，可延缓骨折的愈合。③畸形愈合：骨折断端骨性愈合，但对位、对线差，外形畸形或影响功能。④骨缺血性坏死：骨折影响骨骼的血供，引起骨的缺血性坏死。常见于股骨头、距骨、腕舟骨和月骨等。⑤创伤性骨关节病：由于骨折致使关节软骨和软骨下骨质受力发生改变，并进一步破坏关节软骨和软骨下骨质，形成创伤性骨关节病。⑥骨化性肌炎：骨折后周围软组织内的血肿机化形成不规则的钙化影。⑦骨、关节感染：多因开放性骨折伤口没有处理好，形成骨髓炎或化脓性关节炎。

2.CT表现　CT检查是X线检查的重要补充，CT扫描或重建可显示X线不能显示的隐匿骨折、骨折重叠或结构复杂部位的骨折，如骨盆、大关节、脊柱和骨性关节面骨的创伤可作为首选检查方法。

3.MRI表现　MRI能更敏感发现隐匿骨折和骨挫伤，显示骨折断端周围软组织以及邻近关节的损伤情况。骨折MRI表现为骨质内大片状长T_1、长T_2水肿区，其内见不规则走行线状低信号达骨皮质，骨皮质中断甚至错位。

【诊断与鉴别要点】

结合病人体征和外伤史，影像检查发现骨折线，X线平片可明确诊断。但股骨颈、腕舟骨等部位的轻微、无移位骨折，X线平片可能不显示或难以确定，需行CT或MRI检查。另外，应熟悉解剖变异、骨血管沟、骨骺发育情况等，不要将其误认为骨折。

（二）疲劳性骨折

疲劳性骨折（fatigue fracture）又称应力骨折（stress fracture），系长期反复的外力作用集中于骨的某一部位，可逐渐地发生慢性骨折。

【疾病概要】

1.病理病因　好发于跖骨和胫腓骨，也见于肋骨、股骨干和股骨颈等处。骨折起病缓慢，最初仅感局部疼痛，以后逐渐加重，影响功能。

2.临床表现　局部可摸到固定骨性包块，压痛明显，无异常活动，软组织可有轻度肿胀。

【影像学表现】

1.X线表现　骨折有一定好发部位，如第2跖骨中远1/3交界处，胫骨中下1/3交界处。骨折线的特点是横行或稍呈斜行，早期骨折线可清楚显示；晚期骨折部位多呈边缘模糊的横行密度增高影。骨膜增生为本病的主要X线表现，不完全骨折发生在一侧，完全骨折骨膜新生骨可包绕骨干。

2.CT表现　在疲劳骨折好发区域与不规则骨硬化中出现骨折线。

3.MRI表现　骨折线呈低信号，新生骨痂T_1WI呈低信号、T_2WI呈高信号，骨化区域信号相对较高。骨髓广泛水肿，骨外软组织肿胀。

（三）病理性骨折

由于骨病变的存在使骨的强度下降，轻微外力即可导致骨折，称为病理性骨折（pathological fracture）。

【疾病概要】

骨病变可以是局限性病变如肿瘤、肿瘤样病变、炎性病变，也可以是全身性病变如骨质疏松、骨质软化和骨发育障碍等。

【影像学表现】

1.X线表现 除有骨折的征象外，还有原有骨病变引起的骨质破坏（图9-23）。根据骨质病变和轻微外伤史，可以诊断为病理骨折。

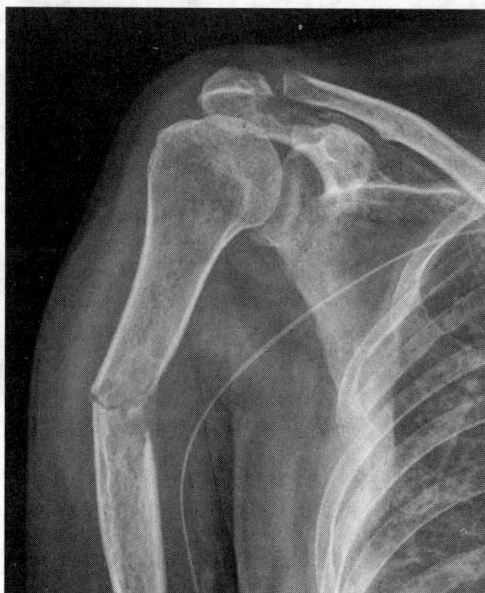

图9-23 病理性骨折

右侧肱骨中段密度减低骨质破坏区，内侧骨皮质消失，可见不规则透亮骨折线横贯肱骨干

2.CT表现 CT发现骨破坏较X线敏感，在破坏区域内见到骨折线的存在。

3.MRI表现 显示骨髓的病理变化及骨质破坏最为敏感，能够为病理性骨折提供明确的诊断。

（四）四肢骨折

1.肱骨外科颈骨折 常发生在解剖颈下2~3cm处，相当于大小结节松质骨下缘与肱骨干皮质骨交界处的骨折。

【疾病概要】

（1）病理病因 多见于成人，因手或肘部着地摔伤或肩部直接暴力击伤史，可分为无移位骨折、外展型骨折和内收型骨折三型，常合并大结节撕脱骨折。外展型骨折是外受传达暴力所致，而内收型骨折是内受传达暴力所致。

（2）临床表现 为伤后肩部疼痛、肿胀和伤肢纵轴叩击痛，肩关节活动时加重。上臂内侧可见瘀斑。骨折有错位时，上臂较健侧变短，伴外展或内收畸形。

【影像学表现】

（1）X线表现 ①外展型骨折最常见。骨折远段和近段呈外展关系，内侧皮质分离，外侧皮质嵌入，两骨折端向内成角（图9-24）。②内收型骨折：骨折远段和近段呈内收关系，两骨折端形成向外成角，外侧皮质分离，内侧皮质嵌入。③无移位骨折包括裂纹骨折和嵌插骨折，均属稳定骨折，无错位。

（2）CT表现 肱骨外科颈处骨质断裂，冠状位图像很好显示断端有无嵌插、错位及成角等。

2.肱骨髁上骨折 为儿童中最常见的骨折，指肱骨干与肱骨远端松质骨的交界处、肱骨内外髁上方2~3cm处的骨折。

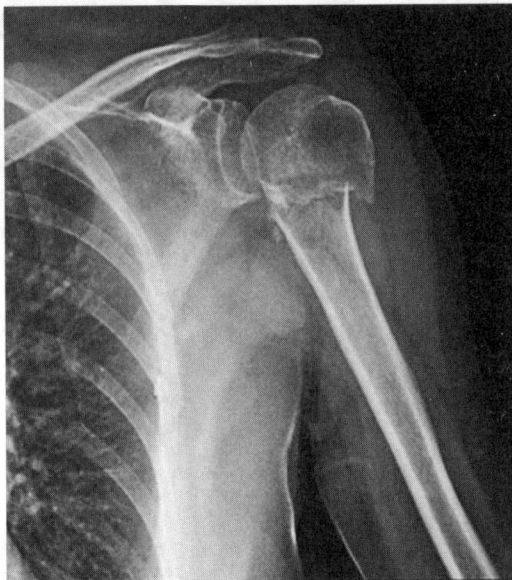

图9-24　肱骨外科颈骨折

肱骨外科颈处可见横行透光骨折线影，骨折远端对位、对线良好

【疾病概要】

（1）病理病因　肱骨髁上骨折分为三型，分别为伸直型、屈曲型和粉碎型。以伸直型骨折多见，骨折线横过喙突窝和鹰嘴窝，远端向背侧移位。当伸肘跌倒时，手掌着地，地面反作用力经手掌、前臂传达，将肱骨髁推向后上方，自上而下的重力将肱骨干推向前方，引起伸直型骨折。当屈肘位跌倒时，肘后侧先着地，则引起屈曲型骨折。粉碎型骨折是因肱骨下端受到压缩性暴力所致。

（2）临床表现　外伤后肘部出现肿胀、疼痛，肱骨髁上有压痛，功能障碍，肘后肱骨内、外髁与鹰嘴三点关系正常。

【影像学表现】

（1）X线表现　①伸直型：远侧断端向背侧倾斜，致骨折向掌侧成角，此型多见。②屈曲型：较少见，远侧断端向掌侧倾斜，致骨折向背侧成角。③粉碎型：肱骨髁上骨折伴髁间纵行骨折，骨折线呈"T"或"Y"形，两髁骨折块向前或后移位。

（2）CT表现　肱骨远端髁上骨质断裂，矢状位图像显示远折端向后错位、向前成角的为伸直型骨折；若远折端向前错位、向后成角的为屈曲型骨折。

3.Colles骨折　又称伸直型桡骨远端骨折，是指桡骨远端距离远端关节面2~3cm以内的横行或粉碎性骨折，以老年人多见。

【疾病概要】

（1）病理病因　多因间接暴力摔倒时手掌侧触地所致。跌倒时，前臂旋前，腕背屈，手掌着地致伤。骨折远端向背侧、桡侧移位，可合并掌侧成角移位和短缩移位。同一部位的骨折，如因作用力相反手背着地，使桡骨远侧断端向掌侧移位和向背侧成角，则称为反Colles骨折或Smith骨折，这种骨折少见。

（2）临床表现　外伤后，腕部有明显肿胀、疼痛、功能障碍。侧面观呈"锅铲"样畸形；前后位观呈"枪刺刀"样畸形。手指呈半屈曲位，不敢握拳。

【影像学表现】

（1）X线表现　骨折发生在桡骨远端，距腕关节面2~3cm处，且伴有远侧断端向背侧移位和向掌侧成角，骨折线常为横行，有时为粉碎性骨折，并累及关节面。可合并尺骨茎突骨折和下尺桡关节分离（图9-25）。

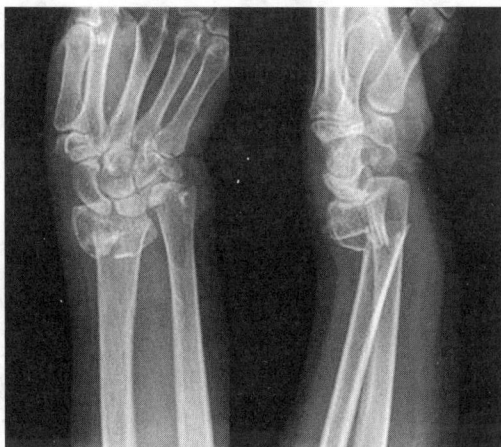

图9-25　Colles骨折

桡骨远端骨质连续性中断，远端向桡、背侧稍移位，断端向掌侧成角，下尺桡关节分离

（2）CT表现　显示桡骨远端骨质断裂，可见碎骨片，矢状位可见远端向背侧移位、掌侧成角，常伴尺骨茎突骨折。

4.股骨颈骨折　是指发生在股骨头下至股骨颈基底部之间的骨折。以绝经后妇女多见，多为单侧。

【疾病概要】

（1）按骨折部位股骨颈骨折分为头下部、颈中部和基底部骨折，前两者骨折线在关节囊内，又称囊内骨折；后者的骨折线的后部多位于关节囊外，称为囊外骨折。囊内骨折股骨头多有移位，以至骨折近端缺血，不仅骨折难以愈合，且易发生缺血性坏死；基底部骨折，骨折线部分位于囊外，且移位不多，骨折近端血供良好，骨折不愈合和缺血性坏死发生率较低。

（2）老年人跌倒后，髋部疼痛，不能站立和行走。叩击足底时髋痛，合并移位者伤肢有外旋、缩短，髋、膝关节轻度屈曲。

【影像学表现】

（1）X线表现　根据X线表现将股骨颈骨折分为外展型和内收型两种。①外展型骨折：多在髋关节外展时发生，骨折线与骨干纵轴垂直线的夹角在30°~50°，多为头下骨折，断端互相嵌插。②内收型骨折：常在髋关节内收时发生，骨折线与骨干纵轴垂直线的夹角>50°，多为颈中部骨折，断端多有移位（图9-26）。

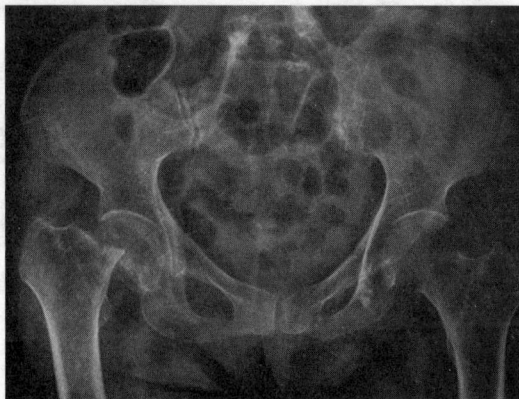

图9-26　股骨颈骨折

右侧股骨颈骨质连续性中断，远端向外上稍移位，断端向外侧成角

（2）CT表现　CT轴位结合冠状位图像可明确显示骨皮质不连续及骨折线的走行，对于不全骨折、细微骨折及嵌入型骨折能很好显示。

（五）脊柱骨折

脊柱骨折和脱位常见，占全身骨折的5%~6%。多数因传导暴力致伤。脊柱骨折包括椎体及其附件的骨折，以及所包含的椎管、硬脊膜、神经、脊髓、椎间盘、韧带的损伤等。主要依靠X线和CT检查明确椎体及其附件的骨折、移位情况，对脊髓的损伤评估需进行MRI检查。

【疾病概要】

1.病理病因 脊柱骨折多见于成年男性，因骨质疏松所致的脊椎压缩性骨折则多见老年人。多数患者因间接外力引起，由高处堕落时臀部或足着地、冲击力向上传导所致；少数因直接外力引起，如重物压伤、撞伤或火器伤。胸椎段多见。

2.临床表现 颈椎骨折患者可有颈部疼痛、活动障碍，甚至高位截瘫或休克发生；胸腰椎损伤后，主要症状为局部疼痛、站立及翻身困难。此外脊椎骨折可合并韧带损伤和脊髓损伤。

【影像学表现】

1.X线表现 脊柱骨折表现因骨折类型而异。

（1）单纯性压缩骨折 以胸腰椎最多见。是前柱在屈曲外力时断裂的结果。X线表现为椎体压缩呈楔形，前缘变短，无明显骨折线，呈横行不规则带状致密影，相邻上下椎间隙多正常（图9-27）。压缩超过50%，需行CT以排除爆裂骨折。

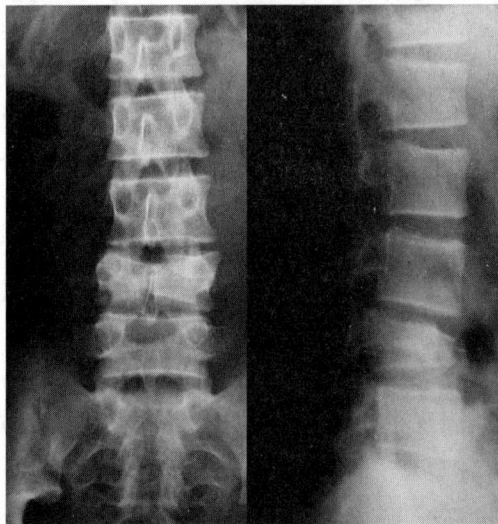

图9-27 腰椎压缩性骨折

第4腰椎椎体呈楔形，椎体高度减小，前后径增宽；椎体前缘皮质断裂，腰椎序列不佳，椎间隙未见异常

（2）椎体爆裂骨折 由于前柱和中柱压紧时崩裂引起，是椎体压缩性骨折的一种特殊类型，常压迫脊髓。X线表现为脊椎垂直方向上的粉碎骨折，椎体和附件的骨折片可向各个方向移位，椎体压缩变扁。CT检查显示爆裂骨折最佳，可以清晰显示椎体后上部分碎裂和后侧突入椎管的骨片。

（3）安全带骨折 多见于车祸。是中柱和后柱在牵拉时发生断裂所致。平片显示骨折线横行经过棘突、椎板、椎弓与椎体，后部张开；或仅有棘上、棘间与黄韧带撕裂，关节突分离，椎间盘后部破裂；或骨折与韧带撕裂同存。

（4）骨折并脱位 X线检查主要显示椎体脱位、关节突绞锁，常伴脊柱骨折，严重时并发脊柱后突成角、侧移。

2.CT表现 可作为脊柱骨折的常规检查或首选检查。MSCT扫描及图像后处理，可清楚显示X线检查漏诊的脊柱骨折，并确切判断骨折类型、骨折片移位程度，观察有无骨折片突入椎管以及骨折移位对脊髓的压迫情况。椎体压缩性骨折时，表现为骨小梁密集，椎体前方可见断裂移位的骨片；矢状位重组图像椎体变扁，呈楔形。爆裂骨折表现为椎体垂直方向上的粉碎性骨折，椎体正常外形与结构丧失，骨折片向四周各个方向移位，可伴椎弓及附件骨折。

3.MRI表现 在脊柱外伤中不作首选检查，当CT检查提示椎管内损伤或脊柱相关韧带损伤时，进行辅助检查。

（1）椎间盘损伤 急性损伤的椎间盘呈明显的长T_1、长T_2信号，矢状面显示最佳。

（2）韧带撕裂 正常脊柱韧带在各成像序列中均为低信号。当撕裂后，其信号失去正常连续性或因水肿、出血而表现为不同程度的高信号影，以脂肪抑制T_2WI和短时反转（STIR）序列观察最好。

（3）脊髓损伤 显示为硬膜囊和脊髓受压、移位；脊髓损伤出血呈短T_1、长T_2信号；脊髓水肿在T_1WI呈低或等信号，T_2WI呈高信号。MRI还可以观察神经根撕脱和硬膜囊撕裂等情况。

【**诊断与鉴别要点**】

根据外伤时的受力情况及椎体变形、骨质中断等表现，易于诊断。X线检查由于影像前后重叠，观察受到较大限制，特别是脊椎的爆裂骨折在X线平片基础上应进一步行CT检查，必要时还需行MRI检查。脊柱外伤需与全身性骨质疏松、脊柱结核和转移瘤引起的椎体压缩变形相鉴别。

二、关节创伤

（一）关节脱位

关节脱位为关节组成骨之间正常解剖关系的异常改变，表现为关节对位关系完全或部分脱离。关节脱位多发生在活动范围大、活动较频繁且关节囊和周围韧带不坚固、结构不稳定的关节。关节脱位可分为创伤性脱位、先天性脱位、习惯性脱位和病理性关节脱位。其中，创伤性关节脱位最常见。

【**疾病概要**】

1.病理病因 创伤性关节脱位系由暴力造成关节囊、韧带及附近肌腱广泛撕裂后而发生的关节脱位。以肘关节脱位发生率最高，其他发生部位依次为肩、足、髋、踝、腕等关节。脱位超过3周者为陈旧性关节脱位。陈旧性关节脱位常出现纤维愈合、功能丧失、关节周围异常骨质增生、韧带骨化和畸形等。创伤性关节脱位治疗不当，经复位后屡次复发者，则称为习惯性脱位。

2.临床表现 创伤性关节脱位有明确的外伤史，关节疼痛、肿胀变形和功能丧失，甚至引起关节畸形或关节囊的撕裂，可并发邻近关节肌腱附着部的撕脱骨折。

【**影像学表现**】

1.X线表现

（1）肩关节脱位 常见于青壮年和老年人。根据肱骨头脱位的方向分为前脱位和后脱位，以前者最常见。前脱位又分为喙突下脱位、盂下脱位、锁骨下脱位。①喙突下脱位：多见，X线显示肱骨头向内下移位，与肩胛骨关节盂及肩胛颈相重叠。②盂下脱位：X线显示肱骨头脱出肩胛骨关节盂后，明显向下移位，在肩胛骨外缘下方，常伴有肱骨大结节和肩胛盂撕脱骨折。③锁骨下脱位：少见，肱骨头脱出关节盂后向内移位。后脱位X线表现为肱骨轻度外展，关节间隙存在；在前后位片上容易漏诊。

（2）肘关节脱位 根据尺桡骨上端移位方向脱位分为后脱位、侧方脱位和前脱位。①后脱位：最多见，X线侧位片显示尺桡骨上端向肱骨远端的后上方移位，关节对位关系丧失，正位片显示尺桡骨上端和肱骨下端重叠。②前脱位：X线可见鹰嘴粉碎骨折、尺桡骨向前脱位，此型较少见。③侧方脱位：侧位片显示尺桡骨上端和肱骨下端相互重叠，正位片示尺桡骨上端向肱骨下端的侧方移位，多外侧移位，关节对位关系丧失。

（3）髋关节脱位 外伤性脱位分为后脱位、前脱位和中心性脱位，以后脱位最多见。①后脱位：股骨头移位到髋臼后缘或髂骨翼后方，X线正位片示股骨头脱出髋臼外，头上移，与髋臼上部重叠，股骨呈内收内旋畸形，大粗隆突出、小粗隆消失，可伴发髋臼后缘及股骨头骨折。侧位片更有助于了解股骨头与髋臼的关系。②前脱位（罕见）：股骨头移位到闭孔前方或耻骨上支附近，X线正位片示股骨头下移至髋臼下方，与坐骨结节重叠，股骨干呈外展水平位、外旋或内旋畸形，外展外旋时大粗隆在下方，外展内旋时大粗隆在上方。③中心性脱位（少见）：髋臼底粉碎骨折，股骨头嵌入碎片间，向盆腔内移位。

（4）寰枢关节脱位　寰枢关节前间隙增宽，侧位X线片上表现为寰椎前弓后缘与齿状突前间隙增宽，该征象是诊断寰枢关节脱位的主要依据，正常成人间隙在3mm以下，儿童在5mm以下；脊椎椎管前后缘连线错位；齿状突与寰椎侧块的关节失常。

2.CT表现

（1）肩关节脱位　关节盂空虚，肱骨头向前移位（前脱位）或向后移位（后脱位），正常盂头间平行弧线关系消失，常伴有肱骨大结节撕脱骨折，有时可显示肱骨头压缩骨折和关节盂骨折。

（2）肘关节脱位　正常肘关节对位关系消失，矢状位图像显示尺桡骨近端移向肱骨下端的后上方（后脱位），也可观察到合并的骨折情况。

（3）髋关节脱位　CT轴位显示髋臼窝空虚，股骨头脱出髋臼，可合并髋臼或股骨头的骨折，CT可准确显示骨折片的形态、大小及移位情况，还可以显示关节腔内的骨折碎片。

（4）寰枢关节脱位　MSCT扫描及图像三维重建能清楚显示寰枢椎关节的对位情况、是否合并骨折、骨折的位置和骨片移位以及椎管狭窄的程度。

（二）半月板损伤

半月板位于膝关节腔内，由纤维软骨构成，上凹下平，外缘肥厚，并与关节囊相连，内缘薄而锐利游离于关节腔。半月板的功能是减缓压力，增加关节的稳定性。关节镜是诊断半月板撕裂的金标准，但有盲区和创伤性。MRI是影像诊断半月板损伤的最佳选择。

【疾病概要】

1.病理病因　半月板损伤指半月板撕裂，分为纵行、横行和水平撕裂。青年人多见于急性外伤（运动性损伤），老年人多见反复慢性损伤和进行性退变（非运动性损伤）。损伤后关节周围软组织肿胀、水肿，关节囊膨隆，关节内有血性渗液。半月板轻度不全撕裂可由新生纤维软骨增生愈合，完全撕裂可永久不愈。

2.临床表现　伤后明显疼痛，不能站立或跛行，走路时膝关节不能伸直。部分患者有关节弹响、绞锁等现象。

【影像学表现】

1.X线、CT表现　平片不能显示半月板，CT也很难诊断，平片和CT主要诊断是否合并骨折。

2.MRI表现　正常半月板主要由纤维软骨组成，在所有MRI序列中呈均匀低信号，其外缘与关节囊相连处有脂肪、滑膜、肌腱和血管，多为纵行不均匀混杂信号。在矢状位和冠状位上均可看到半月板内线行高信号影延伸至其表面，即可诊断为半月板撕裂（图9-28）。当其高信号影未延伸到表面则提示慢性损伤或变性。半月板撕裂的分级：Ⅰ度为病变呈不与半月板关节面相接触的点、片状高信号；Ⅱ度为病变呈线性高信号，但位于半月板内，未达到半月板关节面；Ⅲ度为半月板内高信号延伸至关节面。

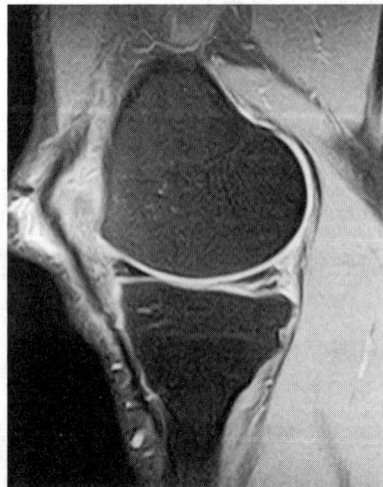

图9-28　半月板损伤

MRI矢状位扫描，半月板后角内
可见横行高信号

（三）膝关节前后交叉韧带损伤

膝关节韧带包括前交叉韧带、后交叉韧带、内侧副韧带、外侧副韧带、囊韧带、髌支持带、横韧带等，在各种韧带中最易损伤的是前交叉韧带和内侧副韧带。膝关节前后交叉韧带与关节囊、侧副韧带等协同作用，起到稳定膝关节的作用。MRI是首选的影像学检查方法。

【疾病概要】

1.病理病因 多见于青壮年，常伴侧副韧带或半月板损伤，暴力撞击胫骨上端后方，使胫骨向前滑移，造成前交叉韧带撕裂。暴力撞击胫骨上端前方，使胫骨向后滑移，造成后交叉韧带撕裂。患者膝关节肿胀、活动受限、不稳定。

2.临床表现 膝关节疼痛、肿胀和活动受限，膝关节抽屉试验阳性，浮髌试验阳性。

【影像学表现】

1.X线、CT表现 平片不能显示前后交叉韧带，CT也很难诊断。CT主要诊断是否合并撕脱性骨折。

2.MRI表现 在两个半月板之间为髁间隆起，前交叉韧带起于胫骨髁间隆突前方，向后上外走行，呈扇形止于股骨外侧髁的内侧面，较后交叉韧带略薄。后交叉韧带起于胫骨髁间隆突的后方，向前上内走行止于股骨内侧髁外侧面。正常交叉韧带在MRI各个序列中均为低信号。当发生前后交叉韧带撕裂时在矢状位和冠状位均看不到正常的交叉韧带或见交叉韧带中断、增粗，边缘不规则，其内见局限性或弥漫性高信号影（图9-29）。

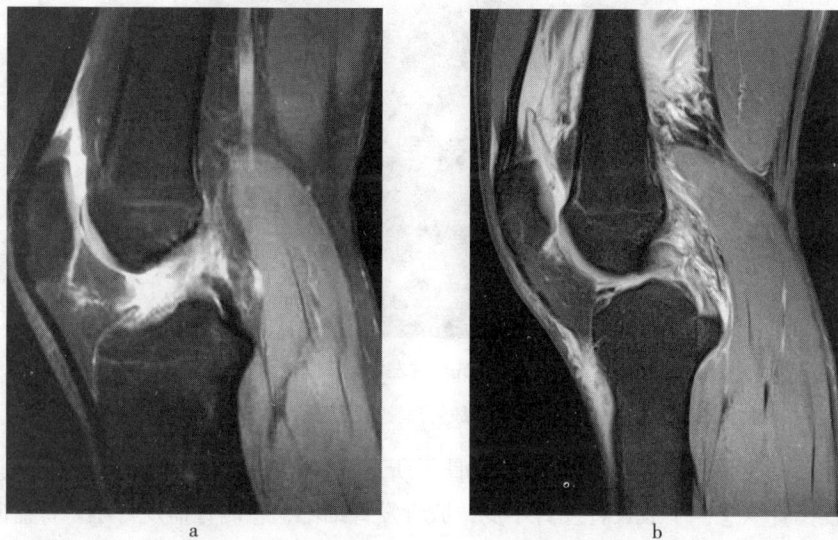

图9-29 前、后交叉韧带损伤

a.矢状位脂肪抑制T_2WI；b.矢状位脂肪抑制T_2WI

a示前交叉韧带形态不规则，内见不规则高信号；b示后交叉韧带连续性低信号中断

膝关节矢状位SE T_1WI显示前交叉韧带行径呈现一团紊乱的中低信号结构，前交叉韧带显示不清。矢状位T_2WI上述低信号紊乱结构变为不规则的高信号，其内见前交叉韧带连续性中断。

第五节　骨关节发育畸形

一、先天性髋关节脱位

【疾病概要】

1.病理病因 先天性髋关节脱位（congenital dislocation of the hip）是一种出生时即存在的

先天性畸形。女多于男，单侧或双侧均可发病。本病的发生多与髋臼发育不良有关，也可能因出生前或新生儿时期髋关节囊松弛所致。

病理改变包括脱位前期和脱位两个过程。脱位前期并无髋脱位，仅有髋臼、股骨头或关节囊发育不良，继而随着患儿行走或负重而发生脱位。

2.临床表现　脱位前临床症状不明显，当发生半脱位或脱位时，表现为患儿站立或行走时间较晚，单侧者有跛行，双侧者步行时左右摇摆如鸭步，患肢缩短、臀部皱襞加深、增多，髋外展受限。双侧脱位患儿直立时，臀部后耸，腰背部凹陷。

【影像学表现】

1.X线表现　X线检查是诊断先天性髋关节脱位的重要方法。以平片为主。

（1）髋臼　髋臼发育不良，表现为髋臼上缘倾斜度增加，髋臼变浅呈蝶形或三角形，倾斜角（髋臼角）加大。

（2）股骨头　股骨头骨骺出现晚于健侧，骨化中心发育小，其外形不规整。股骨头脱位有以下表现：①股骨头向外上方移位。②Shenton线不连续。③股骨头骨骺位于Perkin方格的外上象限区内（图9-30）。④包绕股骨头的半弧形关节囊上缘与髋臼顶不相接，在半弧形外上方可见三角形透亮区。

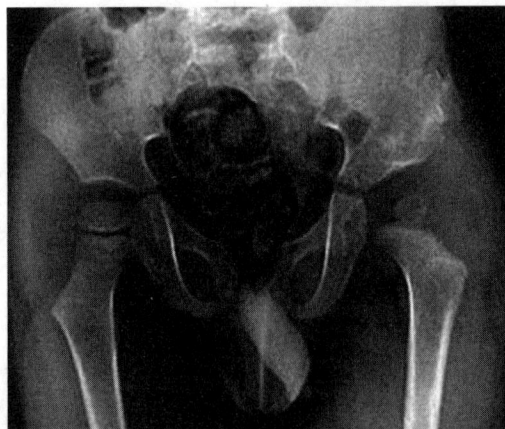

图9-30　先天性左髋关节脱位

左侧髋臼发育浅平，边缘不规则，股骨头骨骺发育较右侧小，Shenton线不连续

（3）股骨颈　股骨颈短缩。股骨颈与股骨干所形成的前倾角有不同程度的增大。

（4）下肢长骨　患侧下肢长骨发育不良，股骨发育细小，患侧骨盆发育小。骨盆向健侧倾斜。

2.CT表现　CT扫描重建可以明确显示髋关节形态及与股骨头关系。股骨头外移，髋关节间隙增宽；股骨头骨骺小，形态不规则；骨性髋臼浅平，失去正常圆形轮廓，髋臼前倾角增大；髋臼内纤维脂肪堆积，关节囊拉长；关节周围及臀部肌肉萎缩等改变。

3.MRI表现　MRI可清晰区分关节结构和软组织结构，是综合评价髋臼病理改变的最佳手段。股骨头外上移；股骨头骨骺和软骨发育较小，形态不规则，信号欠均匀；髋臼软骨正常三角形态消失，呈团块状增厚、移位，骨性髋臼前后部分成角，甚至髋臼窝消失；关节腔内可见少量积液，关节窝滑膜外纤维脂肪垫增厚，髋臼横韧带外移等改变。

【诊断与鉴别诊断】

1.诊断要点　X线检查是多采用双髋正位和蛙式位。表现为股骨头向外上移位，股骨头骨骺发育小，不规整，髋臼角增大，结合临床患肢外展受限、双下肢不等长等表现即可诊断。

2.鉴别诊断　本病需与先天性髋内翻、病理性髋关节脱位、麻痹性髋关节脱位鉴别。病理性髋关节脱位：新生儿或婴儿期髋部感染病史，X线显示股骨头骨骺缺如。麻痹性髋关节脱位：明显肌肉萎缩，肌力减低，臀肌肌力减弱，X线显示半脱位。

二、椎弓峡部骨不连

【疾病概要】

椎弓峡部骨不连（也称椎弓峡部裂）常见于第4、5腰椎及第1骶椎，多发生于上、下关节突之间，是导致真性椎体滑脱的常见原因。单纯峡部裂好发于第5腰椎，且多为双侧。先天性椎弓根崩裂多不伴椎间盘病变，一般不会有症状。但是偶有发生于多个椎体的改变，会引起脊柱不稳定。

【影像学表现】

1.X线表现 X线表现为椎弓峡部裂隙，裂隙边缘硬化、不规整。正位片上，第4腰椎以上峡部常能清晰显示，裂隙位于椎弓根的内下方，由内上斜向外下。上、下关节突之间，自后上斜向前下透亮影。斜位片是显示椎弓崩裂的最佳位置。多取后斜位35°~45°，正常椎弓显示为"猎狗"的形态，其颈部即为椎弓峡部，峡部裂时"狗颈部"可见一条带状裂隙（图9-31）。若伴滑脱，因横突和上、下关节突常嵌入缺损间隙内，将峡部分为前后两半。

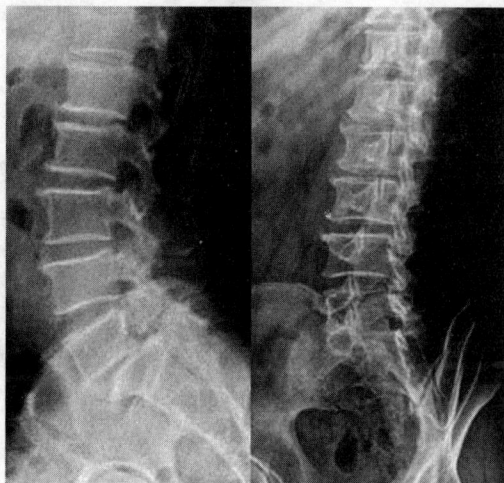

图9-31 椎弓根峡部骨不连合并脊椎滑脱

第5腰椎椎弓峡部不规则线状透亮影，第5腰椎向前滑脱；斜位显示第5腰椎椎弓峡部带状透亮影

2.CT表现 CT扫描和重建是最佳显示和诊断方法，对于附件异常可较易发现和清晰显示。在椎弓峡部层面显示椎体后缘与其椎弓间距增宽，椎管前后径增大。

3.MRI表现 矢状位可观察脊椎的移位情况，轴位可显示峡部不连续，呈长T_1、短T_2信号，椎管前后径增大等改变。

【诊断与鉴别诊断】

X线双斜位可全部显示椎弓峡部裂隙。正常椎弓附件以"猎狗"形。当椎弓峡部崩裂时，"狗颈部"可见一带状透亮裂隙，即可确诊。

第六节　骨关节发育障碍

一、成骨不全

【疾病概要】

1.病理病因 成骨不全（osteogenesis imperfecta）又称脆骨症、特发性骨质脆弱、骨膜发育不全等。是由于缺乏成骨细胞而致的骨质形成障碍，以全身骨骼系统普遍性骨质疏松和脆性增加为主要特点的疾病。本病系因基因缺陷所致骨I型胶原纤维合成不足或结构异常而导致的骨骼强度和耐受力差。

2.临床表现 骨质疏松易骨折、蓝色巩膜、牙齿发育不全和听力障碍为其四大特点。本病分为早发型和晚发型两种。早发型在出生时即有骨折，或在婴幼儿期发病。患儿头大而软，前额突出。手足多不受累。晚发型在出生时正常，骨折发生在患儿学走路时或青春期，成人极少发病。长管状骨和肋骨为好发部位。

【影像学表现】

X线表现 基本征象为多发骨折、骨皮质菲薄及骨密度降低，以长管状骨明显。骨折多发，但不对称，骨折愈合迅速，有时可形成假性关节。

（1）长管状骨的X线表现 分为三型。①粗短型：一般胎儿和婴儿发病，其长管状骨粗短，伴有多发骨折和弯曲变形。②囊型：出生即发病，呈进行性，骨内可见多发囊样变，似蜂房样，以下肢为著。③细长型：发病较迟，病情较轻，亦可在胎儿或出生后出现，表现为骨干明显变细，干骺端相对增宽，骨骺和干骺交界处可见横行的致密影（图9-32）。

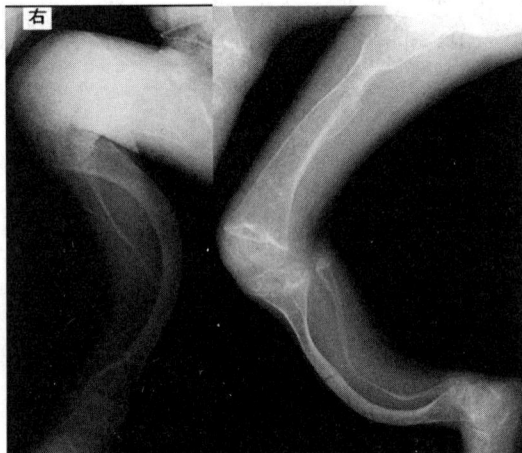

图9-32 成骨不全

右侧下肢长骨弯曲，皮质菲薄，骨干变细，干骺端膨隆，胫骨中段可见横行骨折线，内有少量骨痂形成

（2）头颅骨的X线表现 主要为颅骨骨板变薄，骨密度减低，裂缝及囟门明显增宽、闭合延迟，常有缝间骨。躯干骨则表现为脊柱密度减低，椎体变扁，椎体双凹变形等。

【诊断与鉴别诊断】

1.诊断要点 本病属常染色体显性遗传性疾病，临床患者可见骨脆性增加、蓝色巩膜、牙齿发育不全和听力障碍等表现。X线征象为长管状骨多发不对称骨折、骨皮质变薄和骨密度减低等。

2.鉴别诊断 婴儿型成骨不全症需与佝偻病、坏血病、软骨发育不全和克汀病加以鉴别。

（1）佝偻病 可有骨密度减低和长骨弯曲，但骨干弯曲程度较轻且无多发性骨折，干骺端增宽，边缘模糊呈毛刷样改变，骺（板）线增宽。

（2）坏血病 可见骨质密度减低，但无骨干畸形，干骺端有明显先期钙化带增厚增白，其下见一条骨质疏松区，即坏血病线。

（3）软骨发育不全 可见长骨短粗和椎体变扁，但其骨质密度无减低，干骺端呈喇叭口状，无多发骨折。

（4）克汀病 为胚胎时期或出生后缺碘而引起的呆小症，身材矮小以下部躯干短小为著，有智力障碍，骨龄明显落后，骨骺发育不良。

二、石骨症

【疾病概要】

1.病理病因 石骨症（osteopetrosis）又称大理石骨、泛发性脆性骨硬化症、硬化性骨增生性骨病、粉笔样骨等，其主要特点是广泛性骨质硬化。本病病因不明，可能与遗传因素有关。

本病是由于正常的破骨吸收活动减弱，使钙化的软骨和骨样组织不能被正常骨组织所替代而发生堆积，导致骨质明显硬化、变脆。

2.临床表现　临床上多在儿童或青年期被发现，少数发现于老年，男性多于女性。本病具有自发性骨干骨折及贫血，肝、脾和全身淋巴结肿大以及颅神经受压而产生的视力减退、失明、重听和耳聋，甚至颅高压表现。

【影像学表现】

X线见全身大部分骨质密度增高，髓腔消失，皮质增厚。干骺端可见较多条状互相平行或波浪状的密度增高影，其间为等宽的正常骨质。婴儿指骨的干骺端可出现锥形致密区，锥形的长轴与骨干平行，基底部位于两端，以远端为著。髂骨翼有多条与髂骨嵴平行的弧形致密线。椎体的上下终板明显硬化、增宽，而中央相对低密度，表现为"夹心蛋糕"的形状（图9-33）。颅骨普遍性密度增高，板障影消失，以颅底硬化更为显著。

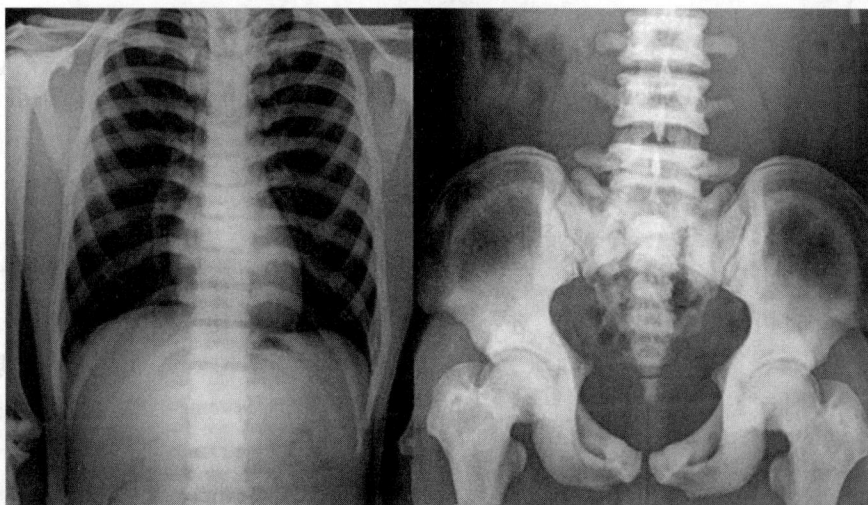

图9-33　石骨症

椎体上下终板明显硬化、增宽，而中央骨质稀疏，密度降低，各椎体呈"三明治"样表现。双侧髂骨翼对称性
出现多条深浅交替的同心圆条纹致密线，呈"骨中骨"样排列影像

【诊断与鉴别诊断】

1.诊断要点　临床上易发生骨折、贫血及肝、脾和淋巴结肿大。全身所有软骨化骨的骨骼均表现为硬化改变，下颌骨和颅盖骨影响较轻。硬化区骨结构消失不能辨认。硬化表现在管状骨骨干骺端呈横行带状，髌和不规则骨发生在周边部，髂骨翼呈同心圆状排列，椎体呈"夹心蛋糕"样。X线表现较为特异，一般诊断不难。

2.鉴别诊断　应同全身广泛骨硬化的多种疾病鉴别，如泛发性骨皮质增厚症、氟骨症、肾性骨病和蜡油骨病等。

（1）泛发性骨皮质增厚症　全身骨骼对称性致密硬化，其中颅顶底骨增厚硬化，下颌骨增大致密，管状骨骨干皮质增厚，髓腔变窄，但周径不增加和干骺端不受累。

（2）氟骨症　全身骨骼骨质密度增高，最早出现在脊柱、肋骨和骨盆等躯干部位的松质骨，尚可见骨纹理粗糙、骨小梁模糊。可出现骨间膜骨刺形成，肌腱和韧带附着处钙化，脊柱可发生骨性融合，呈竹节状改变。

（3）肾性骨病　骨质普遍致密和（或）疏松，骨小梁粗糙模糊等。

（4）蜡油骨病　长骨骨干不规则骨质硬化，病变可累及整骨，关节面光滑多不受累。

第七节　骨软骨缺血坏死

一、股骨头骨骺缺血坏死

【疾病概要】

1.病理病因　股骨头骨骺缺血性坏死又称扁平髋、股骨头骨软骨炎等，多继发于外伤后，约三分之一的患者有确切外伤史，好发于3~14岁儿童，尤以5~10岁为常见，男孩多见，多为单侧发病，双侧少见（约占10%）。病理上早期缺血所致的骨内细胞坏死溶解，骨细胞消失，随病程进展，新生的血管和增生的结缔组织、成纤维细胞、巨噬细胞向坏死组织内浸润，一方面可在坏死骨小梁表面形成新骨，另一方面可将坏死骨组织清除。随着坏死骨组织的不断被清除，周围存活的骨髓内也产生成骨活动，形成新骨并重建为正常骨结构。关节软骨破坏可形成继发性关节退行性变，并形成畸形。

2.临床表现　临床症状主要为患侧髋关节疼痛、无力、跛行，疼痛可反射至腰部和膝关节内侧。还可见患侧下肢略短缩，晚期可见患侧肌肉萎缩，关节功能障碍，屈曲、内收畸形。本病自然病程为1~3年，未经治疗1年后症状可自行消失，但关节功能障碍和畸形可永久存在。

【影像学表现】

1.X线表现　初期可无明显改变，有时可见髋关节间隙轻度增宽，以内侧为主，股骨头略显外移，关节囊稍示肿胀；股骨头软骨下出现与关节面平行的宽约1mm的透光带影，也称"软骨下半月征"。早期可见股骨头骨骺变小、密度均匀增高、变扁分裂，由于股骨头向前外侧移位，关节囊肿胀，可致关节间隙增宽。进展期股骨头骨骺变扁平更为明显，且密度不均，骨质坏死区内可见多发性囊状透光区，其大小不等，骺线显示不均匀增宽，髋关节间隙正常或增宽。晚期股骨头骨骺大小、结构和密度可恢复正常，也可见股骨头扁平呈蕈伞状变形，股骨颈短缩，颈干角变小致髋内翻，髋关节半脱位导致髋关节退行性变。

2.CT表现　股骨头骨骺缺血坏死的CT表现与X线表现基本相同。

3.MRI表现　MRI对骨缺血坏死早期较敏感，股骨头骨骺缺血坏死初期X线或CT尚无明显征象时MRI即可发现，因MRI可显示骨松质小梁间隔内骨髓组织改变，典型表现为"双线征"，就是在T_2WI上环状低信号区内出现被之包绕的高信号带，该征象为股骨头缺血坏死MRI早期特征性表现。

【诊断与鉴别诊断】

1.诊断要点　3~14岁儿童，尤其男性，有确切外伤史，临床症状有患侧髋关节疼痛、无力、跛行；X线或CT表现为股骨头骺变小、密度增高、变扁呈蕈伞状、囊变、碎裂，髋关节间隙正常或增宽；MRI表现为病变骨内T_1WI呈低信号，T_2WI信号增高，可考虑诊断本病。若MRI表现为典型的"双线征"改变，则可更加明确诊断。

2.鉴别诊断　本病主要需与髋关节结核鉴别，髋关节结核骨质坏死从关节非承重部位开始，且骨质坏死区周围一般不会出现硬化环，早期即可见关节间隙变窄，还可见广泛性骨质疏松。

二、成人股骨头缺血坏死

【疾病概要】

1.病理病因　成人股骨头缺血性坏死是临床常见疾病，本病好发于30~60岁男性，大多数为单侧性，可两侧先后发病。该病主要病因有创伤性和非创伤性两大类。创伤性病因有股骨颈骨折、髋关节脱位、髋部外伤等；非创伤性病因有感染、代谢障碍、内分泌疾患、地方病、大剂量或长时间使用激素、长期酗酒、肾脏移植、慢性肝病、潜水病等。两类因素破坏了股骨头的血液供应，导致股骨头缺血—坏死—塌陷，即骨髓水肿，骨细胞坏死，继而新骨形成和肉芽组织增生，股骨头由于负重出现关节面塌陷。

2.临床表现 早期腹股沟韧带下压痛，髋内收、外展痛，"4"字试验阳性；髋部疼痛、活动受限、跛行、局部压痛、患肢短缩。晚期则各方活动皆受限，Thomas征阳性，肌肉萎缩，出现半脱位征和屈曲、内收畸形。

【影像学表现】

1.X线表现 本病临床症状与X线表现常不一致，X线表现分为三期。

（1）早期 股骨头外形正常，X线征象以斑片状或条带状骨质坏死为主，坏死骨组织呈相对性骨质密度增高，较均匀一致，此时坏死骨组织仍然保持原来的骨小梁结构，与其周围骨质疏松比较，其密度相对较高。

（2）中期 中期为进展期，表现为骨坏死加重，密度明显增高且不均匀，股骨头皮质可呈断裂形（台阶征）成角，基底处出现平行的双皮质征（双边征），其中台阶征及双边征是X线判断股骨头塌陷的早期征象，坏死区内可见死骨、裂隙、硬化和透光区，股骨头压缩变扁平（塌陷）（图9-34a），轮廓不规则，关节腔最初因股骨头变扁而增宽。股骨颈下方出现皮质增厚或骨膜增生，关节间隙可呈不规则变窄，髋臼关节面增生硬化，Shenton线不连续，股骨头碎块可成为关节游离体。

（3）晚期 晚期为关节变形、骨质增生期；由于坏死骨组织大量吸收，有时可伴发病理性骨折。股骨头骨结构完全消失，股骨头明显变扁，呈蕈伞状畸形，内可见弥漫或局限性硬化或囊变区，关节间隙变窄，髋关节可呈半脱位。髋臼缘和股骨头基底部增生形成骨赘，髋臼关节面出现硬化并囊变，股骨头与髋臼变扁、股骨颈短缩导致下肢变短。

2.CT的表现

（1）I期 此期骨质可无明显异常，仅可见滑膜增厚、关节囊肿胀、关节腔积液，关节间隙正常或稍增宽。

（2）II期 股骨头形态可无改变，股骨头内可见囊状、条带状和斑片状高密度硬化影，边界不清，条带状影粗细不均，斑片状硬化影内骨小梁吸收消失、结构模糊，呈磨玻璃样改变，周围出现高密度硬化条带构成的边缘，具有一定的特征性。

（3）III期 此期称为塌陷前期，股骨头变扁平，股骨头前上部关节面下见窄细状透亮带，即"半月征"。

（4）IV期 股骨头塌陷变形，股骨头内见不同程度囊变，周围有不规则硬化，塌陷所致的密度增高区，可见碎骨片和关节游离体。可继发退行性骨关节病，关节间隙狭窄、关节半脱位。

3.MRI表现 股骨头缺血坏死的MRI检查，其早期敏感性优于CT及X线检查，这是因为股骨头发生坏死后，修复组织不断伸入坏死区，骨髓的变化早于骨质变化，MRI可以在骨质塌陷及修复以前反映出骨髓细胞的变化，所以，MRI应作为早期诊断股骨头缺血坏死的主要手段。MRI大多表现为股骨头前上部边缘的异常条带影，T_1WI上为低信号，T_2WI亦为低信号或内高外低两条并行信号带，与CT上的硬化带或并行的透光及硬化带相对应，此即为"双线征"或"双边征"，为较特异的诊断征象（图9-34b~f）。

【诊断与鉴别诊断】

1.诊断要点 以30~60岁，男性为主，有髋部外伤、减压病、长期使用皮质激素或酒精中毒（酗酒）等病史。有髋部疼痛、逐渐加剧、跛行等病史，局部压痛，髋关节活动受限，尤以外展和内旋为甚等体征。X线表现为股骨头出现不规则硬化区、边缘模糊，股骨头塌陷、密度不均，进而死骨形成；CT表现为股骨头内正常骨小梁消失或结构模糊，周围伴有高密度硬化条带形成的边缘；MRI见"双边征"，即可诊断为本病。

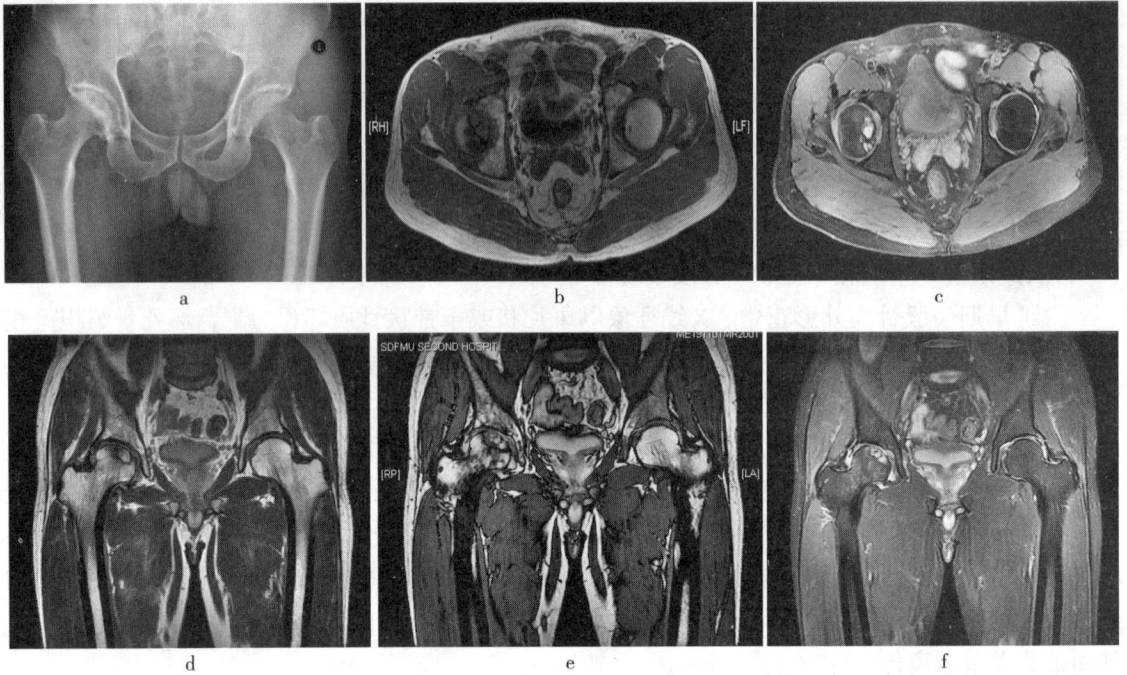

图9-34　成人股骨头缺血坏死

a.双髋关节正位片；b.MRI横断位T_1WI；c.MRI横断位脂肪抑制T_2WI；d.MRI冠状位T_1WI同相位；

e.MRI冠状位T_1WI反相位；f.MRI冠状位脂肪抑制T_2WI

X线平片显示右侧股骨头形态尚正常，承重区皮质下见透亮区，周围环状硬化；右侧髋关节间隙稍变窄。

MRI平扫显示右侧股骨头轮廓欠光整，股骨头、股骨颈骨质信号欠均匀，内可见多发片状稍长

T_2信号影，边界欠清，关节面下见多发囊状长T_2信号影，边缘清晰

2.鉴别诊断　本病需与下列疾病鉴别。

（1）退行性囊肿　病变主要局限于骨性关节面下，形态规整，无明显关节面塌陷。

（2）骨岛　无临床症状，多为其他原因行影像学检查发现，影像学表现为孤立的圆形硬化区，密度较高，边缘清楚、光整。

三、椎体骺板缺血坏死

【疾病概要】

1.病理病因　椎体骺板缺血坏死又称"青春期"驼背症、休曼病（Scheuermann disease），本病好发于10~18岁的青少年，以14~16岁尤为多见，男性为女性的4~5倍，常累及胸椎下段及腰椎上段，尤以胸椎8~11椎体最为常见，常侵犯多个椎体。病因不明，可能跟外伤、椎间盘病变、营养不良等有关。椎间盘损伤多见于过早体力劳动的青少年、习惯性姿势弯曲、强体力劳动者或竞技运动员。目前普遍认为过度负重，椎体继发骨化中心的骨骺板遭受损伤致局部缺血坏死，椎间盘损伤、髓核穿过椎间盘软骨板突入邻近椎体时，形成椎体疝，即Schmorl结节；由于骨骺板坏死与椎体的负荷，软骨板前份生长迟缓，使椎体产生特征性的楔形变而形成脊柱后突。后期表现为骨骺板与椎体骨性融合，遗留椎体楔形变形成终身脊柱后凸。

2.临床表现　驼背、背痛最为常见，也可有局部压痛、肌肉张力增高、运动障碍。晚期受累椎体骨质增生，椎管狭窄导致压迫症状，胸椎下段圆驼状后突畸形是较典型的体征。

【影像学表现】

1.X线及CT表现　病变区域脊柱呈圆驼状后突畸形，受累椎体普遍呈楔形改变，以顶部椎体后突改变最为明显。受累椎体前部上、下缘可呈不规则毛刺或凹迹，形成"阶梯状"，椎间隙不对称，前宽后窄，部分椎体上可形成一个或多个Schmorl结节。受累部位椎间隙变窄或

正常。由于多个椎体前窄后宽楔形变形，所以形成角度大于25°以上的圆背畸形。晚期邻近椎体可相互融合，椎间隙完全消失。椎间盘退变可引起骨质增生、骨赘和骨桥形成，椎管可有狭窄。

2.MRI表现　椎体呈楔形，病变椎体上、下缘局限性凹陷呈"阶梯状"改变，前缘不整齐。局限性凹陷区信号异常，T_1WI呈等信号，T_2WI呈低信号。

【诊断及鉴别诊断】

1.诊断要点　本病好发于10~18岁青少年，以男性多见，临床出现驼背、背痛，影像学表现为病变部位脊柱呈圆驼状后突畸形，椎体楔形变，椎体前部呈"阶梯状"，椎体形成Schmorl结节的特殊征象，可对本病进行诊断。

2.鉴别诊断　本病应与以下疾病鉴别。

（1）脊柱结核　邻近椎体的上或下缘骨质破坏、椎间隙狭窄或消失和椎旁冷脓肿为脊柱结核的典型影像学表现，多有全身中毒症状。

（2）椎体嗜酸性肉芽肿　椎体病变多为单发、椎间隙正常，患病椎体表现为囊状骨质破坏，边缘硬化；晚期椎体常发生病理性压缩呈楔形或高度致密的铜板状改变。

📃**知识链接**

骨坏死是指由于各种原因导致局部骨组织供血障碍而引起的骨组织死亡，故又称骨缺血坏死或骨无菌性坏死。该病可累及成熟骨组织和未成熟骨骨骺、骨突或相当于骨骺的部位。本类疾病可发生于任何年龄段，但以幼儿、青少年多见，病理上病变既可发于原发骨化中心，也可发于继发骨化中心。

第八节　骨关节化脓性感染

一、急性化脓性骨髓炎

【疾病概要】

1.病理病因　急性化脓性骨髓炎（acute pyogenic osteomyelitis）是骨、骨髓和骨膜的急性化脓性感染，病原菌多为金黄色葡萄球菌。好发于10岁以下儿童长骨，以股骨、胫骨及肱骨的干骺端和骨干多见。感染途径以血行感染最多见，也可由周围组织直接蔓延，或由开放性创口直接侵入。细菌栓子经滋养动脉进入骨髓停留在长骨干骺端骨松质区，形成局部化脓性病灶；局部骨皮质坏死，形成死骨；在破坏的同时即可出现骨膜下新生骨，并逐渐增厚或骨包壳包绕骨干，骨包壳表面可有穿孔，脓液及小死骨经穿孔处可流入软组织内，形成体表脓肿。感染还可穿破骨皮质进入关节，形成化脓性关节炎。

2.临床表现　发病急剧，局部软组织红、肿、热、痛，血象明显上升，以中性粒细胞为主。患肢功能障碍。

【影像学表现】

1.X线表现　X线改变有明显滞后性。初期仅表现为软组织肿胀和肌肉间隙模糊，一般于病变2周后才出现典型骨骼的表现（图9-35a）。

（1）软组织肿胀　早期即可有软组织肿胀，密度增高；肌肉间隙半透亮线消失，皮下组织与肌肉间的分界移位、模糊、消失；皮下脂肪层内可出现致密的条纹影。

（2）骨质破坏　多始于干骺端骨松质。早期表现为局部性骨质疏松，骨小梁模糊、消失。随着病变发展，骨破坏呈多发性虫蚀状透亮影，边缘模糊，骨破坏区可逐渐融合扩大，呈片状不规则密度减低影。病变也可向髓腔方向扩展，严重者累及整个骨干，甚至并发病理性骨折。

PPT

（3）骨膜反应　早期表现为密度浅淡的线状影，多与骨干平行。随着骨膜新生骨的增厚，密度增高，可表现为葱皮样、花边状或不规则状。范围较广的则形成骨包壳包绕骨干。

（4）死骨形成　局部皮质坏死形成的死骨大小及形态不一，多表现为针状或条状，周围有低密度脓液或肉芽组织环绕。

（5）骨质增生　骨质增生常较轻微，表现为骨质破坏区周围密度增高。

2.CT表现　CT有助于观察骨髓内炎症，对骨质破坏、死骨、骨膜下脓肿和软组织感染也很敏感（图9-35b、c）。CT检查可发现干骺端和髓腔内小的破坏病灶，特别是能发现X线平片不能显示的小破坏区、小死骨及轻微的软组织改变。

3.MRI表现　MRI在显示髓腔炎症和软组织感染方面优于X线平片和CT（图9-35d、e）。骨质增生硬化表现为长T_1、短T_2信号，骨皮质增厚；骨质破坏表现为长T_1、长T_2信号，压脂序列有利于微小骨质破坏的显示；死骨表现为T_1WI均匀或不均匀低信号，在T_2WI上呈中到高信号，周围绕以肉芽组织和脓肿形成的长T_1、长T_2信号带。

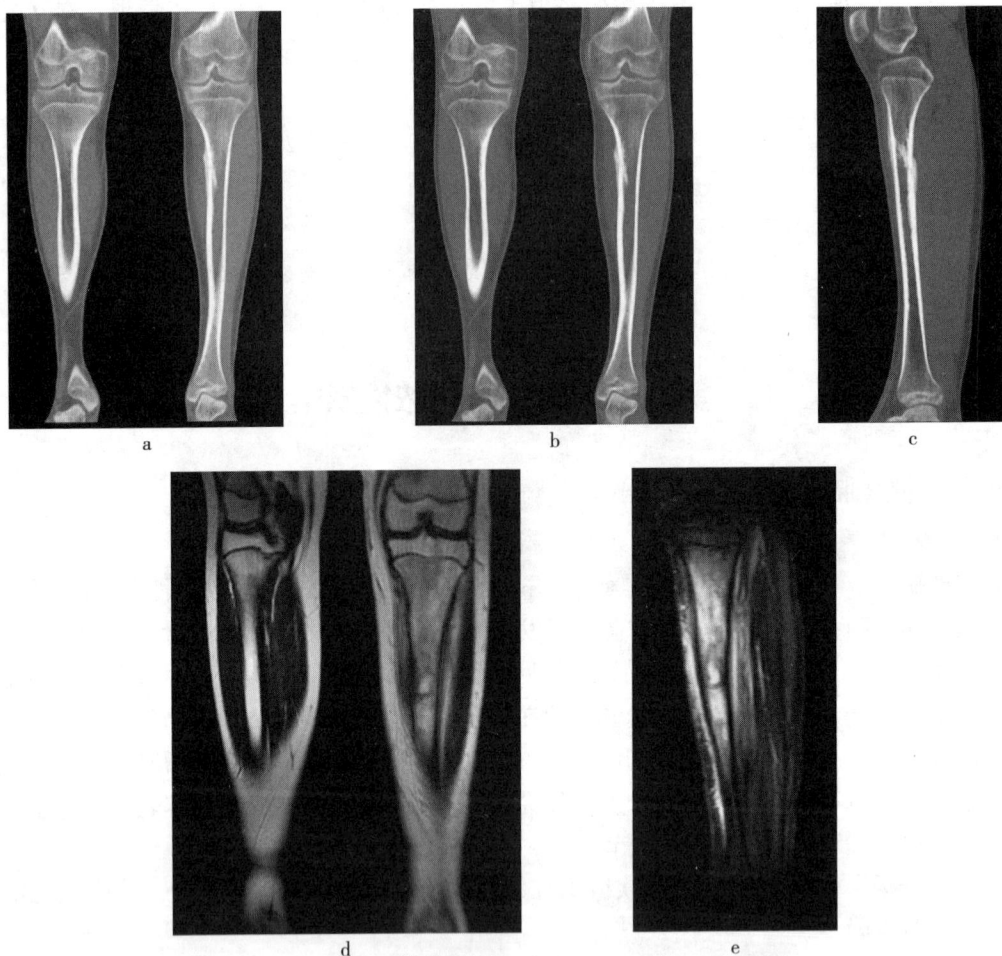

图9-35　急性化脓性骨髓炎

a.胫腓骨正侧位片；b.CT冠状位重组；c.CT矢状位重组；d.MRI冠状位T_1WI；e.MRI矢状位脂肪抑制T_2WI
左侧胫骨中上段骨髓腔中心不规则骨质破坏，可见骨质增生硬化；示胫骨髓腔内不均匀异常信号，
STIR序列高信号；周围软组织水肿

【诊断与鉴别诊断】

1.诊断要点　干骺端和骨干不规则的透亮破坏区、骨膜反应和死骨形成。结合临床表现发病急剧，且有局部软组织红、肿、热、痛表现对诊断本病并不困难。

2.鉴别诊断　需与恶性肿瘤，如骨结核、尤因肉瘤相鉴别。

（1）骨结核　骨质破坏范围小、局限，边缘锐利，不受骺板限制可累及骨骺，死骨细小，骨膜反应少见。

（2）尤因肉瘤　起病慢，好发于骨干，筛眼、虫蚀样骨质破坏，葱皮样骨膜反应或Codman三角，周围软组织肿块为实性。

二、慢性化脓性骨髓炎

【疾病概要】

1.病理病因　慢性化脓性骨髓炎（chronic pyogenic osteomyelitis）常继发于急性骨髓炎，多发生于抵抗力较强的青年人，好发于长骨骨干。多为急性骨髓炎治疗不当或不及时迁延而来。原因主要是死骨的残留。死骨内可有细菌积存。抗生素不易渗入其内阻止病变愈合，致炎症呈长期慢性经过，也可因致病菌毒性低，而无明确的急性过程。

2.临床表现　病人一般全身症状轻微，仅见局部软组织肿胀、疼痛，夜间加重，症状反复，病情经久不愈。部分病变可有局部流脓，软组织轻度肿胀或无肿胀。患肢可有畸形。

【影像学表现】

1.X线表现　X线平片主要以骨质增生硬化为主要表现。病灶周围骨膜新生骨增厚，并同骨皮质融合，呈现葱皮状，外缘呈花边状（图9-36）。骨内膜也增生，致使骨皮质增厚骨密度增高，髓腔不同程度狭窄。骨干增粗，形态不整。虽以增生修复为主，但如未痊愈，则仍可见骨质破坏和死骨。若慢性骨髓炎愈合，骨质破坏病灶和死骨逐渐吸收消散，骨质增生硬化逐渐吸收，骨髓腔再通，若骨髓腔硬化仍不消失，当机体抵抗力降低时仍可复发。

慢性骨髓炎愈合期X线表现为骨骼整体形态变规整，无增粗变形，骨质破坏病灶及死骨吸收消散，髓腔再通。

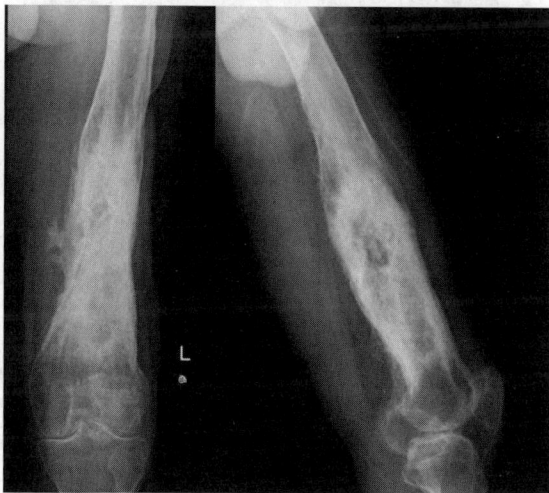

图9-36　慢性化脓性骨髓炎

股骨不规则骨质硬化，内可见点状不规则死骨，髓腔变形、狭窄改变

2.CT表现　CT比X线更容易发现骨质硬化掩盖下的骨质破坏、死骨和骨内脓肿。

3.MRI表现　炎症水肿、肉芽组织和脓液呈长T_1、长T_2信号；骨质增生硬化、死骨和骨膜新生骨均呈长T_1、短T_2信号。瘘管内因有脓液表现为粗细不均的索条状短T_1、长T_2信号影从骨内脓腔延伸到皮肤表面。增强扫描，肉芽组织强化，而水肿和脓液无强化。

【诊断与鉴别诊断】

1.诊断要点　骨质破坏病灶周围出现明显增生硬化，可见葱皮样或花边样骨膜反应，结合临床有明确急性化脓性骨髓炎迁延病史可诊断为本病。

2.鉴别诊断　应与骨样骨瘤、成骨型骨肉瘤鉴别。

（1）骨样骨瘤　X线平片上瘤巢骨质破坏区呈透亮低密度影，其内可有钙化或骨化影，周边围绕高密度的骨质硬化环。

（2）成骨型骨肉瘤　常见骨膜反应为Codman三角，尤其周围有软组织肿块或瘤骨是其重要鉴别点。

三、慢性骨脓肿

【疾病概要】

1.病理病因　慢性骨脓肿为慢性骨髓炎的一种特殊类型。以儿童、青年常见。多发生于胫骨下端、股骨、肱骨或桡骨下端。一般认为是低毒性细菌感染，或是身体对病菌抵抗力强而使化脓性骨髓炎局限在骨髓的一部分，脓腔内脓液逐步被肉芽组织所代替，肉芽组织周围可被胶原化而形成纤维囊壁，周围骨质增生硬化。

2.临床表现　临床症状一般比较轻微，可有局部疼痛和压痛。

【影像学表现】

1.X线表现　长骨干骺端中央区域见一圆形或椭圆形密度较低的骨质破坏，边缘较整齐，周围有骨质硬化，硬化带与正常骨质间无明显边界，局部软组织无肿胀、瘘管形成，很少有骨膜反应和死骨形成（图9-37）。

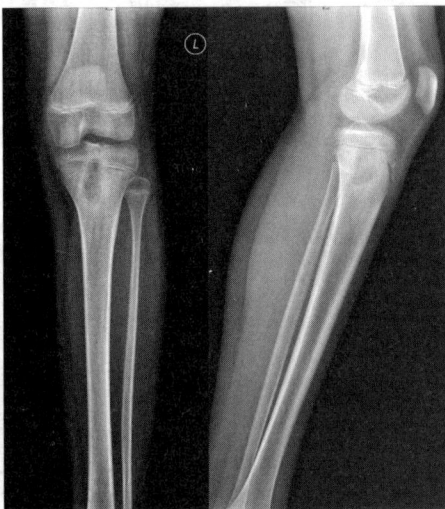

图9-37　慢性骨脓肿

胫骨近端干骺端见椭圆形骨质破坏区，边缘较整齐，周围有骨质硬化，
局部软组织无肿胀，未见骨膜反应和死骨形成

2.CT表现　CT显示为一卵圆形低密度影，其边界有骨质硬化环。

3.MRI表现　脓腔T_1WI上为低信号，T_2WI和STIR上为高信号。脓肿壁的肉芽组织形成内环，T_1WI和质子加权像上信号稍高于脓腔，增强后明显强化，T_2WI上难以与高信号的脓液鉴别。脓肿壁周围可见纤维性反应和硬化的脓肿外环，T_1WI、T_2WI上均为低信号。周围的晕环为骨髓水肿和炎症反应，T_1WI上为低信号，T_2WI和STIR上为高信号。

【诊断与鉴别诊断】

1.诊断要点　干骺端圆形或类圆形骨质破坏区，周围有反应性骨质增生，骨膜反应及死骨少见。临床症状轻微。

2.鉴别诊断　需与骨囊肿、骨样骨瘤及畸形性骨炎鉴别。

（1）骨囊肿　发生于长骨干骺端，不跨越骺板，多数呈不规则的椭圆形，边缘清晰，很少有骨膜增生和骨质增生现象。少数囊肿骨壁因骨嵴可能显示假性多房囊肿阴影。病灶出现病理性骨折可见"骨片陷落征"。

（2）骨样骨瘤　在骨干上端一边骨皮质增生，中间有小透亮区，为窝巢状。

（3）畸形性骨炎　又称Paget病，好发生于老年，多发，骨变粗变弯曲，病程进展慢，痛不剧烈，可以局部低热。X线片表现为骨皮质增厚，髓腔也扩大，骨小梁纹理凌乱不规则，在凸侧骨呈代偿性增粗。血清AKP值增高，血钙正常。

四、化脓性关节炎

【疾病概要】

1.病理病因　化脓性关节炎（pyogenicalaritis）是化脓性细菌侵犯关节而引起的关节滑膜化脓性感染。多见于儿童与青少年，可发生于任何关节，但以四肢承重大关节如髋、膝关节发病率高，其次为肘关节、肩关节和踝关节等，一般为单发。

病原菌以金黄色葡萄球菌最为多见。致病菌进入关节的途径主要有：血行感染、外伤或穿刺感染，邻近软组织或骨髓炎蔓延。致病菌侵入关节后，首先引起关节滑膜充血、水肿、白细胞浸润及关节内浆液渗出，侵蚀破坏关节软骨及软骨下骨质，并导致关节间隙狭窄，关节囊和韧带被破坏，可引起关节的病理性脱位。愈合期肉芽组织形成，并发生纤维化形成关节强直。

2.临床表现　关节周围肿胀疼痛，活动受限，关节内有波动感，可有屈曲畸形。实验室检查白细胞数目明显增高。

【影像学表现】

1.X线表现

（1）早期　①关节周围软组织肿胀：是化脓性关节炎早期的征象，表现为关节周围软组织影增厚，层次模糊，皮下脂肪层移位并出现网状致密影。②关节间隙增宽：由于关节腔内积液，关节腔内压增高所致。③关节囊肿胀：早期即可出现，显示关节囊密度增高，轮廓较清晰。④骨质疏松：关节周围骨质因炎症充血及肢体疼痛失用而形成。

（2）晚期　主要表现为关节软骨及软骨下骨质破坏。①关节间隙变窄：主要由于关节软骨破坏造成。②关节软骨下骨质破坏：X线表现为关节面模糊、毛糙，破坏多在关节承重部位（图9-38），严重病例可并发关节病理性脱位。

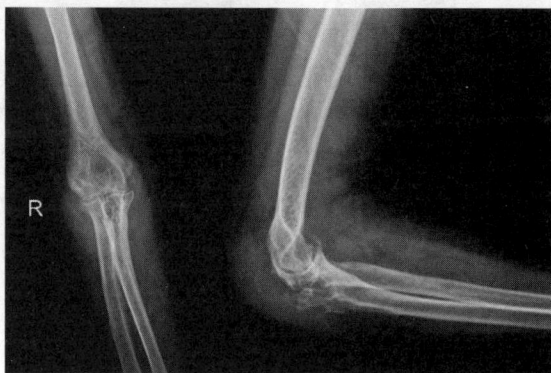

图9-38　化脓性关节炎

右肘关节间隙变窄，尺骨鹰嘴不规则骨质破坏，周围软组织肿胀

（3）愈合期　破坏区周围新骨出现，关节面骨质增生，骨赘形成，关节周围软组织钙化。严重者可出现骨性强直。

2.CT表现　对X线诊断不明确的可选用CT检查。CT对一些复杂关节如髋关节、骶髂关节等显示关节肿胀和骨质破坏较常规X线检查敏感。

3.MRI表现　MRI是早期诊断化脓性关节炎的最重要方法。滑膜水肿呈长T_1长T_2信号的片状影，边界不清；关节软骨破坏呈长T_1等T_2信号的虫蚀状或小片状影；骨性关节面局灶性骨质破坏呈长T_1长T_2信号；关节周围软组织增厚、层次模糊，呈长T_1长T_2信号。

【诊断与鉴别诊断】

1.诊断要点 起病急骤，进展迅速，临床出现高热及局部红、肿、热、痛。软骨破坏快，承重部位出现骨质破坏早，关节间隙变窄，多为骨性强直。

2.鉴别诊断 需与关节结核进行鉴别。关节周围局限性骨质疏松明显，起病缓慢，病程进展慢，骨质破坏从关节边缘非承重部位开始，晚期多出现纤维性强直，常形成窦道，且不易愈合。

第九节　骨关节结核

骨关节结核95%以上继发于肺结核，以脊椎结核发生率最高，约占50.9%；其次为关节结核，其他骨结核少见。病理学上骨关节结核可分为干酪样坏死型和增生型，前者较多见，特点是干酪样坏死和死骨形成。病变突破骨皮质时，在相邻软组织内形成脓肿，局部无红、热、痛，被称为"冷脓肿"或"寒性脓肿"。

一、脊椎结核

【疾病概要】

1.病理病因 脊椎结核均由血行感染所致，成人以腰椎最多，胸腰段次之，颈椎较少见；儿童以胸椎多见。病变发生部位与椎体血供有一定关系，可分为椎体结核和附件结核，前者又分为中心型、边缘型和韧带下型。中心型多发生于儿童胸椎，病变在椎体中央近侧开始，以骨质破坏为主；边缘型多见于成人腰椎，病灶多从椎体前缘、骨膜下和韧带下椎间盘开始；韧带下型少见，多从胸椎前纵韧带下开始；各型均可以产生冷脓肿。两个以上椎体的溶骨性破坏、椎间隙变窄或消失、脊柱后突畸形、椎旁脓肿形成和死骨或软组织钙化是脊椎结核的特点。

2.临床表现 临床症状不明显，病程长。全身症状可有低热、食欲差和乏力等结核中毒症状。局部可有颈、腰背部疼痛，活动障碍，局部压痛。

【影像学表现】

1.X线表现

（1）骨质破坏　①中心型：椎体内圆形或不规则形的骨质缺损区，可有小死骨，边缘不清。进一步破坏及承重的原因，椎体可塌陷变扁或呈楔形。若病变继续发展，整个椎体可全被破坏而消失。多见于胸椎。②边缘型：破坏开始于椎体的上、下缘，逐渐向椎体和椎间盘侵蚀蔓延，随椎体破坏扩大，椎间隙变窄。多见于腰椎（图9-39）。③韧带下型：病变常开始于前纵韧带下，累及数个椎体，椎体前缘破坏。若病变继续发展，向后扩散可同时累及多个椎体及椎间盘。主要见于胸椎。④附件型：较少见，包括棘突、横突、椎弓、椎板及小关节突结核。表现为骨小梁模糊，骨质密度减低，骨皮质模糊中断。累及关节突时常跨越关节。

（2）椎间隙变窄或消失　因相邻两椎体的软骨板被破坏，髓核疝入椎体并被破坏，进而椎间盘完全破坏，相邻的破坏的椎体互相融合在一起。此为脊椎结核的重要征象。

（3）后突畸形　较常见，可伴有侧弯，通常见于少儿胸椎结核。

（4）椎旁脓肿　病灶周围软组织干酪样坏死形成脓肿，脓肿可沿固有组织间隙流注，引流很长距离，并于皮肤破溃，形成窦道。腰椎结核形成腰大肌脓肿，表现为腰大肌轮廓不清或呈弧形突出。胸椎结核形成椎旁脓肿，表现为胸椎两旁梭形软组织肿胀影。颈椎结核形成咽后壁脓肿，表现为咽后壁软组织影增宽，并呈弧形前突，气管受压向前移位。

2.CT表现 有利于发现早期轻微的骨质破坏及隐蔽的脓肿。CT检查能更清晰显示病灶的范围及椎管受累的程度，有利于临床治疗方案的制定与疗效观察。椎体破坏多起于椎体前2/3或上下缘，出现斑片状低密度区，内常可见砂粒样碎小死骨，同时伴有增生及修复，表现为斑点状、小片状或环形高密度。病变侵及椎管或椎体后突引起椎管狭窄，相应平面脊髓和硬脊膜

囊受压。椎旁冷脓肿表现为椎前软组织增厚，呈等或略低密度，椎体两旁略低密度影，冷脓肿沿脊柱旁间隙广泛延伸，可累及多个平面，增强扫描冷脓肿边缘出现环形强化。

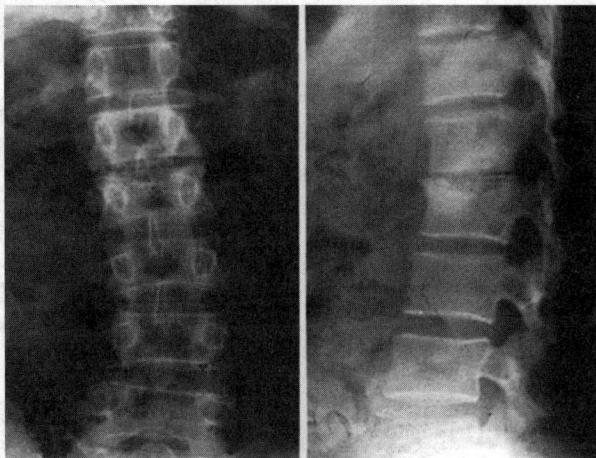

图9-39　脊柱结核

腰椎X线正侧位片显示第1、2腰椎相对缘骨质破坏，椎间隙显著狭窄，局部后突畸形

3.MRI表现　脊柱结核的椎体和椎间盘骨质破坏在T_1WI多呈较低信号，在T_2WI多呈混杂的高信号，增强检查呈不均匀强化。冷脓肿在T_1WI呈低信号，在T_2WI多为混杂高信号，增强后脓肿壁可呈环形强化，壁薄且均匀的强化是其特点。

【诊断与鉴别要点】

1.诊断要点　椎体骨质破坏、椎间隙变窄和椎旁脓肿为脊柱结核特点。

2.鉴别诊断　应与化脓性脊椎炎、椎体压缩性骨折及骨肿瘤进行鉴别。

（1）化脓性脊柱炎　急性起病突然，持续性高热，白细胞增高。慢性全身症状不明显，仅偶有低热、局部疼痛、活动受限，不易与结核相区别。

（2）转移瘤　多有恶性肿瘤病史，椎体附件易受累，常首先侵犯椎体的后部及椎弓根，多跳跃性累及数个椎体，很少累及关节软骨及椎间盘，周围可见分叶状软组织肿块。

（3）椎体压缩性骨折　多有外伤史、骨质疏松病史，多累及单个椎体，呈楔状变形，椎间隙无变窄，无冷脓肿。

二、长骨结核

【疾病概要】

1.病理病因　长骨结核分为骨骺干骺端结核和骨干结核两种类型，后者罕见。多见于儿童。长骨内出现结核性渗出、增殖和干酪样坏死，引起局部骨小梁萎缩和破坏，出现局限性骨质疏松和骨质破坏，破坏区内可见小死骨。骺板软骨对结核杆菌无屏蔽作用，易穿破侵入关节。

2.临床表现　发病缓慢，临床症状轻微，临近关节活动受限，酸痛不适，负重、活动后加重。局部肿胀，但热感不明显。一般无明显全身症状。

【影像学表现】

1.X线、CT表现

（1）长骨骨骺与干骺结核　分为中心型和边缘型，中心型较多见。多见于股骨上端、尺骨近端及桡骨远端，其次为胫骨上端、肱骨远端及股骨下端。①中心型：病变位于骨骺、干骺端。早期表现为局限性骨质疏松，随后出现点状骨质破坏，并逐渐扩大相互融合，邻近无明显骨质增生中心，骨膜新生骨轻微，死骨呈砂粒状。骨质破坏灶常常横跨骺线，是骨骺、干骺端结核的特点（图9-40）。②边缘型：病灶多见于骺板愈合后的骺端，特别是长管状骨的骨突处

（如股骨大粗隆）。早期表现为局部骨质糜烂，病灶进展，可形成不规则的骨质缺损，可伴有薄层硬化边缘，周围软组织肿胀。

（2）长骨骨干结核　表现形式不一，缺乏典型征象。多发生在儿童的胫骨、尺桡骨和肱骨。早期表现为局部骨质疏松，继而出现溶骨性骨破坏，呈单个或多发囊状透明区，髓腔扩大，骨皮质变薄，累及骨膜者可有骨膜反应，死骨少见。发展缓慢者，骨内膜增生显著，骨松质增生硬化与骨皮质融合，骨干外形呈梭形增粗。

2.MRI表现　骨质破坏呈短T_2信号，形态与X线所见相似，骨髓水肿呈长T_1长T_2信号，脂肪抑制系列呈高信号，但不具有特异性。MRI检查对显示软组织改变有一定优势，对骨质增生、骨膜反应及死骨的显示不及X线和CT检查。

【诊断与鉴别诊断】

1.诊断要点　骨骺与干骺端结核多表现为骨骺内或干骺端骨松质内类圆形边缘清楚的骨质破坏区，可跨越骨骺板累及骨骺及干骺，破坏区内可见泥沙样死骨。

2.鉴别诊断　需与成软骨细胞瘤、骨囊肿等鉴别。

（1）成软骨细胞瘤　发生于骨骺，病灶边缘基本上都有一薄的硬化边，而没有骨质疏松和软组织的冷性脓肿。

（2）骨囊肿　多位于干骺端，为卵圆形透亮区，边缘清晰锐利，其内无死骨，CT和MRI表现为典型的含液囊性病变。

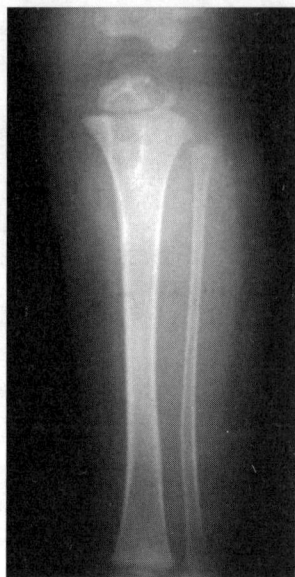

图9-40　长骨骨骺与干骺结核
胫骨干骺端、骨骺可见斑片样骨质破坏区，病灶边缘较清晰，骨质破坏区内可见"砂粒"状小死骨，破坏灶横跨骺线

三、短骨结核

【疾病概要】

1.病理病因　短骨结核亦称结核性指（趾）骨炎、骨囊样结核。多见于5岁以下儿童，常发生于近节指（趾）骨骨干，以第2~3掌指骨和拇指骨多见，常为双侧多发。手指骨发病率高于足趾骨。病理改变分为结核性肉芽肿和干酪性坏死。前者病变始于髓腔，向四周蔓延累及邻近骨皮质和骨膜，使骨皮质增厚、骨干梭形膨胀；后者骨组织干酪样变，甚至液化，形成骨质缺损，其内可见小死骨，液化的干酪样物可穿破骨皮质、骨膜及皮肤形成窦道。

2.临床表现　近节指（趾）骨周围软组织梭形肿胀，皮肤色泽正常或稍变红，多无疼痛及压痛，邻近关节活动功能无受限，偶有窦道形成。

【影像学表现】

1.X线、CT表现　早期患侧指（趾）软组织局部肿胀，骨质疏松，继而出现骨小梁消失，髓腔内可见椭圆形或多房状骨质破坏区，边缘清楚，骨干中央膨胀，骨皮质变薄，呈梭形改变，称骨"气臌"。病变进展，破坏区向外侵及皮质和骨膜，出现骨膜反应和骨质增生，破坏区内有残存之骨嵴。病变可累及整个骨干，但少有关节受累。修复期软组织肿胀消失，破坏区逐渐缩小趋于硬化，甚至不留任何痕迹。

2.MRI表现　早期骨髓水肿呈长T_1长T_2信号，T_2WI脂肪抑制序列呈高信号，骨质破坏在T_2WI显示较好，呈混杂高信号。但对骨质增生、骨膜反应及死骨的显示上不及X线和CT检查。

【诊断与鉴别诊断】

1.诊断要点　5岁以下儿童多见，近节手足短骨骨干膨胀性骨质破坏，呈骨气臌样改变，即可提示本病。

2.鉴别诊断　短骨结核主要需与发生在短骨内的内生软骨瘤和骨囊肿相鉴别。

（1）内生软骨瘤　病变常始于干骺端，呈中心性逐渐向骨干生长，破坏区呈分叶状或椭圆形，周围有骨质硬化缘与正常骨组织分界，邻近骨皮质变薄，无骨膜反应，破坏区内可见环形、点状或不规则钙化影。

（2）骨囊肿 好发于长管状骨干骺端，少数发生于短管状骨，病变呈卵圆形，纵向膨胀性生长，周围有硬化缘，无骨膜反应，囊内无死骨，无骨嵴。

四、关节结核

【疾病概要】

1.病理病因 常见于少年和儿童，多累及一个持重的大关节，以髋关节和膝关节为常见。依据发病部位分为骨型和滑膜型关节结核。其中，骨型关节结核多见，多继发于骨骺与干骺端结核，侵犯滑膜及关节软骨后导致；滑膜型关节结核是结核杆菌经血流侵犯关节滑膜，滑膜充血、水肿和渗出，并在滑膜表面形成结核性肉芽肿，较晚才破坏关节软骨及关节面骨质。

2.临床表现 发病缓慢，症状轻微。活动期可有全身慢性中毒症状，如盗汗、低热、食欲减退，消瘦。关节肿痛，活动受限。

【影像学表现】

1.X线表现 骨型关节结核在骨骺、干骺端结核基础上，同时出现关节周围软组织肿胀，关节骨质破坏及关节间隙不对称狭窄等，以髋、肘常见，容易诊断。滑膜型关节结核多见于膝和踝关节，早期关节囊和软组织肿胀，关节间隙正常或稍增宽，邻关节骨质疏松。病变发展，在关节非承重面出现虫蚀状骨质破坏，且关节上下骨端多对称受累（图9-41）。晚期，关节面及破坏边缘变清晰并可出现硬化。严重者，病变愈合后产生关节强直，且多为纤维性强直。

2.CT表现 骨型关节结核的骨质破坏改变与骨骺、干骺结核相同。滑膜型关节结核在CT上可清楚地显示关节囊增厚，关节腔积液和周围软组织肿胀。脓肿形成可确定其部位范围。增强检查，关节囊和脓肿壁呈均匀强化。

3.MRI表现 MRI的信号变化能全面地显示关节结核的病理改变，关节腔积液，滑膜肿胀充血，结核肉芽组织，软骨及软骨下骨破坏，关节周围的冷脓肿等，对其诊断和鉴别诊断有很大帮助。

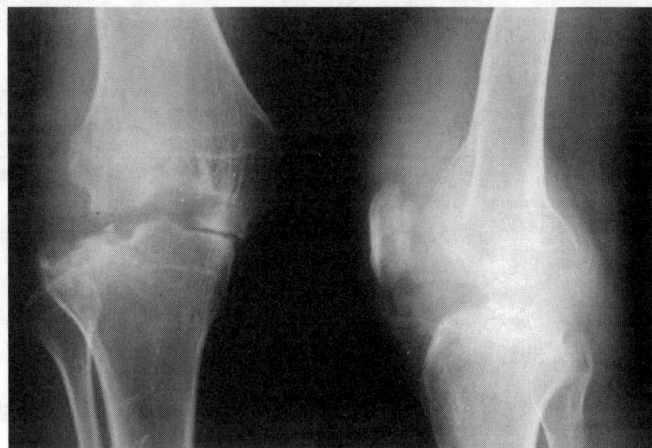

图9-41 关节结核

膝关节关节肿胀、密度增高，骨质疏松显著，关节非承重面骨质破坏，关节间隙狭窄伴关节半脱位

【诊断与鉴别诊断】

1.诊断要点

（1）滑膜型关节结核 关节肿胀、关节积液，关节周围骨质疏松，关节边缘骨质破坏，关节间隙狭窄出现晚，关节周围可见冷脓肿。

（2）骨型关节结核 在骨骺、干骺端骨结核基础上，关节周围软组织肿胀，关节骨破坏，关节间隙狭窄，接触性死骨，破坏灶彼此相对。

2.鉴别诊断 本病应与以下关节病相鉴别。

（1）化脓性关节炎 起病急，进展快，关节软骨较早破坏而较快出现关节间隙狭窄，常为匀称性窄。骨破坏发生在承重面，骨破坏同时多伴有增生硬化，骨质疏松不明显，最后多形成骨性强直。

（2）类风湿关节炎 常对称性侵及多个四肢小关节，如掌指关节。关节间隙匀称性狭窄，梭形软组织肿胀，软骨下小囊状骨质缺损。

第十节 骨肿瘤与肿瘤样病变

一、骨肿瘤概论

骨肿瘤的临床发病率不高，原发性骨肿瘤占全身肿瘤的2%~3%。其中，良性骨肿瘤以骨软骨瘤最常见，恶性骨肿瘤以转移瘤发病率最高，骨肉瘤为最常见原发恶性骨肿瘤。骨肿瘤临床、病理和影像学表现复杂多变，由于大多数病例影像学及临床表现缺乏特异性，所以影像、临床及病理三结合才是诊断骨肿瘤的正确途径。

根据WHO（2013版）"骨与软组织肿瘤分类"方法，将骨肿瘤分为原发性骨肿瘤和继发性骨肿瘤。原发性骨肿瘤包括骨基本组织（骨、软骨和纤维组织）和附属组织（血管、脂肪和骨髓）发生的肿瘤，以及特殊组织来源的肿瘤（如脊索瘤）、骨巨细胞瘤和未定性肿瘤（如骨纤维异常、动脉瘤样骨囊肿等）。骨肿瘤包括发生于骨的良、恶性骨肿瘤及肿瘤样病变。

多数骨肿瘤的年龄分布有相对的规律性，如婴儿以白血病和神经母细胞瘤骨骼受累或转移常见，少年以尤因肉瘤常见，青少年骨肉瘤好发，20~40岁以骨巨细胞瘤好发，40岁以后以转移瘤、多发性骨髓瘤和软骨肉瘤常见。不同的肿瘤有其一定的发病部位，如骨软骨瘤好发于长骨干骺端和扁骨，骨肉瘤好发于长骨干骺端，骨巨细胞瘤好发于骨端，尤因肉瘤、纤维肉瘤以长骨骨干常见，转移瘤和多发性骨髓瘤以骨骼红骨髓分布区域常见。

影像诊断骨肿瘤常遵循步骤：①是否为骨肿瘤；②若是肿瘤，是良性骨肿瘤还是恶性骨肿瘤，是原发还是转移；③确定骨肿瘤累及的范围；④判断骨肿瘤的组织学类型。其中，良、恶性骨肿瘤鉴别如表9-1。

表9-1 良、恶性骨肿瘤鉴别

	良性骨肿瘤	恶性骨肿瘤
生长速度	生长缓慢	生长快速
破坏性质	膨胀性生长	浸润性生长
边缘硬化	清晰，有硬化	模糊，无硬化
骨皮质	变薄，连续	密度减低，局部中断
骨膜反应	无，或薄而致密，与骨皮质融合	多中断，Codman三角形成
软组织肿块	无	有
增强扫描	均匀强化	明显不均匀强化
肿瘤骨	无	有

二、骨良性肿瘤

（一）骨软骨瘤

骨软骨瘤又名骨软骨性外生骨疣，是指在骨的表面覆以软骨帽的骨性突出物。

【疾病概要】

1.病理病因　本病多发于10~30岁，男性多于女性，有单发性和多发性两种。多发性骨软骨瘤病又称为遗传性外生骨疣，为一种先天性骨骼发育异常，是由双亲传递的常染色体显性遗传病。骨软骨瘤多见于四肢长骨干骺端，单发者最常见于股骨下端和胫骨上端，其次见于肱骨上端、桡骨下端、胫骨下端及腓骨两端。多发者多见于下肢骨。亦可发生于扁骨。

骨软骨瘤由骨性基底、软骨帽及纤维包膜三部分构成。骨性基底由骨皮质和骨松质构成，其与母体骨以细蒂状或宽基底相连，可呈半球形、杵状或菜花状，背向关节面生长为其特点。软骨帽位于骨性基底的顶部，为透明软骨，镜下软骨帽的表层细胞较幼稚，深层近基底部的软骨基质发生钙化，经软骨化骨形成骨质。纤维包膜与正常骨膜延续。

2.临床表现　单发性骨软骨瘤的瘤体较小，早期一般无症状，当肿瘤长大时可出现局部轻微疼痛并可触及局部肿块。若肿瘤突然长大或生长迅速，应考虑有恶变可能。

【影像学表现】

1.X线表现　X线上肿瘤包括骨性基底和软骨帽两部分。前者表现为自母体骨皮质向外延伸突出的骨性赘生物，其内可见与母体骨相延续的骨小梁，发生于长管状骨的多背离关节生长（图9-42）；基底部顶端呈菜花状或丘状，基底部顶缘为不规则致密线。软骨帽在X线上不显影。当软骨钙化时，可见点状或环形钙化。

2.CT表现　骨性基底的骨皮质和骨松质与母体骨相连，表面有软骨覆盖。有时软骨帽内见点状或环形钙化。增强病变无明显强化。

3.MRI表现　肿瘤形态特点与X线、CT所见相同。MRI能清楚显示软骨帽，T_1WI上呈低信号、T_2WI明显高信号；若软骨帽厚度大于2cm，则提示恶变。

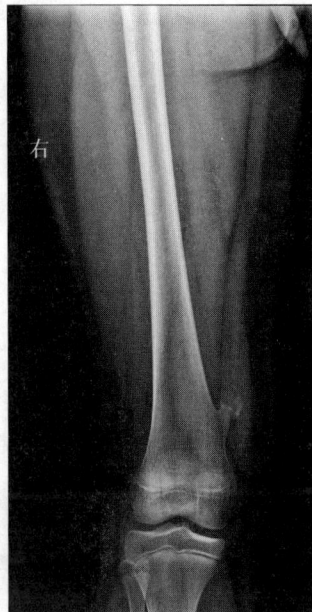

图9-42　骨软骨瘤

股骨远端干骺端疣状突起，肿瘤骨性基底部骨皮质与母体骨相连，背离膝关节生长

【诊断与鉴别诊断】

1.诊断要点　多发于10~30岁，长管状骨干骺端带蒂或宽基底、内有与母体骨骨皮质和骨松质相连续、背离关节生长的突起是骨软骨瘤的典型X线征象。

2.鉴别诊断　需与以下疾病鉴别。

（1）骨旁骨瘤　肿瘤来自骨皮质表面，不与母体骨的髓腔相通。

（2）皮质旁软骨瘤及软骨肉瘤　不具有骨皮质和骨松质结构基底，不与母体骨骨皮质及骨小梁相延续。

（二）骨瘤

【疾病概要】

1.病理病因　骨瘤是一种成骨性良性肿瘤，占骨良性肿瘤的8%。骨瘤可发生于各个年龄组，以11~30岁多见。骨瘤起源于膜内成骨，多见于颅盖骨和面颅骨，以鼻窦内最常见，也可见于其他骨骼膜内化骨的部分。骨瘤分为致密型和疏松型，前者主要由成熟的板层骨构成，后者由成熟的板层骨和编织骨构成。骨瘤为边界光整的骨性突起，表面被覆骨膜，无骨膜反应及骨质破坏。

2.临床表现　较小的骨瘤通常无明显临床症状，较大者随部位不同可引起压迫症状。

【影像学表现】

1.X线和CT表现　X线上分为致密型和疏松型。

致密型多呈丘状突出于骨外或内表面的均匀高密度影（图9-43）。
疏松型多呈扁平状，密度似板障或呈磨玻璃样改变，表面覆有皮质。
CT能更好地显示X线片上骨瘤的各种征象。

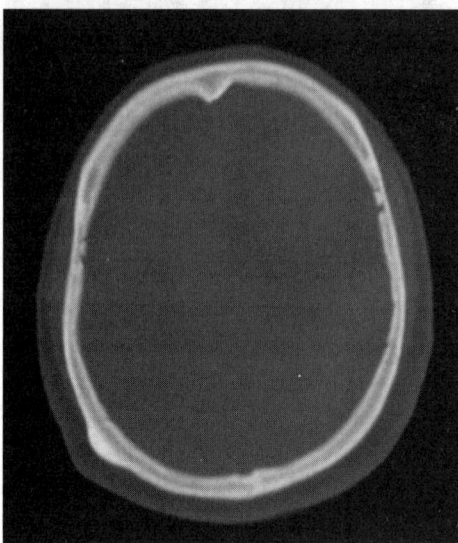

图9-43　顶骨骨瘤

右侧顶骨见半球形高密度影，其基底部与颅骨外板相连

2.MRI表现　致密型骨瘤在T$_1$WI、T$_2$WI上均呈边缘光滑的低或无信号影，与宿主骨骨皮质间无间隙。邻近软组织信号正常。

【诊断及鉴别诊断】

1.诊断要点　骨瘤发生部位较为特殊，X线影像较为典型，一般可以确诊。

2.鉴别诊断　本病主要需与骨岛鉴别。骨岛是软骨内成骨过程中次级骨小梁未被改建吸收的残留部分，X线表现为位于骨内的致密影。

（三）骨巨细胞瘤

【疾病概要】

1.病理病因　骨巨细胞瘤是一种局部侵袭性肿瘤，大部分为良性，在良性骨肿瘤中发病率位居第二，多发生于20~40岁。骨巨细胞瘤好发于四肢长骨骨端，尤其是股骨远端、胫骨近端和桡骨远端，也可发生于髂骨、脊柱和下颌骨。骨巨细胞瘤组织学来源不明，由单核基质细胞和多核巨细胞组成，富于血管，大体切面呈灰红色肉芽状，常合并出血、囊变和黏液样变，部分合并瘤内动脉瘤样骨囊肿。肿瘤邻近的骨皮质膨胀，形成菲薄、不完整的骨包壳。依据单核细胞和多核巨细胞的比例和组织学特点，可分为三级：良性（多核细胞数量多于单核细胞）；过渡型（两种细胞数量相等）；恶性（单核细胞数量多于多核细胞，且单核细胞核大，有间变现象，排列紊乱）。组织学分级不完全代表其生物学特性，有的分化成熟的肿瘤，临床表现为恶性。

2.临床表现　起病隐匿，早期可出现间歇性疼痛。随后可出现局部肿胀、压痛和关节活动障碍。按之有捏乒乓球感。肿瘤较大时，可出现局部皮温升高和表面静脉扩张。

【影像学表现】

1.X线表现　骨端圆形或椭圆形膨胀性、偏心性骨质破坏，骨破坏区呈分房状或皂泡状（图9-44），是肿瘤骨壳内面方向不定的骨嵴投影所致。骨质破坏区可直达骨性关节面下，有的甚至包绕关节对侧的另一骨端。局部骨皮质膨胀、变薄，随着肿瘤的增大，骨皮质可被穿破形成软组织肿块。骨质破坏区内无钙化或骨化影。肿瘤有横向膨胀生长的倾向，肿瘤横径可大

346

于直径。肿瘤与正常骨的交界清楚但不锐利，有移行带，少有硬化边；在破坏区与正常骨交界部的皮质外可见少量骨膜新生骨。

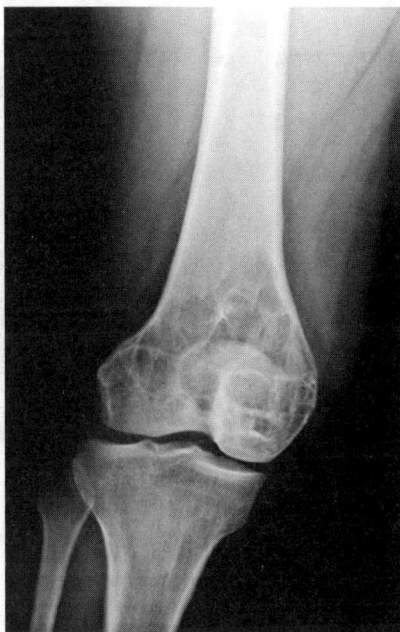

图9-44 骨巨细胞瘤

股骨下端溶骨性骨质破坏，达骨性关节面下，骨质破坏区呈皂泡状

2.CT表现 与X线表现相似，但肿瘤呈低密度，增强扫描明显强化。

3.MRI表现 肿瘤呈不均匀T_1WI低信号、T_2WI高信号，瘤内可有不规则低、等或高信号。部分瘤体内见含铁血黄素沉积。增强扫描病灶可有不同程度强化。

【诊断与鉴别诊断】

1.诊断要点 骨巨细胞瘤多发生于20~40岁，好发于四肢长骨干骺已愈合的骨端，早期可出现间歇性疼痛。随后可出现局部肿胀、压痛和关节活动障碍。典型X线表现为骨端圆形或椭圆形膨胀性、偏心性骨质破坏，骨破坏区呈分房状或皂泡状。

2.鉴别诊断 需与以下疾病鉴别。

（1）骨囊肿 多位于干骺端，沿骨干发展，膨胀不如骨巨细胞瘤。

（2）软骨母细胞瘤 多发生于干骺愈合前的骨骺，骨包壳较厚且破坏区内见钙化影。

（3）动脉瘤样骨囊肿 发生于长骨者多见于干骺端，偏心性、膨胀性生长，常有硬化边，液液平面较常见。发生于扁骨和不规则骨的与骨巨细胞瘤鉴别困难。

（4）棕色瘤 继发于甲状旁腺功能亢进，病变常多发，皮质膨胀轻微，骨皮质变薄，全身性骨质疏松及甲状旁腺功能亢进其他改变。

（四）骨样骨瘤

【疾病概要】

1.病理病因 骨样骨瘤是良性成骨性肿瘤。多见于30岁以下青少年。肿瘤本身称为瘤巢，由新生骨样组织构成，并伴有不同程度钙化。瘤巢周围由反应性骨质包绕。

2.临床表现 起病较缓，以局部疼痛为主，夜间加重。服用水杨酸类药物疼痛缓解为本病特点。

【影像学表现】

1.X线表现 早期只能见到皮质较小范围的圆形或卵圆形透光区。随着疾病发展，可发生皮质增厚和硬化，低密度的瘤巢内可见点状钙化。瘤巢直径多小于1.5cm，当瘤巢位于松质骨、骨膜下及复杂部位时常无典型表现。

2.CT表现 典型CT表现为小圆形或椭圆形透亮的瘤巢伴有周围不同程度的硬化，还可伴有骨膜反应（图9-45）。

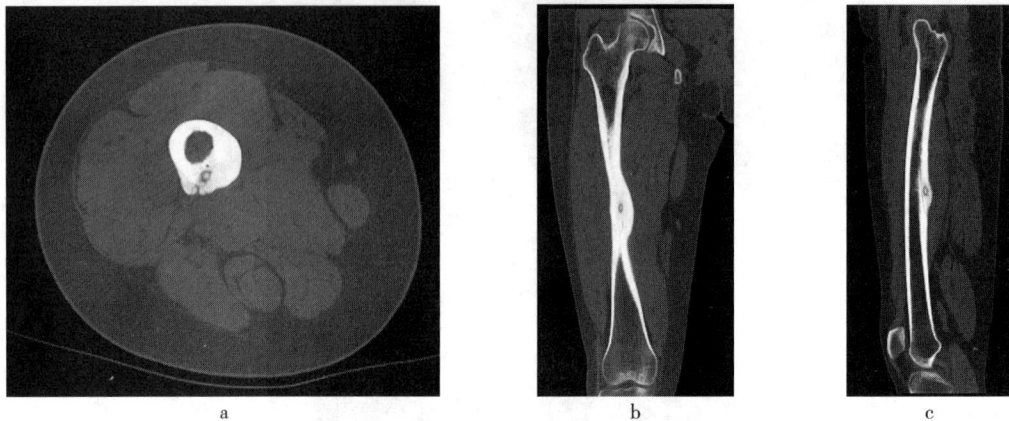

图9-45　骨样骨瘤

a.CT横断位；b.CT冠状位重组；c.CT矢状位重组

股骨中段见小类圆形骨质破坏区，内可见骨化，周围骨质增生硬化明显

3.MRI表现 瘤巢T_1WI呈低信号，T_2WI呈不均匀高信号，增强肿瘤明显强化。钙化部分在T_1WI和T_2WI均呈低信号。肿瘤周围骨髓和软组织可有充血水肿，甚至伴有邻近关节积液和滑膜炎。

【诊断与鉴别诊断】

1.诊断要点 30岁以下青少年，以局部疼痛为主，夜间加重，服用水杨酸类药物疼痛缓解为本病特点。X线或CT表现为骨干骨质增生硬化区见偏心性瘤巢，即可考虑诊断本病。

2.鉴别诊断 需与以下疾病鉴别。

（1）骨母细胞瘤 其与骨样骨瘤在组织学上难以鉴别，其瘤巢往往大于2cm，膨胀不如骨样骨瘤。

（2）疲劳骨折 多有较长的劳损史，较多发生于第2、3跖骨及腓骨下1/3骨干。

（3）慢性骨脓肿 多见于干骺端，临床上炎症明显，一般破坏区内无钙化。

（五）软骨瘤

【疾病概要】

1.病理病因 软骨瘤是常见的良性骨肿瘤，发病率仅次于骨软骨瘤和骨巨细胞瘤，多发生于11~30岁，常发生于手足短管状骨。依据病灶数目可分为单发性软骨瘤和多发性软骨瘤，按部位可分为内生性软骨瘤和外生性软骨瘤（皮质旁软骨瘤）。单发性软骨瘤多见于干骺端和骨干髓腔，多发性软骨瘤可发生于骨髓腔、骨皮质和骨膜。多发性骨软骨瘤可伴有软骨发育障碍和肢体畸形称为Ollier病，有单侧发病倾向；伴有软组织血管瘤称为Maffucci综合征。肿瘤由软骨细胞和软骨基质构成。镜下对软骨瘤和软骨肉瘤鉴别困难，需密切结合临床及影像。

2.临床症状 主要症状是轻微疼痛和压痛。肿瘤表面光滑、质硬，表面皮肤正常。多发者有单侧发病倾向，可合并各种畸形。若肿瘤生长迅速，疼痛加剧，常提示恶变。

【影像学表现】

1.X线表现 病变常开始于干骺端，随着骨生长渐移向骨干。病变位于骨干者多呈中心性生长，位于干骺端者多为偏心性生长为主。内生性软骨瘤表现为边界清楚的类圆形骨质破坏区，多有硬化边与正常骨质相隔。骨质破坏区内可见小环形、点状或不规则形钙化影（图9-46）。

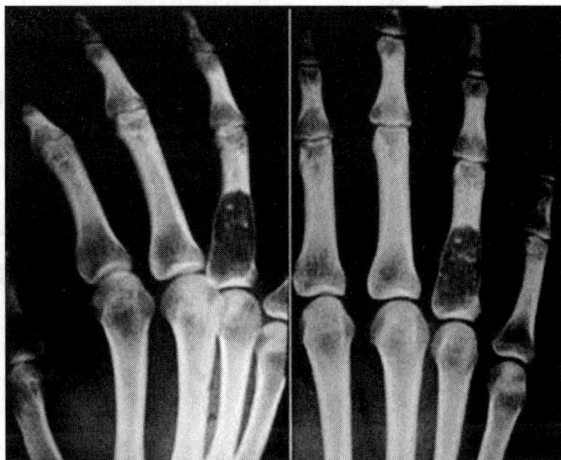

图9-46　内生软骨瘤

第4指近节指骨内见椭圆形骨质破坏区，内见点状软骨钙化影

2.CT表现　可显示髓腔内的异常密度影，其内可见小环形、点状或不规则形钙化影。邻近骨皮质膨胀变薄，边缘光整、锐利，一般无中断。增强病变轻度强化。

3.MRI表现　未钙化的瘤软骨呈长T_1、长T_2信号，已钙化部分呈低信号。

【诊断与鉴别诊断】

1.诊断要点　多发生于11~30岁，好发部位为手足短管状骨，主要症状是轻微疼痛和压痛。典型影像学表现为手足短管状骨髓腔内边界清楚、膨胀性骨质破坏，内可见钙化，病灶侵蚀骨皮质内面，周围呈花边或波浪状硬化是内生性软骨瘤的典型X线表现。

2.鉴别诊断　需与以下疾病鉴别。

（1）骨巨细胞瘤　多见于干骺愈合后的骨端，偏心性膨胀趋势较明显，骨破坏区内无钙化影。

（2）骨囊肿　极少见于短管状骨，骨破坏区内无钙化。

（3）上皮样脓肿　多为外伤性植入性囊肿，多见于末节指骨远端。

（4）血管球瘤　多位于末节指骨，早期仅有局限性骨质疏松，晚期可见边缘锐利的小圆形骨破坏区，但无钙化。

三、骨恶性肿瘤

（一）骨肉瘤

【疾病概要】

1.病理病因　骨肉瘤是指瘤细胞能直接形成骨样组织或骨质的恶性肿瘤，是最常见的原发恶性骨肿瘤。依据肿瘤发生部位可分为髓性骨肉瘤和表面骨肉瘤，前者发生于髓腔（约占3/4），后者发生于骨表面。也可分为原发性和继发性骨肉瘤，原发性骨肉瘤多见于男性，好发年龄为11~30岁。骨肉瘤好发于四肢长骨干骺端，以股骨下端最常见，其次见于胫骨上端和肱骨上端，也可见于颌骨、腓骨及骨盆等部位。肿瘤可沿髓腔向骨干和骨骺端蔓延，也可侵犯骨皮质哈氏系统，穿破骨皮质侵及周围软组织形成肿块。骨质破坏和肿瘤骨形成，贯穿于骨肉瘤的发生发展过程。骨膜受肿瘤刺激可形成各种形式的骨膜反应。当骨膜新生骨被肿瘤组织破坏后，残留的骨膜新生骨形成Codman三角。继发性骨肉瘤是指在原有骨病基础上发生的骨肉瘤，如畸形性骨炎、慢性化脓性骨髓炎等疾病，好发于60岁后。

骨肉瘤起源于原始的成骨性结缔组织。肿瘤切面呈鱼肉样，可见淡黄色瘤骨和砂粒样钙化，瘤内出血、坏死、囊变常见。镜下其内可见肿瘤性成骨细胞、肿瘤性骨样组织、肿瘤骨以及肿瘤性软骨组织和肿瘤性纤维组织。骨肉瘤以肿瘤性成骨细胞直接形成瘤骨为特征。瘤骨形态差异很大，自微量砂粒样骨质至象牙质样骨质不等。

2.临床表现 疼痛、局部肿胀和运动障碍是骨肉瘤的三大症状。患者全身症状明显，包括乏力、贫血，多早期发生肺转移。血清碱性磷酸酶多明显升高。

【影像学表现】

1.X线表现

（1）骨质破坏 筛孔样骨质破坏呈细条状或点状低密度影，多见于肿瘤早期或肿瘤与正常骨交界的骨皮质，是肿瘤浸润破坏骨的哈弗斯管和伏克曼管所致；皮质表面的虫蚀样骨质破坏，是瘤细胞沿骨皮质内外面浸润所致。大片样或地图样骨质破坏，为较大范围的骨质溶解、消失所致。

（2）肿瘤骨 骨质破坏区和软组织肿块内的肿瘤骨是骨肉瘤的特征性X线表现。分化较好的肿瘤骨呈斑片状、团块状高密度影；分化差的肿瘤骨呈云絮状、毛玻璃样密度增高影。

（3）软组织肿块 多呈圆形或半圆形，境界多不清楚，代表肿瘤已浸润邻近软组织。软组织肿块内有时可见瘤骨。

（4）骨膜新生骨 可呈葱皮样、线样或Codman三角等多种形式，但不特异，也可见于其他骨肿瘤和非肿瘤性病变。骨膜新生骨与骨皮质之间有一透亮间隙是各型骨膜反应的共同特点（图9-47）。

在X线片上，根据骨质破坏和肿瘤骨的多少，骨肉瘤可分为三型：成骨型、溶骨型和混合型。成骨型，骨破坏区和软组织肿块内瘤骨较多，骨膜新生骨明显，骨破坏少；溶骨型，骨质破坏显著，瘤骨少，骨膜反应轻；混合型，成骨与骨质破坏大致相当。

2.CT表现 CT能更好地显示肿瘤内部的出血、坏死，增强扫描肿瘤的非骨化部分明显强化。也可显示跳跃性病变和软组织肿块中的少量肿瘤骨。当肿瘤侵犯邻近关节时，可见骨性关节面的破坏和滑囊积液，当肿瘤侵犯邻近血管神经时，其间脂肪间隙消失。

3.MRI表现 大多数骨肉瘤呈不均匀T_1WI低信号、T_2WI高信号，肿块外形不规则，边界不清。瘤骨多呈斑片状T_1WI低信号、T_2WI低信号。增强扫描肿瘤常呈边缘快速强化及中心较延迟强化，呈不均匀强化。

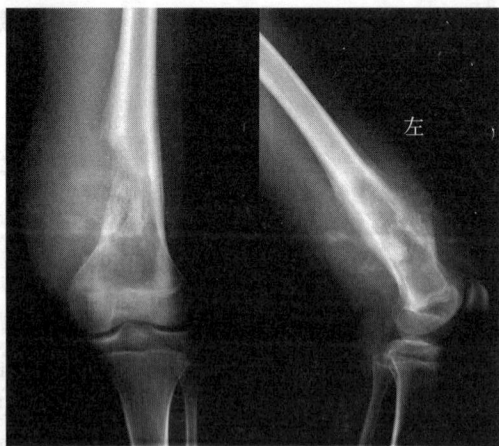

图9-47 骨肉瘤

股骨远端溶骨性骨质破坏和软组织肿块，其内见多量片状、针状肿瘤骨，
骨质破坏区近侧见骨膜反应，形成Codman三角

特殊类型骨肉瘤有多发性硬化型骨肉瘤、骨旁骨肉瘤、表面骨肉瘤。

【诊断与鉴别诊断】

1.诊断要点 典型骨肉瘤常见于男性青少年，以局部进行性疼痛、肿胀和功能障碍为特点，X线表现为长骨干骺端髓腔内边界不清的骨质破坏，周围软组织肿块，其内可见肿瘤骨、

Codman三角或日光放射状骨膜反应,诊断不难。

2.鉴别诊断 需与以下疾病鉴别。

(1)慢性骨髓炎 髓腔弥漫性密度增高,皮质增厚,可有死骨,无肿瘤骨,无软组织肿块。

(2)转移瘤 发病年龄较大,好发于躯干骨和四肢长骨骨端,常为多发性,可表现为骨硬化灶或骨质破坏区。

(3)尤因肉瘤 好发年龄低于骨肉瘤,好发于骨干,以沿髓腔蔓延、形成较明显软组织肿块为特点,表现为髓腔和骨皮质内筛孔样、虫鼠咬状骨质破坏,多见葱皮样骨膜反应。

(二)软骨肉瘤

【疾病概要】

1.病理病因 软骨肉瘤为可形成软骨基质的恶性肿瘤。发病率仅次于多发性骨髓瘤和骨肉瘤,好发于中老年男性。凡软骨内化骨的骨骼均可发生,好发部位为骨盆和长骨,尤其是股骨、胫骨和肱骨。依发病部位可分为中心型和周围型,中心型软骨肉瘤发生于髓腔,多为原发性软骨肉瘤;周围型软骨肉瘤发生于骨的表面,多继发于原有良性病变,如骨软骨瘤。肿瘤表面有纤维性假包膜,纤维组织伴随血管进入肿瘤内并将其分隔为大小不等的小叶。软骨基质的钙化多沿小叶边缘进行,故多呈环形,可以同时见到软骨成骨方式形成的骨质。

2.临床表现 原发性软骨肉瘤常有潜在缓慢进行的疼痛,但不宜触及肿块;而继发者可以无症状,但有较大肿块存在。

【影像学表现】

1.X线表现 典型的中央型软骨肉瘤的X线表现为骨的髓腔部分膨胀性溶骨性破坏,肿瘤基质内可见爆米花样、小环形或逗点状钙化(图9-48),其中环形钙化具有确定其软骨来源的定性价值。骨皮质增厚,骨内缘扇贝样改变。骨膜反应可有可无,可呈连续性良性骨膜反应,也可为具有侵袭性骨膜反应,如Codman三角、放射状骨针。周围型软骨肉瘤多见于骨软骨瘤的恶变,发生于扁骨的骨软骨瘤恶变率较高,以骨盆最常见,常有家族史。其恶变征象包括软骨帽厚度>2cm,软骨帽内散在钙化,出现软组织肿块,骨骼成熟后骨软骨瘤生长加速,不明原因疼痛。

2.CT表现 可见骨质破坏、软组织肿块和钙化、骨化影。软骨肉瘤的典型钙化是点状、环形或半环形。肿瘤内还可见到坏死、囊变区。

3.MRI表现 恶性程度低的肿瘤在T₂WI由于含有透明软骨而呈均匀高信号,在T₁WI表现为等或低信号;但恶性程度高的表现为T₂WI呈不均匀高信号,T₁WI呈更低信号。钙化和骨化常呈低信号。动态增强表现为软骨肉瘤在注射对比剂后10秒内即出现强化。

【诊断与鉴别诊断】

1.诊断要点 软骨肉瘤多见于中老年男性,好发于骨盆和长骨,常有潜在缓慢进行性疼痛。影像学表现为溶骨性骨质破坏,常伴有软组织肿块,骨质破坏区及软组织肿块内可见多形性、不规则的钙化,可考虑诊断本病。

2.鉴别诊断 本病需与以下疾病鉴别。

(1)骨肉瘤 发病年龄较小,病变以骨质破坏、瘤骨形成、骨膜反应和软组织肿块为特点,当肿瘤内同时见到钙化和瘤骨时,若瘤软骨钙化出现在肿瘤中心或主体部,瘤骨出现在病变边缘时,以软骨肉瘤可能性大。

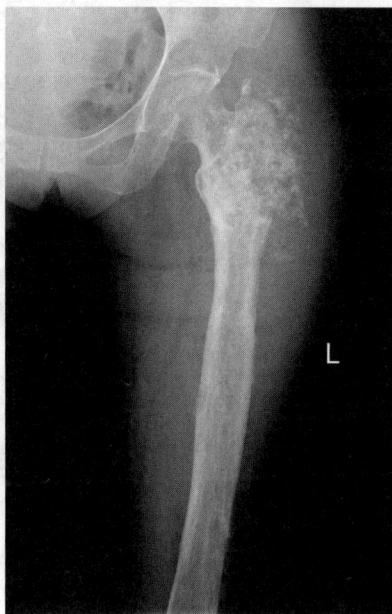

图9-48 软骨肉瘤

股骨上端见局部膨胀性骨质破坏及软组织肿块,其内见斑片状、点状和环状软骨钙化

（2）软骨瘤　低度恶性软骨肉瘤与软骨瘤不易鉴别，肿瘤部位有助于良恶性的判断，位于中轴骨、肩胛骨、骨盆等处的肿瘤尤其体积较大者，即使影像表现为良性也应看作低度恶性，位于手、足各骨的肿瘤多为良性。动态增强扫描软骨肉瘤强化早于软骨瘤。

（3）转移性骨肿瘤　40岁以上多见，以脊柱、骨盆、颅骨及肋骨常见。

（4）Paget病　以骨质破坏和增生并存为主要特征，为一具有潜在恶性的良性病变，可肉瘤样变。

（5）恶性纤维组织细胞瘤　一般见于中老年的长骨干骺端，溶骨性骨质破坏，软组织肿块较明显，内无钙化。

（三）转移性骨肿瘤

【疾病概要】

1.病理病因　骨转移性肿瘤是指骨外其他组织、器官的恶性肿瘤转移至骨而发病，不包括原发性多发性骨肿瘤。骨转移瘤在恶性骨肿瘤中很常见，多见于中老年人。身体任何恶性肿瘤都有发生骨转移的可能，转移途径主要是血行转移，少数为邻近病变的直接蔓延，常累及中轴骨和四肢骨的近节。骨转移瘤可引起溶骨性破坏、骨质硬化和破坏与硬化并存的改变，以溶骨性骨质破坏最多见。切面肿瘤常呈灰白色，常伴出血、坏死，镜下骨转移瘤的形态结构一般与原发瘤相同。

2.临床表现　依据转移部位、原发肿瘤类型及生长速度不同各异。早期一般为局部间歇性疼痛，随疾病进展，疼痛程度加重，多为持续性，夜间加重。多部位转移者可出现恶病质。血清钙、磷和碱性磷酸酶的检查，对了解肿瘤的成骨、溶骨活动性有重要意义。

【影像学表现】

1.X线及CT表现　骨转移瘤的X线表现可分为溶骨型、成骨型和混合型，以溶骨型常见。

（1）溶骨型骨转移瘤　骨质破坏表现为松质骨或（和）骨皮质的低密度缺损区，边缘较清楚，无硬化，常伴有局限性软组织肿块（图9-49a）。发生于长骨的骨质破坏多位于骨干或邻近的干骺端，但一般无骨膜反应和软组织肿块，常合并病理性骨折。发生于扁骨者，多表现为大小不等的骨质破坏区，有融合倾向，或可见软组织肿块。发生于脊椎者，可见椎体广泛破坏变扁，椎间隙多保持完整，椎弓根受累常见。

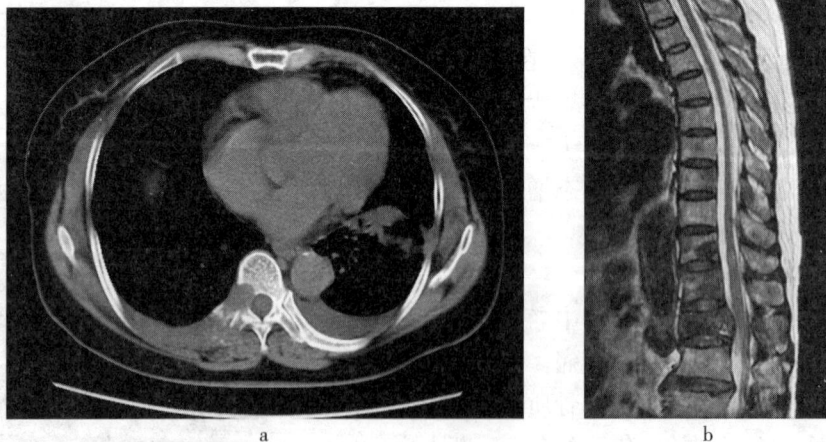

图9-49　转移瘤

a.胸椎CT；b.胸椎MRI矢状位T₂WI

多椎体骨质破坏，T11椎体略变扁，椎间盘不受累及，椎弓根及横突溶骨性骨质破坏明显

（2）成骨型骨转移瘤　较少见，常见的原发肿瘤大多是前列腺癌，可见于乳腺癌、鼻咽癌、肺癌和膀胱癌。影像表现为松质骨内多发斑点状、片状、结节状或面团状高密度影，密度

均匀，边界清楚或不清楚而逐渐易行于正常骨结构中，骨皮质多完整，骨轮廓多无改变。一般无软组织肿块，少有骨膜反应。发生于椎体时，椎体密度常不被压缩。

（3）混合型　更少见，主要来源于乳腺和肺组织，表现为兼有成骨和溶骨性改变。

2.MRI表现　对骨髓组织内的肿瘤组织及周围水肿的显示非常敏感，常能检出不易发现的转移灶。大多数骨转移瘤表现为T_1WI上低信号、T_2WI上程度不等的高信号（图9-49b）。

【诊断与鉴别诊断】

1.诊断要点　转移性骨肿瘤特点为老年人发病，常多病灶，以中轴骨受累最多，侵犯长骨时少见骨膜反应及软组织肿块。

2.鉴别诊断　需与有以下疾病鉴别。

（1）多发性骨髓瘤　病灶大小多较一致，呈穿凿样骨质破坏，骨破坏区之间的骨质常有骨质疏松，有时出现全身性骨质疏松。实验室检查尿中可出现本周蛋白。

（2）骨嗜酸性肉芽肿　多见于儿童或青少年，患者一般情况好，溶骨性骨质破坏，边缘整齐，可伴有骨质硬化。

四、骨肿瘤样病变

（一）骨囊肿

【疾病概要】

1.病理病因　单纯性骨囊肿简称骨囊肿，是在骨内形成的一个充满棕黄色液体的囊腔，为原因不明的骨内良性、膨胀性病变。发病年龄最常见于少年男性，多为20岁以下。好发于长管状骨干骺端，尤其是肱骨和股骨上段。囊肿壁呈壳样变薄，内壁衬以疏松结缔组织，并有半渗透性，致囊内压力不会过高。囊内含黄色或褐色液体，其间可有纤维性分隔。

2.临床表现　患者一般无症状，或仅有隐痛，80%的病例有局部外伤史。

【影像学表现】

1.X线表现　骨囊肿呈中心性生长，纵向生长超过横向生长，且随骨骼的发育渐移向骨干；囊肿呈椭圆形、膨胀性低密度骨质破坏区，边缘锐利，可有细薄的硬化边，病理性骨折常见。

2.CT及MRI表现　CT显示囊肿为较均匀的液性低密度影，骨壁受压变薄但轮廓完整（图9-50），当发生病理性骨折时，骨质连续性中断。囊肿表现为T_1WI低信号、T_2WI高信号，囊内可有少量分隔。增强囊壁及分隔明显强化。

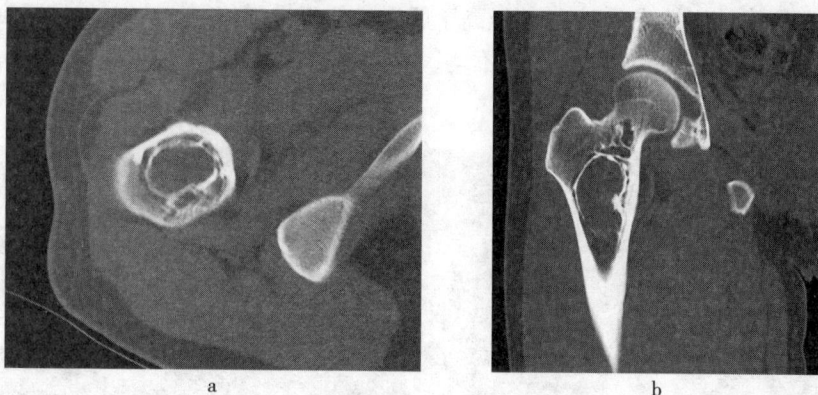

图9-50　骨囊肿

a.CT横断位；b.CT冠状位重组

股骨上段骨质破坏，边缘光滑清晰，纵轴大于横轴

【诊断与鉴别诊断】

1.诊断要点　骨囊肿常见于20岁以下的少年、儿童，好发于长管状骨干骺端，部分患者有

局部外伤史，影像表现为椭圆形、膨胀性低密度骨质破坏区，边缘锐利，可有细薄的硬化边，病灶纵径大于横径，常伴发病理性骨折，可考虑诊断本病。

2. 鉴别诊断 需与以下疾病鉴别。

（1）骨巨细胞瘤 好发于骨骺愈合后的骨端，偏心性生长，多呈分房状、皂泡状改变，病灶横径大于纵径。

（2）单灶骨纤维异常增殖症 病灶表现为磨玻璃样。

（3）动脉瘤样骨囊肿 多呈偏心性，膨胀明显，有时囊内可见点状钙化及液-液平面。

（4）甲状旁腺功能亢进性棕色瘤 要结合临床资料，如发现骨质减少、皮质下骨吸收等有助于棕色瘤的诊断。

（二）动脉瘤样骨囊肿

【疾病概要】

1. 病理病因 动脉瘤样骨囊肿为一原因不明的骨肿瘤，可分为原发性和继发性。本病好发于10~20岁，好发部位依次为长骨干骺端、脊柱和骨盆、跟骨、耻骨等。病因尚不明了，多认为可能因静脉血栓形成或动静脉交通而使局部血流动力学发生改变，导致静脉压持续升高、血管床扩张，因此由受累骨质被吸收并发生反应性修复而形成。病灶主要由大小不等的血腔组成，血腔内衬薄的成纤维细胞和多核破骨巨细胞，其中充满可流动暗红色血液，在囊壁间有肉芽肿样组织。其病灶的固体成分占全部病灶的一半以下，偶可见病灶均由固体成分组成（称为动脉瘤样骨囊肿实行变异）。继发性动脉瘤样骨囊肿是在骨内原有疾病基础上发生。

2. 临床表现 主要为局部肿胀疼痛，病变侵犯胸腰椎可引起束带状疼痛及相应的神经压迫症状。并发病理性骨折时，局部持续疼痛，皮肤温度升高，表面静脉曲张，可类似恶性肿瘤表现。

【影像学表现】

1. X线表现 好发于长骨干骺端，病灶呈膨胀性囊状透亮影，与正常骨交界区可见硬化边。病灶可呈中心性，也可偏于骨干一侧。膨胀显著者可有菲薄骨壳，可不完整。发生于脊椎者，也有长骨的特点，当发生压缩骨折后则失去特点，如同时发现附件膨胀性病变有助于诊断。

2. CT表现 对囊腔内容物的密度、周围软组织的侵犯及病灶周围的钙化较敏感。病灶密度不均，可有软组织密度影、液性密度影、液液平面和斑片状、条索状骨化影，其中以软组织密度伴圆形、卵圆形液性密度最常见。增强扫描病灶实质部分明显强化。

3. MRI表现 病灶实性成分T_1WI信号高于肌肉、低于骨髓信号，T_2WI信号增高，但多低于髓腔信号。病灶囊性成分T_1WI信号强度不均，T_2WI信号明显升高，多高于髓腔信号。多数病灶可见明显液-液平面（图9-51）。

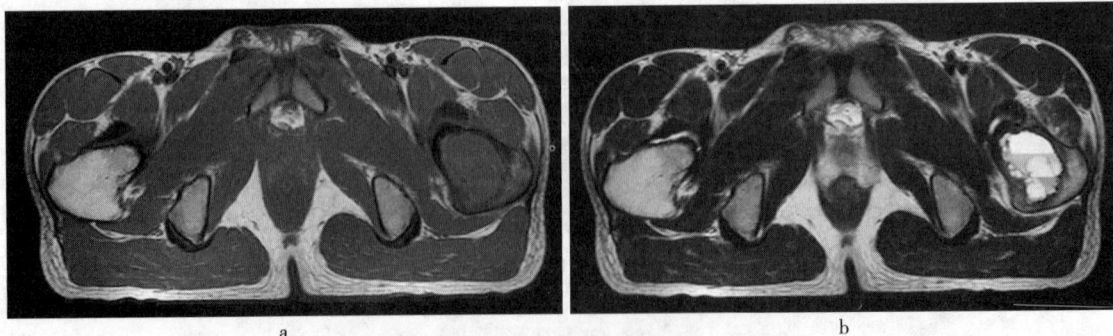

图9-51 动脉瘤样骨囊肿

a.MRI T_1WI；b.MRI T_2WI

股骨上端膨胀性骨质破坏，病灶呈长T_1、长T_2信号，有多个液-液平面

【诊断与鉴别诊断】

1.诊断要点 动脉瘤样骨囊肿好发于10~20岁，好发部位依次为长骨干骺端、脊柱和骨盆、跟骨、耻骨等，主要为局部肿胀疼痛；影像表现为干骺端偏心性膨胀性骨质破坏，犹如气球样膨出骨外，病灶内出现液-液平面，即可确定诊断。

2.鉴别诊断 需与以下疾病鉴别。

（1）骨巨细胞瘤 20~40岁成年人多见，病变位于干骺愈合后的骨端，与正常骨交界处多无硬化边，病灶内无钙化或骨化，病变膨胀不如动脉瘤样骨囊肿。

（2）单纯性骨囊肿 囊肿多呈中心性，且多沿骨干长轴发展，膨胀性改变大多不显著，病灶内无液-液平面征象。

（三）骨纤维异常增殖症

【疾病概要】

1.病理病因 骨纤维异常增殖症也称为骨纤维结构不良，是以纤维组织大量增殖，代替正常骨组织为特征的疾病。若同时合并皮肤色素沉着、性早熟则称为Albright综合征。发病隐匿、进展缓慢，就诊年龄为3~60岁，其中11~30岁占70%，男女性比为3：2。本病为体细胞鸟嘌呤核苷酸结合蛋白-1基因突变引起骨骼内纤维组织异常增殖而致病，基因位点为20q13.2。病变主要为纤维组织和编织骨取代了正常骨组织。

2.临床表现 局部疼痛、畸形，也可无明显症状。

【影像学表现】

1.X线表现 发生于四肢躯干骨的多见于股骨、胫骨、肋骨及肱骨，颅面骨以下颌骨、颞骨好发。X线表现可分为以下四种，常数种并存或单独存在。

囊状膨胀性改变为囊状膨胀性透亮影，可单囊或多囊，边界清楚，常有硬化边，皮质变薄，外缘光滑，内缘呈波浪状。

磨玻璃样改变多见于长管状骨和肋骨，是指病变密度均匀呈磨玻璃样，是本病的特征性改变（图9-52）。

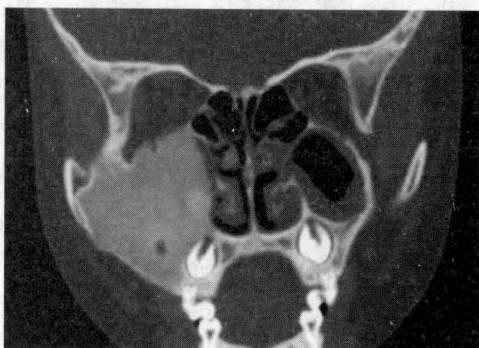

图9-52 骨纤维异常增殖症
右侧上颌骨变形，磨玻璃样改变，边缘清晰

丝瓜瓤样改变多见于肋骨、股骨和肱骨，病变膨胀增粗，其内骨小梁粗大扭曲，表现为粗大骨纹理，颇似丝瓜瓤。

地图样改变为单发或多发溶骨性破坏，边缘锐利，有时与溶骨性骨转移相似。

2.CT表现 对病灶内部结构显示清晰，表现为病变区磨玻璃样改变，并可见斑片状边界模糊的低密度区，有时可见分隔，一般不合并软组织肿块和骨膜反应。

3.MRI表现 无特异性。T_1WI多为低信号，T_2WI可呈高信号，也可呈低或混杂信号。

【诊断与鉴别诊断】

1.诊断要点 长骨内见囊状膨胀性改变、磨玻璃样改变、丝瓜瓤样改变伴骨骼变形，颅面

骨膨大变形、增生硬化，结合临床病史、体征可考虑诊断本病。

2.鉴别诊断　本病主要需与骨囊肿进行鉴别。骨囊肿呈囊状膨胀性改变，破坏区透亮度较高，无磨玻璃样密度影。

第十一节　内分泌骨病

一、巨人症与肢端肥大症

【疾病概要】

巨人症与肢端肥大症是因腺垂体病变引起生长激素过度分泌所致。发生在骨骺愈合之前，骨的纵向生长尚未停止，则发展为巨人症；发生在骨骺愈合后，骨的横径继续生长，则为肢端肥大症。巨人症多幼年发病，身高臂长，手足过大；肢端肥大症多见于20~30岁，前额、颧部及下颌增大，舌大肥厚，语音不清，四肢粗大。实验室检查血清生长激素增高。

【影像学表现】

1.X线和CT表现　平片检查，巨人症表现为全身骨骼均匀性增长、变粗，骨骺愈合及二次骨化中心出现延迟；肢端肥大症表现为颅骨增大，颅骨内、外板增厚，尤以板障、眶嵴部和枕骨粗隆部明显。

2.MRI表现　主要用于显示垂体异常。

【诊断与鉴别诊断】

本病影像学表现较具有特征性，结合临床及生长激素水平测定，一般较易做出诊断。需与家族性身材高大鉴别，后者虽身材高大，但全身各部发育匀称，且无内分泌异常症状。

二、甲状旁腺功能亢进

【疾病概要】

1.病理病因　甲状旁腺功能亢进又称甲旁亢，为甲状旁腺分泌过多的甲状旁腺素而引起体内钙、磷代谢失常所致。本病以30~50岁女性多见。甲旁亢可分为原发性和继发性。原发者多见，以甲状旁腺腺瘤为主，也见于弥漫性甲状旁腺增生及甲状旁腺腺癌；继发者以慢性肾疾病、佝偻病等导致血钙、磷异常而刺激甲状旁腺引起功能亢进。骨骼系统主要由于破骨细胞沿骨小梁表面及哈弗斯管破骨活动增加而出现骨吸收及新骨形成。骨吸收区可被纤维及肉芽组织填充，后两者可发生黏液变性和出血，故可称为纤维性囊性骨炎，又因其内富含含铁血黄素呈棕红色，又可称为棕色瘤。

2.临床表现　可出现全身性关节疼痛和病理性骨折，钙、磷代谢异常导致肾结石。实验室检查血甲状旁腺素及血钙升高、血磷降低。

【影像学表现】

1.X线及CT表现　甲旁亢患者仅1/3发生骨骼改变，1/3表现为骨质疏松，另1/3无骨骼改变。常见影像学表现有：①全身性骨质疏松，以脊柱、扁骨、掌指骨及肋骨明显，颅骨的改变较为特异。颅骨内外板边缘模糊，密度减低，磨玻璃样改变或伴有颗粒样骨吸收。②骨膜下骨吸收，为甲旁亢的特异性改变，好发于中节指骨桡侧缘及齿槽硬板。③软骨下骨吸收多见于锁骨肩峰端及耻骨联合处。④局灶性囊状骨质破坏多见于长骨和下颌骨，表现为大小不一囊状透亮区，边界清楚。⑤骨质软化。⑥骨质硬化。⑦关节软骨钙化，好发于肩、膝及腕关节的软骨。可伴发甲状旁腺腺瘤、尿路结石、软组织钙化，好发于关节周围。

2.MRI表现　对骨病变的显示不及X线及CT。当出现囊状骨质破坏时呈长T_1、长T_2信号。

【诊断与鉴别诊断】

1.诊断要点　甲旁亢以30~50岁女性多见，可出现全身性关节疼痛和病理性骨折，血甲状旁腺素及血钙升高、血磷降低，结合影像表现较易诊断。

2.鉴别诊断 需与以下疾病鉴别。

（1）肾性骨病 常出现继发性甲旁亢，以儿童多见。

（2）骨质软化症 多见于妊娠及哺乳期妇女，表现为骨骼弯曲变形、假骨折线、无骨膜下骨吸收。

（3）骨纤维异常增殖症 多呈磨玻璃密度影或丝瓜瓤样，血尿生化检查正常。

（4）多发性骨髓瘤 多见于中老年，多骨发病，但多位于躯干骨及四肢骨近端，呈点状或圆形溶骨性破坏，尿中可有本周蛋白。

第十二节 慢性骨关节病

一、类风湿关节炎

【疾病概要】

1.病理病因 类风湿关节炎是以多发性、非特异性慢性关节炎症为主要表现的全身性疾病，以对称性手足小关节受侵为特征。类风湿关节炎病因不明，主要病理学变化为滑膜的炎性改变，滑膜炎性肉芽组织形成血管翳侵蚀关节软骨及其下方的骨质，骨侵蚀始于关节边缘，呈虫蚀状、钻凿样骨质缺损，称为边缘性侵蚀。最终导致关节破坏及关节纤维强直或骨性强直。

2.临床表现 发病隐匿，对称性侵犯以手足小关节为主的周围关节，中轴骨受累少见。部分可急性发病，有发热、不适、乏力和肝脾大等症状，多为幼年类风湿关节炎（16岁以下发病者）。晚期表现为多关节畸形并常伴有肌肉萎缩。部分患者可有类风湿结节、肝脾大、胸腔积液及肺纤维化等关节外改变。实验室检查类风湿因子阳性，血沉加快。

【影像学表现】

1.X线表现 手足小关节是最早、最常受累部位，少数可侵犯膝、肘、肩和髋关节。早期手足小关节多发对称性软组织肿胀，骨侵蚀始于关节软骨的边缘，即边缘性侵蚀（图9-53）。尺侧腕伸肌腱鞘炎常引起尺骨茎突内缘特征性侵蚀。骨质疏松早期多位于周围小关节、邻关节区域，可有骨质软化。软骨下囊性病变呈多发边缘不清楚的小透亮区。晚期，关节结构破坏引起压迫性侵蚀，还可引起关节纤维性强直，骨性强直少见。

2.MRI表现 对类风湿关节炎显示较敏感，在侵蚀病灶出现之前即可显示炎性滑膜的强化，也能清楚显示侵蚀灶内的血管翳，呈长T_1长T_2信号，有明显强化。

图9-53 类风湿关节炎
箭头示为典型小关节边缘骨质侵蚀性破坏

【诊断与鉴别诊断】

1.诊断要点 类风湿关节炎发病隐匿，对称性侵犯以手足小关节为主的周围关节，影像学表现为骨端骨质疏松、对称性软组织肿胀（梭形）、边缘性骨质侵蚀、关节间隙变窄，结合临床病史及实验室检查等特点诊断不难。

2.鉴别诊断 本病需与以下疾病鉴别。

（1）关节结核 多为单关节发病，关节软骨和骨质破坏发展相对较快。

（2）Reiter综合征 常有泌尿系感染病史，侵犯关节不对称，肌腱和韧带附着部增生为其特征。

（3）银屑病性关节炎 常有皮肤银屑病史，好发于手足远侧指（趾）间关节，病变不对称

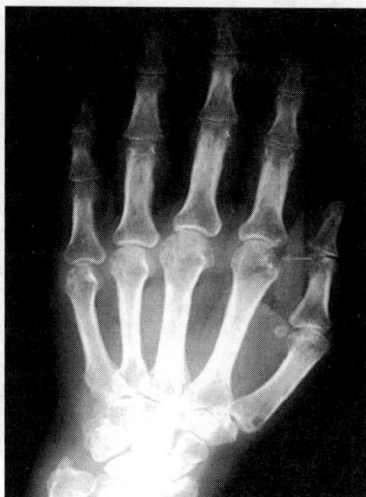

及指（趾）骨的肌腱韧带附着部骨质增生为特点。

二、强直性脊柱炎

【疾病概要】

1.病理病因　强直性脊柱炎是一种慢性非特异性炎性疾病，以侵犯中轴关节和进行性脊柱强直为特征，可不同程度累及全身各器官。好发于20~40岁男性。一般病理学检查为非特异性炎症。免疫组化分析，AS浆细胞浸润以IgG、IgA型为主，RA则以IgM型为主。强直性脊柱炎病因不明，与人类白细胞抗原B_{27}（HLA-B_{27}）关系密切，但类风湿因子多为阴性，故又称为血清阴性脊椎关节病。

2.临床表现　强直性脊柱炎主要侵犯脊椎小关节和周围韧带，起始于骶髂关节，逐渐上行性发展。椎体前缘上下角骨破坏，使椎体前缘凹面变直呈"方形椎"。由于病变引起纤维环及前纵韧带骨化，出现平行于脊椎的韧带骨赘，形成"竹节脊柱"。坐骨结节、髂嵴、股骨粗隆、脊椎棘突和跟骨结节等肌腱韧带附着处羽毛状钙化，伴有局部骨皮质虫蚀样破坏，称为附丽病。

【影像学表现】

1.X线表现　骶髂关节常最早受累，且多为双侧对称性发病。早期骨质破坏以髂侧为主，呈鼠咬状，边缘骨质增生，关节间隙假增宽。随后关节间隙狭窄，最后骨性强直。骶髂关节炎发病后，逐渐上行侵及脊柱，可出现方形椎、竹节脊柱等表现。

2.CT及MRI表现　主要行骶髂关节扫描，能更清楚显示关节的轮廓和关节面侵蚀灶，并能早期发现病灶（图9-54）。MRI能早期显示相邻骨质水肿及关节间隙的血管翳，增强扫描可根据强化程度判断病变的活动性。

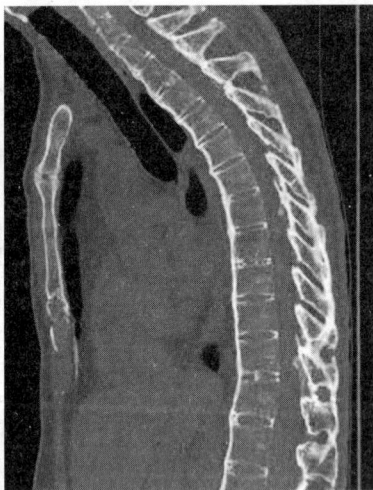

图9-54　强直性脊柱炎

CT矢状位重组图像，显示脊柱前纵韧带骨化明显，呈典型"竹节状"改变

【诊断与鉴别诊断】

1.诊断要点　强直性脊柱炎好发于20~40岁男性，与人类白细胞抗原B_{27}（HLA-B_{27}）关系密切，影像学发现双侧骶髂关节对称性骨质侵蚀，关节间隙变窄、消失，椎体出现方形椎、"竹节样"改变，即可考虑本病诊断。

2.鉴别诊断　需与以下疾病鉴别。

（1）类风湿关节炎　好发于掌指骨节及近侧指间关节，女性多见，且多数类风湿因子阳性。

（2）银屑病性关节炎和Reiter综合征　累及脊柱和骶髂关节较少，病灶不对称，常形成与脊柱垂直的骨赘，且临床有皮肤银屑病、泌尿系感染史。

三、退行性骨关节病

【疾病概要】

1.病理病因　退行性骨关节病又称为骨关节病，是以关节软骨退变、关节面及其边缘形成新骨为特征的一组非炎症性骨关节病，常见于中老年，好发于承重和多动关节，以髋、膝、指间关节及脊柱多见。退行性骨关节病病理改变始于关节软骨变性，关节软骨表面出现裂隙和溃疡，使关节面下骨质增生，形成关节边缘的骨赘和关节面增厚、硬化。关节滑液可通过关节面上的裂隙进入关节面下骨质形成假性囊肿。软骨损伤和关节面的变形，使关节间隙狭窄。关节软骨和骨质碎裂、脱落在关节腔内形成关节游离体。

2.临床表现　病变过程和机体适应性的个体差异很大，症状轻重与影像学表现多不成比例。一般表现为病变部位的钝痛、刺痛，关节活动受限，一般无关节肿胀、强直或全身症状。

【影像学表现】

1.X线表现　关节间隙不匀称狭窄是最早期征象，骨赘开始表现为骨边缘锐利，后为唇样或鸟嘴样突起；软骨下反应性成骨表现为关节软骨下广泛密度增高，软骨下囊变表现为单个或多个圆形或类圆形透亮区，边缘清楚，常有硬化带。

2.CT及MRI表现　对复杂关节的退行性变显示更清楚（图9-55）。MRI是唯一能显示关节软骨的影像学方法。早期可见关节软骨变薄不光整，或局部缺损甚至全层缺损。关节面下假囊肿表现为圆形或类圆形长T_1、长T_2信号，边缘骨质增生呈稍低信号。

图9-55　腰椎退行性变

腰椎CT矢状位重组图像，腰椎生理曲度不自然，序列规整，腰椎体缘骨质增生，骨赘形成

【诊断与鉴别诊断】

1.诊断要点　退行性骨关节病多见于中老年人，呈慢性进展。X线上主要表现为关节间隙狭窄，关节面骨质增生并骨赘形成，诊断不难。

2.鉴别诊断　与其他类型关节病变的鉴别点是本病中老年发病、慢性过程、无骨性关节面的破坏、多无关节肿胀。

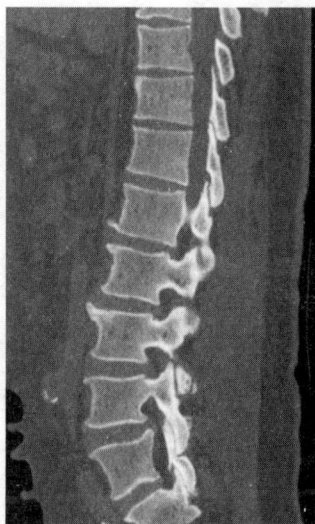

第十三节　脊柱常见疾病

一、椎间盘突出症

【疾病概要】

1.病理病因　椎间盘突出是在髓核和纤维环变性的基础上，髓核经纤维环向周围组织突出的病理状态。多见于30~50岁男性，好发于腰4~5椎间盘、腰5骶1椎间盘及下颈椎诸椎间盘。根据纤维环及髓核变性的程度不同，椎间盘退行性变可分为：①椎间盘膨出以髓核脱水为主，纤维环尚完整，椎间盘向周围较均匀膨隆，纤维环超过椎体终板的边缘；②椎间盘突出，以纤维环变性、断裂为主，纤维环内层或髓核均可经纤维环的破口突出；③椎间盘脱出髓核经过断裂的纤维环进入其他位置。髓核经相邻椎体软骨板的薄弱区突入到椎体内，形成椎体上下缘的压迹，称为Schmorl结节。

2.临床表现　主要症状为神经根和脊髓的压迫症状。反复腰痛和一侧坐骨神经通是腰椎间盘突出的常见症状。

PPT

【影像学表现】

1.X线及CT表现　平片表现无特异性，有些征象可提示诊断：椎间隙变窄或前窄后宽、椎体后缘增生和骨桥形成等可提示椎间盘病变。

（1）CT直接征象　椎间盘膨出表现为椎间盘在各方向上均大于相邻的椎体终板，但椎间盘在后纵韧带的附着处仍是凹陷的；突出的椎间盘可有大小、形态不一的钙化，多与椎间盘相连（图9-56）；髓核游离碎片多位于硬膜外，密度高于硬膜囊。

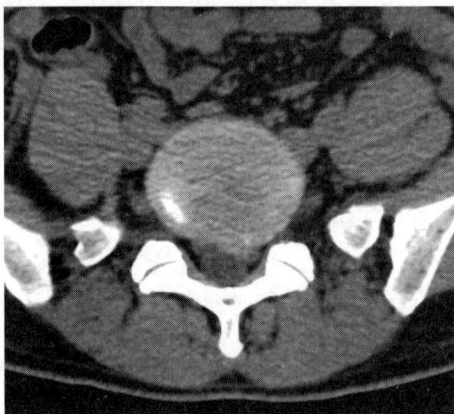

图9-56　椎间盘突出

椎间盘CT扫描，L_5/S_1椎间盘向后突出，左后方明显，硬膜囊受压，双侧神经根受压，以左侧明显

（2）CT间接征象　硬膜外脂肪间隙变窄、移位或消失；硬膜囊前缘或侧方神经根受压；Schmorl结节表现为椎体上下缘边界清楚的隐窝状压迹，常上下对称出现，外周为反应性硬化带。

2.MRI表现

（1）直接征象　髓核突出，表现为纤维环之外扁平形、圆形或椭圆形异常信号。一般T_1WI呈等信号、T_2WI呈等高信号，明显变性者T_2WI呈低信号，其与未突出部分相连；髓核游离表现为突出部分与髓核本体无联系，可位于椎间盘水平，也可位于椎间盘上或下方；Schmorl结节为椎体上下缘半圆形或方形压迹，其信号与同水平椎间盘呈等信号，周围多有薄层低信号带。

（2）间接征象　硬膜囊、脊髓或神经根受压，表现为局限性弧形压迹，局部硬膜外脂肪变窄或消失；受压节段脊髓内异常信号，为脊髓内水肿或缺血改变；硬膜外静脉丛受压、迂曲，表现为突出椎间盘后缘与硬膜囊之间短条或弧形异常信号；相邻骨结构及骨髓改变。

【诊断与鉴别诊断】

本病主要依靠CT或MRI检查，可直接显示椎间盘突出的部位、形态、程度及硬膜囊受压情况。

二、椎管狭窄

【疾病概要】

1.病理病因　椎管狭窄是指构成椎管的脊椎、软骨和软组织异常，导致椎管有效容积减少而引起系列的临床症状和体征。多在50~60岁出现症状。椎管狭窄可分为先天性、获得性和混合性三种，以获得性最常见。先天性者如软骨发育不全、黏多糖病以及不伴有其他骨骼发育异常的特发性狭窄。获得性者系各种原因如退行性变、创伤、炎症、肿瘤等引起椎骨肥大增生和软组织增厚所致，以退行性变导致最多见。混合性椎管狭窄是在先天性异常基础上并有获得性疾患所致。

2.临床表现　本病起病隐匿，发展缓慢，呈进行性，男性多于女性。依据狭窄部位不同，临床表现各异。

【影像学表现】

1.X线及CT表现 X线上先天性椎管狭窄表现为椎弓根增粗、变短，椎板增厚，椎管前后径缩短和椎弓根间距变小。脊椎退行性狭窄常表现为椎体边缘骨质增生、硬化、椎间盘膨出或突出、椎间关节增生、后纵韧带及黄韧带肥厚和钙化。上述改变CT能清楚显示，还可显示侧隐窝狭窄，硬膜囊及脊髓受压，硬膜外脂肪线受压、消失等。

2.MRI表现 MRI能更清楚的显示椎管、椎间孔及侧隐窝的狭窄；硬膜外脂肪受压、变形或消失；脊髓受压、移位及椎管内占位性病变或邻近结构侵入椎管内。

【诊断与鉴别诊断】

影像学检查可发现椎管形态及大小、椎体骨质增生、韧带肥厚和（或）钙化、椎间关节退变、椎间盘膨出或突出以及硬膜囊、脊髓和神经根的受压移位等表现，不难作出诊断。

三、脊柱肿瘤

（一）骨髓瘤

【疾病概要】

1.病因病理 多发性骨髓瘤是一种起源于骨髓的恶性肿瘤，恶性浆细胞异常增殖，伴有单克隆免疫球蛋白生成。好发于40岁以上，以50~70岁最常见，男性多于女性。骨髓瘤主要发生于富含红骨髓的骨内，以中轴骨多见，如椎骨、颅骨、骨盆等。病变初期可局限在髓腔内，骨外形正常，后期可破坏骨皮质，侵入周围软组织。依据瘤细胞种类可分为浆细胞型和网状细胞型，有时两型混合存在。也可依据是否产生和分泌免疫球蛋白分为分泌型和非分泌型。

2.临床表现 轻度短暂的疼痛，白天较重，负重或活动后加重，常出现不适、疲劳、体重减轻、发热等全身症状。实验室检查可见红细胞正色素性贫血、高血钙、白/球蛋白比例倒置，尿中可见本周蛋白。

【影像学表现】

1.X线及CT表现 多发性骨髓瘤X线表现多样，主要表现为地图样骨质破坏区，颅骨上特征性的表现为多发类圆形、穿凿样骨质破坏区，大小基本一致（图9-57a、b）。脊柱骨髓瘤表现为多发溶骨性病灶，可并发压缩骨折，也可仅表现为广泛骨质疏松。其他少见发病部位，如扁骨和长骨，若病变侵及皮质，可见破坏区邻近骨皮质内缘花边状改变，但无硬化及骨膜反应。放射性核素扫描时，多发性骨髓瘤常表现正常，偶尔由于附近骨质充血出现摄取增加或肿瘤细胞取代正常骨髓组织出现冷病灶。CT较X线片能更早期显示骨质细微破坏、骨质疏松等改变，特别是脊柱和骨盆以CT显示较好（图9-57c）。

2.MRI表现 骨髓瘤的骨质破坏或骨髓浸润可呈弥漫性、局灶性、不均匀性（颗粒状）等多种形式，呈T_1WI低信号、T_2WI高信号，多位于中轴骨及四肢骨的近端（图9-57d）。当病变呈多发、散在点状或颗粒状时，在髓腔脂肪高信号的衬托下，T_1WI呈较特异性的椒盐状改变。

【诊断与鉴别诊断】

1.诊断要点 骨髓瘤主要分布于中轴骨和四肢骨的近端等红骨髓相对集中区，影像表现为弥漫性骨质疏松和多发性穿凿样骨质破坏，诊断主要依靠临床，确诊需要骨髓穿刺。

2.鉴别诊断 需与以下疾病鉴别。

（1）骨转移瘤 转移瘤病灶多大小不一，边缘模糊，多不伴有骨质疏松，病灶间骨质密度正常。转移瘤椎弓根受累多见，椎体可出现塌陷；骨质疏松，多见于老年人，影像表现为骨皮质完整，无骨小梁缺损区，无短期进行加重趋势，血、尿化验与骨髓瘤不同。

（2）甲状旁腺功能亢进 好发于青壮年，骨质疏松常见并伴有骨膜下骨吸收和牙槽骨硬板骨吸收，实验室检查有高血钙和低血磷。

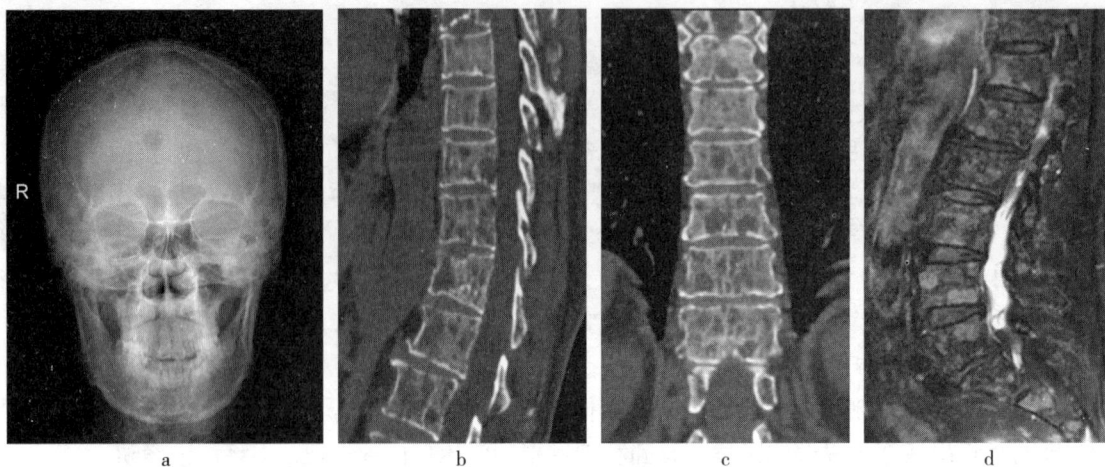

图9-57　多发性骨髓瘤

a.头颅正位片；b.胸椎CT矢状位重组图像；c.胸椎CT冠状位重组图像；d.腰椎MRI矢状位脂肪抑制T_2WI

颅骨多发穿凿样骨质破坏，椎体多发溶骨性骨质破坏

（二）脊索瘤

【疾病概要】

1.病理病因　脊索瘤是一种少见的恶性肿瘤，起源于发育过程中脊索的残余组织。该肿瘤占原发性骨肿瘤的2%~4%，占恶性骨肿瘤的1%。脊索瘤生长缓慢，发生于脊索异常残留的部位，从颅底至尾骨，但不发生于椎间盘，最常见于骶尾区、斜坡、第2颈椎，其中骶尾部约占1/2。

2.临床表现　为局部疼痛及压痛。发生在骶骨者可压迫膀胱、直肠引起二便困难或失禁，可有骶部包块。

【影像学表现】

1.X线与CT表现　S_2以下骶椎膨胀性溶骨性骨质破坏，有完整或不完整骨壳，病变穿破骨皮质至骶前、后形成软组织肿块。病变内可见散在斑片状钙化。由于骶椎终板含钙化的软骨被破坏相对较慢，CT上可见骨质破坏区内残存的高密度终板（图9-58），形成所谓的"横板征"。

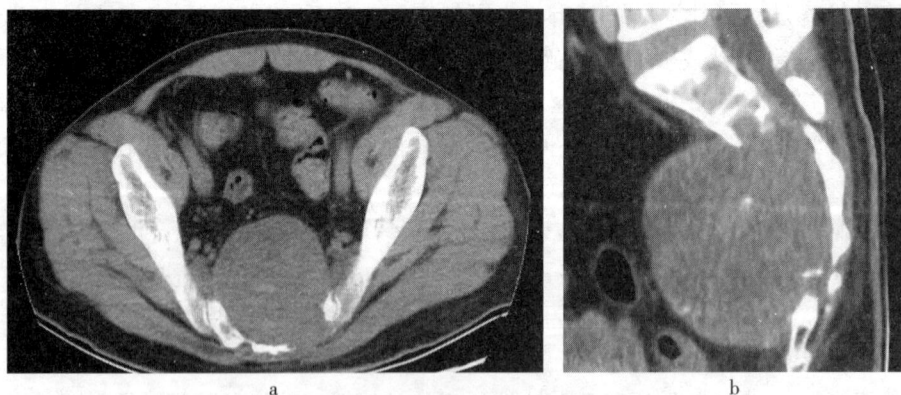

图9-58　脊索瘤

a.CT平扫；b.CT矢状位重组图像

骶尾部膨胀性骨质破坏，局部见软组织肿块，内散在点状钙化影

2.MRI表现　T_1WI等信号、低信号，T_2WI高信号，增强扫描病变明显强化。

【诊断与鉴别诊断】

1.诊断要点　脊髓瘤最常见于骶尾区、斜坡、第2颈椎，临床表现为局部疼痛及压痛，局部的溶骨性骨质破坏、软组织肿块并有钙化是诊断脊索瘤的重要依据。

2.鉴别要点　发生于颅内的需与鼻咽癌、颅咽管瘤、垂体瘤鉴别，发生于骶尾部需与神经鞘瘤、骨巨细胞瘤、软骨肉瘤及转移瘤等鉴别。

第十四节　软组织常见疾病

一、骨化性肌炎

【疾病概要】

1.病理病因　骨化性肌炎是肌肉或其他软组织发生的异位骨化性疾病。本病可能与外伤有关，因肌肉变性、出血或坏死导致，也可能为肌肉炎症后继发改变，主要发生在横纹肌，也可涉及筋膜、肌腱和骨膜，多见于四肢、肩、臀等深部软组织。好发于青年男性。病理上早期病变主要为肌肉间水肿、出血和慢性炎症细胞浸润，可见肌纤维变性和坏死，2~4周后病变中心为正被吸收的变性和坏死的肌纤维及增生的纤维组织，外带为增生的纤维组织，可见软骨样和骨样基质形成，最外带为成熟的纤维组织和骨组织，可见钙化，最终整个病灶均可钙化。

2.临床表现　早期局部疼痛明显，以后逐渐减轻，局部肿块由软大逐渐变为硬小。

【影像学表现】

早期影像学表现缺乏特征性，表现为下肢股四头肌、腹内侧肌或上臂肌区的肿块影，增强扫描表现为早期肿块呈明显强化，周围水肿带较均匀强化；中期表现为环状骨化（图9-59），呈蛋壳样，具有特征性；晚期表现为离心性分布的骨化团块。

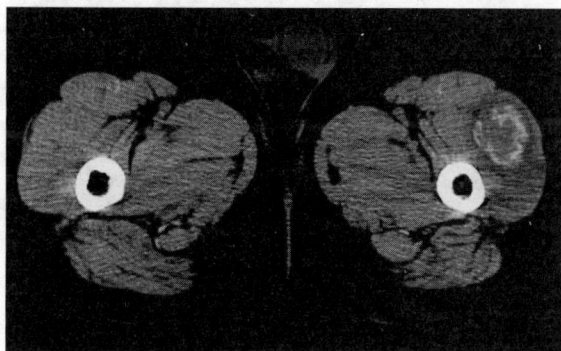

图9-59　骨化性肌炎

CT扫描示股四头肌内见近环形钙化

【诊断与鉴别诊断】

1.诊断要点　骨化性肌炎多有外伤史，且病变增大迅速。

2.鉴别诊断　需与骨外骨肉瘤、软骨肉瘤及脂肪肉瘤等鉴别，这些肿瘤的钙化和骨化都不均匀，很少出现环形钙化，且钙化的时间变化也不大，并可引起邻近骨质的继发性改变，如骨皮质侵蚀、骨膜反应等。

二、脂肪瘤

脂肪瘤是一种由成熟脂肪细胞构成的良性肿瘤，为最常见的间叶组织肿瘤，可发生于含脂肪组织的任何部位。

【疾病概要】

1.病理病因　病理上脂肪瘤由成熟的脂肪细胞及其内的纤维分隔组成，边界清楚，有纤维包膜。

2.临床表现　本病好发于50~70岁，多见于肥胖人群，典型表现为缓慢生长的无痛性肿块，可产生压迫症状。

【影像学表现】

1.X线及CT表现　平片显示病变不够敏感，可表现为边缘清楚的圆形或卵圆形低密度影。CT表现为单发或多发边缘光滑的极低密度区，密度均匀，有包膜，内可有分隔，CT值$-120\sim-80$Hu，增强扫描病变无强化。

2.MRI表现　脂肪瘤在T_1WI、T_2WI均呈高信号，边缘清楚，内可有等信号纤维分隔。

【诊断与鉴别诊断】

脂肪瘤影像学表现特殊，尤其是CT和MRI表现具有特征性，但需与低度恶性脂肪肉瘤鉴别。

三、脂肪肉瘤

脂肪肉瘤是最常见的软组织病变之一，占所有软组织恶性肿瘤的10%~18%。

【疾病概要】

1.病理病因　肿瘤起源于间叶细胞，由不同分化程度和异型性的脂肪细胞组成，多为原发。肿瘤可呈结节或分叶状，有假包膜，切面呈鱼肉状，可见出血及坏死灶。病变好发于大腿及腹膜后的深部软组织区，极少从皮下脂肪层发生，与脂肪瘤的分布相反。依据瘤细胞成分不同，可分为黏液型、圆细胞型、高分化型、多形性型和混合型。

2.临床表现　本病多见于40~60岁，男性多于女性。

【影像学表现】

1.X线及CT表现　平片检出病变不敏感。分化较好的脂肪肉瘤以脂肪成分为主，表现为边界清楚的低密度影，与脂肪瘤表现类似（图9-60）；恶性程度高的脂肪肉瘤，脂肪成分较少，表现为不规则形软组织密度肿块影，边界多不清。部分肿瘤可发生钙化。增强扫描肿瘤的实性成分呈不均匀强化。

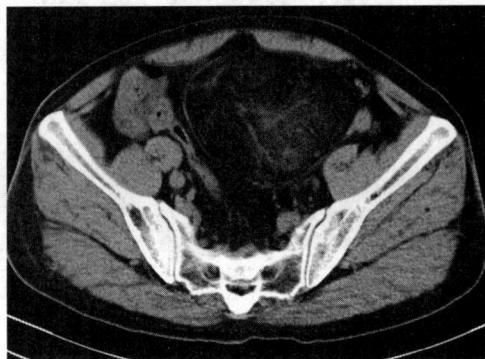

图9-60　脂肪肉瘤

盆腔偏左侧见类圆形低密度肿块，密度不均，内可见脂肪和软组织密度，边界尚清楚

2.MRI表现　肿瘤呈大小不一、形态不整、边界不清、信号不均的软组织密度影（图9-61）。黏液型脂肪肉瘤常发生在肌肉内，体积大，边界清，可推压或包绕邻近血管神经束，可包绕骨骼生长，一般不破坏骨质。肿瘤内的黏液区可有不同比例，该区域常呈T_1WI等、低信号，T_2WI高信号，其内可见低信号纤维分隔而成小叶状，肿瘤内含丰富的血管网，增强扫描常有显著网状强化。部分伴有坏死、出血而使肿瘤信号不均匀。

【诊断与鉴别诊断】

1.诊断要点　脂肪肉瘤多见于40~60岁，男性多于女性，好发于大腿及腹膜后的深部软组织区，结合CT及MRI表现较易诊断。

2.鉴别诊断　需与以下疾病鉴别。

（1）脂肪瘤　多发生于皮下软组织内，边界清楚。

（2）其他软组织肿瘤　如纤维肉瘤、神经源性肿瘤，与含脂量少的脂肪肉瘤鉴别困难，若发现脂肪密度或信号，有助于诊断。

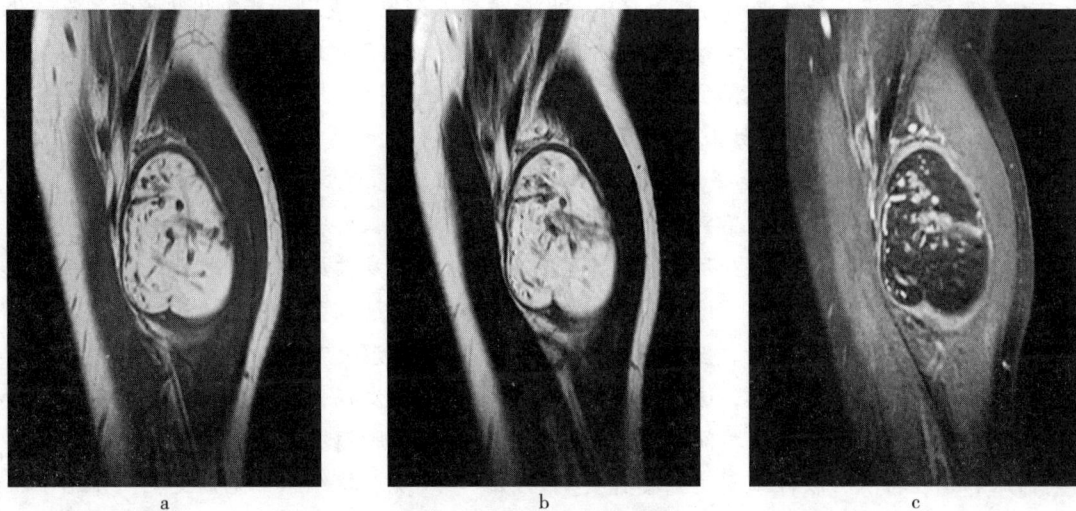

图9-61　脂肪肉瘤

a.T_1WI；b.T_2WI；c.脂肪抑制T_2WI

肘关节肌间隙内类圆形异常信号，病变大部分呈短T_1长、T_2信号，

脂肪抑制序列信号明显减低，内见点片状等T_1、等T_2信号

案例讨论

案例　患者，男，61岁。右侧髋部间歇性疼痛3个月余，进行性加重，曾有"胃癌"手术史。CT检查如图。

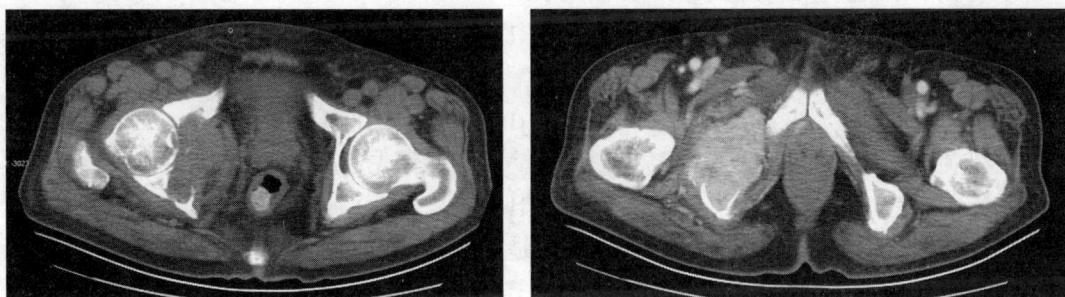

讨论　1.请分辨上图CT检查方式。

2.请描述影像学表现。

3.该患者诊断什么疾病？诊断依据是什么？

本章小结

医学影像学检查在骨骼肌肉系统中对疾病诊断及疗效观察具有重要作用。

骨骼肌肉系统的影像学检查，应首选X线平片检查，CT及MRI检查可作为X线检查的重要补充，CT对重叠部位及骨骼细节显示清楚，而MRI对软组织、软骨盘改变及骨髓水肿极为敏感，故对这类病变可优先选用相关检查方法。骨骼肌肉系统正常和基本病变影像学表现，是该系统疾病认识和诊断的基础，只有掌握了正常影像学改变，才能鉴别异常影像，观察病变中有哪些基本征象（即基本病变），才能对病变做出恰当诊断。

骨关节创伤介绍了各种骨折、关节脱位等常见创伤性疾病的X线表现，结合CT、MRI表现来诊断复杂部位的骨折和半月板及关节韧带的损伤，对创伤发生机制及临床表现也做了简要描述。通过对常见骨关节发育障碍、发育畸形、骨软骨缺血坏死疾病的学习，认识其影像学表现特点，学会应用X线影像技术对常见先天性疾病及骨软骨缺血坏死进行诊断。骨与关节感染性疾病主要介绍了骨关节感染性疾病的病因病理、临床表现及影像学表现，其中化脓性骨髓炎、化脓性关节炎和骨关节结核的影像学诊断和鉴别诊断，以X线和CT表现为主，简要介绍了其MRI的表现。学习者可以通过节后安排的测试题和文中典型影像学图片，更好地理解并掌握骨关节创伤性疾病、先天性疾病、骨软骨缺血坏死、骨关节化脓性感染、骨关节结核的影像学表现。

骨肿瘤与肿瘤样病变主要介绍了骨良、恶性肿瘤及肿瘤样病变的影像学表现特点，骨肿瘤影像表现多样，临床工作中鉴别良、恶性极为重要，所以需要密切结合临床及病因病理才能作出相对准确的诊断结果。内分泌骨病主要介绍了内分泌骨病临床及影像学表现，巨人症和肢端肥大症影像学表现相对特异，诊断较易；甲状旁腺功能亢进可引起骨质的多种改变，需密切结合实验室检查尽量减少误诊。慢性关节病主要介绍了类风湿关节炎、强直性脊柱炎及退行性骨关节病的临床及影像学特点，这几种疾病是临床常见病多发病，且影像学表现具有相对特异性。脊柱常见疾病主要介绍了椎间盘突出、椎管狭窄及脊柱肿瘤中骨髓瘤和脊索瘤，结合各种疾病临床和病理特点，较详细阐述了各种疾病的影像学表现。软组织常见病变主要介绍了软组织常见疾病的临床及病理学相关内容，较详细阐述了各种疾病（软组织损伤和常见肿瘤）的影像学表现。学习者可以通过节后安排的测试题和文中典型影像学图片，更好地理解并掌握上述相关病变的影像学表现。

习 题

一、单项选择题

1.骨关节系统首选的影像学检查方法是（   ）。

A.X线平片　　　　B.CT　　　　C.MRI　　　　D.超声　　　　E.核素显像

2.对骨盆、脊柱部位检查，可优先选用（   ）。

A.X线平片　　　　B.CT　　　　C.MRI　　　　D.超声　　　　E.核素显像

3.骨关节系统的软组织、软骨、骨髓水肿病变，可优先选用（   ）。

A.X线平片　　　　B.CT　　　　C.MRI　　　　D.超声　　　　E.核素显像

4.关于儿童长骨的X线解剖，叙述错误的是（   ）。

A.骨骺　　　　B.骨端　　　　C.干骺端　　　　D.骨干　　　　E.骺板

5.测定骨龄的合适部位是（   ）。

A.桡骨远端骨骺　　　　　　　B.股骨远端骨

C.跟骨、距骨和骰骨　　　　　D.手及腕部

E.脊柱

6.骨质疏松的主要X线表现是（   ）。

A.骨密度减低　　　　　　　　B.骨小梁模糊

C.骨骼变形　　　　　　　　　D.骨密度减低和骨小梁稀疏

E.假性骨折线

7.关于骨质破坏的X线表现，叙述错误的是（   ）。

A.骨质局限性密度减低　　　　B.骨小梁稀疏或消失

C.筛孔状骨质破坏呈针尖样透亮影　D.筛孔状骨质破坏见于骨质破坏的晚期

E.骨皮质表面的破坏呈虫蚀状

8.关于骨质增生硬化的X线表现，叙述错误的是（   ）。

A.骨密度增高　　　　　　　　B.骨小梁增粗增多

习题

C.骨皮质与骨松质界限清楚　　　　D.骨皮质增厚致密

E.可伴有骨骼增大

9.关于股骨头缺血坏死中期X线表现，叙述错误的是（　　）。

A.硬化和透光区混杂存在　　　　　B.新月样及裂隙样征象

C.股骨头外形正常　　　　　　　　D.关节间隙无变窄

E.股骨头塌陷

10.关于股骨头缺血坏死晚期X线表现，叙述错误的是（　　）。

A.股骨头塌陷加重　　　　　　　　B.股骨头碎裂或蘑菇状变形

C.股骨头内硬化及透光区混杂存在　D.关节间隙无变窄

E.股骨头内多呈混合性死骨

二、简答题

1.简述成人股骨头缺血坏死的诊断要点。

2.简述儿童骨折的特点。

3.简述骨肉瘤的X线表现。

（肖成明　蒋　蕾　于连峰）

参考答案

第一章
1.C 2.A 3.C 4.A 5.C
6.C 7.B 8.B 9.C 10.A

第二章
1.D 2.E 3.B 4.E 5.D
6.E 7.B 8.C 9.B 10.D

第三章
1.B 2.D 3.A 4.B 5.A
6.B 7.B 8.A 9.A 10.C

第四章
1.C 2.B 3.E 4.A 5.D
6.A 7.E 8.B 9.E 10.A

第五章
1.C 2.E 3.B 4.C 5.A

6.D 7.A 8.E 9.E 10.D

第六章
1.B 2.B 3.C 4.D 5.A
6.B 7.C 8.A 9.D 10.D
11.D 12.B 13.C 14.C 15.B

第七章
1.B 2.D 3.E 4.C 5.D
6.D 7.B 8.C 9.D 10.E

第八章
1.E 2.C 3.C 4.C 5.A
6.E 7.C 8.C 9.D 10.B

第九章
1.A 2.B 3.C 4.B 5.D
6.D 7.D 8.C 9.C 10.D

参考文献

［1］刑健，刘挨师.医学影像学［M］.北京：中国医药科技出版社，2016.

［2］William Herring. Learning Radiology［M］.第2版.北京：北京大学医学出版社，2016.

［3］夏瑞明，刘林祥.医学影像诊断学［M］.第3版.北京：人民卫生出版社，2015.

［4］韩萍，于春水.医学影像诊断学［M］.第4版.北京：人民卫生出版社，2017.

［5］李铁一.胸部疾病影像诊断［M］.北京：人民卫生出版社，2010.

［6］韩鸿宾.磁共振成像设备技术学［M］.第2版.北京：北京大学医学出版社，2016.

［7］徐克，龚启勇，韩萍.医学影像学［M］.第8版.北京：人民卫生出版社，2018.

［8］娄昕，江桂华主译.神经影像学［M］.北京：北京大学医学出版社，2019.

［9］阳晓.临床医学概论［M］.第3版.北京：高等教育出版社，2019.

［10］吕滨，范占明.心血管放射诊断学［M］.北京：人民卫生出版社，2018.

［11］李坤成.全国医用设备使用人员（MRI医师）上岗考试指南［M］.北京：军事医学科学出版社，2014.

［12］鲜军舫，王振常.头颈部影像诊断必读［M］.第2版.北京：人民军医出版社，2018.

［13］刘林祥，徐凯.医学影像学［M］.第2版.南京：江苏科学技术出版社，2018.

［14］王其军，韩志江，刘红光.泌尿系统多层螺旋CT诊断学［M］.北京：人民卫生出版社，2017.

［15］谢晟，徐磊，蒋涛，彭芸主译.骨肌影像诊断学［M］.原著第2版.南京：江苏凤凰科学技术出版社，2019.

［16］闫东，刘德泉主译.影像解剖学［M］.原著第3版.北京：北京科学技术出版社，2018.

［17］刘树伟.断层解剖学［M］.第3版.北京：高等教育出版社，2017.

［18］蒋涛，李宏军，杨正汉主译.消化影像诊断学［M］.原著第3版.南京：江苏凤凰科学技术出版社，2019.

［19］郭小超，徐学勤.泌尿生殖系统CT诊断［M］.北京：科学出版社，2017.